超声影像医学技术与临床

主编 卢伟荣 田路路 秦丽平 孙希娇

魏婷婷 何 鑫 魏林青

黑龙江科学技术出版社
HEILONGJIANG SCIENCE AND TECHNOLOGY PRESS

图书在版编目（CIP）数据

超声影像医学技术与临床 / 卢伟荣等主编. -- 哈尔滨：黑龙江科学技术出版社，2023.2

ISBN 978-7-5719-1763-0

Ⅰ．①超… Ⅱ．①卢… Ⅲ．①超声波诊断 Ⅳ．①R445.1

中国国家版本馆CIP数据核字（2023）第025670号

超声影像医学技术与临床
CHAOSHENG YINGXIANG YIXUE JISHU YU LINCHUANG

主　　编	卢伟荣　田路路　秦丽平　孙希娇　魏婷婷　何　鑫　魏林青	
责任编辑	包金丹	
封面设计	宗　宁	
出　　版	黑龙江科学技术出版社	
	地址：哈尔滨市南岗区公安街70-2号　邮编：150007	
	电话：（0451）53642106　传真：（0451）53642143	
	网址：www.lkcbs.cn	
发　　行	全国新华书店	
印　　刷	黑龙江龙江传媒有限责任公司	
开　　本	787 mm×1092 mm　1/16	
印　　张	28.5	
字　　数	723千字	
版　　次	2023年2月第1版	
印　　次	2023年2月第1次印刷	
书　　号	ISBN 978-7-5719-1763-0	
定　　价	198.00元	

编 委 会

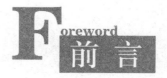

前　言

　　超声诊断是超声医学中发展较为显著的一种,是将超声检测技术应用于人体,通过测量了解生理或组织结构的数据和形态,发现疾病并作出提示的一种诊断方法,是一种无创、无痛、方便且直观的有效检查手段。

　　随着数字化、多功能超声仪器的出现,超声检查的领域和内容都得到了拓展和增加,出现了许多新理论、新技术、新方法,如今已经成为现代临床早期诊断、鉴别诊断、疗效判断和预后评估中不可缺少的重要诊断方法。为了帮助超声科医师熟悉并掌握临床疾病的超声表现,正确分析和解读超声图像,我们特邀请多位具有丰富工作经验的超声科专家,共同编写了《超声影像医学技术与临床》一书。

　　本书先从基础出发,首先介绍了超声诊断相关的基础知识;随后结合临床,详细阐述了浅表器官超声诊断、心血管疾病超声诊断、周围血管疾病超声诊断、甲状腺疾病超声诊断等,包括诊断方法、图像内容、鉴别诊断等内容。本书简明扼要、深入浅出,配合了大量的超声影像图像,有助于超声科医生更好地了解不同疾病的超声诊断内容和正确的解读方法。

　　在编写过程中,尽管编者反复斟酌、多次修改,但由于受到时间和自身编写经验的限制,书中难免存在疏漏和不足之处,希望广大同仁在阅读过程中提出宝贵意见和建议,以便我们更好地进行完善。

《超声影像医学技术与临床》编委会

2022 年 6 月

Contents 目录

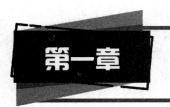

第一章　超声诊断基础

第一节　人体组织超声成像

超声在人体组织中传播,其回声的强弱取决于两种介质的声阻之差、入射超声与界面的角度,并与组织成分有关。

现代超声诊断仪显示实时动态图像,二维超声显示动态切面图、M 型显示实时幅度-时间曲线、频谱多普勒显示实时频移-时间曲线。

一、二维超声成像

二维超声包括线阵、凸阵或相控阵(扇形)等,为电子扫描,每秒成像 30 帧以上。探头发射多数扫描线,入射人体,快速扫描被检部位,每条扫描线遇不同声阻的组织界面产生反射、散射回声,由浅入深的回声按序显示在监视器上即成二维图像(图 1-1)。

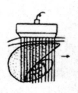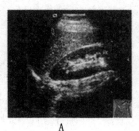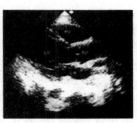

A　　　　　　　　　　　　　　　　　　B

图 1-1　二维超声成像示意图

(一)正常人体组织及脏器的结构与回声规律性

正常人体组织从声学特性上分为 3 类:①人体软组织的声学特性(声速、声衰减等)与水近似属一类;②骨骼;③空气。

1.皮肤及皮下组织的回声规律

均为实性软组织,皮肤深部依次为皮下脂肪、肌肉;胸、腹部深层为胸、腹膜壁层及胸腹腔间隙;四肢及外周则深部为骨膜及骨骼。超声束在经过皮肤-皮下脂肪-肌肉-胸、腹膜壁层-胸、腹腔间隙等上述两种组织间的界面时,产生强弱不等的反射与散射,在声像图上显示界面回声,在一种组织内部根据组织声阻均匀性,决定回声的强弱。

2.实质性组织或脏器的回声规律

实质性脏器如肝、脾、肾、甲状腺、子宫、脑等脏器,表面均有致密的结缔组织包膜,内部结构

1

均匀一致的组织回声弱,如脑及神经组织、淋巴结等;内部结构不均匀的各有一定结构特点,如肝脏呈楔形,外有包膜,内以肝细胞为主,有汇管区,门静脉、肝静脉、肝动脉、胆道各自呈树枝状有序分布;超声束经腹腔间隙-肝包膜-肝实质-肝内管道之间的各个界面反射,肝内细小结构间有散射,显示肝声像图。肾声像图显示低回声的肾脂肪囊,较强回声的细线状肾包膜,低回声的肾皮质、锥体,较强回声的肾盏及肾盂与肾门。横纹肌由肌纤维、肌束组成,肌束外均有肌膜包裹,形成无数声阻不同的界面,回声明显不均匀。

3.含液体脏器的回声规律

含液脏器如眼球、胆囊、膀胱、心脏、血管等,结构特点为有实性组织为壁,壁厚薄不一,正常脏器壁整齐,腔内液体各脏器密度不一,尿液密度小,依次为胆汁、眼玻璃体(1.010 g/cm³)、血液(1.055 g/cm³)。胆囊、膀胱壁,由外向内为浆膜、肌层及黏膜层,腔内为声阻均匀的胆汁、尿液。经腹超声束先经腹壁各层-肝脏前-肝后缘-胆囊前壁-胆汁-胆囊后壁,声像图上分别显示各界面回声,腔内为无回声区(图1-2)。心脏壁较厚,有特定的结构,腔内血液为较黏稠液体。超声束经前胸壁-胸腔间隙-右心室前壁(心外膜-心肌-心内膜)-血液-室间隔-血液-心后壁,各界面均有回声,血液通常为无回声,灵敏度高的仪器可显示血液中的极低回声。

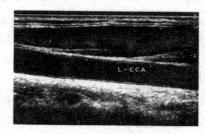

图1-2 含液脏器声像图

正常左颈总动脉(L-CCA)显示动脉壁及腔内无回声区

4.含气脏器的回声规律

含气脏器如肺,肺表面有包膜、肺泡壁,肺泡内充气,超声束经胸壁、胸膜到达肺泡壁与气体交界处,因声阻相差悬殊,两者的声强反射系数为0.998 9,即99.89%的能量被反射,几乎无能量进入肺内。回声能量在探头-空气之间往返反射多次,反射波在组织中传播能量逐渐衰减,声像图中显示距离相等(胸壁)的多次反射,回声强度逐渐减弱(图1-3)。即超声不能穿透肺内气体,不能显示正常肺内结构及被正常肺遮盖的深部结构与病变。同理,胃、肠胀气时,超声亦无法显示胃肠深部组织。

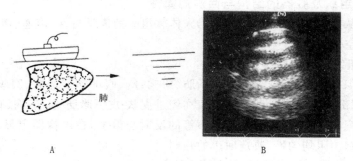

A   B

图1-3 含气脏器的超声成像

图A为正常肺的多次反射示意图;图B为声像图

5.正常骨骼回声规律

正常骨由骨密质构成骨板,含钙质多,与周围肌肉声阻相差数倍,超声束经软组织－颅骨界面声强反射系数为 0.32,即 32％的能量被反射,二维图像上显示强回声。骨板下为骨松质,由骨小梁交织排列成海绵状,超声进入骨松质后在海绵状结构中来回反射、折射,能量被吸收衰减,不能穿透骨骼(除头颅颞侧骨板最薄处外),骨骼后方无超声,称声影(图 1-4)。即超声不能显示骨组织的内部结构及骨髓腔,也不能显示骨骼后方的组织或脏器。

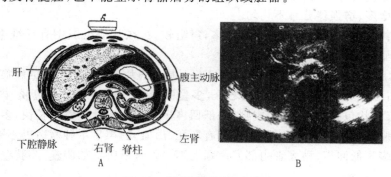

图 1-4　骨骼超声成像示意图

图 A 为骨组织结构示意图;图 B 为骨回声及声影的声像图。

(二)病理组织的声学特性与回声规律

病理组织的声学特性可分为液性、实质性、钙化、气体。同一疾病在病程中不同时期的声学特性可不同,回声亦不相同,但不同疾病在病程中某一时期可能出现声学特性类似的病变,如肝脓肿早期炎症为实质性占位病变表现,声像图相似,肝脓肿化脓期为肝内液性占位病变,肝癌巨块型中心可液化、坏死、出血,超声图显示亦为肝内液性占位病变。

1.液性病变

液性病变包括囊肿、积液、脓肿、液化等。单纯囊肿通常液体稀,壁薄、光滑,二维超声显示清晰无回声区,边界清楚,伴有光滑、较强线状回声,呈圆形或椭圆形(图 1-5)。积液可为浆液、黏液、血性液或脓液,为清晰或不清晰的无回声区,形状与所在部位有关。脓肿与坏死液化,如坏死完全为无回声区,坏死不完全则无回声区内常有多少不等的低回声,边界多不整齐,形态不规则。

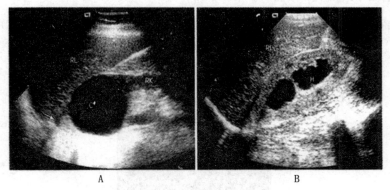

图 1-5　肾液性病变图

图 A 为肾上极囊肿;图 B 为中量肾积水。

RL:肝右叶;RK:右肾;H:肾积水;C:囊肿;箭头示侧壁声影

2.实质性病变

实质性病变,病理上可有水肿、炎性浸润、纤维化、瘢痕、肿瘤、结石、钙化、血栓、斑块等,可以发生在各种组织或脏器内。

(1)水肿:局部组织或脏器水肿,声像图显示局部组织增厚或脏器各径增大,内部回声较正常部位低。

(2)炎性浸润:轻度或慢性炎症超声图像可无异常,急性炎症常局部肿大,炎症局限时如脓肿早期,局部回声增多、增强伴分布不均匀。

(3)纤维化:纤维组织较致密,含胶原较多,声阻较大,在其他组织中有纤维组织增生或局部纤维化,声像图显示局部回声增强,但无声影。

(4)瘢痕:为胶原纤维组织收缩成瘢痕,超声显示局部斑块状强回声。大的瘢痕后方可有声影。

(5)肿瘤:占位性病变,有良性、恶性之分,多呈圆形。良性肿瘤多有包膜,内部结构多较均匀。超声显示有线状包膜回声,表面规则,内部回声多均匀。恶性肿瘤生长快,多无包膜,向周边浸润生长,小肿瘤多为瘤细胞,稍大肿瘤内部有坏死、出血,超声显示肿瘤边界不平或有伪足样伸展,小肿瘤内部多为低回声,稍大者内部回声强弱不一。含液脏器如胆囊、膀胱壁发生肿瘤,多突向腔内(图1-6)。

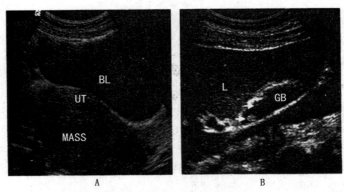

A　　　　　　　　　　　B

图1-6　实性肿物声像图

图A为子宫内圆形实性肿物,内部回声均匀,图中BL为膀胱,UT为子宫,MASS为肿物;图B为胆囊内实性小突起,分别来自前、后壁,表面光滑。图中L为肝,GB为胆囊

(6)结石:结石以胆道系统及泌尿系统多见,多含钙盐,超声显示强回声伴后方声影(图1-7)。

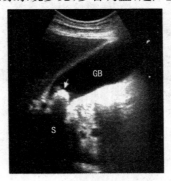

图1-7　胆囊结石声像图

胆囊(GB)颈部有一强回声团(↓),边界清楚,其旁有数个小团,伴后方声影(S)

（7）钙化：钙盐沉积常可见于结核病灶、风湿性瓣膜病、动脉粥样硬化斑块中。声像图表现局部回声明显增强并伴后方明显声影。

（8）血栓：可发生在心腔及血管内，由于血栓发生时间不同，内部组成成分不一，声像图显示早期新鲜血栓为很低回声，不易发现，陈旧血栓内有纤维增生或机化，回声明显增强。

（9）斑块：发生于动脉粥样硬化的血管壁，声像图显示斑块回声强弱不一（与组成成分有关），并向腔内突起（图1-8）。

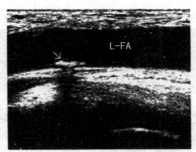

图1-8　动脉斑块声像图
左股动脉（L-FA）后壁强回声为钙化斑块，伴后方声影

3.含气病变

（1）含气脏器内病变：肺内任何病变，位于肺边缘，表面无正常肺遮盖者超声均能显示，如肺脓肿、肿瘤等。肺外病变如大量胸腔积液将肺压缩萎陷，超声可穿过少气或无气（实变）的肺组织检查病变。胃内空腹时有气体影响检查，可饮水充盈胃腔后检查观察全胃，肠管亦可充液驱气后检查，不仅可显示胃、肠壁病变，还可显示胃肠后方的胰腺、腹膜后组织及输尿管等病变。

（2）含气脏器穿孔、破裂：胃肠穿孔，胃肠内气体逸出至腹腔，积存在腹腔的高位处，仰卧位可进入肝前间隙，左侧卧位进入肝右间隙，超声检查局部各肋间均显示气体，无肝脏回声，但在低位或改变体位后检查，肝位置正常，表明腹腔有游离气体，超声十分敏感。肺泡破裂，气体进入胸膜腔，超声无法与肺内气体回声区分。含气病变如在巨结肠，肠管内充满气体，压力大，触诊似实性肿块，超声从前方（高位）或侧方检查均为强烈气体回声。

4.骨骼病变

骨骼（除颅骨颞侧外）诊断超声无法穿透。骨折即骨组织折断，即使是裂缝超声即可从裂缝中穿过，显示骨折线。骨质因病变被破坏，如化脓性骨髓炎、骨肿瘤图等，超声可显示病变的大小及声学性质、周围软组织受侵犯情况。

二、M型成像

（一）M型超声

以单声束经皮肤－皮下组织－胸膜腔－心包－心室壁－血液－室间隔－血液－二尖瓣－血液－心脏后壁，在两种结构界面处产生反射，自前向后形成一纵列回声点，随心脏的收缩、舒张而前后运动，此列在监视器上自左向右等速移动，使这列回声随时间展开成为曲线。

（二）正常M型曲线

正常心脏各部位结构如主动脉、心房壁、心室壁、室间隔、二/三尖瓣、主/肺动脉瓣等运动曲线各有其特点，形态、幅度、速度不同，各曲线间的距离随心脏运动时相而变化。心脏收缩期右心室前壁及室间隔向后运动,左心室后壁向前运动,上述各曲线间距离变小,舒张期则相反。正常二、三尖瓣前叶呈细线样曲线,舒张早期开放最大,形成尖峰,随心室充盈迅速后退至半关闭状态,心房收缩又略开放并迅即关闭,形成第二峰(图1-9A)。

(三)病理性曲线

各种心脏疾病受累的部位不同,风湿性心脏病常使瓣膜受损,增厚,纤维化,弹性明显减退,活动僵硬等。M型超声显示二尖瓣曲线增粗,舒张期尖峰消失呈平顶、城墙样改变(图1-9B)。心肌缺血时心室壁回声曲线幅度降低,速度下降。心脏扩大时室间隔与室壁间距离增大等。

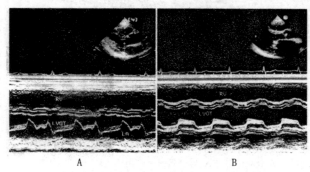

图1-9 正常与异常M型超声心动图

图A为二尖瓣平面取样,正常M型曲线;图B为二尖瓣狭窄M型曲线。

RV:右心室;IVS:室间隔;LVOT:左心室流出道;LA:左心房

三、超声多普勒成像

超声多普勒接收血流中细胞的散射信号频率,减去发射波频率,获得差频(频移),显示血流(血细胞)运动速度(由频移转换成的),称速度显示,以频谱曲线(PWD,CWD,一维)或彩色多普勒血流成像(CDFI,二维)方式显示。接收血细胞散射的能量成像,显示能量多普勒成像(PDI,二维)。

(一)正常血流显示

(1)速度显示:正常心脏及动、静脉内各部位血流速度有一定测值范围。超声多普勒可显示心脏、血管内血流速度、血流方向(动脉系统为离心性、静脉系统为向心性)、血流性质(层流)。血流速度频谱曲线分析,心动周期中瞬间血流速度、加速度、减速度、血流持续时间等参数。

(2)能量显示:低速血流敏感性高,主要用于显示小血管、迂曲血管、正常脏器血管树及末梢微小血管,不能显示血流方向。

(二)病理性血流显示

(1)血流方向异常:各瓣膜口反流、先天性心内外分流及动静脉瘘、窃血(为血管闭塞致远侧血流逆向)。

(2)血流性质异常:湍流产生于血流通过异常狭窄口,如瓣口狭窄、反流、分流、血管腔狭窄,PWD频谱曲线呈充填型,CDFI呈多彩镶嵌。涡流产生于血管腔突然膨大的部位,如动脉瘤及假性动脉瘤等,局部血流呈旋涡状。

(3)血流速度异常:频谱多普勒可显示在上述反流、分流及重度狭窄部位远侧血流速度显著加快。在狭窄部位近侧血流速度缓慢,静脉血栓形成的远侧血流速度极慢。

(4)能量显示:可显示肿瘤内微小血管。

(何　鑫)

第二节 多普勒效应

当声源与反射界面或散射体之间存在相对运动时,接收到的声波信号频率与入射波频率存在差别(产生频移),频差的幅值与相对运动速度成正比,这一现象称为多普勒效应。

在生物医学超声学中,常遇到运动脏器的反射界面,如心脏房室壁或散射体(如红细胞)运动。设反射界面以速度 v 向着或背离发射器运动,与声束发射方向成夹角 θ(多普勒角),用同一换能器作为发射器和接收器测得的多普勒频移:

$$f_D = \pm\frac{2v\cos\theta fV_0}{Vc} \text{ 或 } v = \pm\frac{cfV_D}{2\cos\theta f_0} = kf_D$$

式中,k 为常数。由此可见,频移的幅值与相对运动速度成正比,只要测出多普勒频移 f_D,就可计算出反射界面运动速度 v 及方向,这正是医学超声多普勒测血流的原理。

正常生理情况下,通过心室腔、瓣膜口的血流中,各红细胞流速及流向相近,产生同正负的多普勒频移,音调平稳,称为层流。由于疾病使心内血流受干扰,各红细胞流速及流向产生较大差异,产生的多普勒频移有正有负,且频谱波动范围很大,出现频谱较宽,音调粗糙,即为湍流。这些生理现象均可利用多普勒效应进行方便的检测(图 1-10)。

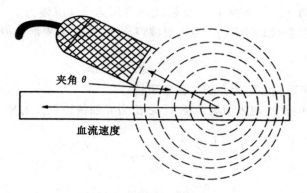

图 1-10 多普勒效应原理

应用多普勒测量时,频谱是重要的信息载体,其重要参数如下。

(1)以频谱图中央基线为零位,基线以上的频移信号为正值,表示血流方向朝向探头;基线以下的频移信号为负值,表示血流方向背离探头。

(2)频谱宽度(频谱离散度)为频移在频谱垂直方向上的宽度,表示某瞬间取样容积中粒子运动速度的分布范围。

(3)频谱幅度用纵坐标的数值表示,代表血流速度的快慢。

(4)频谱相位用横坐标的数值表示。

(5)频谱辉度(亮度)反映了取样容积内具有相同运动速度的粒子数量的多少,数量越多频谱辉度越亮。

(何　鑫)

第三节 超声波的反射及透射

超声波从一种介质传播到另一种介质时,若在界面上介质声阻抗突变或界面的线度远大于声波波长和声束直径,那么在界面上一部分能量反射回来(形成反射波),另一部分能量透过界面在另一种介质中传播(形成透射波),在界面上,声能(声压、声强)的分配和传播方向遵循一定的变化规律。

一、超声波垂直入射到平面界面上的反射和透射

当超声波垂直入射到足够大的光滑平面时,将同时发生反射和透射,如图 1-11 所示。反射波和透射波的声压(声强)由声压反射率(声强反射率)和声压透射率(声强透射率)表示。

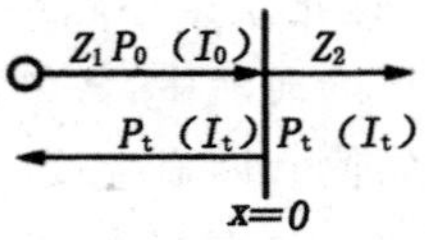

图 1-11 超声波垂直入射到平面界面上的反射和透射

设入射波的声压为 p_0(声强为 I_0),反射波的声压为 p_r(声强为 I_r),透射波的声压为 Vp_t(声强为 I_t)。界面上反射波的声压 p_r 与入射波声压 p_0 之比为界面的声压反射率,用 r 表示:

$$r = \frac{p_r}{p_0} = \frac{Z_2 - Z_1}{(Z_2 + Z_1)}$$

式中,Z_1 为介质 1 的声阻抗,Z_2 为介质 2 的声阻抗。

界面上反射波的声强 I_r 与入射波声强 I_0 之比为界面的声强反射率,用 R 表示:

$$R = \frac{I_r}{I_0} = \frac{\left(\frac{p_r^2}{2Z_1}\right)}{\left(\frac{p_0^2}{2Z_1}\right)} = \frac{p_r^2}{p_0^2} = r^2 = \left[\frac{(Z_2 - Z_1)}{(Z_2 + Z_1)}\right]^2$$

界面上透射波的声压 p_t 与入射波声压 p_0 之比为界面的声压透射率,用 t 表示:

$$t = \frac{p_t}{p_0} = \frac{2Z_2}{(Z_2 + Z_1)}$$

界面上透射波的声强 I_t 与入射波声强 I_0 之比为界面的声强透射率,用 T 表示:

$$T = \frac{I_t}{I_0} = \frac{\left(\frac{p_t^2}{2Z_2}\right)}{\left(\frac{p_0^2}{2Z_1}\right)} = \frac{Z_1}{Z_2} \times \frac{p_t^2}{p_0^2} = \frac{4Z_1 Z_2}{(Z_2 + Z_1)^2}$$

可知,$R + T = 1$。在理想情况下,超声波垂直入射到界面上时,声压和声强的分配与界面两侧介质的声阻抗有关,下面做进一步讨论。

(1)当 $Z_2 > Z_1$ 时,$r > 0$,反射波声压与入射波声压同相位,界面上反射波与入射波叠加,类似驻波,合成声压振幅增大为 $p_0 + p_r$。

(2)当 $Z_2 < Z_1$ 时,$r < 0$,即反射声压与入射声压相位相反,反射波与入射波合成声压振幅减小为 $p_0 + p_r$。

(3)当 $Z_2 \ll Z_1$ 时,声压反射率趋于 -1,透射率趋于 0,即声压几乎全反射,无透射。在超声诊断时,探头与患者皮肤之间的空气将阻碍超声波传入人体。为获得高质量的图像,需要用液性传导介质来连接探头与患者体表,同时超声波不能检测含气组织。

(4)当 $Z_2 \approx Z_1$ 时,$r \approx 0$,$t \approx 1$,超声波几乎全透射,无反射(图 1-12)。

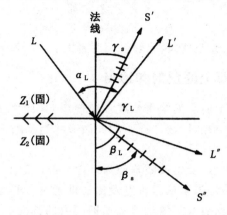

图 1-12　超声波倾斜入射到平面界面上的反射和折射

二、超声波倾斜入射到平面界面上的反射和透射

(一)波形转换

当超声波倾斜入射到界面时,在反射波和透射波中除了与入射波同类型的成分外,还会产生不同类型的波成分,这种现象即为波形转换。

(二)反射、透射定律

反射、透射定律(斯涅尔定律)可通过以下特征描述。

(1)反射、透射波线与入射波线分别在法线的两侧。

(2)任何一种反射波或透射波所对应角度的正弦与相应的声速之比恒等于一个定值。

(3)同种波形的反射角与入射角相等。发生透射时,声速大的介质,对应的角度也较大。

(三)临界角

超声波由声速较慢的第一介质向声速较快的第二介质入射时,使第二介质中的透射角等于 $90°$ 的入射角称为临界角,此时声波完全不能透射(全反射)。若第二介质为固体,则在固体中出现透射的纵波和横波。使纵波透射角为 $90°$ 的入射角称为第一临界角,使横波透射角为 $90°$ 的入射角称为第二临界角。实际中,超声探头的探测角度一般在 $-24° \sim 24°$,这样既保证了一定的信号强度,也可避免全反射。

(四)反射率与透射率

超声波纵波斜入射到声阻抗为 Z_1 和 Z_2 两种介质的界面上,声压反射率:

$$r = \frac{p_r}{p_0} = \frac{(Z_2\cos\alpha_L - Z_1\cos\beta_L)}{(Z_2\cos\alpha_L + Z_1\cos\beta_L)}$$

声压透射率：

$$t = \frac{p_t}{p_0} = \frac{2Z_2\cos\alpha_L}{(Z_2\cos\alpha_L + Z_1\cos\beta_L)}$$

$$R = \frac{I_r}{I_0} = \frac{(Z_2\cos\alpha_L - Z_1\cos\beta_L)}{(Z_2\cos\alpha_L + VZ1\cos\beta_L)^2}$$

声强透射率：

$$T = \frac{I_t}{I_0} = \frac{4\,Z_1Z_2\cos\alpha_L\cos\beta_L}{(Z_2\cos\alpha_L + Z_1\cos\beta_L)^2}$$

且 $R + T = 1$。界面声阻抗差越大，反射波幅度越大。

三、超声波在曲面界面上的反射和透射

超声波入射在曲面界面上时会发生聚焦或发散现象，其取决于曲面形状和界面两侧介质的声速。一般而言，曲面的凹凸形状以第二介质的界面形状为基准。

（一）反射波

当界面为球面时，具有焦点，反射波波阵面为球面。凹球面上的反射波好像是从实焦点发出的球面波，凸球面上的反射波好像是从虚焦点发出的球面波。界面为柱面时，具有焦轴，反射波波阵面为柱面。凹柱面上的反射波好像是从实焦轴发出的柱面波，凸柱面上的反射波好像是从虚焦轴发出的柱面波，如图 1-13 所示。

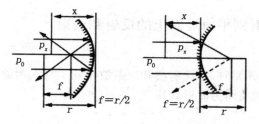

图 1-13　平面波在曲面界面上的反射

（二）透射波

透射波产生聚焦还是发散，不仅与曲界面的凸、凹有关，而且与两种介质的声速 c_1 和 c_2 有关。由折射定律知，平面超声波入射到 $c_1 < c_2$ 的凹曲面和 $c_1 > c_2$ 的凸曲面上时，其透射波将聚焦；平面超声波入射到 $c_1 > c_2$ 的凹曲面和 $c_1 < c_2$ 的凸曲面上时，其透射波将发散，如图 1-14 所示。

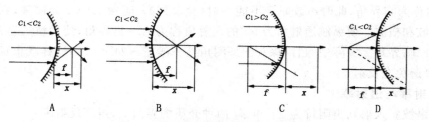

图 1-14　平面波在曲面界面上的透射

当界面为球面时，透射波波阵面为球面，透射波好像是从焦点发出的球面波；界面为柱面时，透射波波阵面为柱面，透射波好像是从焦轴发出的柱面波。

四、超声波多层透射与声耦合

(一)声耦合

在超声医学应用中,超声换能器与被探测对象之间存在空气界面,如图 1-15 所示,由于空气声阻抗很小,这时,$r=-1$,$t=0$,产生全反射,难以使超声波进入组织。因此需要用适当的耦合介质来填充这些空气,这样,探头、耦合剂与人体构成了一个多层声波传播介质。

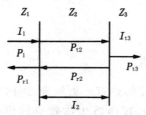

图 1-15 超声波在多层介质中的反射与透射

(二)超声波垂直入射到多层平面界面上的反射及透射

应用超声波垂直入射到单一平面界面上反射和透射的公式,可知透射入第三层介质中的超声声强透射系数:

$$T_{13}=\frac{I_{t3}}{I_{t1}}=\frac{4Z_3Z_1}{\left[(Z_3+ZV_1)^2\cos^2 k_2l_2+(Z_2+\dfrac{Z_1Z_3}{Z_2})^2\sin^2 k_2l_2\right]}$$

式中,l_2 是中间层厚度,$k_2=2\pi/\lambda$。根据中间层厚度 l_2 与波长 λ 的关系,可知:

(1)如果 $l_2 \ll \lambda$,无耦合剂时,且探头表面与体表紧密接触

$$T_{13}\approx\frac{4Z_3Z_1}{(Z_3+Z_1)^2}$$

(2)如果 $l_2=n\lambda/2$(半波长的整数倍)

$$T_{13}\approx\frac{4Z_3Z_1}{(Z_3+Z_1)^2}$$

(3)如果 $l_2=(2n+1)\lambda/4$(四分之一波长的奇数倍)

$$T_{13}\approx\frac{4Z_3Z_1}{(Z_2+\dfrac{Z_1Z_3}{Z_2})^2}$$

当超声耦合剂声阻抗 $Z_2=\sqrt{(Z_1+Z_3)}$ 时,可以推得 $T_{13}=1$。此时,所有超声波能量可全透入人体组织内。

(三)超声波斜入射到多层平面界面上的反射与透射

当 $Z_1=Z_3$ 时,求得的声强透射系数 T_{13}:

$$T_{13}=\frac{I_{t3}}{I_{t1}}=\frac{4}{\left[4\cos^2 \alpha_2l_2+(\dfrac{1}{Z}+Z)\sin^2 \alpha_2l_2\right]}$$

式中,$\alpha_2=k_2\cos\theta_2$,$k_2=2\alpha/\lambda$,$Z=Z_2\cos\theta_1/Z_1\cos\theta_2$,$\theta_1$ 为超声波从第一介质入射到第二介质的入射角,θ_2 为超声波从第一介质入射到第二介质的折射角。

同样,当超声耦合剂声阻抗 $Z_2 = \sqrt{(Z_1 + Z_3)}$ 时,可以推得 $T_{13} = 1$。此时,所有超声波能量可全透入人体组织内。

(何　鑫)

第四节　超声波的生物效应

一、超声生物效应的产生机制

超声波的安全性,一直是人们关注的热点。近年来,国内外学者对超声波生物效应的机制和安全性进行了大量的研究。目前认为,超声波生物效应的机制主要是热效应、空化作用和应力机制。

(一)热效应

当超声束通过组织介质时,超声波使介质中的分子振动,而产生摩擦力,在此过程中部分声能被吸收并转换成热能。产生的热量取决于产热和散热的平衡。发射超声的振幅、介质的声阻特征和声波的吸收系数控制产热的量,散热则取决于局部血流的灌注。

控制超声产热的因素包括热耐受、声学参数和组织特征。

引起产热的声学参数有探头的发射能量、发射频率、脉冲重复频率和聚焦等。组织对产热的影响主要是吸收和衰减系数。假设骨质的吸收系数为 3 Np/cm,探头频率为 3 MHz,中等程度的血流灌注,发射声能为 30 mW/cm² 时,骨质的温度可升高 1 ℃。

人体在不同的生理环境下对温度升高有一定的耐受力。然而,动物实验表明,在迅速复制和分化细胞形成器官期间,胚胎和胎儿组织易于受到热损伤。温度升高 2.5~5 ℃ 时,可能导致发育畸形和胎儿死亡。温度升高<1 ℃,持续时间很短时,对胎儿一般无任何损害。

(二)机械效应

声波在媒体内传播时,会出现谐波滋生、辐射压和空化作用,影响作用于生物组织即产生机械效应。空化效应是超声在液体中引起的特殊的物理现象,在不同声场条件下,空化气泡的运动形式也各不相同。一般来说,在线性声场中,气泡随声场频率作小振幅波的球形脉动,这通常称为"稳态空化"。而在有限振幅波声场中,气泡做多模式的复杂运动:随着声强的增加,首先会依次产生二次以上的高阶谐波;在声强达到一定阈值时,还会依次产生 1/2 次分谐波等;当声强更高时,气泡会发生剧烈压缩乃至泡壁完全闭合,此即为"瞬态空化"。此时,气泡将在瞬间产生各种局部极端效应(高压、高温、发光、放电、射流、冲击波等)可能造成生物组织的最大损伤。所以,在考虑与安全性相关的问题时,机械效应实际上主要是指空化效应。

与机械效应密切相关的声学参量主要是声压负压峰值。机械指数(MI)则是评价空化效应发生可能性和影响程度的主要参数,在声波频率不太高时,MI 与声波发射频率基本呈线性关系。

空化阈值是指液体出现空化现象的负压临界值。不含气体的纯净液体的空化阈值取决于液体分子之间的内聚力所形成的结构强度,常温下水的结构强度为 -100 MPa。若液体内部存在气体(微小气泡,即空化核)时,空化阈值大大下降。在生物组织内,空化阈值还受许多因素影响因而难以简单计算。现有资料表明,无空化核的状态下,人体软组织中的空化阈值约为 8 MPa,有空化核时约为 1 MPa。

近年来,随着超声造影技术的发展,高分子聚合物包膜微泡造影剂已经广泛应用于临床。这种微泡可作为空化核降低液体的空化阈值,为超声诊断安全带来新的隐患。幸好目前研究认为,这种微泡和以往的无包膜微泡(自由微泡)在声场下的行为有很大不同,安全性较高。这种现象产生的原因可能是因为高聚物包膜具有较好的弹性,要使其发生瞬态崩解需要很强的声压才行。

二、超声生物效应的影响

(一)对细胞结构和功能的影响

近年来研究表明:低强度超声通过空化产生的微流使细胞膜通透性增加,促进离子和代谢产物的跨膜扩散,引起细胞电生理和生化方面的改变,从而调节细胞信号传递、基因表达。在此基础上,采用超声破坏微泡的方法,其空化效应在瞬间产生的振动波使细胞膜表面出现可逆性小孔,大幅度增加细胞膜的通透性(声孔效应),外源基因因此能较容易地经细胞膜上的小孔进入细胞内,从而增强外源基因的摄取、转染和表达。

此外超声波能够促进或者抑制细胞增殖,也可以诱导细胞凋亡。超声辐照剂量是主要影响因素之一。一般情况下,小剂量超声可以促进细胞增殖,大剂量则会出现抑制效应。而超声诱导凋亡可能有两种机制。①热效应:低强度超声被组织吸收后可产生少量热能,使其在不破坏酶的同时通过增强对温度变化敏感的酶的活性,促进细胞代谢。而较高剂量超声使组织细胞过热导致酶的活性破坏,抑制细胞代谢,从而影响基因表达,导致细胞凋亡。②空化效应:较高强度超声通过空化效应使细胞膜、DNA 和其他细胞结构损伤,抑制细胞增殖,诱导细胞凋亡。

(二)对生物大分子和细胞的效应

超声对生物大分子的影响已被证实。分子量$>10^4$ 的大分子只记录到去极化作用的发生,而没有腔化作用的发生。分子量$<10^4$ 的大分子,只观察到腔化作用的发生。由此可知分子量越大,越容易发生去极化作用。超声强度为 $3\sim5$ W/cm^2 时,显示水溶性的碱基发生降解。可能的机制是释放的自由基作用于碱基。在溶液中,20 mW/cm^2 的声强可以使 DNA 发生降解。根据超声照射条件的不同,溶液中的酶可以被激活或失活。

培养基中的细胞和微生物,在声波的作用下,可以显示细胞从功能失调到细胞破坏的全过程。细胞死亡的主要机制似乎是腔化作用和热效应。在细胞分裂期时细胞最易受损。超声照射同样可改变细胞表面的电荷、增加细胞膜对钾离子的通透性,并可引起细胞膜的结构崩解。声波作用诱发的超微结构的损伤可累及内质网、线粒体、溶酶体、微管和微丝。

(三)对组织、器官和各系统的影响

1.对眼睛的影响

动物实验中,超声所致的眼损伤包括晶状体浑浊、虹膜水肿、眼内压增高、玻璃体溶解、视网膜萎缩、视神经受损等。损伤的类型、部位和范围由多种因素决定,其中包括声强、时间-强度关系、照射的频率和超声的方式,如连续波和脉冲波等。这些作用的机制似乎是热效应。

2.对肝脏的影响

实验性声波作用可对哺乳动物的肝脏产生多方面的损伤。这些损伤包括细胞的损害、超微结构的崩解(如线粒体的损害、DNA 的减少、RNA 的增加、脂肪的降解、葡萄糖的损耗)等。曾有学者经实验研究证明高强度超声照射动物肝脏,聚焦区可出现肝组织块状坏死。

3.对肾脏的影响

声强在 1 W/cm²，频率为 880 kHz～6 MHz，照射时间为 1 秒～20 分钟，对肾脏的损害包括肾小球和肾小管的功能改变、出血、水肿和肾脏体积缩小等。热效应机制可能是其主要原因。

4.对甲状腺的影响

动物的甲状腺在 0.8 MHz 频率，0.2～2 W/cm² 声强的作用下证实其摄碘率减低、滤泡减小和甲状腺素水平降低。

5.对中枢神经系统的影响

动物实验表明脉冲波超声可引起神经系统损伤和出血。哺乳动物的胚胎神经组织和白质较成年动物的神经组织和灰质易于受损。较低的声强和较长时间的照射可产生热效应，腔化作用在高声强和短时间照射时产生。0.5 W/cm² 声强的连续波可以引起神经系统传导速度和动作电位的变化。

6.对血液的影响

足够的声强可以影响所有的血细胞和血小板，离体超声照射时其形态出现改变、水肿和聚集。红细胞经高声强照射后，显示红细胞功能减低、膜的通透性发生改变、表面抗原的丢失和氧合血红蛋白离解曲线的位移。白细胞则表现为吞噬细菌、溶解细菌和氧的利用能力下降。

7.对胎儿发育的影响

许多学者对诊断用超声对胎儿发育的影响进行了研究，发现由于超声强度较小，无明显的不良反应，未导致胎儿生长迟缓、流产、胎儿畸形（骨、脑和心脏）和行为异常等。重庆医科大学经实验研究证明：治疗用的高强度超声照射猴的妊娠子宫可引起流产。

（四）生物学效应的流行病学研究

总的看来，诊断用的超声功率很小，在 15 mW/cm² 左右，且为断续发射，每次脉冲持续时间仅 5～7 微秒，检查时间短，一般为 10 分钟左右，故对组织无任何影响。这已被不少学者的动物试验所证实。美国超声医学学会生物效应委员会（AIUM）对此问题曾提出如下的意见："强度低于100 mW/cm² 的几兆频率的超声，目前未证实对哺乳动物组织有明显的生物效应。超声辐射时间短于 500 秒，只要强度与辐射时间的乘积＜50 J/mm²，即使再高的强度亦未见明显影响。"因此，多数学者认为超声波检查是一种无痛苦、无损伤的检查方法。

所谓诊断超声的安全阈值剂量主要是指产科超声诊断的安全阈值剂量问题。这个问题自20 世纪80 年代以来变得十分重要而引人注目，其背景之一是目前诊断超声在产科的应用范围迅速扩大，用于产科的超声诊断仪，一般声强为零点几毫瓦至几十毫瓦（mW/cm²），用于腹部扫描的探头频率为 3～5 MHz，腔内探头为 5～7.5 MHz，随着近年对仪器分辨力要求的提高，仪器功率有增大的趋势，并出现了超宽频带探头。其次是诊断超声设备输出的瞬态声强有时竟可能高达 1 000 W/cm² 以上。这样高的声强足以能够在那些含有空化核的生物体内产生空化。Carstensen 指出："空化引起的效应可能是很局部的，只损伤其周围的几个细胞。对于人体大部分器官或生物流体而言，损伤少量细胞不会影响到健康。但唯一例外的是涉及人体的生殖细胞，或处于发育敏感时期的胚胎或胎儿，在这种情况下，即或是损伤几个细胞，人们也是难以接受的"。因此，诊断超声安全阈值剂量标准的建立，应该是基于对产科临床超声诊断大量的科学研究，而这正是国际上研究的空白。近 5 年来，研究成果有一个重要突破，是把研究内容从诊断超声辐照对胎儿发育环境（如绒毛组织）的影响，进而深入对胎儿本身某部分器官的影响。从这些研究结果中，大体上可以得到如下的安全阈值剂量提示：对于现有的多数超声诊断设备，其输出超声的定点辐照时间若超过20分钟,即会对胚胎的发育环境(如绒毛组织)乃至胎儿本身造成损伤。个别研究甚至表明,定点辐照胎儿眼球5分钟即可导致角膜的局部水肿。

鉴于此,我国曾有学者指出,在产科使用超声诊断技术应认真坚持积极而谨慎的科学态度。具体而言,应遵循以下各点。

(1)只有在特定的医学指征条件下,才可进行妊娠期的超声检查。

(2)妊娠期的超声检查应严守使用最小剂量的原则,即在保证获取必要诊断信息的前提下,使用的声强尽量小,辐照时间尽量短。

(3)以商业或教学为目的胎儿超声成像,以及为鉴别胎儿性别的胎儿成像,应严加杜绝。

(4)对于3个月以内的妊娠早期除非有特殊需要,一般不宜进行超声检查。即使对孕龄>3个月的胎儿脑、眼、骨髓及心脏等部位,若必要做超声检查时,超声辐照时间亦应控制在3~5分钟之内。

(5)对每一位从事临床超声诊断的医师进行业务培训时,其培训内容应包括有关超声生物效应及超声安全诊断剂量的知识。

（王 增）

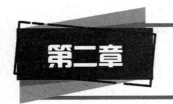

超声诊断技术

第二章

第一节　实时二维超声

实时二维超声仪通称 B 型超声仪,是当前超声成像检查的主体部分,应用极为广泛和深入。自20世纪50年代初 Howry 和 Bliss 首次报道应用这一新的超声成像技术以来,随着科技的进步,在技术上有三次重大的突破,第一次为 B 型超声双稳态显示到"灰阶"(Gray Scale)显示,使图像具有更丰富的层次,提高了对病变的分辨力。第二次为"实时"(Real time)技术的出现,使图像由静态到动态,不仅能显示动态结构,而且使成像检查更加方便和快捷,扩大了超声的应用范围。第三次突破即是微型电子计算机更广泛地与超声技术相结合,促使超声诊断技术向更高水平发展。

一、实时二维超声的工作原理

实时二维超声仪实属亮度调制型(Brightness mode),将回声信号以光点亮度或辉度形式加以显示,故名 B 型超声(B mode ultrasonography)。

(一)实时二维超声仪的结构与工作原理

B 型超声仪主要由超声换能器即探头和主机(包括脉冲信号发射和接收系统、显示与记录)以及电源等部分组成。将仪器发射系统产生的短促高频电脉冲信号转化成高频机械振动,即由逆压电效应产生超声信号,并通过体表向人体组织器官内发射。探头随即接收体内多种不同界面反射回来的强弱不同的信号(机械振动),即由正压电效应转换成高频电信号。超声仪的接收系统将高频电信号加以接收和放大,通过对数放大器压缩动态范围,经过时间增益补偿(TGC)、灰阶变换等前处理和后处理,并经过数字扫描转换器(DSC),将探头扫描获得的系列回声信号变成视频信号,同时在荧光屏上显示出来。这种人体内部组织器官系列回声通过超声扫描构成反映人体局部断层切面图,即声像图。

实时二维超声仪的基本电路结构如图 2-1 所示。

1.主控电路

主控电路即同步触发信号发生器,由它周期性地产生同步触发脉冲信号,分别去触发发射电路与扫描发生器中的时基扫描电路。其触发脉冲的重复频率即决定其超声脉冲发射的重复频率。

2.发射电路

当受主控电路触发后,便产生高频电脉冲去激发换能器(探头),换能器受到激发后,即发射一定频率和宽度的脉冲超声波。发射频率通常由压电晶片的材料特性和厚度决定,而频宽则取决于探头的结构及发射电路的阻力。

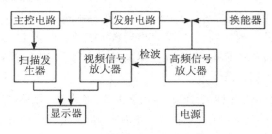

图 2-1　B 型超声仪工作原理示意图

3.高频信号放大器

当换能器向人体发射出脉冲超声波之后,即接收其来自人体内的超声回波并将其转换为高频电信号,继而通过高频信号放大电路放大。高频信号放大电路一般具有 120 dB 以上的增益和足够大的带宽。在该电路中设有时间增益补偿(TGC)电路等。

4.视频信号放大器

B 型超声成像的主要原理是将单条声束传播途径中遇到各个界面所产生的一系列散射和反射信号,在示波屏时间轴上以光点辉度(灰度)表达。声束顺序扫切脏器时,每一单条声束线上的光点群按次分布连成一切面声像图。

B 型超声仪器的工作过程:首先回波电信号经高频信号放大器放大,再由检波器进行检波。回波信号中含有返回目标的多种信息,包括幅度、频率、相位等。一般多采用幅度检波,但随着电子技术的发展采用多声束形成技术,即利用接收声束间的相位信息等,从而提高成像质量。检波后的视频包括信号,频率较低,需经过视频信号放大器作适当放大,然后加至显示器的极上进行图像的亮度调制(DSC),即在其信号合成及 A/D 转换后,经视频放大调节显示器的亮度。

5.扫描发生器

扫描发生器产生的扫描电压加至显示器的偏转系统上,使电子束按一定的规律扫描。

6.显示器

通常采用阴极射管(CRT)或液晶显示器,从人体反射回来的超声信息最终从显示器荧光屏幕上展示为图像,高分辨力的彩色显示器,一般采用逐行扫描,无闪烁,图像稳定,清晰。

根据成像和显示方式不同,分为静态成像和动态或实时成像以及灰阶或双稳态(Bistable)显示。静态成像图像展示范围较广,图像较清晰,但成像速度慢,检查时间长,现已很少使用。目前应用最为广泛者为实时(帧频大于 30 f/s)及灰阶(灰阶数大于 64)成像。

(二)超声换能器

超声换能器根据晶片的个数,分为单晶片和多晶片。单晶片用于 A 超、M 超及机械的扇扫 B 超仪中,但目前已很少应用。多晶片用于线阵、凸阵、相控阵等电子扫描换能器中。

线阵探头:将多个晶体片组成若干个阵元沿一直线排列,并用电子开关按一定时序将激励电压加至某些阵元上,发射出一束超声,同时由电子开关按一定时序去接通某些阵元接收反射回的超声信息,由此形成声束扫描。高频的线阵探头主要适用于浅表小器官的检查。

凸阵探头:晶片是沿圆弧排列并按一定组合和顺序工作,向外发射并按超声脉冲的换能器阵,其内部结构类似线阵,只是各窄条晶片均匀分布在凸形圆弧上,其振动面的法线是呈扇形辐射状的,其波束以扇面扫描故呈扇面显示图像。凸阵扫描介于线阵扫描和相控阵扫描之间,故应用范围较广。

相控阵探头(扇形探头):利用雷达天线的相控阵扫描原理,通过适当调整,控制各单元激励信号的时相,以实现声束偏转的换能器阵为主体的超声探头。其扫描声束呈扇面,接触面小,远区视野广阔,故适于心脏的超声检查。

还有根据不同需要设计的各种专用探头如经食管、经直肠、经阴道等特殊的腔内探头以及为了借助声像图指导穿刺用的穿刺和术中探头,尤其是超高频(20~40 MHz)探头的应用。采用 20 MHz 频率的体表探头,可以进行皮肤的厚度、层次及弹性的测定。导管式的腔内微型探头,外径仅 2 mm,可作心脏冠状动脉、胆管和胰管内成像。有的甚至不用机械传动方式,而在人体外用磁场控制其旋转,从而进行管腔内无线超声成像。

(三)二维图像的分辨力

近年来随着高新超声工程技术的发展,诸如全数字化声束形成技术和信息处理技术以及二次谐波成像等新技术的应用,大大地提高了图像的分辨力与清晰度。二维图像的分辨力包括如下几种。

1.空间分辨力

空间分辨力即细微分辨力,它与声束特性和像素的数量有关,纵向半波长越短发射频率越高,其轴向分辨力越好;侧向声束(长轴,短轴)越窄或越细,其侧向分辨力越好,亦即细微分辨力越高。

2.对比分辨力

对比分辨力指能显示器官组织回声信号间微小差别的能力,其与灰阶级数有关,灰阶级数越多,其对比分辨力越好。常用的有 64 级、128 级和 256 级灰阶等。

3.时间分辨力

时间分辨力即单位时间成像的帧速率,其帧速率越高(一般为 30 帧/秒),时间分辨力越好,越能真实地反映活动脏器的瞬间变化情况。

(四)二次谐波成像技术

二次谐波成像技术即利用超声波在人体组织中传播、反射(和散射)均具有非线性效应,使发射的基波 f_0 会出现谐波频率。当接收时提取 $2f_0$ 的谐波回声信号,包括自然组织谐波信号与造影剂谐波信号。在实际的谐波接收过程中,采取多种技术措施使二次谐波与基波相分离,而提取纯净的谐波成分。

谐波成像在成像困难的患者中,可提高信/噪比,改善组织的对比分辨力、空间分辨力,消除近场伪像,提高图像的清晰度。

二、检查方法

(一)检查前的准备

一般的超声检查不需特殊准备,但在腹部检查时为了避免胃肠内容物或气体的干扰,一般应在空腹时进行。必要时需饮用温开水充盈胃腔,以此作"透声窗"进行检查。在经腹妇产科或盆腔部位检查时亦同样适度充盈膀胱,以避免气体干扰。

（二）检查时的体位以及常用的扫查切面

超声探测时常规采取仰卧位，也可根据需要取侧卧位或俯卧位、半卧位或站立位。露出皮肤，涂布耦合剂，探头紧贴皮肤进行扫查，常用的扫查切面如下。

（1）矢状面扫查（sagital scan）（纵切面的一种）以扫查面由前向后并与人体的长轴平行。

（2）横向扫查（transverse scan）（横切面，水平切面）即扫查面与人体的长轴垂直。

（3）斜向扫查（oblique scan）即扫查面与人体的长轴成一定角度。

（4）冠状扫查（coronary scan）（冠状切面或额状切面，属纵切面的一种）即扫查面与腹壁和背部平行或与人体额状面平行。

（三）扫查的手法

在操作过程中，使用探头常采用以下四种手法。

1.顺序连续平行断面法

顺序连续平行断面法即"编织"式扫查法，在选定某一成像平面后，依次将探头沿该平面平行移动作多个平行的断面图像，可从各个连续的图像中，观察分析脏器轮廓、内部结构及病灶的整体情况。

2.立体扇形断面法

立体扇形断面法即定点摆动扫查法，在选定某一成像平面后，不移动探头在体表的位置，而以顺序改变探头与体表之间的角度，可在一个立体的扇形范围内，观察分析脏器及病灶的整体情况。

3.十字交叉法

十字交叉法即纵横平面相交扫查法。对某一切面为圆形的图像，为了鉴别是圆球形还是管状，可采用十字交叉法的纵横切面相交予以鉴别。此外，在对病灶中心定位穿刺引导时，亦可采用此法即十字交叉中心定位法。

4.对比加压扫查法

对比加压扫查法即利用探头加压腹部观察回声有无变化，并对两侧腹部对应部位进行对比以鉴别真假肿块。各种特制的腔内探头使用时，除应严格选择适应证外，须按一定的操作规程进行（图 2-2）。

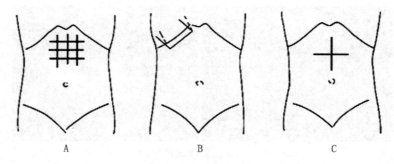

图 2-2 各种扫查手法示意图
A.顺序连续平行断面法；B.立体扇形断面法；C.十字交叉法

（四）回声的描述与命名

超声图像是由许多像素所构成，像素的亮暗反映了回声的强弱。反映在荧光屏上从最亮到最暗的像素变化过程即从白到灰再到黑的过程称为灰度（gray）。将灰度分为若干等级，即为灰阶(grey scale)。在荧光屏上一侧用格数表示灰阶的标志称为灰标(mark of grey scale)。人体被测脏器与病灶的断面图像即是根据各种不同界面的灰阶强度、回声的空间范围和几何形状来加以描述。

1.回声强弱的命名

根据图像中不同灰阶强度将其回声信号分类如下。

(1)强回声:强回声反射系数大于50%,灰度明亮,后方常伴声影,如结石和各种钙化灶等为此类回声(图2-3)。

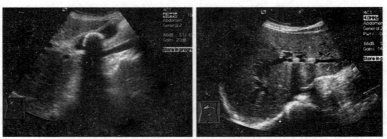

图 2-3 强回声光团伴后方声影图像

左图示胆囊内结石,右图示肝内胆管结石

(2)高回声(hyper echo,high level echo):高回声反射系数大于20%,灰度较明亮,后方不伴声影,如肾窦和纤维组织等为此类回声。

(3)等回声(iso-echo,medium echo):等回声灰阶强度呈中等水平,如正常肝、脾等实质脏器的回声。

(4)低回声(hypo echo,low level echo):低回声呈灰暗水平的回声,如肾皮质等均质结构即表现为此类回声。

(5)弱回声(poor echo):弱回声表现为透声性较好的暗区,如肾锥体和正常淋巴结的回声即属此类。

(6)无回声(echofree):均匀的液体内无声阻差异的界面,即呈无回声暗区,正常充盈的胆囊、膀胱和肝肾囊肿等即呈典型的无回声区(图2-4)。

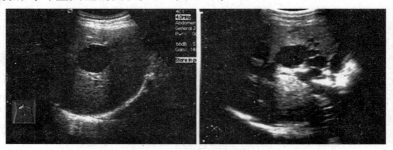

图 2-4 无回声暗区图像

左图示肝内单个囊肿,右图示肝内多发性囊肿

2.回声分布的描述

按其图像中光点的分布情况分为均匀或不均匀。不均匀者包括:①随机性不均,包括点状、线状和小区性分布不均;②规律性的深度递减。此外,在病灶内部的回声分布可用均质或非均质表述。

3.回声形态的命名

(1)点状回声(echogenic dots):回声呈细小亮点状。

(2)斑片状回声(echogenic spot):回声聚集成明亮的小片状,其大小在 0.5 cm 以下,有清晰的边界。

(3)团状回声(echogenic area):回声光点聚集成明亮的光团,有一定的边界。

(4)环状回声(echogenic ring):回声光点排列成圆环状。

(5)带状或线状回声(enhogenic band):回声光点排列成明亮的带状或线状。

4.某些特殊征象的描述

某些病变呈现某种特殊征象,即形象化的命名为某征,用以突出或强调这些征象的特点,常用的有"靶环征"(target sign)及"牛眼征"。即在某些病灶中心呈强回声区而其周围形成圆环状低回声,称晕圈或声晕(acoustic halo)。在结节外周呈 1～2 mm 无回声环形围绕者称"暗环"(dark ring)(图 2-5)。肝脏肿瘤自肝表面隆起者,称"驼峰"征(hump sign);肝门部肝外胆管因阻塞扩张后在声像图上形成与肝门部门静脉平行,且管径相近或略宽,即所谓"双筒枪"征(shotgun sign)。肝内胆管扩张与相应的门静脉构成平行"管道"征(parallel channel sign)。又如,胃肠肿瘤时壁增厚与残腔形成的"假肾"征(pseudo-kidney sign)。宫内避孕环强回声后方出现狭长带状强回声即"彗星尾"征(comet-tail sign)。乳房内或肝内小囊肿无回声区后方回声增强所出现的"蝌蚪尾"征(tadpole tail sign)等。

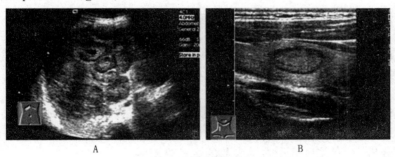

图 2-5 "靶环征"声晕图像

A 图示转移性肝癌;B 图示甲状腺实质性结节(腺瘤)

5.病灶后方回声的描述

在某些圆球形病灶声像图后方出现的回声,即回声增强效应(echo enhancement effect)和侧后声影(posterior lateral acoustic shadow)、中心声影(central acoustic shadow)等。

在超声图像命名时,既要反映回声的差异,又要具有形态学特点并与大体病理改变相联系。

(五)超声图像分析的内容

观察分析声像图时,首先应了解切面方位,以便于认清所包括的解剖结构,并注意分析以下内容。

1.外形

脏器的形态轮廓是否正常,有否肿大或缩小。若是肿块,则其外形为圆形、椭圆形或不规则形,呈分叶状或条索形等。

2.边界和边缘回声

肿块有边界回声且显示光滑完整者为有包膜的证据,无边界回声和模糊粗糙,形态不规则者多为无包膜的浸润性病变。除观察边缘回声光滑或粗糙、完整或有中断等征象外,边缘回声强度也有重要区别,某些结节状或团块状肿块周边环绕一圈低回声暗圈,即"暗环"征(dark ring)或周边为高回声的边缘,即"光轮"征(echogenic ring)等。仔细地观察病变的形态和边缘,在病变性质的鉴别以及了解肿瘤的生物学活性等方面均有一定意义。

3.内部结构特征

内部结构特征可分为结构如常、正常结构消失、界面增多或减少、界面散射点的大小与均匀度以及其他各种不同类型的异常回声等。

4.后壁及后方回声

由于人体各种正常组织和病变组织对声能吸收衰减不同,则表现后壁与后方回声的增强效应(enhancement effect)或减弱乃至形成后方"声影"(acoustic shadow),若是衰减系数低的含液性的囊肿或脓肿,则出现后方回声增强,而衰减系数高的纤维组织、钙化、结石、气体等则其后方形成"声影"。另外,某些质地均匀,衰减较大的实质性病灶,内部可完全表现为低回声,在声像图上酷似液性病灶,但无后壁及后方回声增强效应可作区别。

5.周围回声强度

当实质性脏器内有占位性病变时,可致病灶周围回声的改变,若是膨胀性生长的病变,则其周围回声呈现较均匀性增强或有血管挤压移位;若是浸润性生长病变,则其周围回声强弱不均或血管走行中断。肝脓肿则在其边缘与正常组织之间出现从高回声向正常回声过渡的"灰阶梯度递减区"。

6.邻近关系

根据局部解剖关系判断病变与邻近脏器的连续性,有无压迫、粘连或浸润。如胰头癌时可压迫胆总管致肝内外胆管扩张、胆囊肿大以及周围血管的挤压移位。

7.量化分析

量化分析包括测量病变所在位置、数目、范围、大小等,即应用电子游标测量其径线、面积、体积(或容量)和时距四种基本时空度量。另外,还有谱分析,包括灰阶直方图、视频密度分析以及超声多普勒频差分析,对有关血流动力学参数的定量检测等。

8.功能性检测

根据声像图上的形态改变、活动、搏动等进行生理学上的功能检测分析,如应用脂餐试验观察胆囊的收缩功能,空腹饮水后测定胃的排空功能及收缩和蠕动状态以及心脏的各种复杂功能等。

通过以上观察分析,达到对病变进行定位、定量和定性诊断的目的。但在诊断分析中需要注意以下事项。

(1)对超声成像过程中某些伪回声或伪像要注意识别和避免,如多次反射或旁瓣效应所致的假界面等。

(2)注意临床思维,不能单纯地"看图论病"。因在影像检查中常有"同图异病"或"异图同病"的表现。故必须结合有关临床资料,综合分析。

(3)注意动态观察,以了解其不同病理阶段的变化,同时注意各项影像技术的互补作用,以达到正确诊断的目的。

三、应用的范围与局限性

实时二维超声系超声成像检查的主体和基础。它可提供人体各部位软组织器官和病变及管腔结构高清晰度断层图像,准确地反映其解剖结构和病变的形态学变化。由于成像速度快,对心血管等活动器官,能实时地观察其活动状态,反映其生理功能。在高清晰度断层图像上,叠加显示彩色血流信息,便可无创地检测有关血流动力学参数以及观察组织器官血流灌注状态等。因此,实时二维超声已广泛应用于内科、外科、妇产科、儿科和眼科等临床各科。它已成为许多内脏、软组织器官首选的影像学检查方法。尤其对肝、肾等实质性脏器内局限性病变的诊断以及胆囊内微小的隆起性病变和结石的诊断均有很高的敏感性。在妇产科领域对早期妊娠的诊断和围产医学中的应用均有一定价值。在计划生育、健康体检或防癌普查工作中超声亦已成为重要检查方法。

借助于多种腔内探头、术中探头,可以早期发现某些微小病变,精确定位肿瘤侵犯范围,确认有无周围淋巴结的转移等,从而进行肿瘤的分期和制定合理的治疗方案。

超声引导定位穿刺技术即介入性超声诊断与治疗,进一步提高临床诊断与治疗水平。

应当指出,超声诊断也有其局限性,由于超声的物理性质,使其对骨骼、肺和肠道的检查易受到气体的干扰使图像显示不清楚,在应用上受到一定限制。另外,声像图表现所反映的器官和组织声阻抗差的改变只有一定的规律性而缺乏病原学上的特异性,需注意结合其他资料综合分析。此外,超声成像中的伪像亦较多,需注意识别。超声每一切面所显示范围较小,图像的整体性不如 CT 和 MRI。因此,有选择地联合应用或有针对性地选择 CT、MRI 等其他影像技术相互补充也是十分必要的。

(牟　洋)

第二节　经颅多普勒超声

经颅多普勒超声是利用超声波的多普勒效应来研究脑底大血管及其分支的血流动力学的一门新技术。由于经颅多普勒超声能无创伤性地穿透颅骨,直接获得颅内动脉,包括脑底动脉环的血流动态信息,在诊断脑血管病、研究脑循环方面有独特的使用价值。

一、经颅多普勒超声的应用范围

(1)诊断脑底大血管狭窄、闭塞性病变及治疗前后随访对照。

(2)诊断脑血管痉挛发生的时间、部位和程度,指导治疗。

(3)诊断脑动脉硬化,了解其程度,评价脑供血。

(4)诊断颅内动静脉畸形、颈内动脉海绵窦瘘的部位,检出供养血管、手术前后的评价等。

(5)诊断颅内大动脉瘤,判定病变部位。

(6)诊断脑血管功能性疾病,如偏头痛、眩晕、血管性头痛等。

(7)诊断缺血性脑血管疾病及各种疾病引起的脑供血不足。

(8)诊断锁骨下动脉盗血综合征。

(9)诊断颅内压增高及脑死亡。

(10)脑血管外科手术前后的评价。

(11)对任何可能影响脑血流的治疗方法进行监测。

(12)栓子监测。

(13)脑血管的自动调节功能评价。

(14)了解脑底动脉环是否完整及其代偿功能。

(15)病理生理的研究:观察和研究不同生理和病理条件下血压、二氧化碳分压、氧分压、颅内压等对脑血流的影响。

二、对经颅多普勒超声技术的评价

经颅多普勒超声技术在国内已应用十余年,由于它具有简便、快速、无创伤、易重复、可监测等特点而迅速发展,不论是用于临床诊断,还是用于科学研究,都有较高的实用价值。它可与数字减影血管造影、磁共振血管成像、CT血管造影相辅相成,相互弥补。它可以提供这些影像学检查所不能得到的重要的血流动力学资料。当然,经颅多普勒超声技术也存在许多有待解决的问题,经颅多普勒超声主要检测指标之一是血流速度,而缺乏相应的管径,因此,不能计算出局部血流量。另外,影响脑血流的因素很多,因此必须密切结合临床分析其结果,做出综合性评价。

三、脑血管解剖

脑动脉由颈内动脉系和椎-基底动脉系构成。两个系统的供血范围大致划分:以小脑幕为界,幕上部分基本由颈内动脉系统供血,幕下部分基本由椎-基底动脉系统供血;或以顶枕裂为界,脑前3/5即大脑前全部及部分间脑由颈内动脉系统供血,脑后2/5,即颞叶和间脑一部分、枕叶、小脑和脑干由椎-基底动脉供血。左颈总动脉发自主动脉弓,右颈总动脉发自无名动脉,两条椎动脉分别起源于左右锁骨下动脉。脑底动脉环由双侧颈内动脉与椎-基底动脉及其主干分支所构成。脑底动脉的中膜内含有大量的平滑肌,在一定程度上可根据生理需要适当地调节血液供应,经颅多普勒超声技术所能探测到的颅内动脉主要是这些动脉及其分支。

(一)颈内动脉系

1.颈动脉颈段

约在第4颈椎水平、下颌角下方、甲状软骨上缘处,颈总动脉分为颈内和颈外动脉。这一分叉位置的高度可有一定变异,根据颈内动脉的行程,可将其看作是颈总动脉的直接延续,颈内动脉初居颈外动脉后外方,继而转到其后内侧,沿咽侧壁上升至颅底,这部分颈内动脉称颈内动脉颈段,此段动脉无分叉,起始都呈棱形膨大称颈动脉窦。颈外动脉与颈内动脉不同,自颈总动脉分出后,发出甲状腺上动脉、面动脉、舌动脉、咽升动脉、耳后动脉、枕动脉、颞浅动脉等。颈内动脉闭塞后,颈外动脉可成为脑部侧支循环来源之一。

2.颈内动脉颅内段

颈内动脉达颅底进入颞骨岩部颈动脉管后移行为颅内部分,按其行走分为4段,即岩骨段、海绵窦段、床突上段和终末段。其海绵窦段和床突上段又称虹吸段。颈内动脉颅内段与颈段行程不同点在于各段行程弯曲,具有分支。因此,经颅多普勒超声探测时可出现双向或多向血流频谱。

3.颈内动脉主要分支

(1)眼动脉:一般自颈内动脉内侧面发出,与视神经伴行经视神经孔入眶。颈内动脉闭塞时,颈外动脉也可通过眼动脉提供侧支血流。

（2）后交通动脉：起始于颈内动脉床突上段后壁，向后连于椎-基底动脉系的大脑后动脉。后交通动脉的血流方向主要取决于大脑后动脉和颈内动脉的压力。

（3）大脑前动脉：在视交叉外侧由颈内动脉发出，左右大脑前动脉由一横支交通，为侧支血流的重要途径。

（4）大脑中动脉：是颈内动脉的直接延续，自发出后以水平方向在外侧裂内沿脑岛表面往后行，然后再折向外侧至皮质表面，沿途发出分支。

（二）椎-基底动脉系

两侧椎动脉起自锁骨下动脉，发出后不久即穿经第 6 至第 1 颈椎横突孔向上行走，绕寰椎上关节突后方，向前内突穿过硬膜，经枕骨大孔进入颅后窝，然后沿延髓腹侧面向前内行走。至脑桥下缘，左右椎动脉汇合成一条基底动脉。椎动脉颅内段主要分支有脑膜支，脊髓前、后动脉，小脑后下动脉。基底动脉位于脑干的脑桥基底沟内，主要分支有脑桥支、内听动脉、小脑前下动脉、小脑上动脉和大脑后动脉。椎-基底动脉系的变异较多见，应予以重视。

在正常情况下，来自两侧颈内动脉和椎动脉的血液各有其供血区，互不相混，当供应脑的 4 支动脉中的一支慢慢发生闭塞，而动脉环又发育良好时，血液可通过此环重新分配，建立新的平衡。动脉环有许多变异、发育不全等，异常率较高，且最常发生在动脉环的后部。

其他脑动脉侧支循环有颈内动脉与颈外动脉间的吻合，椎-基底动脉与颈外动脉间的吻合，以及脑与脑膜动脉间的吻合等。

四、检查方法

（一）颈总动脉和颈内、外动脉近端

患者仰卧，头置正位，在锁骨上缘、胸锁乳突肌下内侧触及颈总动脉搏动，沿其走行方向，用 4 MHz 探头，尽可能将超声束与血管走行方向保持 45°的位置进行探测。正常情况下对颈总动脉及颈内、外动脉检测识别不困难，因其频谱形态和声频有明显区别。

（二）颅内血管

1.颞窗

颞窗为探测脑底动脉的主要窗口，探测时患者取仰卧或侧卧，用 2 MHz 探头，置于颧弓之上，耳屏和眶外缘之间，成人通常将起始深度调至 50 mm，寻找大脑中动脉，小儿酌减。经颞窗可探测到大脑中动脉（MCA），大脑前动脉（ACA），大脑后动脉（PCA）的交通前、后段及颈内动脉终末段。颞窗的检出率与年龄、性别等因素有关，老年人、女性肥胖者较难检测。

2.枕骨大孔窗

枕骨大孔窗为天然的颅孔，探测时患者取坐位或侧卧位，头前倾，颈屈曲，探头置于颈项中线，声束对准枕骨大孔区，经枕窗可探测椎动脉（VA）颅内段、小脑后下动脉（PICA）、基底动脉（BA）。此窗检出率为 99%～100%。

3.眶窗

受检者取仰卧位，两眼闭合，探头轻置于眼睑上，声束对准眶后视神经孔，眶上裂，与矢状面夹角小于 15°，可探测同侧眼动脉（OA）、颈内动脉虹吸段（CS），此窗检出率达 100%。

此外，有额上窗和前囟窗，主要适用于新生儿和 1 岁以下小儿。

脑底动脉的识别在很大程度上取决于操作者丰富的脑血管解剖知识和实践经验。一般根据超声探头位置、声束角度、取样深度、血流方向、信号的音频特点和颈总动脉压迫试验,区别多普勒来自哪条血管并不困难,但不能忽略某些血管的变异和病变时的侧支通道。

五、经颅多普勒超声检测指标

(一)频谱形态

血流频谱的波动与心动周期基本一致。在心动周期开始时,首先出现一陡直上升的曲线称上升支,达顶点形成频谱图中的最高峰称收缩峰1(SP1),高峰后以较缓斜度下降的曲线称下降支。约在下降支的上2/3处常有一向上凸曲线称收缩峰2(SP2),当下降支出现第3个明显的回升切迹时称之为舒张峰(DP)。正常健康成人SP1>SP2>DP,三峰清晰,外层包络线光整,上升支陡直,可见频窗存在。某些病变情况下。SP1和SP2融合,或SP2>SP1,频窗消失,出现湍流。上升支时间延长,外层包络线毛糙,由动脉壁顺应性减退或血管狭窄等病变引起。

(二)血流速度(V)

血流速度随年龄变化各异,5~6岁时血流速度达一生中最高值,之后随年龄增长而逐渐下降,16岁左右基本接近成人。血流速度分收缩期流速(Vs)、舒张期流速(Vd)、平均流速(Vm)。一般成人大脑中动脉(MCA)Vm在50~90 cm/s,大脑前动脉(ACA)Vm 45~85 cm/s,大脑后动脉(PCA)Vm 30~60 cm/s,椎-基底动脉(BA、VA)Vm 30~55 cm/s,小脑后下动脉(ICA)Vm 25~55 cm/s,血流速度降低多见于血管狭窄的前后段、脑梗死、脑动脉硬化症、各种原因引起的脑供血不足、频发早搏、脑内盗血、各种脑病等。血流速度增高则见于狭窄段血管、代偿性流速增高、血管痉挛、缺氧后血管麻痹、过度灌注、血管收缩状态、动静脉畸形、感染、甲状腺功能亢进、贫血等。

(三)脉动指数和阻力指数

上述两种指数均是反映血管顺应性的指标,也就是血管阻力的大小和弹性扩张的程度。当外周阻力增大、动脉弹性减弱、血流量减少时,脉动指数和阻力指数增高。正常脉动指数为0.56~0.96。小孩、新生儿和60岁以上的老年人,脉动指数呈生理性增高。病理性脉动指数增高主要见于脑动脉硬化、颅内压增高、动脉瘤等,而脉动指数降低则多见于动静脉畸形、颈内动脉海绵窦瘘、重度血管狭窄或狭窄后血流、过度灌注、大动脉炎等。

(四)血流方向

血液沿一定路径流动,当血流朝向探头时呈正向频移,否则为负向频移。如MCA主干应为正向频移,ACA为负向频移。当血流方向改变时,提示有血管狭窄或闭塞、侧支循环或脑内盗血现象。

(五)音频信号

正常血液以层流形式流动,其音频信号呈平滑哨笛样声音,由于某种原因造成血管腔径较大改变时,会使血流紊乱,产生粗糙杂音。

(六)脑底动脉血流速度排列

按动脉流速的高低,正常排列为MCA>ACA>PCA>BA>VA>ICA>OA。当排列顺序颠倒时,除了考虑血流速度不对称和先天血管变异外,还应注意探测对侧是否有狭窄的血管存在,排除代偿性流速增高。

(七)左右两侧相应动脉的对称性

一般左右两侧相应动脉流速非对称值应小于20 cm/s。颈内动脉颅外段和椎动脉小于15 cm/s,不对称多见于偏头痛和血管狭窄性病变。

（八）其他比值

（1）MCA：ICA 正常为 2.5：1，若大于 3：1 应视为异常，若大于 6：1 多由血管痉挛或血管狭窄等病变引起。

（2）S：D 即收缩峰值比舒张峰值，正常为 3：2 或 2：1，大于 3：2 或小于 2：1 均为异常。

六、功能试验

（一）颈总动脉压迫试验

（1）用于进一步区分脑底动脉，了解生理或病理状态下脑底动脉环的侧支循环功能。

（2）了解脑血管的自动调节功能。

（3）有助于动静脉畸形、动脉瘤等病变血管的识别。

（4）为颈动脉系手术效果的评价提供客观依据。

（二）转颈试验

（1）用于椎-基底动脉疾病及颈椎病的辅助诊断。

（2）评价脑血管的代偿能力。

（三）过度换气和二氧化碳吸入试验

（1）评价脑血管舒缩反应能力。

（2）区分脑动静脉畸形的供养血管。

七、经颅多普勒超声的临床应用

（一）脑底动脉狭窄和闭塞

引起脑底动脉狭窄和闭塞的病因很复杂，最常见的原因是脑动脉粥样硬化、脑血栓形成和脑栓塞，其他原因有脑动脉炎、先天性血管畸形、外伤、肿瘤、手术损伤、结缔组织病等。经颅多普勒超声对脑底动脉狭窄和闭塞的诊断率较高，其特征有以下几点。

（1）狭窄段的血流速度异常增高，脉动指数降低。

（2）狭窄近端和远端的流速较狭窄段减低。

（3）当狭窄程度大于 90% 时，流速减慢消失。

（4）侧支循环效应，表现为血流方向逆转。

（5）频谱异常，出现频谱充填、湍流。

（6）可闻及血管杂音。

（二）脑血管痉挛

常见的病因有蛛网膜下腔出血、脑出血、高血压脑病、重症颅脑损伤后、颅内感染、头面部感染、偏头痛及颅脑手术后等。由于血管管腔截面积与血流速度成反比，故用经颅多普勒超声技术测量血流速度，可间接测定血管痉挛的范围及其程度，经颅多普勒超声表现有以下几点。

（1）血流速度增高，多表现为多支血管流速增高，呈非节段性。轻度痉挛 Vm 90～140 cm/s，中度痉挛 Vm 140～200 cm/s，重度痉挛 Vm＞200 cm/s。

（2）频谱异常，可出现湍流现象。

（3）MCA：ICA 大于 3：1。

（4）脉动指数降低。

（5）当病因控制后，血流速度可恢复正常。

(三)脑动静脉畸形

由于动静脉直接短路、供血动脉管腔内压力降低、血流阻力降低、流速增快,经颅多普勒超声表现为以下几点。

(1)供血动脉流速增快。

(2)供血动脉搏动指数明显降低。

(3)呈低阻力型频谱,似静脉样伴频谱充填。

(4)二氧化碳分压反应试验和压颈试验血管反应性降低或消失。

(5)脑内盗血现象由于畸形血管阻力降低,导致供应正常脑组织区域的血液向畸形血管中灌注,可出现流速增高和血流方向逆转。

(四)颈内动脉海绵窦瘘

颈内动脉海绵窦瘘是指颈内动脉和海绵窦之间形成异常的动脉海绵窦沟通,经颅多普勒超声诊断为以下几点。

(1)病侧颈内动脉及瘘口下端流速明显增快,而瘘口上端流速降低。

(2)搏动指数明显降低。

(3)频谱波形紊乱,波峰融合,包络线不清晰,呈毛刺样。

(4)可闻及血管杂音。

(5)压迫同侧颈总动脉,紊乱的频谱及杂音均消失,压迫对侧颈总动脉则无变化。

(6)经眼眶可测及粗大眼上静脉。

(五)动脉瘤

动脉瘤是颅内动脉壁上异常膨出部分,瘤体大多很小,直径在 1 cm 以下,经颅多普勒超声检测阳性率较低,若巨大动脉瘤时典型经颅多普勒超声改变为以下几点。

(1)瘤体内呈高阻力低流速频谱。

(2)脉动指数明显增高。

(3)收缩峰呈锯齿样改变。

(4)可闻及水泡样血管杂音。

(六)偏头痛

偏头痛为周期性发作性神经-血管功能障碍,以反复发作的偏侧或双侧头痛为特征,间歇期正常,经颅多普勒超声表现为以下几点。

(1)多见于两侧或单侧大脑中动脉或前动脉流速轻到中度增高,或全脑流速轻度增高。

(2)两侧流速可不对称,差值大于 20 cm/s。

(3)脉动指数及频谱形态均正常。

(七)脑动脉硬化症

脑动脉硬化症是指供应脑组织血液的小动脉内皮下平滑肌纤维发生玻璃样变性,或小动脉内皮下出现纤维素样变性,动脉内膜增厚致血管管腔变窄,血管阻力增大,血流量减少,从而引起慢性缺血性脑功能障碍。经颅多普勒超声特征为以下几点。

(1)频谱波形异常:可表现为转折波,波峰融合呈平顶状,波幅降低。亦可呈陡直的高阻力波形。

(2)脉动指数增高:当血管弹性严重减退和外周阻力极度增加时,脉动指数明显增高。

(3)血流速度下降:动脉硬化晚期,血管阻力增大,脑灌注减少,血流速度降低。

（4）对二氧化碳的反应性降低。

（八）颅内压增高

颅内压增高常见的病因有颅内占位性病变、炎性病变、血管性病变、外伤性疾病、全身性疾病等。由于颅内压增高的程度不同。经颅多普勒超声频谱改变也不同，主要表现为以下几点。

（1）高阻力型频谱，因颅内压增高、血管外周阻力增大，收缩期流速及舒张期流速均降低，以后者明显。S：D＞2：1。

（2）脉动指数明显增高。

（3）平均血流速度降低。

（4）无血流：当颅内压高于动脉压时，收缩期及舒张期血流信号均消失。

（九）脑死亡

（1）平均流速降低，以舒张期流速降低明显，Vm 为 20 cm/s 以下。

（2）呈极高阻力频谱，收缩期为正向，舒张峰为负向，即震荡血流、来去血流。当颅内压进一步增高，收缩期波形呈钉尖状，舒张期血流信号消失。

（3）脉动指数极高或因无舒张期血流而不显示。

（4）无血流信号，频谱图零位线上、下均无血流信号。

（秦丽平）

第三节　经食管超声心动图

经食管超声心动图检查为心血管疾病的诊断开辟了一个新窗口，图像清晰，灵敏度高，受到临床的高度重视。常规的经胸壁超声心动图（TTE）检查时常因肥胖、胸廓畸形和肺气肿等因素的影响不能获得满意的图像，使诊断受到限制。经食管超声心动图检查时，将探头由口腔插入食管，探头位于食管的不同深度由后向前近距离地扫查心脏，避免了经胸壁超声心动图探查时的干扰因素，并可检查常规超声难以显像的部位如心房、胸主动脉、上腔静脉等结构，使心脏疾病诊断的敏感性及特异性均明显提高。

一、经食管超声心动图探头的基本结构

经食管超声探头大致分四部分：换能器、管体、控制钮和插头。换能器均位于管体的顶端，发射和接收超声；管体较细、柔软，其后端连接控制钮；术者转动控制钮，即可灵活控制换能器的前后倾曲和左右位移；插头则与超声心动图主机相连接。

根据换能器的扫描形式将探头分为单平面探头、双平面探头和多平面探头等，目前临床上多平面经食管超声已基本取代了单平面和双平面超声。

（1）单平面探头：只有一组换能器，仅能做水平扫查，观察心脏的横切面。

（2）双平面探头：横轴扫描和纵轴扫查两组换能器上下排列，可行水平和纵向扫查，可观察心脏的横切面和纵切面。

（3）多平面探头：单一换能器位于探头顶端的侧面，可原位转动。检查者操作后端的旋钮，根据需要可作180°旋转，随意旋转与调整换能器的扫描方向，全方位地扫查心脏的结构，更为全面

地显示心脏的形态结构及病变情况。

二、检查方法

(一)患者的选择

1.适应证

各种心血管疾病在经体表面超声心动图检查因图像不清晰、深部结构不易观察而诊断不能明确者,均可考虑进行经食管超声心动图检查。经食管超声心动图可用于以下病变的检查:①心脏瓣膜病变,包括主动脉瓣、二尖瓣及三尖瓣病变及人工瓣膜功能的判断;②感染性心内膜炎;③主动脉扩张、主动脉夹层、主动脉缩窄、假性主动脉瘤与 Valsalva 窦瘤;④先天性心脏病,包括房间隔缺损、室间隔缺损、法洛四联症、右心室流出道和肺动脉狭窄、大动脉转位等;⑤冠状动脉畸形,包括冠状动脉起源和走行异常、冠状动脉瘘;⑥心脏占位性病变,包括心脏血栓形成与心脏肿瘤;⑦心脏手术监护,可用于术中心功能及手术效果的评价,心脏介入性治疗的监测等。

2.并发症及禁忌证

经食管超声心动图检查是一种较为安全的介入性检查,除咽部不适或轻度恶心外一般无任何反应。但须说明的是,重症心脏病及其他个别患者行本检查时具有一定风险,可能出现以下意外情况:①黏膜麻醉剂变态反应;②口腔内容物误吸入气管导致窒息;③咽部出血或局部血肿;④食管穿孔、出血或局部血肿;⑤检查过程中心腔内新生物(血栓、赘生物、肿瘤等)脱落造成栓塞;⑥严重心律失常(如室性心动过速、心室纤颤等);⑦其他意外,如心肌梗死、急性心力衰竭、休克、大出血甚至可能突然死亡。

由于经食管超声心动图检查有发生以上并发症的潜在可能性,因此在行经食管超声心动图检查时应严格掌握其禁忌证:①严重心律失常;②严重心力衰竭;③体质极度虚弱;④持续高热;⑤食管静脉曲张,食管癌;⑥剧烈胸痛、胸闷或剧烈咳嗽不能缓解者;⑦血压过高或过低;⑧急性心肌梗死。

(二)检查前的准备

1.患者的准备

对拟行经食管超声检查的患者,应先进行肝功能及有关肝炎和艾滋病的免疫学检查,在确认患者肝功能正常并无肝炎和艾滋病时方可按常规行经食管超声检查。对于肝炎和艾滋病患者,探头应做特殊处理后再行检查。

检查前禁食 6 小时以上,再次核实适应证和禁忌证情况,并检查患者一般情况,包括体温、脉搏、呼吸与血压。仔细了解患者病史,如活动义齿(检查前请取下义齿以免发生意外)、呕吐、吞咽困难、肝硬化、药物过敏史、消化道手术史、纵隔(胸部)放疗史、传染病史(结核、肝炎及其他)。对感染性心内膜炎患者检查前应使用抗生素。向患者交代检查的必要性,解释检查的过程及可能出现的不适,消除患者的疑虑和不安。并向患者家属说明术中可能发生的意外,征求家属的同意与合作,请患者本人及其家属签知情同意书。

2.急救设施的准备

为确保检查过程中患者的安全,以备在发生意外时能及时进行救治,经食管超声检查室必须具有必要的抢救设施。如心电图监护仪、急救药品[毛花苷 C(西地兰)、呋塞米(速尿)、利多卡因、肾上腺素、异丙肾上腺素、间羟胺(阿拉明)、二甲弗林(回苏灵)和阿托品等]、输液器材、吸氧设备、吸痰器、除颤器等。

3.食管探头的消毒

在进行经食管超声检查之前，须按常规对食管探头进行消毒，以 0.1％氯己定（洗必泰）浸泡 30 分钟再用清水冲洗后方可使用。为防止交叉感染，对消化道传染性疾病患者应使用食管探头防护套。

（三）检查过程

参加经食管超声检查插管的医护人员至少应为相当于主治医师职称以上人员，对此项检查应高度重视并经过培训。同时须另有一位医师密切监视患者的表现及心电图变化。

1.局部麻醉

为了顺利插管，首先进行局部麻醉。以 2％利多卡因溶液喷雾咽部，令患者将溶液含漱在咽部，两三分钟后，第二次喷雾利多卡因溶液，持续 3～5 分钟，使咽部黏膜被充分麻醉，这样，在插管时，恶心与呕吐反应将明显减轻甚或消失。

2.食管探头的插入

进行食管插管时，患者取左侧卧位，头部后仰，尽量使口腔、咽部与食管近于直线。检查者站于患者左侧。插管前先将咬口垫套在管体上，再将消毒的超声耦合剂涂于食管探头顶端及前段的表面，以润滑管体，减少食管与探头之间的摩擦并避免气体阻隔。检查者右手执食管探头的管体，左手示指及中指裹消毒纱布，插入患者口腔，由后向前压迫舌根，借以扩大咽部的空间。调整控制钮，使食管探头的顶端稍向前倾曲。将其放入口腔，越过左手手指的上方，指向食管入口处，而后待患者咽部扩展的瞬间，将探头轻快地推进，到达食管中段。亦可先令患者咬住咬口器，然后插入探头。

3.图像方位

早期有学者将图像上下倒转，使扇尖在下，弧面在上，有利于观察。此种情况下，经食管超声心动图检查所获得图像的方位与经胸壁超声心动图以及 CT、磁共振图像的方位完全一致，使检查者和临床医师对图像上的心脏结构更易于识别。目前多数学者不倒转图像，这样其图像方位与经胸壁超声心动图相反。

4.检查过程中患者的监护

检查过程中应密切观察患者病情。插管者与图像观察者须密切观察患者的一般情况和反应，全程密切监视心电图。检查时患者左侧卧位，口角放低，以利于口腔分泌物的流出。一旦发现病情有不良变化，应立即退出探头，及时进行处理。检查全过程一般为 15 分钟左右，时间不宜过长。检查完毕退出探头后，让患者平卧休息数分钟再离开检查台，并嘱其 2 小时内不宜饮食，4 小时内宜进流食。

三、经食管超声心动图的常用切面

目前临床上多平面经食管超声已基本取代了单平面和双平面经食管超声，多平面经食管超声在胃和食管的不同深度亦可获得单平面和双平面经食管超声探查所获得的一系列横轴切面和纵轴切面，因此本部分重点介绍多平面经食管超声的常用切面。

（一）横轴切面

横轴切面即水平切面，由经食管探头的横向扫描换能器扫查所获得。主要包括以下常用切面：主动脉根部短轴切面、四心腔切面、五心腔切面、二心房切面、左心水平切面、左心耳切面、肺静脉水平切面、降主动脉短轴切面、左心室短轴切面。

（二）纵轴切面

纵轴切面由纵向扫描器扫查心脏所获得的切面。主要包括以下常用切面：主动脉根部长轴切面、右心室流出道长轴切面、上腔静脉长轴切面、左心矢状切面、降主动脉长轴切面等。

（三）多轴向切面

多平面经食管超声心动图是20世纪90年代在单平面及双平面经食管超声心动图基础上发展起来的，它克服了单平面和双平面经食管超声心动图仅能观察水平面和纵切面的局限性，全方位地显示心脏的形态结构，更为准确地显示病变的全貌，是心血管疾病的一项重要的检查方法。多平面换能器位于探头尖端，多由48或64个相控阵晶片组成，可以在0°～180°范围内旋转，使声束能在360°的方位内全面扫查心脏的结构。多平面探头位于食管和胃的不同深度，从0°～180°连续旋转晶片，理论上可获得无数个切面。系统探查时采用探头撤退法，即先将探头插入胃底部，然后逐渐回撤，依次在胃底、胃-食管交界处、食管下段、食管中段、食管中上段、食管上段6个水平探查不同深度的解剖结构和血流信息。晶片从0°～180°的扫描过程中，以0°、45°、90°和135°作为四个基本的探查角度。0°相当于单平面和双平面经食管超声横向扫描换能器扫查所获得的横轴切面，90°相当于双平面经食管超声纵向扫描换能器扫查所获得的纵轴切面，分别对应于人体的短轴和长轴；45°和135°则对应于心脏的短轴和长轴。总之，经食管超声心动图检查时不能局限于固定的一些切面，应以显示清楚病变的解剖结构和血流动力为原则。临床上一般从以下几个深度扫查心血管的结构。

1.经胃切面

探头位于胃底，略向左旋转，0°方位显示左心室乳头肌水平短轴切面，左心室为圆形，位于图像正中，右心室呈半月形环绕于左心室的右侧，声束置40°～60°时，为左心室的斜切面，该切面介于左心室短轴与长轴之间，左心室呈椭圆形。90°为左心二腔切面，左心房位于图像左侧，左心室心尖部位于图像的右侧，该切面可显示二尖瓣前后叶、腱索及前后乳头肌。声束继续旋转至120°左右时，在左心两腔图的基础上显示主动脉、主动脉瓣和左心室流出道。声束旋转至180°时，图像与0°时相似，只是左右呈镜像改变（图2-6）。

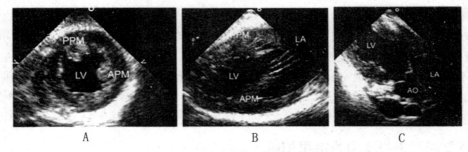

图2-6　经胃底浅部左心旋转系列图

A.胃底0°显示左心室短轴图；B.胃底60°显示左心室二腔图；C.胃底120°显示左心室长轴切面。LV：左心室；LA：左心房；PPM：后乳头肌；APM：前乳头肌；AO：主动脉

探头位于胃底向右旋转，0°时显示右心室的短轴，声束旋转至30°时可显示三尖瓣的三个瓣叶，对于三尖瓣形态结构的改变该切面显示得最为清楚。80°左右时图像的右侧显示为右心室，左侧为右心房，于图像的中央，声束的远场可见部分主动脉的结构。继续旋转至100°左右时，于主动脉的左侧可逐渐显示与右心房相连的上腔静脉，主动脉的右侧则为右心室流出道。再继续旋转可出现右心二腔切面，可显示右心房、右心室、三尖瓣及其腱索（图2-7）。

2.胃与食管交界处切面

0°时显示右心房及其与之相连的冠状静脉窦、三尖瓣前叶、隔瓣和右心室,图像的左侧可显示部分左心室。50°～90°时可显示左心房、下部房间隔、右心房和三尖瓣。50°～60°显示的三尖瓣为后瓣及隔瓣,而90°时则为前瓣和隔瓣。110°时于图像的左侧可见右心耳及上腔静脉,右侧为下腔静脉和欧氏瓣(图2-8)。

3.食管下段切面

0°为四心腔图,可显示左心房、左心室及二尖瓣、右心房、右心室和三尖瓣。30°～60°时显示的仍为四个心腔,此时为左心室前侧壁及下部室间隔。0°～60°时房间隔的结构显示较为清楚。90°～100°时为左心二腔图,可显示左心室前壁及下壁,并可见左心耳及左上下肺静脉。130°～150°可显示前部室间隔、左心室流出道、主动脉瓣、二尖瓣及左心室后壁(图2-9)。

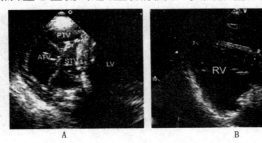

图2-7 经胃底浅部右心旋转系列图

A.0°显示右心室及三尖瓣水平短轴;B.60°显示右心室二腔图。LV:左心室;RV:右心室;RA:右心房;ATV:三尖瓣前叶;PTW:三尖瓣后叶;STV:三尖瓣隔叶

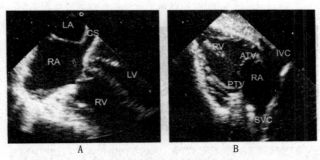

图2-8 胃与食管交界处切面

A.0°显示冠状静脉窦;B.120°显示右心流入道长轴切面,显示右心房、右心室流入道、下腔静脉。LA:左心房;LV:左心室;RA:右心房;RV:右心室;ATV:三尖瓣前叶;PTV:三尖瓣后叶;SVC:上腔静脉;IVC:下腔静脉;CS:冠状静脉窦

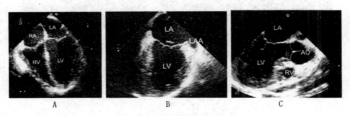

图2-9 食管下段切面

A.0°显示心脏四腔图;B.60°显示左心两腔心切面;C.110°～130°显示主动脉瓣长轴图。LA:左心房;LV:左心室;RA:右心房;RV:右心室;LAA:左心耳;AO:主动脉

在该深度将声束的扫描角度固定于90°顺时针方向旋转探头,则可出现双平面食管探头长轴切面的一些图像,如右心室流入道切面、升主动脉-房间隔切面、上腔静脉长轴切面及右上、下肺静脉切面。其中升主动脉-房间隔切面和上腔静脉长轴切面在观察房间隔病变尤为重要,可确定房间隔缺损的部位、大小,并可与卵圆孔开放相鉴别。

4.食管中段切面

0°～30°方位斜切主动脉和左心室流出道。40°～60°时为主动脉根部短轴切面,可见圆形的主动脉瓣位于图像的正中,可完整地显示主动脉瓣的三个瓣叶和左心耳,还可显示左、右心房及房间隔,可观察房间隔缺损的大小和血液分流的情况,从60°开始可逐渐显示右心室及右心室流出道,于90°～100°时可见右心室流入道、整个右心室流出道及肺动脉瓣。110°～150°时见主动脉根部和升主动脉近端长轴及左心室流出道(图2-10)。

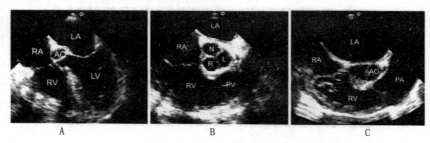

图2-10 食管中段切面

A.0°显示心脏五腔图及主动脉左冠瓣、右冠瓣;B.30°～50°显示主动脉瓣短轴图,显示主动脉瓣所有三个瓣叶;N:无冠瓣;L:左冠瓣;R:右冠瓣;C.45°～60°时则显示三尖瓣、右心室流入道、流出道及肺动脉瓣,同时显示主动脉瓣短轴切面图。AO:主动脉;LA:左心房;LV:左心室;PV:肺动脉瓣;RA:右心房;RV:右心室;PA:肺动脉

在食管中段将探头向右旋转,0°时显示二心房切面,声束近场为左心房,远场为右心房,二者之间为房间隔。图像左侧可见主动脉。该切面对房间隔缺损的连续中断和血液分流信息均可清晰显示。30°时逐渐显示下腔静脉,90°时下腔静脉显示得最为清楚。115°～130°时可同时显示上腔静脉和下腔静脉,这些切面对邻近上、下腔静脉的房间隔缺损可清楚显示,并可探查心房内占位性病变及右心房内占位性病变对上、下腔静脉的梗阻程度(图2-11)。

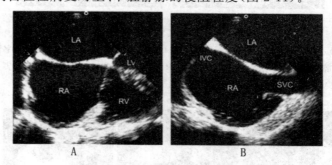

图2-11 食管中段向右旋转切面

A.0°显示双房切面;B.120°时显示双房及上下腔静脉。LA:左心房;RA:右心房;LV:左心室;RV:右心室;SVC:上腔静脉;IVC:下腔静脉

5.食管上段切面

0°时可见主动脉窦部水平的升主动脉短轴,位于图像的中央,声束的近场为左心房,并见上

腔静脉短轴位于主动脉的右侧,肺动脉干长轴于主动脉的左侧。30°～40°方位可显示肺动脉干及左右肺动脉。90°～120°见升主动脉长轴和右肺动脉短轴(图 2-12)。

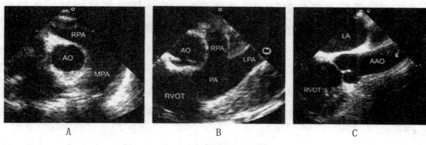

图 2-12　食管上段切面

A.0°显示升主动脉短轴图;B.60°显示肺动脉的分叉及左、右肺动脉起始段;C.110°～120°显示升主动脉长轴图及主动脉瓣。AAO:升主动脉;AO:主动脉;PA:肺动脉;MPA:主肺动脉;LA:左心房;RVOT:右心室流出道

6.降主动脉与主动脉弓切面

旋转管体使探头尖端朝向降主动脉,从胃底深部开始观察,逐渐撤退探头至主动脉弓位。在撤退的过程中可旋转扫查角度 0°～90°,可显示降主动脉短轴、斜切面及长轴。主动脉弓处 0°为主动脉弓长轴,90°为主动脉弓短轴,在晶片旋转的过程中可显示主动脉弓的三个主要分支。

四、TEE 的临床应用

(一)研究超声图像和解剖结构的关系

较多的作者研究了单平面、双平面及多平面 TEE 的切面与解剖结构的关系,为心血管疾病的诊断奠定了基础。

(二)主动脉病变

经食管超声心动图探查时,由于避开了胸壁和肺的干扰,加之主动脉弓和降主动脉邻近食管,处于超声的近场,能更为清晰地显示主动脉病变的性质及范围。区分真性动脉瘤与假性主动脉瘤。TEE 探查主动脉夹层动脉瘤的灵敏性和特异性均较高。可判断病变累及的范围、确定其分型,识别真腔与假腔。结合彩色多普勒可了解主动脉内的血流状况,并探查夹层动脉瘤的入口和再入口。

(三)先天性心脏病

可准确显示房间隔、室间隔缺损的大小和部位,判断右心室及左心室流出道有无梗阻及其程度,确定大动脉转位的类型及其与心室的连接关系等。

1.房间隔缺损

经食管超声心动图独特地从心脏后方近距离探测房间隔,其声束与房间隔相垂直,因此对房间隔的病变具有重要的诊断价值:①明确诊断各型房间隔缺损,包括其部位与数目;②鉴别房内沟通的原因是房间隔缺损或卵圆孔未闭;③对房间隔缺损修补术后的随访。

2.室间隔缺损

常规经胸超声心动图已能满足室间隔缺损的诊断。在经胸壁超声心动图图像质量较差或须与其他畸形相鉴别时才采用经食管超声心动图检查。

3.心内膜垫缺损

在显示房间隔和室间隔的切面上可见房间隔原发孔缺损和室间隔缺损;在显示二尖瓣和三尖瓣的切面上可见二尖瓣裂和三尖瓣裂。彩色多普勒对室间隔缺损和瓣膜裂所致的反流可清晰显示。经食管超声心动图对心内膜垫缺损的分型具有重要意义。

4.动脉导管未闭

探头位于距切牙约 30 cm 处,使探头对向降主动脉,在出现左肺动脉回声时旋转扫描角度 30°～60°可显示降主动脉斜切短轴与左肺动脉长轴间相通的动脉导管。此时彩色多普勒声束与血流平行,有利于分流速度的测量。

5.Ebstein 畸形

经食管超声心动图可直接显示三尖瓣附着点下移,与二尖瓣前叶附着点的距离增加,活动幅度增大,呈风帆样。由于隔瓣和后瓣下移和发育不全,造成严重的三尖瓣反流。彩色多普勒可显示其反流的程度以及合并心房水平的分流情况。

6.法洛四联症

经食管超声心动图主要显示主动脉骑跨、室间隔缺损和肺动脉狭窄。在探查肺动脉狭窄时经食管超声心动图有其独特的优势。纵轴探查时可显示整个右心室流出道、肺动脉瓣和肺动脉的狭窄情况,并可对狭窄程度进行分级。将脉冲多普勒取样容积置于肺动脉内纪录收缩期射流速度可对狭窄程度进行进一步评估。术中行经食管超声监测,有利于观察右心室流出道加宽的效果及残余狭窄。

7.冠状动脉瘘

冠状动脉瘘可发生于右冠状动脉或左冠状动脉,也可为双侧。但以右冠状动脉瘘多见,占 50%～60%。冠状动脉瘘可进入心脏和大血管的任何部位,以右心室、右心房、肺动脉为常见。病变冠状动脉显著扩张,瘘口处出现异常湍流,彩色及频谱多普勒于瘘口处可探及高速的湍流信号,除瘘入左心室者为舒张期湍流外,余处均为连续性湍流。经食管超声心动图可清晰显示冠状动脉瘘的起源、走行及瘘口,明显优于经胸超声心动图。

8.大动脉转位

经食管超声心动图可进一步明确大动脉的起源,伴发畸形及其血流动力学的改变。

(四)心脏瓣膜病变

经食管超声心动图可判断瓣膜性心脏病的性质、瓣膜狭窄及关闭不全的病变程度及行瓣膜置换术后的人工瓣膜的功能状况。

(五)感染性心内膜炎

探查感染性心内膜炎赘生物的部位、大小,并判断有无严重的并发症,如腱索断裂、瓣叶穿孔、瓣周脓肿形成及破裂等。

(六)心脏占位性病变

确定心脏肿瘤和血栓的部位、大小、范围及对心腔血流的梗阻程度。经食管超声心动图可近距离扫查心房,对心房血栓显示尤为清晰。常规经胸超声很难发现左心耳血栓,而经食管超声探查可清晰显示左心耳的轮廓及其内的血流情况,为诊断左心耳血栓提供了一种较好的方法。

(七)心脏手术和介入治疗的术中监护

1.经食管超声心动图在心脏手术中的监护作用

(1)监测左心功能。应用经食管 M 型超声心动图观察手术过程中的左心功能改变并监测心肌缺血和梗死。

（2）检测二尖瓣成形术、二尖瓣重建术中经食管超声检查有助于诊断重建修补是否成功，如重建修补术后反流加重，可立即改行二尖瓣置换术，从而避免再次手术。

（3）判断先天性心脏病的修补术是否完善。

（4）指导心脏手术的排气，以免发生栓塞。

2.经食管超声心动图在心脏介入性治疗中的应用

（1）监测二尖瓣球囊扩张术：经食管超声检查为行二尖瓣球囊扩张术患者观察扩张效果提供了新的方法。经食管超声心动图可实时显示球囊与二尖瓣口结构，可引导球囊进入二尖瓣口。

（2）检测房间隔缺损伞堵术：经食管超声心动图可准确测量房间隔缺损的大小及部位，对房间隔封堵伞大小的选择、封堵伞的置入以及术后效果的判断等具有十分重要的价值。

（秦丽平）

第四节　M 型超声心动图

M 型超声心动图（M-mode echocardiography）是用曲线形式显示单向超声束通过心脏某些结构时观察其活动规律的一维成像方法，在超声心动图发展的早期曾发挥过重要作用，目前仍然得到广泛应用。本节简要介绍 M 型超声心动图成像的工作原理、检查方法、临床诊断上的应用以及其发展前景，以资参考。

一、M 型超声心动图成像的工作原理

Edler 等最早应用的记录方法是将 A 型诊断仪荧光屏上的图像成像于电影摄影机可活动的胶片上，摄影机感光胶片前设一平行于时基扫描线的狭缝，遮盖波幅的其他部分，仅存近基线处的反射，形成一条类似辉度显示的扫描线。当胶片沿着与时基扫描线垂直的方向匀速移动时，即可将活动界面的反射展开，呈现出一种能观察心脏结构活动规律的 M 型超声心动图。后于20 世纪60 年代初期，一些研究者利用选通电路，摒弃胸壁、心前壁、室间隔及左心室后壁的反射，仅获取前后活动的二尖瓣前叶的回声，将其在时基扫描（快扫）Y 轴上时间先后的变化，转换为电压高低的变化，当记录纸沿 X 轴走动时，即可同步描记心电图、心音图和二尖瓣前叶活动幅度与速度，这种方法被称为单线直接记录法。随着电子技术的进步，此法已被慢扫描驱动法所替代。后者的工作原理如图 2-13 所示。

由触发电路产生的讯号同时激发高频发射电路与时基扫描电路，使两者开始工作。高频发射电路的高频讯号通过探头压电晶体片的逆压电效应转变为高频超声信号。后者在介质中传播时，当遇有声阻不同的界面即发生反射，反射信号冲击探头的压电晶体，通过正压电效应变为高频的电讯号。其能量虽小，但经接收电路多次放大、检波，最后作用于示波管的控制极，在监视器上即可形成可视信号。

时基扫描电路起始工作后产生一尖陡的锯齿波，扫描时间很短（50～270 微秒），故又称快扫描电压，当施加在垂直偏转 Y_1、Y_2 上，即形成一条自上而下的时基扫描线，如适当调节扫描之速度，可使此线代表一定的距离与深度。

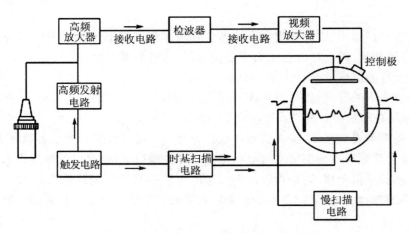

图 2-13　M 型超声心动图成像原理示意图

由于高频发射电路、接收电路与时基扫描电路三者同时开始工作,故将所接收的回声讯号在监视器上沿扫描线依次排列,显示为一串光点信号。介质中界面声阻差大,则光点强;声阻差小,则光点弱。反射面距探头近者,反射光点距始脉冲近;反射面距探头远者,反射光点距始脉冲远。因此,由垂直扫描线上光点之强弱、多少及远近,即可推知介质中质地是否均匀(反映组织结构是否复杂)及各界面之距离、大小等。为了解其活动规律,慢扫描电路使水平偏转板 X_1、X_2 之电压呈宽锯齿样变化,驱动时基扫描线周而复始,连续进行,故心内结构的反射点展开,形成一幅能显示时间、距离、幅度及反射光点强弱的时间-位置活动的曲线图,此即所谓 M 型超声心动图。

由于电子技术的进步,M 型超声心动图曲线不仅可以与心电、心音图并联,而且能与压力曲线、心尖与颈动脉搏动图及 Doppler 曲线同步观察,有很大的优点。20 世纪 80 年代之后图像经数字扫描转换器处理后,呈现为数字化推进式连续图像,克服了胶片长时间保存或播放后褪色甚至损坏的缺陷,随时回放观察,非常方便。

二、扫查的方式

目前 M 型超声心动图扫查时均在二维超声心动图的引导下进行,即先由二维图像心脏整体形态和各个结构进行观察,而后根据需要,选定取样线的方位,显示取样线方向上所有结构层次的活动情况。常用的 M 型超声心动图扫查方式有定点扫查和移动扫查。

所谓定点扫查是指探头固定于体表某一区域,声束方向不变,观察心脏某一径线上各界面活动的规律。此法多在测量腔室大小、心壁厚度及活动速度时应用。在检查时应注意以下事项:①患者取平卧位或左侧卧位,平静呼吸,尽量减少心脏的位移;②扫查某点时,尽量使探头与胸壁垂直,如波形不够清晰,可将探头稍加转动,以获得比较满意的图像;③探头位置及声束方向固定,借以了解不同心动周期中心脏界面活动有无变化。

移动扫查的方式有平移及扇形扫查两种:具体方法是将探头置于肋间隙,缓慢移行,声束方向亦稍改变,或者探头位置不变,但声束方向改变,扫查的范围为扇形,借以观察各结构的连续关系,平移及扇形扫查或分别或结合使用(图 2-14,图 2-15)。移动扫查的方法现已较少使用,因为目前用二维超声检查显示得更为清晰。

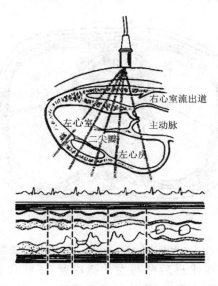

图 2-14　心前区心脏纵轴扫描示意图

声束由心尖向心底扫描,依次出现心尖波群、心室波群、二尖瓣(前后叶)波群、二尖瓣(前叶)波群和心底波群

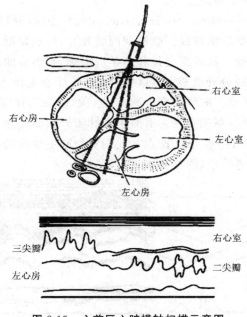

图 2-15　心前区心脏横轴扫描示意图

三、检查部位及波形命名

(一)心前区扫查

1.心底波群(the echo pattern of the heart base)

于胸骨左缘第 3 肋间扫查时,在大动脉短轴切面或左心长轴切面上经过主动脉根部选择取样线即可见此波群,其解剖结构自前至后分别为胸壁、右心室流出道、主动脉根部及左心房(图 2-16)。由于这些结构均在心底部,故称心底波群。国内在早期曾称此波群为第 4 区。

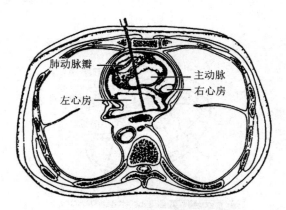

图 2-16　心底横切面解剖结构图

（1）主动脉根部曲线（the echo curve of the aortic root）：心底波群中有两条明亮且前后同步活动之曲线。上线代表右心室流出道后壁与主动脉前壁，下线代表主动脉后壁与左心房前壁。两线在收缩期向前，舒张期向后，多数患者尚可见重搏波。曲线上各点分别称为 U、V、W、V′。U 波在心电图 R 波之后，为曲线之最低点。V 称主波，在 T 波之后，为曲线之最高点。其后曲线下降至 W，再上升形成 V′，称重搏波。

（2）主动脉瓣曲线（the echo curve of the aortic valve）：主动脉根部前后两曲线间，有时可见一六边形盒样结构的主动脉瓣活动曲线。收缩期两线分开，分别靠近主动脉前后壁；舒张期则迅速闭合，成一单线，位于中心处。经解剖定位和声学造影确定，上方曲线代表右冠瓣（右瓣），下方曲线代表无冠瓣（后瓣）。曲线分开处称 K 点（开，kai），位于心电图 R 波及第一心音之后，相当于等容收缩期末，主动脉瓣开放。曲线闭合处称 G 点（关，guan），在 T 波之后、第二心音处，相当于主动脉瓣关闭，相当于等容舒张期开始。有时主动脉瓣开放曲线显示不清晰，仅见舒张期瓣膜关闭时之曲线，起点处即 G 点，终点处即 K 点。此图对判断主动脉瓣有无狭窄及关闭不全、确定射血期起始和终结有较大参考价值（图 2-17）。

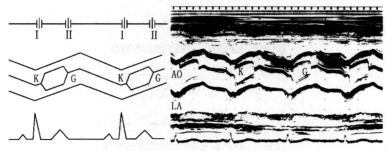

图 2-17　主动脉瓣曲线示意图

K 为主动脉瓣开放点，G 为主动脉瓣闭合点

2.二尖瓣波群（the echo pattern of the mitral valve）

于胸骨左缘第 3～4 肋间扫查时，在左心长轴切面上经过二尖瓣前叶选择 M 型取样线时即可见一组具特征性的波群，其内有一条活动迅速、幅度较大的曲线，经解剖定位与声学造影证实为二尖瓣前叶的反射。以此为标志，可以向前或向后逐层识别其他解剖结构。由于二尖瓣在这些结构中特异性最强，故命名为二尖瓣波群（图 2-18），国内早期曾称为第 3 区及 2b 区。根据声

束方向之不同,所见的解剖结构亦有所差异。探头稍向上指时,可见胸壁、右心室、室间隔、左心室流出道、二尖瓣前叶、左心房及房室环区左心房后壁,此为二尖瓣(前叶)波群,即 3 区。探头稍向下指,其解剖结构为胸壁、右心室、室间隔、左心室流出道,二尖瓣前后叶及左心室后壁,此称二尖瓣(前后叶)波群,即 2b 区。

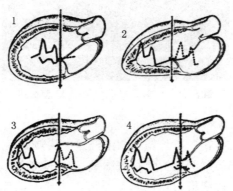

图 2-18　正常人各时相二尖瓣 M 型曲线形成示意图

二尖瓣(前后叶)波群主要曲线如下。

(1)二尖瓣前叶曲线(the echo curve of the anterior mitral leaflet):正常人呈双峰曲线,各点与尖峰依次称 A、B、C、D、E、F、G。A、E 两峰分别位于心电图 P 波及 T 波之后。C 点在第一心音处,二尖瓣关闭时。D 点在第二心音后等容舒张期之末,二尖瓣由此时起开放。二尖瓣狭窄时,CD 段与正常人相同,E 峰后则下降缓慢,曲线平直,FG 不能显示。相当于原 A 峰处曲线下降点仍称 A(图 2-19)。

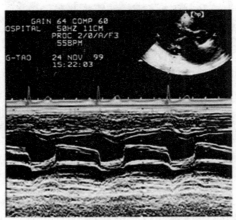

图 2-19　正常二尖瓣与真性和假性二尖瓣狭窄图像特点

(2)二尖瓣后叶曲线(the curve of the posterior mitral leaflet):二尖瓣后叶曲线与前叶活动方向相反,幅度较小,颇似其倒影。二者在收缩期合拢,在曲线上形成共同之 CD 段。舒张期瓣口开放,后叶与前叶分离,形成单独活动的二尖瓣后叶曲线。

正常人在舒张期后叶曲线上与 A 峰、E 峰相对应处之下降点分别称为 A′峰与 E′峰。二尖瓣狭窄时,后叶在舒张期随前叶向前移动,方向相同,但幅度低,其起止点仍命名为 A′峰与 E′峰(图 2-20)。

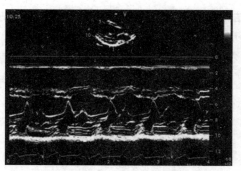

图 2-20   正常人二尖瓣后叶 M 型曲线

3.心室波群（the ventricular echo pattern）

于胸骨左缘第 4 肋间扫查，在左心长轴切面上经过二尖瓣腱索水平选择 M 型取样线时可见心室波群。自前至后，所代表的解剖结构分别为胸壁、右心室前壁、右心室腔、室间隔、左心室（及其内的腱索）与左心室后壁。此波群可以测量心室腔的大小与心室壁的厚度等，以往曾称为 2a 区（图 2-21）。

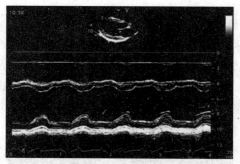

图 2-21   正常人左心长轴切面上经过二尖瓣腱索水平的 M 型曲线

（1）室间隔曲线（the echo curve of the interventricular septum）：在二尖瓣波群中部，于二尖瓣前叶之前可见活动幅度较小的室间隔曲线。正常室间隔左心室面曲线在收缩期向后，舒张期向前，与左心室后壁呈逆向运动。在右心容量负荷明显增加（如房间隔缺损）时，则收缩期向前，舒张期向后，与左心室后壁呈同向运动。

（2）左心室后壁曲线（the echo curve of the left ventricular posterior wall）：左心室后壁曲线上收缩末期最高点（在心电图 T 波稍后处）称 Ls，舒张末期最低点（心电图 R 波处）称 Ld。

4.三尖瓣波群（the echo pattern of the tricuspid valve）

在胸骨旁或心尖四腔图检查时选择经过三尖瓣前叶的取样线，可见一活动幅度较大的双峰曲线，距体表较近（5 cm 左右），为三尖瓣前叶的反射。正常人探测时稍困难，常不能获得连续完整的曲线；当右心扩大，心脏整体顺钟向转位则易于观察。此波群曾称 5 区。三尖瓣前叶曲线的形态及波形产生机制与二尖瓣相似，故曲线上各点亦以 A、B、C、D 等命名。

5.肺动脉瓣波群（the echo pattern of the pulmonary valve）

于心底短轴切面上选取通过肺动脉长轴及肺动脉瓣后叶的取样线，即可记录肺动脉后瓣曲线，收缩期肺动脉瓣开放，曲线向后；舒张期瓣膜关闭，曲线向前。此波群曾称 6 区。如果某些透声条件好的患者可于胸骨旁第 2 肋间显示三叶肺动脉瓣，不仅能获取后叶 M 型曲线，还能观察左、右前叶曲线。

（二）胸骨上窝扫查

起始处为左无名静脉，其下为主动脉弓。肺动脉问题，当声束下指或稍向左偏移时，所见之肺动脉代表肺动脉干，仅当声束右偏时，可见右肺动脉。正常人前者较宽，在 20 mm 以上；后者较窄，多在 18 mm 以下，检查时应予以鉴别。

（三）经食管扫查

1976 年，Frazin 等报告将小的椭圆形探头放入患者食管，从心脏后方向前观察。若以主动脉根部的回声确定探头位置，由此再前进并稍向右转，可见二尖瓣前叶的反射。由于声束由后向前穿过心内结构，故图像上反射光点的排列次序与心前区扫查时相反。随着经食管超声心动图的发展，在各种切面上均可选择感兴趣的部位进行 M 型曲线检查，细致分析各层结构的活动。现经食管超声心动图已在临床上广泛应用，在二维超声指导下进行 M 型曲线观察，简便准确，对了解心脏各结构的活动有较大的价值。

四、波形的识别

在 M 型超声心动图检查过程中，为能很好地观测和分析图像，必须正确地认识各组波群中每一曲线所代表的解剖结构。由于二维超声心动图的普及应用，能清晰显示心脏各部位的切面图像，在此基础上选择取样线，进而显示出感兴趣区内相应结构的 M 型活动曲线，将两种图像对照观察，根据取样线方向上深度的不同，对各解剖结构不难辨识。经过多年来的探讨，目前对 M 型超声各个波群与曲线已有较深刻的了解，如仍有困难，可借助以下方法进行辨认。

（一）掌握某些曲线的特征

心脏各结构在活动时大多有一定的特征，其中瓣膜组织的活动曲线特异性极强（如二尖瓣前叶呈双峰曲线，主动脉瓣呈六边形盒样曲线）。根据这些特征，可从多条曲线中首先鉴别出这些比较特殊的解剖结构。

（二）观察曲线与体表间的距离

有些心脏结构活动规律类似，如两侧房室瓣在活动时由于血流动力学的改变相似，故曲线形态相似。但三尖瓣位置表浅，距体表较近，方向偏右，成人在 30～50 mm 处；二尖瓣位置较深，方向偏左，距体表较远，在 60～80 mm 处。故根据曲线与体表间的距离，可以进行鉴别。

（三）观察波形的连续性

心脏内存在某些连续性结构，可供观察时参考。例如，主动脉前壁与室间隔，主动脉后壁与二尖瓣前叶互相移行。转动探头，可以分别显示其间的连续关系。若能识别其一，即可确定其二。

（四）分析所在层次

心脏各结构的前后排列有一定程序，只要确定其中一层结构，向前、向后逐层分析，即可一一辨认。若二尖瓣前叶曲线之前为左心室流出道，再前为室间隔。以此类推，即可确定右心室腔和右心室前壁。

（五）声学造影定位

经周围静脉或在心内某一腔室注射声学造影剂后，根据造影剂反射出现的区域，即可指明所代表的腔室和结构，这对观察图像有一定帮助。

（六）与已知生理记录相比较

临床上常用的心电图、心音图为已知的生理参数，可以清晰地显示心动周期。将这些记录曲线与M型曲线相比较，对照观察曲线的时相特点，即可推断所代表的心脏结构。

五、M型图像观测的项目

由于M型超声心动图能细致展示心脏各结构的活动状态，故对曲线上各种数据的观测，在临床诊断和研究上具有很大意义。目前所使用的仪器上均有精确的测量和计算程序，检查者只要在曲线上定点，系统即可自动计算距离、间期及速度等信息。为使观测的标准大致统一，现将曲线的幅度、间期、速度、内径及心壁厚度等数据的测量方法举例说明如下。

（一）幅度

幅度指曲线上两点间的垂直距离，通常以cm（或mm）计算。测量时应注意选取曲线的上缘。如二尖瓣前叶曲线上EC幅度，可由曲线上E、C两点的上缘各做水平线，测量此两线间的垂直距离即是。

（二）间期

间期即曲线上两点之间，或超声心动图曲线上某点与心电图、心音图上某点间所经历的时间，通常以秒计数，若时值很短，亦可用毫秒为单位。由于曲线较粗，故测量时均由两点的左缘处计算。

（三）速度

此指曲线上某点在单位时间内活动的距离，通常以cm/s或m/s计算。

（四）内径

内径为超声心动图上某一腔室或管道在同一瞬间垂直的长度，通常以cm计算。测量时选取其前壁反射的下缘到后壁反射的上缘之间的距离（此值可能较心腔实际数值稍小）。

（五）厚度

此指心脏某一实质结构的前后径，单位亦为cm。测量时应适当调节灵敏度，由此结构前侧反射的上缘到此结构后侧反射的下缘即为其厚度。如心室波群中测定室间隔厚度时，应取其右心室面上缘到左心室面下缘的垂直距离（此值可能较实际厚度稍大）。

六、M型超声的潜力

M型超声心动图在超声医学发展的过程中曾发挥过重大作用，随着二维超声、声学造影、彩色及频谱多普勒、经食管超声、血管内超声与三维超声等新技术的推广应用，M型超声应用价值相对减小。但应指出，由于此项检查具有其独特的优点和巨大的潜力，有些方面是其他显示方式不可替代的，不仅不会被淘汰，而且颇具发展空间，应予以充分重视。

（一）时相分辨力

二维超声虽然图像清晰，方位分辨能力极佳，能显示各个结构的形态、轮廓、走向、连续关系与活动状态，但由于其图像帧频多为25～50帧/秒，两帧的间隔20～40毫秒，即使是目前顶尖的超声诊断仪，帧频也难以达到100帧/秒，这使得对感兴趣区的取样率甚低，故时相分辨力欠佳，对类似于频率超过百次/秒的二尖瓣高速颤动等现象无法扫查。而M型超声心动图声束方向固定不变，扫描线集中通过所扫查对象上的某一点，取样频率等于脉冲重复频率，取样的信息量甚大，对感兴趣区的扫描线数可达2 000～5 000条/秒，间期可用微秒计数，几乎达二维成像法的百倍,故时相分辨力极高,能区分心脏结构活动时相的微小差异。在观察前述的二尖瓣高速颤动现象时,对瓣膜的每次微小快速振动可由 10 个左右的取样线点进行显示,故当主动脉瓣关闭不全舒张期反流血液冲击二尖瓣前叶或因腱索断裂导致二尖瓣尖端游离而出现收缩期高速颤动时,M 型曲线上能清晰地观察到此种幅度大小不一的高速颤动,对估计瓣膜病变程度和血流动力学变化有较大的意义。

(二)观察心脏结构的活动轨迹

由于 M 型曲线可连续记录,显现多个连续心动周期的变化,故较切面图能更清晰、方便地显示舒缩两期变化,观察心壁与瓣膜的活动规律,由曲线的活动轨迹及其斜率能准确地了解与判断室壁与瓣膜的动态和速度。例如:①显示正常室间隔中下段收缩期向后,舒张期向前,与左心室后壁呈逆向活动的规律;②房室瓣与半月瓣的开放和关闭速度、活动幅度大小以及射血时间长短等项指标的测定。这些均属于 M 型超声心动图的强项,其他方法常难以做到。

有些仪器在二维超声图像上可以选取两条甚至三条 M 型取样线,同时显示两组瓣膜或其他结构的活动轨迹,同步观察并对照二者时相上的差异,准确检测等容收缩期(房室瓣关闭到半月瓣开放)和等容舒张期(半月瓣关闭到房室瓣开放)起止点以及间期长短。这些参数在评价心肌收缩与舒张功能具有较大的意义。可惜目前多数新型仪器放弃了这一有效的功能,建议恢复此功能。如能将 M 型曲线与在该扫描线上取样的多普勒频谱同步对照分析,将有助于探讨瓣叶活动和血流动态之间的相互关系,对阐明曲线与频谱上各个波峰产生机制和出现血流动力学异常的原因有重要作用。

(三)实时计测心腔容量

由于 M 型曲线能清晰显示心内膜的位置与动态活动,准确计测收缩末期与舒张末期左心室前后径的大小,进而估计心腔容积,是临床上一种行之有效的传统方法。而结合声学定量(AQ)技术,仪器则能快速自动勾画心内膜边缘并测量其前后径的长度,实时计测心腔每一瞬间(包括收缩末期与舒张末期)的容积,推算出每搏量与每分钟心排血量,这对及时了解心功能变化有重要意义。

(四)声学造影剂流线的定量测量

进行声学造影时,在 M 型超声心动图上可以看到代表心腔内微气泡活动轨迹的流线,故能准确地显示造影的起始时间、流线方向、流线速度及瓣膜关闭不全所形成的逆流线等。有学者证实此流线斜率可代表流线速度。从理论上看:微气泡和红细胞在心血管腔内与血液系同步活动,由微气泡流线直接测得的血流速度,应比由快速傅立叶转换间接推算的血流速度更为可靠,故临床上可借助微气泡流线的斜率监测与矫正多普勒的测值。另外,根据 M 型超声曲线上造影剂在各个心腔出现的先后时序,可以判定分流的类型、方向,对诊断微量右向左分流、肺动-静脉瘘、三尖瓣闭锁等疾病有重要价值。

(五)研究心音的产生机制

M 型超声心动图可与心电图、心音图及心内压力曲线同步显示,在探讨心音产生机制方面有重要作用。例如二尖瓣关闭(相当于二尖瓣曲线的 C 点)出现第一心音;主动脉瓣关闭(相当于主动脉瓣曲线的 G 点)产生第二心音,且心音的强弱与瓣叶关闭时其间的距离有密切关系;第三心音位于 M 型曲线 E 峰之后和脉冲多普勒 E 峰的峰尖,可能为舒张早期左心房血流进入左心室,冲击心壁所引起;第四心音与 A 峰同步,与舒张晚期心房收缩,主动排血,再次推起二尖瓣有关。而病理状态下如二尖瓣狭窄时的开瓣音恰位于二尖瓣曲线的 E 峰,因瓣叶由后侧迅速前移,形成气球样膨出,引起瓣叶振动所致。

(六)心律失常者的 M 型曲线

这是超声应用的另一领域,M 型超声在其中发挥重要作用。二尖瓣 M 型曲线反映左心房与左心室间压力差的变化,由曲线的形态可以间接推断心律有无异常。例如,一度房室传导阻滞时 AC 段上有一停滞的 B 点;二度与三度房室传导阻滞时 A 峰、E 峰顺序错乱,分别出现于 P 波与 T 波之后;交界区心律时心率缓慢,E 峰间距相等,但 A 峰消失;心房纤颤时 E 峰的间距与幅度各不相同,E 峰后的波动数目与幅度宽窄均无规律。心房扑动时 E 峰后出现的波动幅度较高,整个舒张期波动的数目较同期的房扑数少 1 个,而心房纤颤者 E 峰后的波动数目与幅度宽窄均无规律。胎儿心律失常者,心电图不易显示,而 M 型超声心动图能观察其瓣膜活动规律,对心律失常类型的发现与鉴别有较大的帮助。此外还有通过测量房室传导间期判断室上性心动过速并指导临床用药等其他个别报道。

(七)探讨多普勒频谱和 M 型瓣膜曲线的关系

由于多普勒频谱和 M 型瓣膜曲线所代表的都是血流所产生的动力学变化,故二尖瓣口多普勒频谱和二尖瓣 M 型曲线上的 A 峰与 E 峰的出现时间、方向、幅度和波形宽度非常相似;二尖瓣曲线 DE 斜率和多普勒 E 峰的血流速度、主动脉瓣曲线 K 点开放时的斜率和五腔图上主动脉瓣口血流速度密切相关,这些均有内在联系。临床上借此可以互相佐证,探讨多普勒频谱和 M 型曲线的关系。

(八)M 型彩色多普勒探测血液反流与分流

M 型彩色多普勒的取样线每秒在 2 000 条以上,能清晰准确地判断心腔内正常及异常血流,如左心室流出道的血流方向、起止时间及其与二尖瓣开放的时间关系,这对判断有无主动脉瓣反流和室间隔缺损右向左微量分流有重要价值。当主动脉瓣反流时在二尖瓣波群上可见彩色血流线在主动脉瓣关闭之后,二尖瓣开放之前,由室间隔处向下直指二尖瓣曲线的 DE 段,有时这种彩色血流能在二尖瓣前侧持续显现于舒张全期,流线方向是由左上向右下。而在室间隔缺损伴微量由右向左分流时,于等容舒张期在左心室流出道出现少许彩色流线,时间短暂,止于 E 峰之前,流线方向也是由左上向右下(图 2-22)。

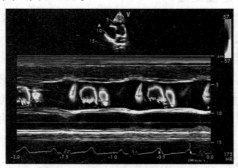

图 2-22　M 型超声心动图显示的法洛四联症患者的室间隔分流
M 型彩色多普勒显示室间隔连续中断处收缩早期为红色左向右分流束,收缩晚期与舒张期则为蓝色右向左分流束

(九)M 型组织多普勒曲线的临床意义

二维组织多普勒图像对显示、评价室壁运动及心律失常兴奋点有所帮助,如能结合 M 型组织多普勒曲线进行观察,由于每秒取样扫描线大大增加,故能用于:①显示室壁在心动周期的等容收缩期、射血期、等容舒张期、快速与缓慢充盈期及心房收缩期等不同时相中的活动规律;②了

解心壁各层在收缩期跨壁速度梯度的差异;③通过观察心包脏壁层速度梯度的差异判断心包有无粘连和缩窄;④通过观察心肌运动的先后顺序而了解异常兴奋或起搏点的位置,确定预激综合征患者的心室预激区;⑤在束支传导阻滞和安装有起搏器的患者可以发现异常的心室去极化的位置及时间先后顺序,这些资料对确定心律失常的原因和起搏点的位置将有重要价值。

在 M 型组织多普勒曲线上每秒取样扫描线大大增加,故能用于显示室壁在心动周期的各个时相的活动规律

(十)解剖及曲线 M 型超声心动图的应用

目前较顶尖的超声诊断仪脉冲重复频率和二维图像帧数很高,在这种仪器上 M 型超声心动图的取样线可以按照解剖的要求,随意放置于心脏结构中感兴趣的部位(不必和声束平行),故能选择性观察感兴趣区域最理想的"解剖 M 型超声心动图曲线"(图 2-23),有利于心壁动态的观测。另外尚可将取样线变为弧形,沿心壁描记,得到"曲线 M 型超声心动图曲线"。结合 M 型彩色组织多普勒同时记录各个区域心壁活动的规律,在判断心肌梗死的部位和严重程度上有重要参考价值。

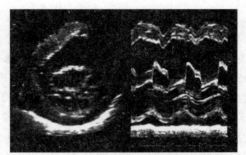

图 2-23 解剖 M 型超声心动图显示的心室波群
此为用随意取样线经左心室短轴切面所获得的解剖 M 型超声心动图
心室波群,清晰显示右心室腔、室间隔、左心室与左心室后壁各个结构

综上所述,可以认为将来相当长的一段时间内,M 型超声心动图还有其不可替代的作用,故目前多数厂家所出的仪器上将 M 型与二维超声心动图结合起来,由切面图看整体轮廓,由 M 型曲线看各结构的活动规律,从而取得更好的效果。

(卢伟荣)

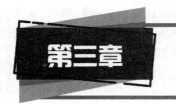

浅表器官超声诊断

第一节　涎　腺

一、概述

分泌唾液进入口腔的腺体被称之为涎腺,属外分泌腺,是消化腺,又称唾液腺,除了许多位于唇、颊、舌、腭等处的黏膜固有层及黏膜下层的小唾液腺外,三对大涎腺为腮腺、颌下腺和舌下腺。涎腺由实质和间充质两部分组成。实质部分包括腺泡和导管系统,是分泌单位,分泌腺液进入润管;腺泡分为浆液腺泡、黏液腺泡和混合腺泡,小唾液腺属黏液性腺,腮腺属浆液性腺,颌下腺属以浆液性为主的混合性腺,舌下腺则属以黏液性为主的混合性腺;导管按顺序分闰管、纹管和排泄管,直径由细变粗,呈树枝状,分支末端的闰管与腺泡相连,终末开口于口腔。间充质为结缔组织,内含神经和血管,组成间隔和腺体的被膜,伸入腺体内,将腺体分隔成腺叶和腺小叶。腺体的分泌活动主要受神经支配,有些小的腺体有自主的分泌活动。唾液有润滑食物、湿润口腔黏膜的作用,并含有消化酶,协助完成食物的咀嚼、吞咽及消化的功能。涎腺随年龄的增长会有一定变化,70岁以后更明显,腺泡细胞萎缩、变性,数量减少,导管扩张、增生,腺实质为纤维组织和脂肪组织所取代。

二、正常涎腺的解剖位置和分布

(一)腮腺的解剖

腮腺是人体唾液腺中最大的一对,位于包括颧弓以下、下颌支及其后缘深侧的下颌后窝的腮腺区,由于受邻近结构的影响,形态不规则,大致呈楔形,底朝外,尖向前内,底略呈三角形。质软,呈浅黄色,长4~5 cm,宽3~3.5 cm,厚2~2.5 cm,重15~30 g。腮腺的大小因人而异,但就同一个体而言,左右两侧的腮腺基本是对称的。腮腺可分上、下两端,深浅两叶和前、后、内三缘。深浅两叶是由于腮腺前部被咬肌、下颌支和翼内肌嵌入所致,前叶位于咬肌后部的表面,又叫面突,形似倒置的锥体,其浅面宽而平;深叶位于下颌支后内侧,为腮腺突入下颌后窝的部分,其深部突向咽侧壁,又称咽突;深浅两叶于下颌支后缘以腮腺下部相连。腮腺有来自颈部深筋膜浅层的腮腺囊(腮腺鞘)包绕,与腮腺紧密相连,向腮腺实质内发出小隔,将腮腺分成无数小叶,其浅面部分的腮腺囊致密,向上附于颧弓,向前续于咬肌筋膜,向后续于胸锁乳突肌筋膜;腮腺深面的部分腮腺囊较薄弱,在茎突与翼内肌之间有一间隙。腮腺导管可分单干型、双干型和三干型,以单干型多见;导管长3.5~5.0 cm,直径约0.3 cm,管壁厚0.3~0.4 cm,内径0.1~0.15 cm,粗细较为均匀,开口于上颌第二磨牙相对处的颊内膜上,开口处的黏膜隆起,状似瓣膜叫颊泌涎乳头,是腮腺导管最狭窄处,易有结石潴留。腮腺的毗邻关系主要是,浅叶上邻颧骨下缘,下邻下颌支、二腹肌后缘、颈内外动脉和颈内静脉,前邻咬肌的后部,后邻胸锁乳突肌前缘;深叶上面临外耳道软骨和下颌关节后面,前面内侧邻咬肌后部、下颌支后缘和翼内肌;后内侧面邻乳突前缘、胸锁乳突肌前缘、茎突,并隔薄层腮腺囊与咽旁间隙相邻。在腮腺的后缘上端有颞浅静脉、颞浅动脉、耳颞神经穿出;前缘和下端有面神经及分支和面动脉穿出;整个腮腺的浅面有皮肤、皮下组织、耳大神经分支、淋巴结和部分颈阔肌遮盖,腮腺内还有血管神经通过,也有淋巴结位于腺体内。腮腺的血供来自颈外动脉,具体由穿行于腮腺内的颞浅动脉的分支以及耳后动脉的分支供应,其静脉血主要通过面后静脉回流至颈外静脉。腮腺的淋巴结约有 20 个,分深浅两群,浅群位于咬肌筋膜和腮腺的浅面,主要有耳前淋巴结和耳下淋巴结;深群位于深层腮腺实质内,集中分布在面后静脉和神经周围。

(二)颌下腺的解剖

颌下腺为第二对大唾液腺,位于以下颌骨下缘、二腹肌前腹及后腹围成的颌下三角内,呈扁椭圆形,约如核桃大小,长 2.0～2.5 cm,宽 1.0～2.0 cm,厚 1.0～1.5 cm,重 10～20 g;组织结构与腮腺相近;分浅深两叶,浅叶较大,邻近皮下,深叶较小,又称延长部,位于浅叶的深面,浅深两叶在下颌舌骨肌后缘处相互延续。浅叶向前达二腹肌的前腹,向后借茎突下韧带与腮腺分隔,向上延伸到下颌骨体的内侧,向下常覆盖二腹肌中间腱。颌下腺浅叶的下面有皮肤、皮下组织、颈阔肌及颈深筋膜覆盖,有面前静脉及面神经的颈支、下颌缘支横过;浅叶的外面是下颌骨的颌下窝;内面与下颌舌骨肌、舌骨舌肌、茎突舌肌相邻,有舌神经、血管伴行。深叶位于下颌舌骨肌与舌骨舌肌之间,与舌下腺的后端相邻。由颈深筋膜浅层包绕腺体形成颌下腺鞘,鞘的浅层较致密,深层较疏松,均与腺体连接不紧密。颌下腺导管长约 5 cm,直径0.2～0.4 cm,管壁较腮腺导管薄,导管开口于口底舌系带两侧的舌下肉阜。颌下腺的血供来自颌外动脉及舌动脉的分支,静脉与动脉伴行,经面前静脉及舌静脉回流到颈内静脉。颌下淋巴结位于腺体表面或腺体与下颌骨之间。

(三)舌下腺的解剖

舌下腺在三对大唾液腺中是最小者,位于舌系带两侧,口底黏膜与下颌舌骨肌之间,形如杏仁,长4.0～4.5 cm,宽 2.0～2.5 cm,重 3.0～4.0 g;腺体外侧是下颌骨体内面的舌下腺窝,内侧是颏舌肌,在腺体与颏舌肌之间有舌神经通过;与腮腺和颌下腺不同,舌下腺的导管有 20 余条,开口于口底的黏膜上;由于腺体表面仅有薄层口底黏膜覆盖,形成舌下皱襞,超声一般看不到正常的舌下腺。舌下腺的血供来自舌动脉的分支及颌外动脉的分支颏下动脉,静脉与动脉伴行,经面总静脉或舌静脉回流颈内静脉;淋巴回流直接入颈上深淋巴结。

三、使用仪器和检查方法

由于超声波显像具有无创性、可重复进行的特点,是临床较为方便、理想的检查方法。适应证主要有确定有无占位性病变、确定囊性肿块、初步判断肿瘤的性质、超声引导下肿块活检等。检查前患者无需做特殊准备,患者平卧于检查床上,采取仰卧位或头侧向一边。由于涎腺位置表浅,有条件者应选择高频线阵探头,探头频率 7.5～12 MHz,小器官的扫查条件。若采用间接探测法加用水囊或隔离垫时,探头频率可为 3.5～5 MHz。扫查方法有直接探测法和间接探测法,前者是将高频探头直接置于要检查区域的皮肤之上;后者是在探头与皮肤之间加一透声的隔离物体,如水囊、高分子块状胶冻等,以增加皮肤与探头间的距离,减少近场声波的干扰,有利于浅表器官的清楚显示,对于较大肿块或所用探头频率较低者,这种方法可改善检查效果,观察范围也可扩大。检查时要注意所检涎腺的形态、大小、边缘、血管及导管等,并与对侧比较;注意肿块与涎腺的位置关系,是位于腺体内、还是位于腺体外。注意涎腺病变与周围组织、邻近结构的关系以及周围有无肿大淋巴结。

四、正常涎腺的超声表现

(一)腮腺

在两侧耳前及耳下的腮腺区扫查可见腮腺图像。正常腮腺位于皮肤及浅筋膜的深面,纵切面呈倒三角形,横切面形态欠规则。腮腺的表面光滑、整齐,表面有一层薄膜,内部实质回声呈分布均匀的中低回声点,较周围软组织的回声稍强,边缘回声尚清晰,后面回声不甚清晰;超声图像尚不能分辨出腮腺的深浅叶,也因下颌骨升支的遮挡,声像图难以观察到正常腮腺的全貌;腮腺导管表现为腺体实质内的一高回声的管状结构;CDFI 显示腮腺血流不丰富,内部可见散在的点状血流信号。

(二)颌下腺

在颌下三角区扫查可以观察到完整的颌下腺,位于下颌骨体与二腹肌之间,表面有皮肤及皮下组织、颈阔肌等,深部有二腹肌等肌群,其大小约为腮腺的一半,呈杏形或椭圆形,内部回声与腮腺近似,为均匀的中低回声,较周围软组织回声略强,后方回声无衰减,边缘更清楚,较腮腺显示更充分,导管一般不能显示;CDFI 显示颌下腺的血流信号不丰富。

(三)舌下腺

在下颌骨与颏面肌之间,口腔底部扫查舌下腺,位置较深,腺体较薄,一般正常的舌下腺超声不能看到,只有当舌下腺肿大或有病变时方可观察到。

五、常见疾病的超声表现

(一)多形性腺瘤

1.病理与临床

唾液腺多形性腺瘤(即唾液腺混合瘤)含有肿瘤性上皮组织和黏液样组织,组织学上呈混合性。该病是最常见的唾液腺良性肿瘤,占唾液腺良性肿瘤的 90% 以上,主要发生于腮腺。临床主要表现为无痛性、生长缓慢的唾液腺肿物。触诊肿物呈圆形或不规则形,表面结节状,边界清晰,质地中等,可活动。该肿瘤可局部浸润性生长,手术切除不彻底时极易复发。

2.声像图表现

声像图上肿瘤位于腮腺腺体内,以浅叶多见,肿物为圆形、椭圆形或分叶状低回声,边界光滑,与周围组织分界清晰,内部回声明显低于正常腺体回声,多回声均匀,较大肿瘤内部可见无回声、分隔等表现,肿瘤后壁回声可增强(图 3-1)。CDFI 可见提篮样血流信号,部分肿瘤内部血流信号较少。

3.报告书写举例

右侧腮腺下极内见 3.1 cm×2.6 cm×2.5 cm 低回声,边界清,内回声欠均匀,CDFI:内部可见少许血流信号,可探及动脉频谱。腺体其余部分回声未见明显异常。腮腺周围未见异常肿大淋巴结。

超声提示:右侧腮腺实性占位,混合瘤可能性大。

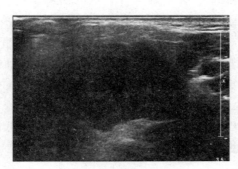

图 3-1　腮腺混合瘤

肿瘤位于右侧腮腺内,边界清晰,内为低回声,可见多处无回声区,最大约 1.0 cm×0.4 cm

4.鉴别诊断

(1)与恶性混合瘤的鉴别:若肿瘤生长较快,伴有疼痛,声像图上肿瘤边界不规则,内部回声不均,血流信号紊乱,探及高速低阻血流时,应考虑恶性的可能。颈部淋巴结肿大有助于恶性混合瘤的诊断。

(2)与唾液腺炎症的鉴别:少数慢性唾液腺炎可以表现为唾液腺区无痛性、局限性肿块,但病变区声像图上无明显边界,回声不均匀,结合临床症状可以和混合瘤鉴别。

(二)腺淋巴瘤

1.病理与临床

腺淋巴瘤又名乳头状淋巴囊腺瘤,主要发生于腮腺,体积一般在 3~4 cm,镜下可见肿瘤由上皮和淋巴样组织组成,前者形成不规则大腺管或囊腔。临床主要表现为无痛性唾液腺肿块,生长缓慢。

2.声像图表现

肿物位于腮腺内,多数位于腮腺下极,圆形或卵圆形,边界清晰,内部为低回声,回声较均匀,部分内可见无回声区,后壁回声增强。彩超可见与淋巴结相似的门样血流进入瘤内(图 3-2)。

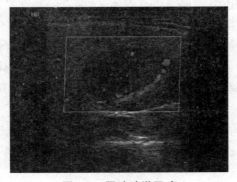

图 3-2　腮腺腺淋巴瘤

肿瘤位于右侧腮腺下极边缘,边界清晰,后方回声略增强,可见血流从一侧穿入

3.报告书写举例

右侧腮腺下极内见 2.1 cm×1.2 cm×1.0 cm 低回声,边界清,内回声均匀,后方回声略增强;CDFI:瘤体中下部可见穿入血流,频谱为动脉波形。腺体其余部分回声未见明显异常。腮腺周围未见异常肿大淋巴结。

超声提示：右侧腮腺下极实性占位，不除外腺淋巴瘤。

4.鉴别诊断

（1）腺淋巴瘤与混合瘤的鉴别：腺淋巴瘤和混合瘤都具有良性肿瘤的特点，但腺淋巴瘤回声较混合瘤更低，后壁回声增强更明显，多位于腮腺下极，很少超过 4 cm，其门性血流表现较特异，与混合瘤血供特点明显不同。

（2）腺淋巴瘤与腮腺区淋巴结的鉴别：淋巴结肿大时也表现为低回声结节，但临床上有感染史，结节时大时小，体积变化快，与腺淋巴瘤不同。[99m]Tc 检查也是鉴别方法之一，腺淋巴瘤[99m]Tc 浓度聚集较其他肿瘤明显。

（三）腮腺脂肪瘤

腮腺脂肪瘤较少见，声像图上与其他部位脂肪瘤相似，呈圆形或椭圆形低回声，边界清，内部可见条状、线状中强回声，肿瘤有一定的压缩性，内部一般无血流信号。

（四）腮腺血管瘤

腮腺血管瘤主要见于儿童，声像图上表现为边界不清的中等回声，可压缩，内部为蜂窝状低回声，内可探及低速静脉血流信号。

（五）唾液腺恶性肿瘤

（1）黏液表皮样癌是最常见的唾液腺恶性肿瘤，多发生于腮腺。高分化型病理表现与混合瘤相似，大部分有不完整的包膜；低分化型切面以实性为主，完全缺乏包膜，低分化者预后较差。声像图上高分化型病灶多较小，呈均匀低回声，边界尚清晰，与腮腺良性肿瘤难以鉴别，低分化者肿瘤呈浸润性生长，边界不规则，与周围组织界限不清，内部回声不均，血流丰富，流速较高。

（2）腺样囊腺癌也是较常见的唾液腺恶性肿瘤，生长缓慢，易浸润神经。肿瘤较小时声像图表现与良性肿瘤相似，较大时与唾液腺其他恶性肿瘤相似，若侵犯面神经出现面瘫，应考虑到本病的可能。

（3）唾液腺恶性混合瘤多由良性混合瘤复发而来，两者的鉴别见本节前述混合瘤部分。

（六）唾液腺化脓性炎症

唾液腺化脓性炎症通常只累及一侧腺体。急性唾液腺炎常伴有高热、病变区肿胀、疼痛等症状，声像图上表现为唾液腺增大，脓肿形成时可见腺体内无回声区伴点状、絮状回声，边界不规则。慢性唾液腺炎可由急性唾液腺炎转变而来或因结石、异物梗阻所致。常表现为局部肿大、反复肿痛、不适、唾液量减少。

声像图上可表现为腺体均匀性增大，回声减低并伴有条索状强回声，导管不均匀扩张。病变也可局限于腮腺的一部分，呈腺体内局限的低回声区，需与肿瘤鉴别。

（七）唾液腺淋巴上皮病

唾液腺淋巴上皮病包括 Mikulicz 病和 Sjögren 综合征，关于二者是否是同一疾病的不同阶段尚无定论。病理改变主要为唾液腺内淋巴组织增生，中老年女性多见。临床表现主要为唾液腺无痛性肿大，多为双侧受累。常伴有口干、眼干等症状。

早期声像图上主要表现为腺体增大，回声减低，腺体内可见多个相邻的结节状低回声区，其内可见扩张的腺管呈无回声区（图 3-3），随病情进展，低回声结节可增大、融合，腺体回声明显不均，后期由于纤维化和炎性改变，腺体可萎缩，回声明显减低、不均匀。

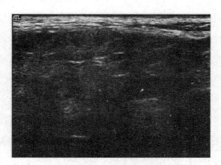

图 3-3　Sjögren 综合征腮腺病变

腮腺弥漫性回声减低,与皮下脂肪的回声相近,内部见多个小结节状低回声

(八)涎石症

因涎管内结石形成而导致的一系列病理改变,发生于下颌下腺者占 80％,其次为腮腺。中年男性多见,当结石引起梗阻时,可出现进食后唾液腺区疼痛、肿大,涎石症常伴有腺体慢性炎症,表现为肿大、质硬、压痛等。根据临床表现和 X 线表现能较好地诊断阳性结石,对于腮腺内容易出现的阴性结石,超声检查是行之有效的诊断方法。

涎石在声像图上表现为点状、条状或团状强回声,后方伴声影。其旁可见扩张的涎管,呈低回声或无回声。唾液腺实质可均匀性增大,呈慢性炎症表现。

六、临床价值

腮腺和下颌下腺位置浅表,超声容易显示,高频探头的应用极大地提高了超声对唾液腺内细微结构的分辨能力,彩色多普勒超声的应用则增强了超声对唾液腺疾病的鉴别诊断能力,超声技术的改进和完善使超声对唾液腺疾病的诊断能力不断提高,目前超声可以检查绝大多数唾液腺疾病,其方便、安全、无创的优势使其在唾液腺各种疾病的诊断中发挥着越来越重要的作用。

（牟　洋）

第二节　淋巴系统

一、正常淋巴结的解剖和功能意义

淋巴系统由淋巴管、淋巴组织和淋巴器官组成。淋巴器官分中枢淋巴器官和周围淋巴器官。淋巴结属周围淋巴器官,主要由淋巴组织组成。淋巴结呈圆形或类圆形,大小不一,长径为 0.1～2.5 cm,多在0.2～0.5 cm。新鲜的淋巴结呈灰黄色,质地柔软,边缘清晰。淋巴结一侧凹陷,一侧凸隆;凹陷处有 1～2 条输出管、小动脉、小静脉及神经进出,称之为淋巴结门;凸侧则可有数条称之为输入管的小淋巴管进入。因为有的淋巴管在行进的途中串联数个淋巴结,故一个淋巴结的输出管也可能是另一个淋巴结的输入管。淋巴结的表面包有致密结缔组织构成的被膜,输入管穿入被膜后与被膜下淋巴窦相通。被膜中的结缔组织纤维束排列不规则,有些胶原纤维与弹性纤维束伸入淋巴结内形成粗细不等、相互连接的小梁,构成淋巴结的网状支架,小梁内有血管和神经穿行。淋巴结被膜内面为淋巴结实质，主要由淋巴组织和淋巴窦构成。周围靠近被膜下的部分称为皮质，皮质区的淋巴组织较为致密，染色深；中央部分称为髓质，其内的淋巴组织较疏松、染色浅，两部分之间无明显界限。

皮质区主要由间质性结缔组织和各类型的细胞构成，包括皮质淋巴窦、副皮质区和淋巴小结区。皮质区的纤维参与淋巴结的网状支架构成。皮质淋巴窦包括被膜下淋巴窦、皮质间小梁淋巴窦和副皮质区淋巴窦，这些淋巴窦相互通连并与髓质淋巴窦相通。淋巴小结也称为淋巴滤泡，位于皮质浅层，呈圆形结构，由密集的淋巴细胞、巨噬细胞和较少的浆细胞组成。淋巴小结的中央部分染色较浅，是B淋巴细胞的主要分化增殖区，又称之为生发中心；由于B淋巴细胞的生长发育依赖于腔上囊同类器官和抗原的作用，故也称为腔上囊依赖区。淋巴小结的周围是弥散的淋巴组织，存有T淋巴细胞。副皮质区位于皮质深层，成纤维细胞和网状细胞较多，由胸腺迁移而来的T淋巴细胞在此区分化增殖，因而又称为胸腺依赖区。

髓质位于淋巴结的中央，主要由髓索和髓质淋巴窦组成。髓索是由淋巴组织构成的条索状结构，相互连接成网，淋巴细胞和成纤维细胞较少，主要由B淋巴细胞、浆细胞和巨噬细胞构成。当抗原引起淋巴结的体液免疫反应后，其中的B淋巴细胞可转化为浆细胞，产生抗体。髓质淋巴窦，即髓窦，位于髓索之间，结构与皮质窦基本相似，腔隙比皮质窦宽阔，由皮质窦处延续而来。

淋巴结的血液由1~2条进入淋巴结门的小动脉供应，动脉的分支部分走入皮质，部分进入髓质，形成毛细血管网，营养皮质区、副皮质区、淋巴小结及髓质，然后在近髓质处形成毛细血管后静脉，再汇合成小静脉经淋巴结门走出淋巴结。

青春期以前的淋巴结多呈圆形或卵圆形，且较宽大，淋巴细胞密集，青春期发育到达高峰，成人之后，淋巴结逐渐变小，淋巴细胞排列稀松，淋巴结呈不整圆形，淋巴小结和髓索变细变小，网状纤维变粗，出现结缔组织增生，在淋巴结门和被膜下出现脂肪化，即出现逐渐退化现象，有些出现残余缺损。

淋巴细胞从淋巴结经淋巴窦、输出管走出淋巴结，进入淋巴干，然后经胸导管或右淋巴管进入静脉加入血液循环。血液循环中的淋巴细胞沿各级动脉分支再回到淋巴结，然后穿过结内的毛细血管后微静脉到达胸腺依赖区和囊位依赖区，此后重新进入淋巴窦，经过淋巴管，汇入血液循环，此过程称为淋巴细胞的再循环。再循环的淋巴细胞主要是T淋巴细胞和少量B淋巴细胞，其意义是将全身的免疫器官联系成一个整体，把免疫信息传递给全身各淋巴器官中的淋巴细胞和其他有关细胞，激活这些细胞，共同参与免疫反应。

淋巴结的主要功能是滤过淋巴、产生淋巴细胞和参与免疫反应。异物、毒素、细菌可经过起自全身皮肤和黏膜的毛细淋巴管带入机体，它们流经结构迂曲、流速缓慢的淋巴窦时，被巨噬细胞清除处理，使淋巴得到滤过；侵入淋巴结的癌细胞也可被阻留，通过免疫反应将癌细胞清除或使其扩散速度变慢，但当癌细胞在结内增殖到一定程度时，仍可沿着输出淋巴管继续扩散，侵入其他淋巴结或直接进入血液循环，累及全身器官。淋巴结的淋巴小结是产生B淋巴细胞和浆细胞的生发中心，淋巴小结的周围和副皮质区的胸腺依赖区是T细胞的增殖部位，这些淋巴结经淋巴窦进入输出管，最终汇入血液循环。免疫反应分为先天性（非特异性）和后天性（特异性）免疫，是一个复杂的生物学过程，主要通过吞噬、体液免疫和细胞免疫的作用来完成。实现特异性免疫的主要细胞是B淋巴细胞和T淋巴细胞，其免疫特点是具有抗原专一性，且排斥作用强。B淋巴细胞主要参与体液免疫，T淋巴细胞主要参与细胞免疫，达到消灭、抑制或排斥抗原的作用。

由于淋巴结具有滤过淋巴的功能,也是阻截癌细胞在体内扩散的屏障和转移的主要途径,因此身体各部位的病变(如炎症、恶性肿瘤)均可引起局部淋巴结的形态、大小及结构的变化,而表现为一定的体征。临床可通过体格检查、影像检查及组织活检来及时发现肿大的淋巴结,明确其病变的性质,了解其收受淋巴的范围及与邻近器官的关系,同时结合全身情况,做出正确的诊断。

二、正常淋巴结的位置和分布

淋巴结数目较多,在成人,总数为200~600个,个体之间有差异,儿童淋巴结数量较多,老年人的有些淋巴结钙化纤维化,淋巴结少量减少,淋巴结多集合成群,全身约有50多个淋巴结群,沿血管周围分布,范围广泛,主要分布在脉管分叉、躯体和关节的凹陷处等淋巴回流的路径上,如腋窝、腘窝、腹股沟部,以及胸、腹、盆腔脏器的"门"和大血管附近,并多依据其所在的部位和伴随血管来命名,即淋巴结的名称可以反映其位置关系。身体各部位和各器官的淋巴引流多遵守就近引流的原则,通过淋巴管引流注入附近的淋巴结,然后再经过数个淋巴结或直接注入淋巴干与淋巴导管。局部区域或器官的集合淋巴管直接注入的淋巴结称为局部淋巴结,也可称为该器官的一级淋巴结。局部淋巴结的输出管再进入的淋巴结称为二级淋巴结、三级或四级淋巴结。通过的淋巴结屏障越多,越有利于机体消灭病菌和阻止其在体内的扩散。虽然有些淋巴管在行走中经过一些有无不定、位置也不定的小淋巴结,但多数局部淋巴结的位置恒定,接受一定部位和一定器官的淋巴管。了解局部淋巴结的位置、收受淋巴的范围及其淋巴流向,对原发病变的判断有重要意义。

(一)头颈部淋巴结

由面部的淋巴结群和颈部的淋巴结群组成。头面部的淋巴结沿头颈交界处环形排列,从正中向两侧依次为颏下淋巴结、下颌下淋巴结、腮腺淋巴结、乳突淋巴结和枕淋巴结等。面部淋巴结较小而分散,扁椭圆形,不恒定,多沿面部动、静脉分布,引流面部皮肤和空腔部分黏膜的淋巴。

1.颏下淋巴结

颏下淋巴结位于下颌舌骨肌的表面,两侧二腹肌前腹与舌骨体之间的三角区内,每侧3~5个,长径0.2~0.6 cm,收纳颏部、下唇皮肤、舌前部和下颌前部牙龈淋巴,其输出管沿颏下动脉走行,注入下颌下淋巴结或颈内静脉淋巴。

2.下颌下淋巴结

下颌下淋巴结位于下颌下三角内,下颌下腺与下颌骨体之间,有3~10个,长径0.2~0.7 cm,收集眼眶内、鼻、口腔等部位皮肤、黏膜和腺体的淋巴管,其输出管多注入颈内静脉淋巴结和颈外侧淋巴结,少数可注入颈静脉肩胛舌骨肌淋巴结。

3.腮腺淋巴结

腮腺淋巴结可分为腮腺浅淋巴结和腮腺深淋巴结两群,腮腺浅淋巴结位于腮腺表面,有3~5个,长径0.5~1 cm,卵圆形,按位置又分为耳前淋巴结和耳下淋巴结。耳前淋巴结位于耳屏的前方、腮腺的表面,沿颞浅动、静脉分布,收纳额部、顶前部及颞部皮肤和耳郭、外耳道、颧部及眼睑外侧的淋巴,其输出管注入腮腺深部淋巴结、颈外侧深淋巴结群的颈内静脉淋巴结。耳下淋巴结位于腮腺下部的表面,沿面后静脉排列,收纳骨膜、耳郭前下部及颊部的淋巴管,其输出管注入腮腺深淋巴结、颈外侧浅淋巴结及颈内静脉淋巴结。腮腺深淋巴结位于腮腺实质内,腺小叶之间,有1~10个,接受腮腺浅淋巴结的输出淋巴管,其输出管注入颈内静脉淋巴结。

4.面淋巴结

面淋巴结位于面部皮下,面肌的浅侧,位置比较分散,淋巴结细小,不恒定,有1～3个,只有在炎症或肿瘤的情况下才能查到,多沿面动脉的走行方向分布,包括下颌淋巴结、鼻唇淋巴结、颊淋巴结和颧淋巴结,收纳眼睑、眶、鼻、颊、唇、口腔黏膜及下颌部位的淋巴,其输出管注入下颌淋巴结、腮腺淋巴结或颈内静脉淋巴结。

5.乳突淋巴结

乳突淋巴结也称耳后淋巴结,位于耳郭的后方,多在耳后肌的深侧、胸锁乳突肌止点处的表面,有1～3个,呈扁椭圆形,长径0.5 cm左右,收纳枕顶后部、颞部皮肤和耳郭后面、外耳道的淋巴,其输出淋巴管注入颈内静脉淋巴结和副神经淋巴结及颈外侧淋巴结。

6.枕淋巴结

枕淋巴结枕淋巴结有浅、深两群,前者位于枕部皮下,后者位于头夹肌的深面,有1～3个,长径0.5～1 cm,收集枕、项部皮肤、肌肉和骨膜的淋巴,其输出管注入颈外浅淋巴结、颈外深淋巴结及副神经淋巴结。

7.颈前淋巴结

颈前淋巴结位于颈前正中部,分为颈浅淋巴结和颈深淋巴结。颈浅淋巴结沿颈前浅静脉排列,有1～2个,较小且不恒定,收集舌骨下颈前浅层结构的淋巴管,其输出管注入颈内静脉淋巴结或颈横淋巴结。颈深淋巴结位于颈部器官如喉、气管、甲状腺附近,包括喉前淋巴结、甲状腺淋巴结、气管前淋巴结及气管旁淋巴结,有5～13个,长径0.1～0.8 cm,收集喉、气管、甲状腺的淋巴,其输出淋巴管注入颈内淋巴结。

8.颈外侧淋巴结

颈外侧淋巴结可分为颈外侧浅淋巴结和颈外侧深淋巴结,沿局部两侧颈静脉分布。颈外侧浅淋巴结位于皮下组织深层,沿颈外静脉排列,其上部淋巴结位于腮腺后缘与胸锁乳突肌前缘之间,下部淋巴结位于胸锁乳突肌的表面,有1～5个,收纳枕淋巴结、乳突淋巴结及耳下淋巴结的输出管。颈外侧深淋巴结也称颈深淋巴结,其内侧群沿颈内静脉和颈总动脉排列,称为颈内淋巴结,其外侧群沿副神经和颈横动脉排列,称为副神经淋巴结和颈横淋巴结;有25～65个,长径0.2～2.2 cm,收集颈外侧浅淋巴结、颈前淋巴结、乳突、腮腺、颏下、下颌下等淋巴结的输出管,流向颈锁淋巴干、胸导管、骨下干和右淋巴导管。

9.咽后淋巴结

咽后淋巴结分咽后内侧淋巴结和咽后外侧淋巴结两组,分别位于咽上部正中缝附近和咽部外后方,有1～3个,小而不恒定,收集鼻腔、腭部、咽鼓管、扁桃体等处的淋巴,其输出管注入颈外侧深淋巴结。

(二)上肢淋巴结

上肢淋巴由深淋巴管、浅淋巴管和淋巴结组成。浅淋巴管引流皮肤的淋巴,与浅静脉伴行;深淋巴管引流肌肉、肌腱、骨、关节等处的淋巴;深浅淋巴管之间有交通,注入局部淋巴结。上肢的淋巴结多位于掌侧面与内侧面的凹陷处,如手掌侧、肘窝、臂部和腋窝,按解剖部位分为手部淋巴结、前臂淋巴结、肘淋巴结、上臂淋巴结及腋淋巴结。

1.手部淋巴结及前臂淋巴结

小而不恒定,一般沿桡、尺动脉及分支配布。

2.肘淋巴结

肘淋巴结分为浅、深两群,肘浅淋巴结位于内髁上方,深筋膜浅面,沿贵要静脉分布,也称为滑车上淋巴结,有1~2个,平时很小,收纳手和前臂尺侧浅层的淋巴;肘深淋巴结沿肱动脉的末端、桡尺动脉的起始部分布,位于肘窝深筋膜的深面,有2~5个,接受手和前臂深部的淋巴,两组的输出管均注入手臂淋巴结或腋淋巴结外侧群。

3.上臂淋巴结

位于肘深淋巴结的上方,有1~5个沿肱动脉分布,收纳前臂、上臂深部的淋巴,接受来自肘浅、肘深淋巴结、前臂淋巴结的输出管的淋巴,其输出管注入腋淋巴结尖群、外侧群及锁骨上淋巴结。

4.腋淋巴结

腋淋巴结是上肢最大的一群淋巴结,位于腋窝腔内,沿血管和神经排列,数目较多,按分布的部位和收纳淋巴的范围,可分为以下几类。

(1)外侧淋巴结群位于腋窝的外侧壁,胸小肌下缘,沿腋静脉的前、内侧分布,有2~3个,收纳上肢大部分淋巴,其输出管注入中央群和尖群。

(2)前群又称为胸肌淋巴结群,位于胸大肌下缘的深面、腋窝内侧壁,沿胸外侧动、静脉排列,大致在第2~6肋,有1~6个,接受脐以上的腹前壁、侧壁与胸前外侧壁及乳房中央、外侧部的淋巴,其输出管注入中央群和腋尖群。

(3)后群又称为肩胛下淋巴结,位于腋窝后壁,沿肩胛下动静脉分布,有3~4个,接纳脐水平以上腹、胸后壁浅层淋巴,其输出管注入中央淋巴结和腋尖淋巴结群。

(4)中央群位于腋窝中央的脂肪组织内,有3~5个,为腋淋巴结中最大的淋巴结群,接受腋淋巴结前群、外侧群及肩胛下淋巴结群的淋巴,也可直接收纳乳房的部分集合淋巴管,其输出管注入尖群淋巴结。

(5)尖群位于腋窝的尖部,在胸小肌和锁骨下肌之间,也称为锁骨下淋巴结,沿腋静脉的前面和下面分布,有2~4个,接受腋淋巴结前群、外侧群、后群及中央群的输出淋巴管,并直接收纳乳房的集合淋巴管,乳腺的大部分淋巴都引流入该淋巴结,其输出管组成锁骨下淋巴干。

(三)下肢淋巴结

按解剖位置,下肢淋巴结分为小腿淋巴结、腘淋巴结、股淋巴结和腹股沟淋巴结,主要沿下肢深静脉配布,以腘窝和腹股沟部位的淋巴结数目较多且较恒定。以下主要介绍腘淋巴结和腹股沟淋巴结。

1.腘淋巴结

腘淋巴结位于腘窝内,分为浅、深两群。腘浅淋巴结位于小隐静脉与腘静脉的汇合处,筋膜的深面,有1~3个,收集足外侧、小腿后面浅层淋巴,其输出管注入腘深淋巴结,部分沿静脉上行注入股深淋巴结或腹股沟淋巴结。腘深淋巴结位于腘窝深部,沿动、静脉排列,有1~6个,接受浅淋巴结的输出淋巴管、小腿深部的集合淋巴管,其输出管沿腘静脉、股静脉上行汇入大腿深部的集合淋巴管,注入腹股沟淋巴结。

2.腹股沟淋巴结

腹股沟淋巴结位于腹股沟韧带的下方,大腿根部的前面,股三角内,分为浅、深两群。腹股沟浅淋巴结是人体最大的一群淋巴结,位于阔筋膜浅面的皮下组织内,容易扪及,分上群和下群,上群沿腹股沟韧带的下方水平排列,有2~7个,收纳腹前壁下部、臀部、外阴部、会阴浅层、肛管皮肤部及子宫底部的淋巴;下群沿大隐静脉上端纵形排列,有 2～6 个,收纳除足外侧缘和小腿后外侧部以外的整个下肢的浅淋巴;腹股沟浅淋巴结的输出管注入腹股沟深淋巴结。腹股沟深淋巴结位于股静脉根部的周围,有 1～6 个,接受下肢深部、外阴区的淋巴和腹股沟浅淋巴结的输出管,其输出管注入髂外淋巴结。

(四)胸内淋巴结

胸内淋巴结包括纵隔前淋巴结、纵隔后淋巴结和气管支气管淋巴结,主要收纳胸腔内器官的淋巴。以下主要介绍纵隔前淋巴结和纵隔后淋巴结。

1.纵隔前淋巴结

纵隔前淋巴结分为上、下两群,位于主动脉弓的前上壁和前下壁、上腔静脉与左、右无名静脉的汇合处及心包的前面,有 1～6 个,收纳肺上叶、气管、心包及心脏的输出淋巴管,其输出管一部分合成纵隔前淋巴干,一部分注入颈静脉内淋巴结。

2.纵隔后淋巴结

纵隔后淋巴结位于上纵隔的后部和下纵隔的后部,在心包后方、食管胸段和胸主动脉前方及两侧,相互连接成为两条纵行的淋巴链,数目较多,分布较广,主要包括位于食管胸段与胸主动脉之间的食管旁淋巴结和位于左、右肺韧带两层胸膜之间的肺韧带淋巴结,收纳胸段食管、后面心包、纵隔后部、两肺下叶及食管下段的淋巴,其输出管注入气管旁淋巴结或直接注入胸导管。

(五)腹腔的淋巴结

腹腔的淋巴结可分为两群:①位于腹后壁腹膜后间隙内、腰椎前与两侧、沿腹主动脉及下腔静脉周围配布的壁侧淋巴结,共有 30～50 个,又称腰淋巴结。②沿腹主动脉不成对的三大分支,即腹腔动脉、肠系膜上动脉及肠系膜下动脉配布的脏侧淋巴结,也是数目较多,分布广泛。

壁侧淋巴结又可分为左腰淋巴结、右腰淋巴结和中间腰淋巴结,主要收纳左右髂总淋巴结的输出淋巴管、腹膜后间隙器官、组织的集合淋巴管及来自腹腔淋巴结、肠系膜淋巴结与肠系膜下淋巴结的输出淋巴管。

左腰淋巴结包括主动脉外侧淋巴结、主动脉前淋巴结和主动脉后淋巴结,位于主动脉周围。主动脉外侧淋巴结位于腹主动脉的左侧,又称主动脉左侧淋巴结,可依左肾蒂分为上、中、下三群,借淋巴管相连形成淋巴链,其上端可达膈肌的主动脉裂孔,下端在腹主动脉分为左、右髂总动脉处与左侧髂总淋巴结连续,接受左髂总淋巴结的输出淋巴管以及左侧的肾、肾上腺、输尿管腹部、睾丸、卵巢、子宫、胰腺的淋巴,腹腔淋巴结、肠系膜上淋巴结的部分输出淋巴管也注入主动脉外侧淋巴结,其输出管形成左腰淋巴干,汇入乳糜池。主动脉前淋巴结位于腹主动脉前,部分位于胰腺的后方,在睾丸(卵巢)动脉起始部分为上下两组,接受髂总淋巴结及下组淋巴结的输出管,收纳睾丸、卵巢、输卵管、子宫、肾、肾上腺、输尿管腹部的淋巴,其输出淋巴管流向主动脉外侧淋巴结、主动脉腔静脉间淋巴结及左、右腰淋巴干。主动脉后淋巴结位于主动脉后方、腰椎的前面,接收后腹壁的深部组织肌肉的淋巴及部分主动脉外侧淋巴结的输出管,其输出淋巴管注入左腰淋巴干或乳糜池。

中间腰淋巴结位于腹主动脉与腔静脉之间,又称为主动脉腔静脉间淋巴结或主动脉右侧淋巴结,收纳睾丸、肾、肾上腺、卵巢、输卵管、子宫的淋巴及接受髂总淋巴结的输出淋巴管,并借淋巴管与左、右腰淋巴结相连,其输出淋巴管汇入右腰淋巴干和腔静脉后淋巴结。

右腰淋巴结分为腔静脉前、腔静脉外侧和腔静脉后淋巴结,位于腔静脉周围。腔静脉外侧淋巴结位于下腔静脉之右侧,腰椎体的前方,紧贴右侧的交感神经干,又称腔静脉右侧淋巴结,3～

5个淋巴结借淋巴管相互连接形成右侧腰淋巴链,下端起自右髂总静脉与下腔静脉交角处的髂总淋巴结,向上止于右肾蒂上方膈肌的右内侧脚,接受右侧肾、肾上腺、卵巢、输卵管、子宫的淋巴和来自髂总静脉淋巴结、腹腔淋巴结、肠系膜上淋巴结的输出淋巴管,其输出淋巴管多注入右腰淋巴干。腔静脉前淋巴结位于下腔静脉前面,在右肾动脉起点水平以下,以肠系膜下动脉的起始处平面为界分为上、下两群,接收右侧肾、肾上腺、卵巢、睾丸的淋巴和来自髂总静脉淋巴结的输出管,其输出淋巴管汇入主动脉腔静脉间淋巴结、腔静脉外侧淋巴结。腔静脉后淋巴结位于下腔静脉与腹后壁之间,在肠系膜下动脉起始处,多分布于右肾静脉与下腔静脉起始部平面之间,收纳右侧肾、肾上腺、睾丸、卵巢、输卵管、子宫的淋巴和少数来自髂总静脉淋巴结、主动脉腔静脉间淋巴结、腔静脉前淋巴结的输出淋巴管,其输出淋巴管多注入右腰淋巴干。

脏侧淋巴结主要包括腹腔淋巴结、肠系膜上淋巴结和肠系膜下淋巴结。腹腔淋巴结位于腹腔动脉干周围,一部分常贴腹腔动脉三大分支(胃左动脉、肝总动脉和脾动脉)的根部,有1~3个,形体较大,接受沿腹腔动脉分支排列的淋巴结的输出淋巴管,即收纳胃、肝、胆囊、胰、脾的淋巴,其输出淋巴管参与组成肠淋巴干或直接注入乳糜池,部分汇入腰淋巴干,沿腹腔动脉各分支分布的腹腔淋巴结主要有位于胃小弯的胃胰淋巴结、位于贲门附近的贲门淋巴结、位于胃大弯的胃网膜淋巴结、位于幽门附近的幽门淋巴结、位于胰头与十二指肠之间的胰十二指肠淋巴结、位于小网膜两层腹膜之间与肝十二指肠韧带之间的肝淋巴结及沿脾动脉配布的脾淋巴结。肠系膜上淋巴结位于肠系膜上动脉的根部周围,部分紧贴腹主动脉的前面,接受沿肠系膜上动脉各分支排列的淋巴结输出管,即收集十二指肠下半部、空肠、回肠、阑尾、盲肠、升结肠、横结肠及胰头的淋巴,其发出的输出淋巴管参与组成肠淋巴干,沿肠系膜上动脉分支排列的淋巴结主要有位于腹膜两层之间沿空肠动脉和回肠动脉及其分支排列的肠系膜淋巴结、沿回肠动脉干排列的回肠淋巴结、沿右结肠动脉排列的右结肠淋巴结、沿中结肠动脉排列的中结肠淋巴结。肠系膜下淋巴结位于肠系膜下动脉根部周围,靠近腹主动脉前面,接受沿肠系膜下动脉分支排列的淋巴结之输出淋巴管,收集左半部横结肠、降结肠、乙状结肠和直肠壶腹部的集合淋巴管,其输出淋巴管组成肠淋巴干,沿肠系膜下动脉各分支排列的淋巴结主要有左结肠淋巴结、乙状结肠淋巴结和直肠上淋巴结。

(六)盆部淋巴结

盆部的淋巴结可分为位于盆壁内沿盆壁血管走行排列的壁侧淋巴结和沿盆腔脏器配布的脏侧淋巴结。盆部的淋巴结与子宫颈癌及膀胱癌的根治手术关系密切。

1.壁侧淋巴结

壁侧淋巴结主要包括位于髂总动脉周围的髂总淋巴结、位于髂外动静脉周围的髂外淋巴结和沿髂内动脉及其分支排列的髂内淋巴结。每侧髂总淋巴结有2~6个,借淋巴管相连成链,接受髂外淋巴结、髂内淋巴结、髂间淋巴结及骶淋巴结的输出淋巴管,并直接收纳子宫颈及子宫体下部的部分淋巴,其输出淋巴管多注入主动脉外侧淋巴结和主动脉腔静脉间淋巴结。髂外淋巴结有3~10个,沿髂外动、静脉排列,接受腹股沟浅淋巴结及腹股沟深淋巴结的输出淋巴管,并收纳子宫颈、子宫体下部、阴道上部、膀胱、尿道前列腺部、前列腺、阴茎头的淋巴,其输出淋巴管注入髂总淋巴结。髂内淋巴结沿髂内动脉干及分支排列,有3~10个,包括闭孔动脉周围的闭孔淋巴结、臀上动脉周围的臀上淋巴结和臀下淋巴结,接受子宫颈、阴道上中部、膀胱以及阴蒂、阴茎头、臀部深浅层、直肠肛管黏膜部的集合淋巴管,其输出淋巴管注入髂间淋巴结、髂外淋巴结及髂总淋巴结。

2.脏侧淋巴结

脏侧淋巴结沿髂内动脉的脏支配布,其位置、数目、大小不恒定,常按淋巴结所伴的内脏名称称为某器官旁淋巴结,分为膀胱淋巴结、子宫旁淋巴结、阴道旁淋巴结及直肠旁淋巴结,分别接受膀胱、子宫颈及子宫体下部、阴道上部及子宫颈、直肠壶腹部的集合淋巴管,其输出淋巴管分别注入髂内淋巴结、髂间淋巴结及肠系膜下淋巴结。

三、淋巴结疾病的检查方法

淋巴结病变常表现为淋巴结肿大,由各种不同的病因所致,从病因学和病理学上可分为良性病变和恶性病变两大类。良性病变常见有反应性增生、感染性疾病、淋巴结核等。恶性病变常见的有恶性淋巴瘤、淋巴结转移瘤。因所处的位置分布和淋巴结受累程度的不同,淋巴结的超声检查方法可有不同。头面部、颈部、腋窝、锁骨上窝、腹股沟等浅表淋巴结的超声检查一般用频率为 7.5~13 MHz 的线阵探头,极为浅表的淋巴结则需用更高频率的探头或在探头与淋巴结之间加一薄的水囊。腹、盆腔、腹膜后、髂窝及纵隔等部位的淋巴结依患者的体形条件可选择 2.5~5 MHz 的凸阵或线阵探头。有条件时,食管旁、气管周围及纵隔内和胃、胰腺周围的淋巴结检查可选择内镜超声或经食管超声的途径。一般情况下,在检查淋巴结之前,应先找到所扫查部位的主要血管或主要解剖标志,以确定病变淋巴结的位置和分布范围及水平段,如检查颈部淋巴结时应显示颈总动脉和颈内静脉,检查腋窝淋巴结时应沿腋血管扫查,检查腹膜后淋巴结时应依据腹主动脉,下腔静脉或腹膜后器官作为判断淋巴结所处的解剖层面,并参考腹主动脉的分支或下腔静脉的属支来明确淋巴结的解剖水平段,乳腺内区域检查淋巴结则应在双侧的肋间扫查。做浅表淋巴结血流扫查时,手法要轻一些,因为即使轻微的挤压就可减弱结内低速血流信号。由于技术层面上方法学的不足和淋巴结病理学的复杂性,超声对淋巴结病变的评价一直受到限制。尽管超声仪器的空间分辨力已经得到了很大的改善,可以更深入地研究淋巴结的结构特征,CDFI、能量多普勒、声学造影提高了结内血流信号的显示率,但较低的敏感性和特异性使得超声仍无法与细针活检相媲美,后者能以微创的代价得到病变淋巴结结构特征的准确信息。因此,除了淋巴结超声图像的分析外,根据临床需要还可在超声引导下对病变淋巴结进行活检穿刺。

四、正常淋巴结的超声表现

(一)正常淋巴结超声显像

增大的淋巴结,尤其是位置浅表的肿大淋巴结,超声检查很容易检出,但由于正常结构改变的多样性和复杂性,淋巴结病理学对声像图的分析可能帮助不大。比如,临床上很难找到没有经历过淋巴结反应性变化的成年人,而另一方面,淋巴结炎症变化可以弥漫、也可以局限,有时的表现与局灶性肿瘤相似,同时微小的转移灶通常不破坏淋巴结的结构,故几乎不可能对“正常”淋巴结的超声图像标准下一个明确的定义。正常淋巴结的径线多较小,现有的超声设备难以清楚显示,但可分辨出大小 5 mm 左右的淋巴结,其长轴超声切面形态学结构类似肾脏,短轴呈“靶样”结构。淋巴结的周围部分主要为实质性组织,而皮质淋巴窦较少,内部的反射界面相对缺乏,故呈低回声带,或宽或窄,代表由淋巴结小结、副皮质区等构成的皮质区,回声较均匀,大部分淋巴结的皮质呈向心宽阔型,小部分呈狭窄型。淋巴结的中央部分为较强回声区,呈带状或团状,代表淋巴结门,有输出管、小动脉、小静脉及神经进出,并含有少许脂肪组织,同时髓质淋巴窦内有丰富的液体,与淋巴管、血管壁及脂肪构成较多的声反射界面,故回声增多。正常情况下,淋巴结门的回声也表现为宽阔型和狭窄型。正常淋巴结内也可探及血流信号,一般为少量的点状分布,淋巴结门的血流阻力指数 RI 通常在 0.6 左右。

(二)观察指标及临床意义

超声观察的指标多来自对浅表淋巴结的观测,包括淋巴结的形态学和血流信号两个方面。形态学指标中常用的有淋巴结的径线大小、纵横径比、淋巴结门、淋巴结皮质、内部回声、淋巴结之间的关系、解剖区域及与周邻组织结构的关系;血流信号包括淋巴结内部血流的分布形式、动脉血流阻力指数等。

1. 淋巴结大小

要求在最大切面上测量淋巴结的纵径、横径,或长、短轴两个切面上测量长径(纵径)、厚径(横径)和宽径,一般认为横径比纵径有价值。就浅表淋巴结而言,有报道平均横径,反应性淋巴结多在(6±2.9)mm,转移性淋巴结多在(11.6±5.4)mm,恶性淋巴瘤(16.2±9.9)mm,当淋巴结横径大于10 mm时,约80%可能是恶性淋巴结,20%是良性增生,但有报道认为仅以淋巴结的大小不能判别良、恶性淋巴结,故应建议临床做细胞学检查。

2. 纵横径比(L/S)

称圆形指数(roundness index,RI),即同一长轴切面上最大纵径(L)除以最大短径(S),是目前二维声像图上鉴别良、恶性肿大淋巴结的主要指标。据报道,以 L/S≥2 作为判断反应性淋巴结与恶性淋巴结区别的指标,其敏感性为 81%～95%、特异性 65%～96%。

3. 淋巴结形态

纵横径比实际上是淋巴结形态的量化指标,单就淋巴结形状可分为长圆形和圆形。肿大淋巴结中,反应性淋巴结长圆形居多,而转移性和淋巴瘤性淋巴结圆形占的比例较大。

4. 淋巴结门

与淋巴结皮质同为超声描述淋巴结形态的指标,是淋巴结病变定性判别的重要线索。通常表现为淋巴结门高回声区存在或消失,可分为三种类型:①宽阔型,在长轴切面上淋巴结门的形态与淋巴结一致,呈椭圆形。②狭窄型,淋巴结门回声区呈细缝状。③缺少型,淋巴结门高回声带不能显示。

5. 淋巴结皮质

皮质回声依据其厚度也可分为三型:①狭窄型,长轴切面上,淋巴结最大横径处皮质厚度<淋巴结门直径的1/2。②向心宽阔型,长轴切面上,淋巴结最大横径处皮质厚度≥淋巴结直径的1/2。③偏心宽阔型,一侧皮质的厚度至少是另一侧的2倍。由以上标准所述,淋巴结门狭窄型的淋巴结也属皮质宽阔型,如果淋巴结门缺少,淋巴结皮质的厚度便难以评估,此两项指标要结合描述。

6. 内部回声

根据病理性质的不同,淋巴结内部的回声强度可有增强或减低,内部回声光点分布也可以均匀或不均匀。正常和反应性淋巴结的内部皮质回声多是均匀的低回声区,恶性、结核和化脓性炎症性淋巴结内部回声的变化多样,可呈实质不均匀增强、局灶液性无回声区等。

7. 彩色多普勒血流显像(CDFI)

因为炎症淋巴结与肿瘤淋巴结多普勒所见有明显的重叠,对于一部分患者而言,超声图像及血流分析并不能取代组织活检。CDFI 主要用于观察淋巴结内部血流信号的有、无、多少和分布情况,除了血流信号缺失之外,其血流的分布形式有多种报道,通常可见四种类型:①淋巴结门型,血流信号沿淋巴结门分布,可见单一的供血血管,或中央长轴走行的血管,或一淋巴结门血管伴有规则的、对称的由中央向外的分支。②斑片型,血管散在斑片状或血管的节段在淋巴结内杂乱分布,没有淋巴结门结构。③周边型,多条血管分布于淋巴结的周边部分,或呈提篮状,血流信号为向心性的。④混合型,为上述两种类型的混合。良性病变的淋巴结内部的血流分布多呈血流信号缺失或淋巴结门型,而恶性淋巴结则多表现为混合型、斑片型和周边型。

8.频谱分析

利用脉冲多普勒对淋巴结内的小动脉血流阻力参数进行测量,主要的观察指标有阻力指数(RI,resistive index)、搏动指数(PI,pulsatility index)、血流速度。有关的报道可能因观察样本的不同,在良、恶性淋巴结中这些指标意义有所差别。有学者认为反应性淋巴结的 RI 大多大于0.6,恶性淋巴结的 RI 多小于0.6,即反应性淋巴结的动脉血流多为高阻力型,恶性淋巴结多见低阻力型,但更多的报道指出,以结内最大流速或次最大流速处取样,良性病变淋巴结的血流多为低阻力型,其平均 RI 为 0.59±0.11、PI 为 0.90±0.23,恶性病变淋巴结的平均 RI 为 0.92±0.23、PI 为 2.66±1.59,收缩期最大血流速度两者差别不大,但舒张期末速度恶性病变淋巴结要低于良性病变淋巴结。

9.解剖区域

非特异性感染的受累淋巴结一般与感染灶在同一解剖区域或同一侧肢体,特异性感染的淋巴结核和恶性淋巴瘤及转移淋巴结多累及整个解剖区域及相邻区域,甚至身体远离病灶的部位,如面部、口腔的炎症时,颈部淋巴结肿大,结肠恶性肿瘤的淋巴结转移多见于腹腔淋巴结群,而胃癌则可出现锁骨上窝的淋巴结肿大。

10.与周邻组织结构的关系

头颈部的淋巴结对颈部血管有无压迫,管壁是否完整,食管周围淋巴结是否侵犯降主动脉,腹腔淋巴结有无包绕腹主动脉及其分支,纵隔淋巴结对心包有无挤压等。

五、常见疾病的超声表现

(一)淋巴结反应性增生

1.病理与临床

淋巴结反应性增生是造成淋巴结肿大最常见的原因。多由急慢性感染、药物、异种蛋白产生的抗原引起免疫反应。主要的病理改变是淋巴滤泡增生,最初滤泡增生仅限于皮质,严重时可发展到髓质,髓质减少。随着感染的控制,淋巴结可恢复正常形态。

2.声像图表现

超声表现为淋巴结增大,可以单发或多发,多数不发生融合。增大的淋巴结仍保持规则的卵圆形,L/S>2。淋巴结皮质呈均匀性增厚的低回声,包绕髓质,皮髓质分界清晰,髓质所占比例相对减少(图 3-4)。彩色多普勒超声显示血流增多,由淋巴门进入,呈规则分支状分布,血流指向皮质。

3.报告书写举例

右腋下可见多个淋巴结回声,呈椭圆形,其中较大者 1 cm×0.4 cm,皮髓质分界尚清晰,皮质均匀增厚。CDFI:淋巴结内未见明确血流。

超声提示:右腋下淋巴结皮质增厚,不除外反应性增生。

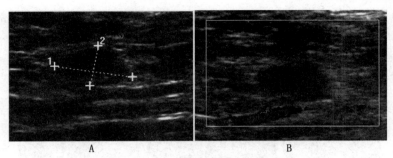

图 3-4　乳腺炎腋下淋巴结反应性增生

A.二维超声显示淋巴结皮质略增厚,皮髓质分界尚清晰;B.彩色多普勒超声显示淋巴结内未见明确血流

4.鉴别诊断

(1)与正常淋巴结鉴别:正常淋巴结呈长的椭圆形或扁圆形,皮髓质分界清晰,髓质位于淋巴结一侧,一端或中央;正常淋巴结的血流主要位于髓质内,呈点状、线状。反应性增生的淋巴结短径稍增大,仍为椭圆形,皮髓质均增宽,分界仍然清晰;其血流可增加,仍由淋巴门进入,呈规则分支状分布于髓质内。

(2)与恶性淋巴结鉴别(表 3-1)。

表 3-1　良性淋巴结与恶性淋巴结的超声鉴别要点

	良性淋巴结	恶性淋巴结
病因	急性或慢性炎性疾病	淋巴瘤或恶性肿瘤转移
淋巴结形态	扁平状或椭圆形,圆形少见	圆形或类圆形
长短径比值	≥2	<2
皮髓质	比值正常或变小,结构清晰	比值增大或髓质消失
皮质回声	正常水平,均匀	偏高不均匀(转移癌),偏低均匀(淋巴瘤)
淋巴门	居中,清晰	偏心或消失
血流信号	放射状分布,无非淋巴门处穿支血管	分布不规则,有非淋巴门处穿支血管
淋巴结融合	无	多见
V_{max}	较低	较高
RI	较低	较高

(二)结核性淋巴结炎

1.病理与临床

结核性淋巴结炎可以是全身结核的局部表现,也可以是局部感染的结果,好发于颈部。主要病理改变是淋巴结肉芽肿性炎,伴干酪样坏死,可有液化坏死,偶有钙化形成。全身症状不明显,多以淋巴结无痛性肿大为首发症状。

2.声像图表现

超声表现为淋巴结增大,以短径增大较明显(L/S<2),淋巴结呈类圆形,常为多发,肿大淋巴结之间可相互融合。淋巴结皮质呈不均质低回声,髓质受压偏向淋巴结一侧,严重者髓质显示不清(图 3-5A)。出现液化坏死时,肿大淋巴结内可出现极低回声甚至无回声。陈旧的病变以及治疗后的病变可以出现强回声钙化灶。除上述直接征象外,一些间接征象也有助于诊断,如皮肤与皮下组织受

累时可肿胀、厚薄不均,淋巴结与周围组织分界不清。彩色多普勒超声显示淋巴结内部血流分布不均匀,血流信号减少。由于淋巴结髓质被挤压至一侧,所以彩色血流信号也偏于淋巴结一侧(图 3-5B)。

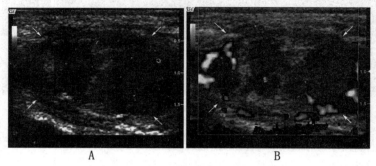

图 3-5　结核性淋巴结炎声像图

A.二维超声显示淋巴结内部回声不均,髓质显示不清;B.彩色多普勒超声显示淋巴结周边见较丰富血流

3.报告书写举例

左颈部可见多个明显增大淋巴结,边界不清,其中较大者 1.8 cm×1 cm,内部回声不均,髓质显示不清,CDFI:于淋巴结周边见较丰富血流。

超声提示:左颈部淋巴结肿大。

4.鉴别诊断

结核性淋巴结炎应与其他肿大淋巴结鉴别,特别是淋巴瘤。两者有很多相似之处,如 L/S 均<2,髓质可消失,肿大淋巴结相互融合较常见。正因为如此,两者的鉴别才十分重要。两者的不同之处在于:淋巴瘤皮质增宽多为非均匀性,而结核性淋巴结炎皮质增宽以均匀性多见;结核性淋巴结炎可有结内液化、坏死或钙化,结节与周边皮肤、组织有粘连,而淋巴瘤无上述改变。彩色多普勒超声显示结核性淋巴结炎的血流多位于结节周边,淋巴瘤的血流仍位于淋巴门的部位。

(三)恶性淋巴瘤

1.病理与临床

恶性淋巴瘤是原发于淋巴网状系统常见的恶性肿瘤,分为非霍奇金淋巴瘤(Non-Hodgkin's lymphoma,NHL)和霍奇金淋巴瘤(Hodgkin's lymphoma,HD)两大类。我国以 NHL 多见,国外 HD 较多见。其病因一般认为与辐射、化学致癌剂、病毒如类疱疹病毒(EB 病毒)等因素有关。本病主要侵犯淋巴结和结外淋巴网状组织。NHL 病变部位可以是全身淋巴结,也可以是结外淋巴组织。HD 病变部位主要是淋巴结,以颈部及锁骨上淋巴结最为多见,血管增生明显。

恶性淋巴瘤以男性多见,男女之比为 1.5:1。各年龄段均可发生,国内以 50～60 岁人群发病率最高。早期无明显症状,仅以浅表淋巴结肿大为首发症状。凡淋巴结无原因渐进性持久性增大,或先有淋巴结肿大,后出现发热者均应高度警惕是否为恶性病变。

2.声像图表现

超声表现为淋巴结明显肿大,多数为多发,可仅局限于单一解剖部位,也可以多个解剖部位同时发生。对怀疑本病的患者要注意检查全身其他部位有无肿大的淋巴结及受累及的脏器,以利于临床分期及预后的判断。

常规二维超声检查可见淋巴结明显增大,形态呈卵圆形或圆形。L/S 比值<2。中央髓质强回声消失或呈细线状,皮质非均匀增厚,使髓质及门部变形偏向一侧。由于临床常见的 NHL 的病理改变主要是单一成分肿瘤细胞克隆性增生浸润,故大多数恶性淋巴瘤性淋巴结内较均匀的

回声减低,仪器分辨力不够高时,显示近似于无回声,部分淋巴结有融合,融合的淋巴结之间仍能看出分界(图 3-6A)。

彩色多普勒超声显示淋巴结内血供丰富,血流信号几乎充满整个淋巴结(图 3-6B),采用多普勒能量图技术可以更加清晰地显示血管分布状态,门部血管粗大呈主干状,从主干血管发出许多分支伸向髓质和皮质,分布于整个淋巴结,其分支纤细,走行弯曲,有时非淋巴门处可见穿支血管。

3.报告书写举例

双颈部可见明显增大淋巴结,回声减低,呈类圆形,边界尚清晰,其中较大者 1.6 cm ×1.4 cm,髓质显示不清,CDFI:淋巴结内可见丰富且不规则血流。

超声提示:颈部淋巴结肿大,淋巴瘤可能性大。

4.鉴别诊断

与结核性淋巴结炎鉴别:见结核性淋巴结炎部分。

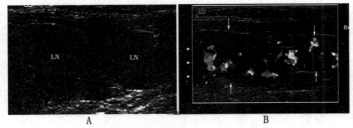

图 3-6 颈部非霍奇金恶性淋巴瘤声像图

A.二维超声显示淋巴结回声减低,呈类圆形,边界清晰,髓质显示不清;B.彩色多普勒超声显示淋巴结内丰富且不规则血流

(四)淋巴结转移癌

1.病理与临床

经淋巴系统转移是全身各系统恶性肿瘤转移的主要途径之一。浅表淋巴结由于位置表浅易于被发现,临床上触诊淋巴结增大,质地硬,固定,但患者可能无明显临床症状,故正确判断淋巴结病变性质,确定有无淋巴结转移,对于肿瘤的确诊、分期、治疗方案的确定、疗效观察和肿瘤进展的监控均有一定的临床意义。

颈部淋巴结转移癌的原发灶绝大多数在头颈部,尤以鼻咽癌和甲状腺癌的转移最为多见。锁骨上窝淋巴结转移的原发灶多在胸、腹部。腋窝淋巴结转移癌的原发灶多在乳腺。肿瘤细胞的浸润,使淋巴结内结构破坏,并有肿瘤新生血管形成,由于肿瘤组织的环绕压迫,新生血管走行迂曲,不规则。

2.声像图表现

超声表现为淋巴结肿大,外周包膜不清晰或有切迹,形态呈圆形、类圆形或分叶状,L/S 比值<1.5,淋巴结的浸润程度与 L/S 比值的减低呈密切相关。中央髓质强回声消失,或变窄呈细线状,皮质回声为不均匀的低回声或回声增强,并可有皮质不均匀增宽,门部偏心,淋巴结融合,可有坏死或局灶性钙化,对周围组织、大血管有挤压和浸润等征象(图 3-7A)。

彩色多普勒超声显示淋巴结转移癌有多血供和少血供,多血供者居多。结内血管失去正常分布形态,血流信号分布不均匀,血管移位,分支纤细,走行迂曲、紊乱,有的沿周边走行,多普勒能量图能够更加完整、清晰地显示肿瘤血管分布形态,非淋巴门处可见穿支血管。少血供者,结内血流很少,可有1~2条血流信号(图3-7B)。

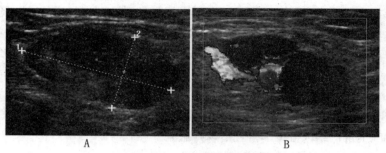

图 3-7　乳腺癌腋下淋巴结转移声像图

A.二维超声显示腋下淋巴结皮质不均匀增厚,皮髓质分界尚清晰,髓质偏心,皮质内可见点状强回声;B.彩色多普勒超声显示淋巴结内粗大且不规则血流

3.报告书写举例

左腋下可见明显增大淋巴结,呈椭圆形,其中较大者 1.7 cm×0.9 cm,皮质不均匀增厚,皮质内可见点状强回声,髓质受压移位,CDFI:淋巴结内可见粗大且不规则血流。

超声提示:左腋下淋巴结肿大,皮质内可见点状钙化,考虑乳腺癌淋巴结转移。

4.鉴别诊断

与良性淋巴结肿大鉴别:见淋巴结反应性增生部分。

六、淋巴结超声造影

在恶性肿瘤的诊断和治疗中,对肿瘤引流区内的淋巴结进行评价是十分重要的。前哨淋巴结是最具肿瘤转移危险性的,通过对前哨淋巴结的评价能够早期发现肿瘤转移,并能预测整个淋巴引流区是否受到侵犯。此外,淋巴结肿大往往是全身性疾病的局部表现,鉴别肿大淋巴结的良、恶性,对疾病的诊断和治疗有很大帮助。在高分辨率灰阶和彩色多普勒超声基础上,超声造影技术能进一步评价淋巴结的微循环情况,为明确肿大淋巴结的性质提供了更多信息。

淋巴系统的超声造影主要包括经静脉淋巴超声造影和经皮淋巴系统超声造影。当肿瘤转移到淋巴结时,肿瘤细胞会破坏其生长区域大部分微细血管。因此在灰阶超声造影上,淋巴结内部肿瘤浸润的区域常表现为低灌注区,坏死组织则表现为无灌注区。上述经静脉超声造影的特征为诊断转移性淋巴结提供了有力的依据。经皮淋巴系统超声造影可以显示从肿瘤的引流淋巴管,并追踪至前哨淋巴结。由于造影剂微泡颗粒较大,以及黏附、吞噬等因素,造影剂微泡只停留在第一级淋巴结内。这样可以准确定位前哨淋巴结,减少淋巴结清扫范围,减轻相应并发症。如果肿瘤细胞取代了正常的淋巴结内组织,则造影时显示该处充盈缺损。因此,发生转移的淋巴结常见的造影表现为不均匀增强、局灶性增强以及充盈缺损。

(秦丽平)

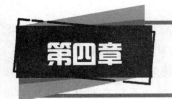

第四章　心血管疾病超声诊断

第一节　冠状动脉起源异常

近几年胚胎学究显示,冠状动脉发育晚于主肺动脉分隔,冠状动脉主干发育落后于冠状动脉口的发育。冠状动脉形成是远端冠状动脉向窦内生长与近端冠状动脉口两者相连接而成。因而先天性冠状动脉起源异常更准确地说是先天性冠状动脉连接异常。

一、病理解剖

冠状动脉正常起自于主动脉瓣的两侧窦内,开口一般为 2 个,有时为 3 个,右冠状动脉一般单独发出,而左冠状动脉可单独或与回旋支分为 2 个开口,起于主动脉的左后窦。异常起源的冠状动脉包括异常肺动脉起源的冠状动脉和异常主动脉起源的冠状动脉两大类(图 4-1)。

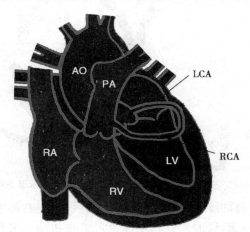

图 4-1　右冠状动脉异常开口于肺动脉解剖示意图

(LV 左心室;RV 右心室;LA 左心房;RA 右心房;PA 肺动脉;AO 主动脉;LCA 左冠状动脉;RCA 右冠状动脉)

当主、肺动脉完成旋转后,冠状血管若穿入到主动脉壁则形成主动脉上的冠状动脉开口;若穿入肺动脉壁则形成异常肺动脉起源的冠状动脉,通常在肺动脉瓣上左窦部,亦可在肺动脉后侧或分支。如冠状动脉起自主动脉的对侧窦、后窦、窦底部(低位开口)、窦管嵴上方 1 cm 以上(高位开口)均为异常主动脉起源的冠状动脉。左冠状动脉起始于肺动脉的患者,胎儿时期,冠状动脉大小正常;出生后左心室扩大,左心室壁常有瘢痕形成。右冠状动脉起源于肺动脉的患者,右冠状动脉管径扩张扭曲,管壁薄。

二、血流动力学

左冠状动脉起始于肺动脉的患者,胎儿时期,因左右心室血氧含量相近,压力持平,心肌灌注尚充分;出生后由于肺动脉压力明显降低,且低于左心室,故左冠状动脉灌注随之减少,左心室前向灌注不足而出现心肌缺血、梗死甚至并发室壁瘤以及充血性心力衰竭。若左右冠状动脉间存在侧支循环时,临床可无症状(图 4-2、图 4-3)。

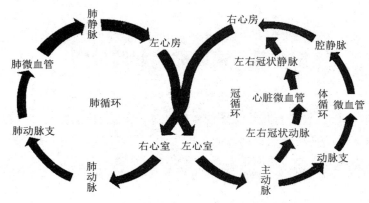

图 4-2　冠状动脉正常起源血流动力学示意图

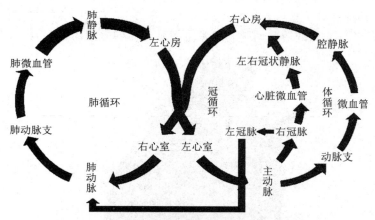

图 4-3　左冠状动脉起源于肺动脉血流动力学示意图

右冠状动脉起源于肺动脉的患者,当侧支循环建立后,可使右心室的血液供应得到代偿,此时右冠状动脉管径扩张,管壁薄,同时左冠状动脉也可扩张扭曲。可伴冠状动脉"窃血"现象,使左冠状动脉供血不足。

三、诊断要点

(一)二维超声心动图

左(右)冠状动脉窦处不显示左(右)冠状动脉开口,而在主动脉其他部位或肺动脉壁可探测到冠状动脉开口;病变冠状动脉代偿性扩张,走行迂曲;心肌缺血出现相应心室腔扩大,节段性室壁运动减低,严重者出现室壁瘤。

(二)彩色多普勒超声心动图

冠状动脉起源于主动脉者无明显改变,而冠状动脉起源于肺动脉的患者显示由冠状动脉开口处向肺动脉内的分流血流信号;部分患者于心肌内可见异常增粗的冠状动脉及丰富的血流信号;可出现瓣膜反流(图 4-4)。

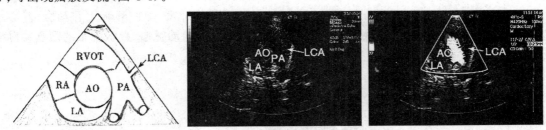

图 4-4 大动脉短轴切面显示左冠状动脉异常起源于肺动脉,彩色多普勒可探及持续性血流信号进入肺动脉
(LA 左心房;RA 右心房;PA 肺动脉;AO 主动脉;LCA 左冠状动脉;RVOT 右心室流出道)

(三)频谱多普勒超声心动图

起源于肺动脉的冠状动脉内可探及以舒张期为主的连续性频谱,流速较高。心肌内血流表现为湍流频谱。

四、诊断注意点

左冠状动脉主干闭锁的患者血流动力学改变与左冠状动脉起源于肺动脉相近,在左冠窦处均未探及正常冠状动脉开口,两者须进行鉴别,主要观察肺动脉内是否有冠状动脉开口以及是否有血流进入肺动脉。

五、鉴别诊断

(一)冠状动脉瘘

左冠状动脉瘘起源于肺动脉时应与右冠状动脉-肺动脉瘘进行鉴别。鉴别要点在于右冠状动脉-肺动脉瘘患者,于左冠状动脉窦可探及左冠状动脉的开口。

(二)动脉导管未闭

鉴别要点在于动脉导管未闭患者的分流信号起自降主动脉,脉冲多普勒探测是以收缩期为主的连续性血流信号,血流速度较快;冠状动脉起源于肺动脉者,于冠状动脉开口处可探及分流束进入肺动脉,脉冲多普勒显示以舒张期为主的连续性血流信号,血流速度较慢。

(卢伟荣)

第二节 冠状动脉瘘

冠状动脉瘘(congenital coronary artery fistula,CAF),是一种罕见的先天性冠状动脉畸形,发病率约占先天性心脏病的 0.3%,极少数患者自然痊愈,随着年龄增大,并发症增多。

一、病理解剖

冠状动脉瘘是指冠状动脉主干或其分支直接与心腔或大血管等异常交通。根据瘘口位置，可分为冠状动脉-心腔瘘和冠状动脉-血管瘘等。左右冠状动脉均可发生，但以右冠状动脉较多见（50％～60％），引流部位依次为右心室、右心房（包括冠状静脉窦、上腔静脉）、肺动脉、左心房和左心室。病变的冠状动脉显著扩张、粗大、壁薄，有时形成冠状动脉瘤，囊状扩张的冠状动脉瘤内可形成血栓（图4-5）。

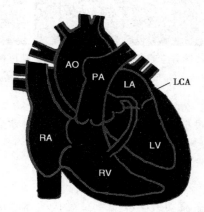

图4-5 左冠状动脉右心室瘘解剖示意图

（LV 左心室；RV 右心室；LA 左心房；RA 右心房；PA 肺动脉；AO 主动脉；LCA 左冠状动脉）

二、血流动力学

冠状动脉瘘对血流动力学的影响主要取决于瘘口的大小及瘘入部位。若瘘口小，对血流动力学不产生较大影响；若瘘口大，就加重相应心室的负荷，最终引起右心衰竭或左心衰竭。若瘘入右心系统产生左向右分流，瘘管较大，可增加右心室负荷和肺血流量；瘘入左心系统产生动脉-动脉样分流，瘘管较大，可增加左心室负荷，出现左心室扩大。

大部分冠状动脉血流经瘘管分流，致使远端的冠状动脉血流量减少，可造成冠状动脉"窃血"现象而使病变冠状动脉供应的心肌产生缺血表现（图4-6）。

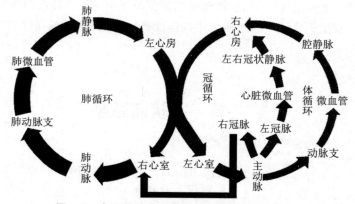

图4-6 右冠状动脉右心室瘘血流动力学示意图

三、诊断要点

(一)定性诊断

1.二维超声心动图

(1)冠状动脉近端扩张:多切面可见冠状动脉起始部不同程度扩张,内径多大于 6 mm,严重者可呈菱形或囊状瘤样改变。

(2)冠状动脉走行异常:冠状动脉异常走行于心脏表面或心肌内,增粗迂曲,变换探头方向可追踪其走行至瘘口。

(3)瘘口可单发或多发,扩张呈瘤样或管状样。

(4)继发性改变:瘘口进入的心腔或血管扩大;个别报道可见节段性室壁运动异常(心肌梗死者)、瓣膜或瘘口赘生物(感染性心内膜炎者)。

(5)可合并其他心脏畸形等。

2.彩色多普勒超声心动图

异常扩张、迂曲走行的冠状动脉内探及多彩相嵌的血流信号。

3.频谱多普勒超声心动图

瘘入右心系统和左心房时,瘘口处可探及连续性的湍流频谱。瘘入左心室时,瘘口处仅探及舒张期的湍流频谱(图 4-7、图 4-8)。

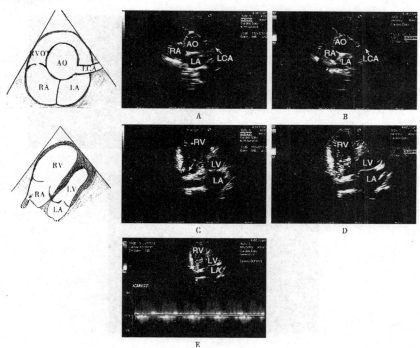

图 4-7　冠状动脉右心室瘘,瘘支起自左冠状动脉

(A 大动脉短轴切面显示左冠状动脉开口扩张;B 彩色多普勒于左冠状动脉开口处彩色血流;C 非标准四腔心切面见左冠状动脉开口于右心室;D 彩色多普勒于左冠状动脉瘘口处花彩相嵌血流信号;E 频谱多普勒显示瘘口处连续性分流信号)(LV 左心室;RV 右心室;LA 左心房;RA 右心房;AO 主动脉;LCA 左冠状动脉;RVOT 右心室流出道)

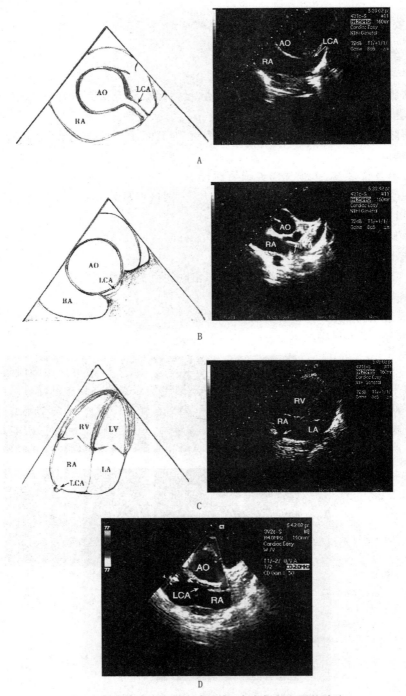

图 4-8　冠状动脉右心房瘘患者,瘘支起自左冠状动脉

(A.非标准大动脉短轴切面显示左冠状动脉开口扩张;B.变换探头方向显示左冠状动脉分支迂曲走行;C.心尖四腔心切面显示左冠状动脉开口于右心房;D.彩色多普勒显示左冠状动脉内花彩相嵌血流信号)(LA 左心房;RA 右心房;LV 左心室;RV 右心室;AO 主动脉;LCA 左冠状动脉)

(二)分型诊断

不同类型的冠状动脉瘘,治疗方案有差别,因此瘘口的定位对于指导临床治疗方案的选择具有重要意义(图 4-9)。

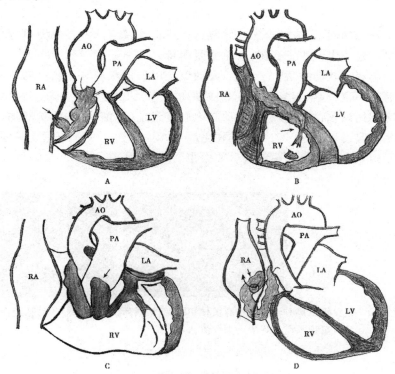

图 4-9　冠状动脉瘘分型图

(A.冠状动脉右心房瘘;B.冠状动脉右心室瘘;C.冠状动脉肺动脉瘘;D.冠状动脉冠状静脉窦瘘)(LV 左心室;RV 右心室;LA 左心房;RA 右心房;PA 肺动脉;AO 主动脉)

1.冠状动脉右心房瘘

瘘口在右心房前壁,来自右冠状动脉分支;瘘口在右心房后壁,来自右冠状动脉或左回旋支;瘘口在上腔静脉入口处,来自右冠状动脉或左冠状动脉分支。

2.冠状动脉右心室瘘

瘘口在右心房室沟,来自右冠状动脉分支;瘘口在右心室圆锥部,来自右冠状动脉或左前降支的分支;瘘口在右心室横膈壁,来自右冠状动脉和左旋支。

3.冠状动脉左心室瘘

瘘口在左心室流出道主动脉根部,来自左冠状动脉;瘘口在左心室后基底部,来自右冠状动脉分支。

4.冠状动脉肺动脉瘘

瘘口多在肺动脉近端前壁、左右肺动脉分叉处前壁,来自左、右冠状动脉的分支直接交通。

5.冠状动脉左心房瘘

瘘口多在前壁,多来自左冠状动脉主支或左回旋支的分支。

四、诊断注意点

（1）合并症：其中20％合并其他先天性心脏病变（房间隔缺损、室间隔缺损、动脉导管未闭和左位上腔静脉等）。

（2）瘘口数量：根据瘘管形成的冠状动脉数目和终止点（瘘口）数目分为单冠瘘、多冠瘘及单瘘口瘘、多瘘口瘘。检查中应注意探测，以免遗漏诊断。

（3）注意有无出现冠状动脉"窃血"现象：此现象是由于冠状动脉血流大部分流入心腔，远端血流减少，心肌灌注不足，产生相应区域心肌缺血。

（4）冠状动脉粥样硬化：发生瘘的冠状动脉内血流紊乱，速度增快，流量增加，容易造成冠状动脉内膜损伤，相对容易发生冠状动脉粥样硬化。

（5）感染性心内膜炎者可见瓣膜或瘘口赘生物。

（6）经食管超声心动图可获得更好的声窗，清晰显示病变血管的走行及比邻关系（图4-10）。

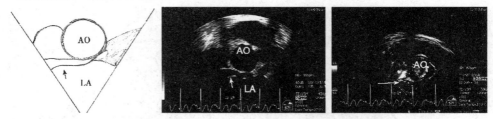

图4-10　经食管超声心动图大动脉短轴切面，箭头所示清晰显示冠状动脉走行，
并可见冠脉内花彩相嵌的血流信号

（LA 左心房；AO 主动脉）

五、鉴别诊断

（一）冠状动脉瘤

冠状动脉瘤可表现为近端冠状动脉局限性扩张，须与冠状动脉瘘进行鉴别。鉴别要点：冠状动脉瘤远端与心腔或血管无交通，而冠状动脉瘘与心腔或血管存在交通，彩色多普勒可清楚显示瘘口处的异常血流。

（二）左冠状动脉起源于肺动脉

左冠状动脉起源于肺动脉时，由于肺动脉压力小于主动脉，血流将通过侧支循环由右冠状动脉灌注左冠状动脉及肺动脉，冠状动脉将增宽并迂曲走行，须与右冠状动脉-肺动脉瘘进行鉴别。鉴别要点在于右冠状动脉-肺动脉瘘者，于左冠状动脉窦可探及左冠状动脉的开口，而后者无此征象。

（卢伟荣）

第三节　冠状动脉瘤

冠状动脉瘤是指冠状动脉局限性的明显扩张。多为继发性改变，其中以动脉粥样硬化性病变最为常见，约占52％，其他可见于真菌或梅毒感染、结缔组织病和川崎病。先天性冠状动脉瘤较少见,约为15%。

一、病理解剖

先天性冠状动脉瘤发生于冠状动脉的任何部位,可单发或多发,多见于冠状动脉的分叉处,以右冠状动脉瘤最为常见。瘤体可呈梭形或囊状,最大直径可达15 cm(图4-11)。

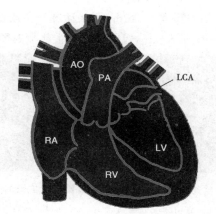

图4-11 左冠状动脉瘤解剖示意图

(LV 左心室;RV 右心室;RA 右心房;PA 肺动脉;AO 主动脉;LCA 左冠状动脉)

继发性冠状动脉瘤常由冠状动脉粥样硬化及川崎病引起。冠状动脉粥样硬化破坏了动脉血管壁中层弹力纤维,从而引起冠状动脉瘤样增宽;川崎病引起冠状动脉急性炎症,动脉管壁瘢痕化、内膜增厚钙化,继而形成冠状动脉瘤。两者的发病部位通常位于冠状动脉近端。

二、血流动力学

冠状动脉瘤扩张的血管壁,因内壁不规则引起血流方向的改变和滞留加上内皮细胞的破坏,就容易形成血栓使管腔变细狭窄出现心肌供血不足。栓子脱落可导致急性心肌梗死,甚至猝死。除此之外,心肌缺血还与冠状动脉瘤的"窃血现象"有关,即舒张期冠脉血流进入动脉瘤,收缩期血液又返回到冠状动脉,造成远端心肌供血减少。冠状动脉瘤破裂至心包腔,发生急性心脏压塞而死亡。破入心腔冠状窦静脉、肺动脉形成冠状动脉瘘的病理生理改变,若破口大又破入低压的心腔,严重时可发生充血性心力衰竭(图4-12)。

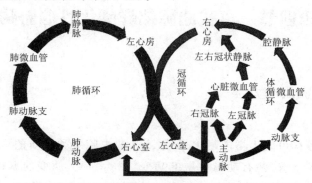

图4-12 右冠状动脉瘤破入右心室血流动力学示意图

三、诊断要点

(一)二维超声心动图

冠状动脉表现分为以下 4 级。

(1)正常:冠状动脉内径小于 2.5～3 mm,冠状动脉与主动脉内径的比值小于 0.16。

(2)扩张:冠状动脉内径增宽,3～4 mm,冠状动脉与主动脉内径的比值介于 0.16～0.3。

(3)动脉瘤形成:冠状动脉局部内径 4～8 mm,冠状动脉与主动脉内径的比值 0.3～0.6。

(4)巨大动脉瘤:冠状动脉内径大于 8 mm,冠状动脉与主动脉内径的比值大于 0.6(图 4-13)。

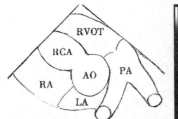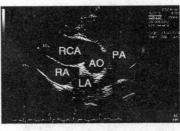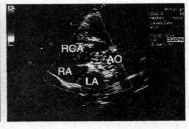

图 4-13 大动脉短轴切面显示右侧冠状动脉瘤样扩张,彩色多普勒显示扩张的右侧冠状动脉内丰富的血流信号

(LA 左心房;RA 右心房;PA 肺动脉;AO 主动脉;RCA 右冠状动脉;RVOT 右心室流出道)

(二)彩色多普勒超声心动图

于扩张的瘤体可探及花彩血流信号,血流缓慢,可见涡流样改变。

(三)其他并发症

(1)冠状动脉瘤内血栓形成:于扩张的冠状动脉瘤内可见异常回声,较大者可引起管腔变窄;

(2)心肌梗死:若血栓脱落,可引起远端冠状动脉栓塞,发生心肌梗死。

四、鉴别诊断

与冠状动脉瘘进行鉴别。冠状动脉瘘患者的冠状动脉为全程扩张,与心腔或大血管间有异常交通。而冠状动脉瘤没有相应的表现。

(卢伟荣)

第四节　冠状动脉粥样硬化性心脏病

一、病理解剖及血流动力学

(一)病理解剖

冠状动脉各个节段均可发生粥样硬化,受累动脉的内膜有类脂质的沉着,复合糖类的积聚,继而纤维组织增生和钙沉着,并有动脉中层的病变(图 4-14)。病变的总检出率、狭窄检出率和平均级别均以前降支最高,其余依次为右主干、左主干或左旋支、后降支。

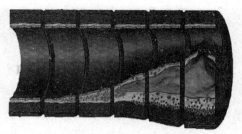

图 4-14　冠状动脉粥样硬化病理解剖示意图

冠状动脉粥样硬化分为三度:①Ⅰ度仅为内膜增厚,回声均匀一致,无突出的斑块;②Ⅱ度可见内膜增厚,回声不均匀中有突出管腔的斑块,管腔小于正常的 1/2;③Ⅲ度内膜形态消失为斑块所代替,已无明确管腔,直径小于正常的 1/3。

(二)血流动力学

正常冠状动脉血流在心动周期中不断变化,受主动脉血流、心室肌收缩状态和主动脉瓣启闭的影响。左冠状动脉收缩期灌注的血流量占心动周期灌注量的 1/3,而舒张期占 2/3。右冠状动脉的血流量收缩期与舒张期相似。冠状动脉舒张期血流流速为 30～80 cm/s,收缩期为 12～20 cm/s。当心外膜下大的冠状动脉明显狭窄时,冠状动脉血流阻力增加。冠状动脉管径狭窄超过 50% 以上时,出现心肌缺血。

二、室壁运动分析

(一)左心室壁节段划分及冠脉供血与心肌节段的关系

目前最常用的节段划分法是 1989 年美国超声心动图学会推荐的左心室 16 节段分段法。取胸骨旁长轴、心尖四腔心及心尖二腔心切面将长轴分为三段,从二尖瓣环水平至乳头肌尖端为基底段、乳头肌尖端至乳头肌根部为中间段、乳头肌根部以下为心尖段。短轴切面于二尖瓣环及左心室中间段切面各分为前壁、前侧壁、后侧壁、下壁、前室间隔及后室间隔共 12 节段,左心室短轴心尖段分为前壁、侧壁、间隔、下段 4 节段,总数为 16 节段(图 4-15)。

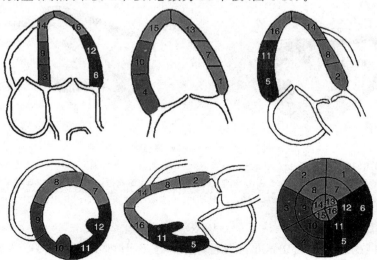

图 4-15　美国超声心动图学会按冠状动脉血液供应的左心室 16 节段分段法

　　胸骨旁左心室长轴切面显示前室间隔及左心室后壁。前室间隔由冠状动脉左前降支供血，室间隔基底段 1~2 cm 由第一穿隔支供血，根据室间隔基底段运动是否异常可明确前降支堵塞部位在第一穿隔支之前或之后。左心室后侧壁通常由冠状动脉左旋支供血。乳头肌水平左心室短轴切面可观察三支冠状动脉供血区。左心室前壁及室间隔的前 2/3 由前降支供应。左心室下壁中间部分以及室间隔的后 1/3 由后降支供应。后降支通常由右冠状动脉分出，若为冠状动脉左优势型则后降支可起源于左回旋支。左心室前侧壁常由左回旋支供血。心尖左心二腔心切面显示左心室前壁及下壁。前壁及下壁的心尖段由左前降支供血，下壁的中间段及基底段由后降支供血。心尖四腔心可观察后室间隔及左心室前侧壁。后室间隔的远端 1/2 或 2/3 及心尖由左前降支供血，后室间隔的近段 1/2 或 1/3 由后降支供血。前侧壁基底段及中间段由左回旋支供血。

　　右心室壁分段则参照 Nanda 等利用剑突下右心室流入流出道切面、心尖四腔心切面、剑突下四腔心切面及剑突下乳头肌短轴切面分为游离壁及下壁，又分为近段、中段及心尖段（图 4-16）。

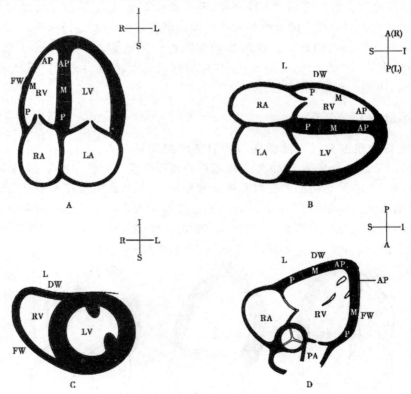

图 4-16　Nanda 右心室壁分段法

（A 心尖四腔心切面；B 剑突下四腔心切面；C 剑突下乳头肌短轴切面；D 剑突下右心室流入流出道切面）（AP 心尖段；M 中间段；P 近段；FW 右心室游离壁；LV 左心室；DW 右心室下壁；L 肝脏；RA 右心房；LA 左心房；PA 肺动脉；A 主动脉；P 后；I 前；S 上；R 右；L 左）

（二）室壁增厚率

　　心室室壁节段的运动可受其邻近心肌运动的影响，有时可导致医师对心肌缺血的误判，出现假阳性或假阴性。而应用 M 型超声心动图，计算收缩期室壁增厚率的变化不受邻近心肌运动的影响可作为观察室壁运动的定量指标。计算公式如下：室壁增厚率＝（收缩期厚度－舒张期厚度)/舒张期厚度×100％室壁增厚率正常值平均为30％,低于30％为室壁运动异常。

(三)左心室室壁运动分析

1.目测定性法

以肉眼观察室壁运动幅度和协调程度。

2.目测半定量法

选用心内膜面清楚的短轴切面观察,尽量取同一心动周期的舒张末期与收缩末期两幅图像,测定两期心内膜移动的距离;并应用M型超声心动图,计算收缩期室壁增厚率和采用室壁运动记分法进行分析。计分标准:运动正常为1分,心内膜运动幅度>5 mm,收缩期室壁增厚率>25％;运动减弱为2分,心内膜运动幅度<5 mm,收缩期室壁增厚率<25％;运动消失为3分,收缩期心内膜运动及室壁增厚率均消失;运动反向为4分,收缩期室壁向外运动并变薄;室壁瘤为5分,室壁变薄,收缩期该节段运动方向与正常心肌节段相反,并有明显的转折点。室壁运动计分指数(wall motion score index;WMSI)计算公式:WMSI＝各节段判分总和/判分节段数。WMSI 1分者为正常,大于或等于2分为显著异常。

3.电子计算机自动分析法

选好心内膜面清楚的图像后,由计算机自动分区并进行分区测量和报告数据。

三、超声诊断要点及注意点

(一)诊断要点

1.定性诊断

(1)二维超声心动图:经食管超声心动图及血管腔内超声显示冠状动脉管壁回声增强,管腔内有斑块致管腔狭窄或闭塞;经胸超声心动图难以显示上述病变,偶可在主干处探及斑块高回声(图4-17、图4-18)。

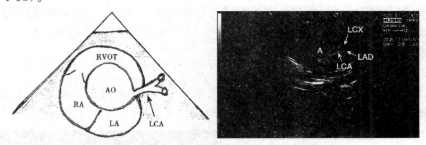

图 4-17　二维超声心动图显示左冠状动脉近端走行

(LA 左心房;RA 右心房;AO 主动脉;LCA 左冠状动脉;RVOT 右心室流出道;LCX 左回旋支;LAD 左前降支)

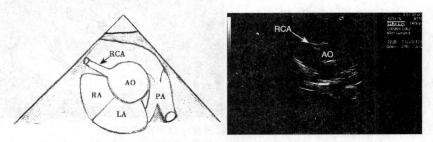

图 4-18　二维超声心动图显示右冠状动脉近端走行(RCA 右冠状动脉)

(LA 左心房;RA 右心房;AO 主动脉;PA 肺动脉;RCA 右冠状动脉)

（2）彩色多普勒超声心动图：冠状动脉管腔狭窄处探及花彩血流束。

（3）多普勒超声心动图：冠状动脉管腔狭窄局部血流流速较高并呈充填型频谱。

2.定位诊断

冠状动脉病变多好发于血管分叉处，舒张期血流速度小于 30 cm/s 时，提示取样点远端狭窄；当血流速度大于 80 cm/s 时，提示取样点近端狭窄。发现狭窄病变后，测量狭窄起始点与该血管起始之间距离，作出定位诊断。

3.定量诊断

（1）狭窄管径的判定以最狭窄处与其相邻的正常管腔径相比，狭窄程度诊断标准：Ⅰ度0％～25％，Ⅱ度26％～50％，Ⅲ度50％～75％，Ⅳ度75％～99％。

（2）左冠状动脉和右冠状动脉主干壁厚正常为1～2 mm，大于2 mm为管壁增厚。

（3）若有冠状动脉瘤则应测量其大小及距开口的距离。

（二）诊断注意点

（1）冠状动脉的显示受个人的经验及仪器的分辨力影响，差别较大。未探及管腔狭窄并不能否定其远端冠状动脉的病变。

（2）探查中，应认真观察是否出现局部室壁运动异常及心内膜回声情况。

四、心肌梗死

有实验研究证实急性阻断冠状动脉后 30 分钟，心肌坏死，并由心内膜向心外膜发展，4～6 小时后形成室壁全层透壁性坏死。

（一）病理解剖

发生心肌梗死后心肌组织的变化有一定的规律性：第一周心肌凝固性坏死，伴白细胞浸润、间质充血出血及水肿。声像图显示该处心肌回声明显减低；第二周坏死的肌纤维逐渐被吞噬细胞所吞噬，周边肉芽组织形成，坏死区回声增强与非梗死区接近，心室壁变薄；第三至六周肉芽组织增多，并出现胶原纤维。声像图显示梗死区室壁回声明显增高，与非梗死区对比鲜明。

（二）诊断要点

1.左心室急性心肌梗死

（1）二维超声心动图：第一周梗死节段室壁无明显变薄，回声减低。第二周之后梗死节段收缩期室壁变薄、回声增强。部分患者可见室壁瘤形成（图 4-19）。

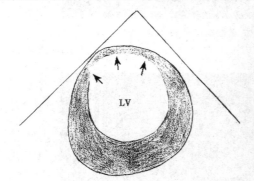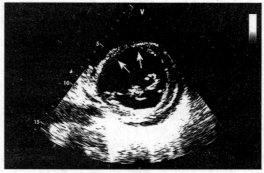

图 4-19　左心室短轴切面显示室间隔室壁变薄

（LV 左心室）

（2）M型超声心动图：梗死节段室壁运动异常，表现为运动减弱、无运动或反常运动。未受累节段代偿性收缩增强，收缩幅度增高和增厚率增加。心室泵功能减低，射血分数降低，表现为主动脉瓣及二尖瓣开放幅度减低（图4-20）。

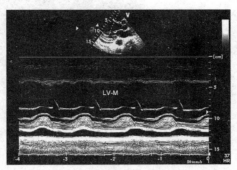

图4-20　M型超声心动图示前室间隔与后壁呈部分同向运动

2.陈旧性心肌梗死

（1）二维超声心动图：梗死节段室壁变薄伴回声明显增强，心内膜回声相应增强。

（2）M型超声心动图：梗死节段室壁不运动或明显运动减弱。心室泵功能减低，射血分数降低。

3.右心室心肌梗死

（1）二维超声心动图：右心室扩大，右心室壁节段性室壁运动异常。

（2）M型超声心动图：右心室舒张末径/左心室舒张末径比值大于0.6，右心室舒张末径/体表面积$\geqslant$18 mm/m^2。

（三）诊断注意点

（1）心尖的血液供应三支血管有交叉，心尖下壁可能由前降支或后降支供血，心尖侧壁可能由前降支的直角支或左旋支的分支供血。通常这两个重叠供血节段以左前降支占优势。

（2）室壁运动异常范围的判断在冠脉阻断2小时内将高估梗死面积，48小时后判断与梗死面积相关较好。

（3）心肌梗死相对的节段心肌未见代偿收缩增强应考虑多支血管病变。

（4）室壁运动计分指数有时可出现误判：如下壁无运动而前壁运动代偿性增强，可产生室壁运动计分指数正常的假象。

（四）心肌梗死并发症

1.真性室壁瘤

真性室壁瘤发生在透壁性梗死伴全层瘢痕形成的心肌节段，多见于前降支供血的心肌节段。超声表现有如下特点。

（1）二维超声心动图：室壁瘤处室壁变薄，仅为正常壁厚的1/3～1/2，回声增强，全心动周期均膨出；收缩期室壁瘤与正常室壁间有明显的交界点；瘤颈宽，瘤颈内径/瘤体最大内径比值为0.5～1（图4-21）。

（2）M型超声心动图：膨出部分的室壁运动消失或矛盾运动。除少数较小室壁瘤外，常伴有左心功能明显损害，整体收缩功能多数下降，EF小于40%。

（3）彩色多普勒超声心动图：瘤内可见缓慢旋转的血流信号。

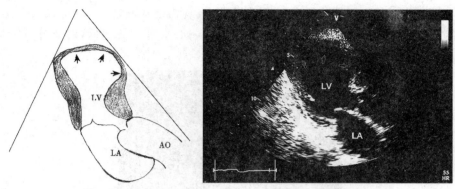

图 4-21　左心室长轴切面显示心尖室壁变薄,室壁瘤形成

(LA 左心房;LV 左心室;AO 主动脉)

2.假性室壁瘤

假性室壁瘤的形成是由于心室游离壁破裂后由局部心包与血栓包裹血液形成一个与左心室腔相交通的囊腔。超声表现有如下特点。

(1)二维超声心动图:室壁连续性中断,于心腔外显示与心室腔相通的无回声腔,其壁为心包。瘤颈狭窄,瘤颈与最大瘤腔径比值小于 0.5。无回声腔内多有回声强弱不一的血栓。

(2)彩色多普勒超声心动图:血流在破口处往返于心室腔与瘤腔之间。

3.心室游离壁破裂

心脏破裂是严重的并发症,常发生于左旋支阻塞而致的后侧壁透壁性梗死。超声表现有如下特点。

(1)二维超声心动图:室壁回声中断,破裂处局部搏动显著减弱或无运动,心包腔内大量积液。

(2)彩色多普勒超声心动图:彩色血流束由破裂口进入心包腔。

4.室间隔穿孔

室间隔穿孔发生率占急性心肌梗死病例的 0.5%~1%,病死率高,约 54%。穿孔部位多位于室间隔心尖段,常伴随梗死伸展特征,亦常见于后室间隔。穿孔缺损直径自数毫米至数厘米不等,但通常直径<4 cm。多数穿孔为单个,少数可见多个穿孔。室间隔穿孔多伴随左心室前壁和下壁或右心室心肌梗死。超声表现有如下特点。

(1)二维超声心动图:穿孔处室间隔回声中断,周围室壁变薄呈矛盾运动或无运动;穿孔处直径收缩期大于舒张期;左心,右心室均扩大并左心室功能不全。

(2)彩色多普勒超声心动图:收缩期花彩血流束经穿孔处由左心室进入右心室(图 4-22)。

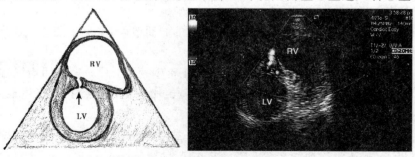

图 4-22　心尖非标切面显示后室间隔回声中断,彩色多普勒探及左向右分流

(LV 左心室;RV 右心室)

（3）频谱多普勒超声心动图：收缩期于穿孔处右心室侧可记录到高速分流频谱。

5.乳头肌断裂

乳头肌断裂是一少见的急性心肌梗死并发症，常在急性心肌梗死后的 2～7 天发生，可引起急性二尖瓣关闭不全、肺水肿和心源性休克。如不予治疗，预后较差，第一周病死率可达 80%。超声表现有如下特点。

（1）二维超声心动图：二尖瓣瓣叶呈连枷样活动。收缩期瓣叶进入左心房，舒张期又返回左心室。

（2）彩色多普勒超声心动图：收缩期探及经二尖瓣口进入左心房的反流束，部分乳头肌断裂可有中度或重度反流，完全断裂则均为严重反流。

（3）频谱多普勒超声心动图：于左心房内二尖瓣口处探及高速收缩期反向湍流频谱（图 4-23）。

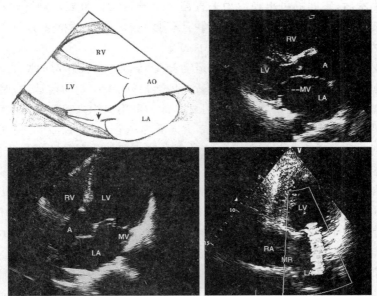

图 4-23 心肌梗死后二尖瓣后叶腱索断裂，收缩期左心房内探及大量二尖瓣反流信号

（LA 左心房；RV 右心室；LV 左心室；AO 主动脉；MV 二尖瓣；MRI 二尖瓣反流）

6.心室附壁血栓

心室梗死区的附壁血栓最常见于心尖部或前壁急性心肌梗死患者，尤其是大面积透壁性梗死伴室壁瘤者，多发生在发病的 10 小时内。超声表现有如下特点。

（1）二维超声心动图：绝大多数血栓附着于室壁运动异常节段处，以心尖部前壁、前间隔及前外侧壁多见。大部分血栓不活动，基底宽，形态不规则。极少数血栓有蒂并随心脏的运动而自由活动。

（2）彩色多普勒超声心动图：可发现血栓部位局部血流充盈缺损（图 4-24）。

五、鉴别诊断

冠状动脉粥样硬化性心脏病患者超声心动图主要表现为室壁运动异常及心功能下降，因此，要与下列几种可引起室壁运动异常的疾病进行鉴别诊断。

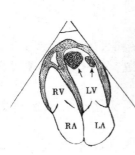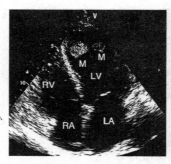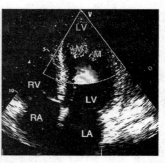

图 4-24　心肌梗死后心尖部探及高回声附壁血栓

（LA 左心房；RV 右心室；LV 左心室；RA 右心房；M 血栓）

（一）心脏手术后

患者行心脏手术后，室间隔可出现运动平直甚至矛盾运动。与冠状动脉粥样硬化性心脏病的鉴别要点在于其室间隔收缩期增厚率正常，并且有明确的心脏手术病史。

（二）完全性左束支传导阻滞

完全性左束支传导阻滞时，患者心室壁的运动会受到心电除极异常的影响。超声心动图可见室间隔运动异常，即除极开始室间隔快速短暂向后运动，收缩中期向前运动，晚期又向后运动。本病患者室间隔增厚率正常。室壁应变未见明显异常。采用组织多普勒显像技术检测束支传导阻滞患者心室心肌加速度的起始位置及其分布，并与正常人在相同时相和心室切面进行比较，可与冠心病进行鉴别并评价受束支传导阻滞影响的心室壁心肌的位置和范围。

（三）预激综合征

A 型预激综合征可见到左心室后壁运动异常，随着除极开始左心室后壁短暂地向前运动。B 型预激综合征可见类似完全性左束支传导阻滞的室间隔异常运动。鉴别要点在于预激综合征患者的室间隔增厚率正常。在旁路前向传导的患者，组织多普勒显像还可以显示旁路位置。

（四）右心室起搏也可见类似完全性左束支传导阻滞的室间隔运动异常

若起搏电极位于右心室流出道，整个收缩期室间隔将向前运动。如起搏电极位于右心室心尖处，可见收缩期室间隔短暂快速地向后运动。鉴别要点在于患者的室壁增厚率正常，右心室腔内可探及起搏导管。组织多普勒显像加速度模式有助于显示起搏点。

（卢伟荣）

第五节　扩张型心肌病

扩张型心肌病（dilated cardiomyopathy，DCM）既往称为充血型心肌病，是原发性心肌病的最常见类型，其特点是心肌收缩无力，心排血量减少，心脏普遍扩大。扩张型心肌病病因不明，发病因素有可能为感染、营养缺乏、酒精中毒、代谢性疾病或自身免疫性疾病等。

一、病理解剖

扩张型心肌病的主要病理解剖改变是全心扩大（全心型）或左心扩大为主（左心室型）或右心

扩大（右心室型）。心肌重量增加,心肌纤维不均匀肥大、退行性变及间质性纤维化,室壁厚度低于正常,心内膜纤维性增厚和心外膜轻度局灶性淋巴细胞浸润。心肌间质性纤维化是最常见的病变,呈灶性分布于室壁的内缘,也可出现心壁成片受损,心脏的起搏传导系统均可受侵犯;晚期可有心肌细胞溶解;双侧心房亦可扩大,心室腔内常见附壁血栓。

二、血流动力学

扩张型心肌病的患者,心肌病变使心脏收缩力减弱,左心室射血分数和心搏量下降。早期心搏量减少由增加心率代偿,心排血量尚可维持。后期失代偿,左心室收缩末期残余血量增多,舒张末期压增高,心腔扩大,瓣环增大,造成二、三尖瓣关闭不全,发生充血性心力衰竭。进而左心房、肺静脉压及肺动脉压力相继升高,最后出现右心衰竭,心腔进一步扩大,心室壁内张力增大,氧耗增多,心肌变薄,心率加速引起心肌相对缺血,而心肌摄氧的能力已达极限,因而可引起心绞痛;当心脏传导系统受累可引起各种心律失常。

三、诊断要点

(一)定性诊断

1.二维超声心动图

各房室腔均明显扩大,以左心室扩大更显著,左心室流出道明显增宽;严重者整个心脏呈球形扩大伴肺动脉增宽。心腔的扩大以前后、左右径增加为显著。相对缩小的二尖瓣口与扩大的心腔形成明显的“大心腔、小瓣口”。随着心腔的扩大,腱索与乳头肌出现相应的延长和肥大。在左心室收缩功能明显减退的患者,左心室内可见附壁血栓形成或合并心包积液。

2.M型超声心动图

心室壁多数变薄,呈弥漫性运动幅度减低,以室间隔为明显;室壁增厚率、左心室短轴缩短率明显下降;二尖瓣开放幅度的减低和左心室舒张末期内径的增大,使舒张早期二尖瓣前叶 E 峰与室间隔之间的距离增大(图 4-25)。

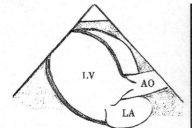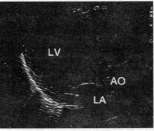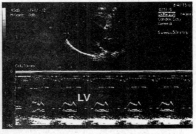

图 4-25　左心室长轴切面见左心室扩大,二尖瓣相对缩小(大心腔、小瓣口),M 型超声见室壁运动明显减弱,舒张期二尖瓣 E 峰顶端至室间隔左心室面间的距离(EPSS)增大

(LA 左心房;LV 左心室;AO 主动脉)

3.彩色多普勒超声心动图

心室收缩功能下降,导致各瓣口的血流速度降低,瓣口血流显色暗淡。由于瓣环扩大以及乳头肌和腱索向心尖的移位,收缩期二尖瓣及三尖瓣瓣尖对合不良,瓣口关闭不全,于左心房及右心房内可探及反流束(图 4-26)。

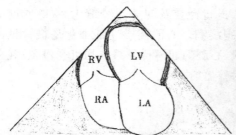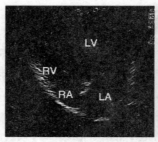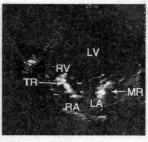

图 4-26　四腔心切面见左心扩大,二尖瓣、三尖瓣相对性关闭不全

(LA 左心房;RV 右心室;LV 左心室;RA 右心房;MRI 二尖瓣反流;TR 三尖瓣反流)

4.频谱多普勒

左心室收缩功能下降,导致左心室流出道及主动脉瓣口流速下降。在病程早期,二尖瓣正向血流频谱 E 波流速下降,A 波流速增高,随着病情发展,E 波升高,A 波流速减低。收缩期二尖瓣及三尖瓣瓣尖对合不良,瓣口关闭不全,于左心房及右心房内可探及反流频谱。

(二)定量诊断

(1)心腔扩大,左心室舒张末径大于 55 mm。左心室流出道增宽,前后径大于 35 mm。M 型超声心动图显示舒张期二尖瓣 E 峰顶端至室间隔左心室面间的距离(EPSS)大于 10 mm(正常为 2～5 mm)。

(2)左心室收缩功能下降,射血分数小于 50%。收缩功能下降可采用如下分级标准:在静息状态下,小于 50%可认为左心室收缩功能减低,41%～50%时为轻度减低,30%～40%时为中度减低,小于 30%为重度减低。

(3)通过测量扩张型心肌病患者的二尖瓣和肺静脉瓣血流频谱,可将患者左心室充盈异常分为轻度舒张功能受损、中度舒张功能受损、重度舒张功能受损和非常严重舒张功能受损四个阶段。

四、诊断注意点

诊断中要注意排除风湿性心脏病、冠心病、高血压性心脏病、先天性心脏病等所致的心肌病变。

五、鉴别诊断

(一)冠状动脉粥样硬化性心脏病

冠脉广泛受累患者超声显示心脏扩大,可伴有心力衰竭,心功能降低,室壁运动减弱,心律失常等表现,与扩张型心肌病十分相似,鉴别点:冠状动脉粥样硬化性心脏病大多表现有节段性室壁运动异常,而扩张型心肌病的室壁运动以弥漫性减弱为特征。对少数扩张型心肌病患者伴有节段性室壁运动异常引起鉴别诊断困难时,可行多巴酚丁胺超声心动图负荷试验进一步鉴别。

(二)高血压性或肺源性心脏病

晚期高血压性心脏病左心室明显扩大,室壁运动幅度减低应与左心型扩张型心肌病鉴别:高血压性心脏病患者均有长期高血压病史,左心室室壁增厚,升主动脉增宽及左心室舒张功能异常。肺源性心脏病表现右心增大应与右心扩张型心肌病鉴别:肺源性心脏病患者右心室压力负荷过重,超声心动图检查可见右心室壁增厚,运动增强,肺动脉压明显升高。

（三）器质性心脏瓣膜病

当风湿性病变累及二尖瓣造成二尖瓣反流时，左心明显扩大，疾病晚期左心室室壁运动幅度明显降低，左心室射血分数下降，与扩张型心肌病合并二尖瓣反流相似；但风湿性心脏病常有瓣膜显著病变，如二尖瓣瓣尖的结节样增厚，脱垂或腱索断裂，多数患者合并二尖瓣狭窄。

（四）病毒性心肌炎

急性病毒性心肌炎的超声表现与扩张型心肌病类似，鉴别主要根据临床表现以及实验室检查结果（病毒性心肌炎患者常有上呼吸道感染、腹泻等病毒感染病史，病毒学检查阳性，血清酶CK、CK-MB 水平升高）。

（卢伟荣）

第六节 肥厚型心肌病

肥厚型心肌病（hypertrophic cardiomyopathy，HCM）是指不明原因的左心室心肌的非对称性肥厚，心腔缩小，心室顺应性减弱，左心室流出道狭窄，收缩功能亢进，舒张功能的减退。出现左心室流出道狭窄者，称为肥厚型梗阻性心肌病，不出现左心室流出道狭窄者，称为肥厚型非梗阻性心肌病。

一、病理解剖

肥厚型心肌病主要累及左心室中层环行肌，心室壁呈普遍性、局限性或向心性肥厚，通常多为非对称性室间隔肥厚；当室间隔与左心室游离壁增厚相近时，不易发生左心室流出道梗阻。当室间隔比心室游离壁厚时，左、右心室流出道可能发生梗阻。左心室流出道梗阻的患者，由于收缩期二尖瓣长期向前接触左心室流出道内膜，可造成该处内膜损伤增厚。在室间隔肥厚的患者中，肥厚部位常位于室间隔上 2/3，室间隔下 1/3 部位的肥厚较少见；部分患者也可见全段室间隔均明显肥厚，左心室腔呈一窄腔，常伴有右心室肥厚。心尖部肥厚型心肌病是一种少见类型，通常不伴有流出道梗阻。另有少数变异型肥厚型心肌病患者表现为左心室中部的哑铃形肥厚，产生肌性狭窄。个别患者可有整个左心室的向心性肥厚。

二、血流动力学

肥厚型梗阻性心肌病患者，收缩期肥厚的室间隔凸入左心室流出道，造成梗阻；使二尖瓣前叶与室间隔靠近而向前移位，引起左心室流出道狭窄与二尖瓣关闭不全，此作用在收缩中、后期较明显。左心室射血早期，流出道梗阻轻，射出约 30% 心搏量，其余 70% 在射血中晚期射出。流出道梗阻在收缩期造成左心室腔与流出道之间有压力差，而流出道与主动脉间无压力差。有些患者在静息时流出道梗阻不明显，运动后变为明显。肥厚型非梗阻性心肌病患者，无相应血流动力学改变。

晚期患者由于心肌纤维组织的进一步增多，心肌收缩力减弱，心搏量减少，心室收缩与舒张末期存血量增多，射血分数减少，心腔扩大，由于心室舒张末压增高，心房压增高致肺循环和体循环压增高，继而发生心力衰竭。

三、诊断要点

(一)定性诊断

1.二维超声心动图

左心室内膜增厚、非对称性心肌肥厚，左心室流出道狭窄；左心室腔内径变小，收缩末期容量显著变小甚至闭塞；部分患者可于左心室心尖部探及血栓回声(图4-27)。

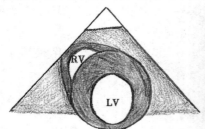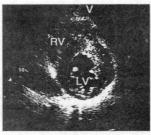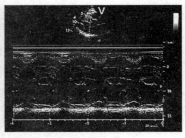

图4-27　左心室短轴切面及M型超声心动图显示室壁非对称性增厚

(LA 左心房；RV 右心室)

2.M型超声心动图

在多数患者中，二尖瓣曲线可观察到收缩期二尖瓣前向运动(sys-tolic anterior motion，SAM)，即二尖瓣前叶在收缩中期迅速移向室间隔，加重左心室流出道梗阻(图4-28)；少数患者二尖瓣前叶于收缩早期甚至等容收缩期即出现前移；主动脉瓣曲线可观察到特征性的"M"或"W"形征象，这是由于收缩早期左心室射血加速，使主动脉瓣处于完全开放状态，而收缩中期左心室流出道发生梗阻，主动脉血流量突然减少，又使主动脉瓣处于半关闭状态导致的。

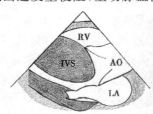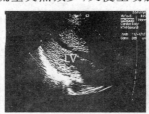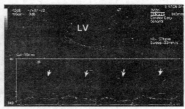

图4-28　左心室长轴切面见二尖瓣前叶收缩中期向前运动(SAM征)

(LA 左心房；RV 右心室；AO 主动脉；IVS 室间隔)

3.彩色多普勒超声心动图

流出道梗阻患者于流出道内出现收缩期射流信号(图4-29)。

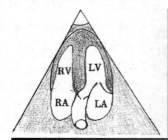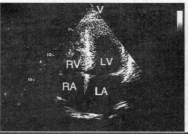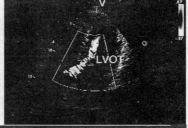

图4-29　四腔心切面显示室间隔明显增厚，彩色多普勒见左心流出道出现收缩期射流信号

(LA 左心房；RV 右心室；LV 左心室；RA 右心房)

4.频谱多普勒

流出道梗阻患者于流出道内可记录到收缩期高速血流频谱。

(二)分型诊断

1.室间隔中上部肥厚型

胸骨旁左心室长轴切面,可见室间隔中上部呈纺锤形增厚,突向左心室流出道,一般均有左心室流出道的梗阻,此型最为常见。

2.前侧壁肥厚型

左心室前壁和侧壁增厚,室间隔无增厚,常伴有左心室流出道梗阻。

3.心尖部肥厚型

左心室心尖部增厚,累及近心尖部的室间隔、侧壁或下壁;室间隔中上部无增厚或略增厚,一般不伴有左心室流出道的梗阻。

4.后下壁肥厚型

左心室后壁和下壁增厚,室间隔无增厚,一般无左心室流出道梗阻,如果后壁显著增厚,则可导致左心室流入道的梗阻。

5.左心室中部肥厚型

室间隔和左心室侧壁中部局限性增厚突向左心室腔,造成左心室腔中部肌性狭窄,收缩期血流梗阻。

6.对称性肥厚型

室间隔和左心室壁普遍增厚,常伴有右心室游离壁增厚和左心室流出道梗阻。

(三)定量诊断

(1)非对称性肥厚型心肌病患者室间隔舒张末期厚度大于 15 mm,游离壁厚大于 11 mm,室间隔/后壁比值大于 1.3。

(2)心内膜厚度 5~15 mm。

(3)左心室流出道内径多数等于或小于 21 mm,收缩早期的流速一般 2 m/s 左右,明显高于左心室流出道的正常最大流速,峰值流速取决于梗阻程度,一般超过 4 m/s。

(4)病程早期射血分数可在正常范围,部分患者高于正常,每搏输出量减低。

四、鉴别诊断

(一)高血压性心脏病

高血压性心脏病患者有长期高血压病史,左心室室壁增厚,通常为向心性,无二尖瓣前向运动和左心室流出道梗阻,升主动脉增宽及左心室舒张功能异常,可借此与肥厚型心肌病进行鉴别。

(二)主动脉瓣、瓣上及瓣下狭窄

在较重狭窄的患者,可继发左心室壁的肥厚,左心室腔变小,易误诊为肥厚型心肌病,但这些患者不出现二尖瓣前叶收缩期前向运动和继发性左心室流出道动力梗阻,同时伴有左心室流出途径相应部位的结构改变。

(卢伟荣)

第七节 限制型心肌病

限制型心肌病(restrictive cardiomyopathy,RCM),以往又称为闭塞型心肌病。本病患者心内膜或心内膜心肌纤维化并增厚导致左心室腔缩小,左心室充盈受限,心排血量减少,左心室收缩功能相对正常。

一、病理解剖

原发性限制型心肌病患者病理解剖表现为心内膜和心内膜下心肌纤维化并增厚,常侵犯二尖瓣和三尖瓣瓣下区域,心肌不厚,心房增大。

患者在急性期时心肌炎症明显,心内膜心肌血管周围可见嗜酸细胞浸润,随后心肌炎症减轻,心内膜增厚,房室瓣下和心尖增厚的内膜可出现附壁血栓。晚期,心内膜和心肌显著纤维化,以心室流入道和心尖为主,腱索本身的增厚可导致房室瓣反流,而腱索被周围的纤维组织所包绕可导致房室瓣狭窄。纤维化可深入至心肌内,引起室壁僵硬度增高,最终导致双侧心房的扩大,而双侧心室内径正常或减小。

二、血流动力学

心内膜与心肌纤维化使心室舒张发生障碍,还可伴有不等程度的收缩功能障碍。心室腔变小,心室充盈压的升高,使心室的充盈受限制;心室的顺应性降低,血液回流障碍,随之心排血量也减小。房室瓣受累时可以出现二尖瓣或三尖瓣关闭不全。肺循环和体循环静脉压均升高:肺动脉收缩压超过 6.7 kPa(50 mmHg),左心室充盈压超过右心室充盈压 0.7 kPa(5 mmHg)以上。

三、诊断要点

(一)定性诊断

1.二维超声心动图

双心房扩大,双心室内径正常或缩小,心尖部心室腔甚至闭塞;室壁厚度正常,心内膜增厚、回声增强,室壁运动减弱;房室瓣下和心尖部可出现血栓回声;心包膜一般不增厚;下腔静脉和肝静脉增宽(图 4-30、图 4-31)。

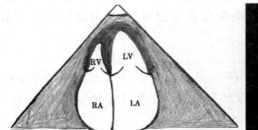
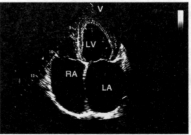

图 4-30 四腔心切面见双心房增大,心室内膜回声增强

(LA 左心房;RV 右心室;LV 左心室;RA 右心房)

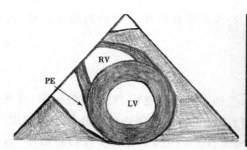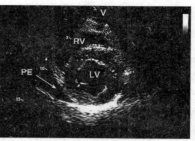

图 4-31　左心室短轴切面见心室室壁增厚,内膜回声增强,心包内见少量积液

(RV 右心室;LV 左心室;PE 心包积液)

2.M 型超声心动图

室壁运动僵硬,幅度低下。

3.彩色多普勒

收缩期于左、右心房内分别来源于二尖瓣口、三尖瓣口的反流束。

(二)定量诊断

(1)患者心内膜厚度可达 10～20 mm,收缩期室壁增厚率小于 30%;早期患者左心室射血分数大于 50%,晚期由于心肌纤维化严重,收缩功能受损,射血分数小于 50%。

(2)患者左心室舒张功能下降:左心室等容舒张时间缩短,二尖瓣血流呈限制型血流频谱,表现为 E 波高尖,A 波变小,E/A>2,这是由于患者的舒张早期左心房压升高,左心室压降低,二尖瓣前向血流压差增大,但由于左心室僵硬度升高,左心室压力又迅速上升,导致前向血流压差迅速减小;肺静脉血流频谱反流速度增大。

(3)通过记录三尖瓣反流频谱,可以估测出患者右心室和肺动脉的收缩压。多数患者肺动脉收缩压大于 6.7 kPa(50 mmHg)。

四、诊断注意点

在诊断限制型心肌病时,要先排除缩窄性心包炎及其他左心室充盈受限的疾病。

五、鉴别诊断

限制型心肌病的临床表现与缩窄性心包炎相似,须对两者进行鉴别。缩窄性心包炎的重要征象是心包增厚,伴有室壁-心包间间隙的消失和室壁动度减弱;心包的病变使整个心包腔的容量成为一固定值,右心室充盈量的增减,将导致左心室充盈量的相反变化。而限制型心肌病的患者,心包壁无相应病变,对心腔容量也无限制作用,无上述左右心室充盈之间的相互影响。

(卢伟荣)

第八节　心包炎和心包积液

心包炎与心包积液关系密切,心包积液是心包炎症最重要表现之一,但并非所有心包炎均有心包积液,少数仅有少量炎性渗出物。反之,心包积液不一定是炎症性,还有非炎症性。心包炎一般分为急性、慢性心包炎及缩窄性心包炎。心包积液按性质一般分为漏出液性、渗出液性、脓性、乳糜性、血性等。

一、病理解剖

急性心包炎心包呈急性炎症性病理改变,包括炎性细胞浸润、局部血管扩张、纤维素沉积等。受累心包常有纤维蛋白渗出,纤维素沉积等多种渗出物,表现为心包积液等各种形式。心包炎反复发作,病程较长为慢性心包炎,容易发展为缩窄性心包炎,主要表现为心包增厚、粘连、纤维化和钙化等。部分心包腔消失,壁层及脏层融合或广泛粘连。

二、血流动力学

急性心包炎没有心包积液时,对血流动力学无明显影响,随心包积液量增多,心包腔内压力升高,渐渐地对血流动力学产生影响,主要表现为心房、心室舒张受限,舒张末期压力增高,心室充盈不足,心排血量减少。短时间内出现较多心包积液可引起心脏压塞,发生急性心功能衰竭。缩窄性心包炎也主要影响心脏舒张功能,心腔充盈受限,导致慢性心功能衰竭。

三、诊断要点

(一)定性诊断

1.二维超声心动图

缩窄性心包炎可见心包增厚,尤其以房室瓣环部位为显著,双心房扩大,双心室腔相对缩小,吸气时室间隔舒张早期短暂向左心室侧异常运动。超声只能间接反映积液性质,如心包腔内的纤维条索、血块、肿瘤和钙盐沉着等。化脓性和非化脓性心包积液均可见到纤维条索;手术及外伤后,血性心包积液内可见血块;恶性肿瘤时,心包腔内有时可见到转移性病灶,常附着于心外膜表面(图 4-32)。

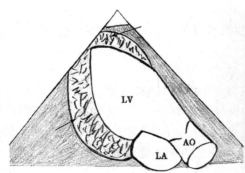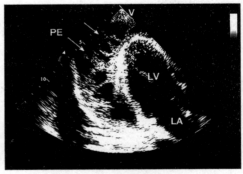

图 4-32　左心室流入流出道切面显示心包积液合并纤维索形成
(LA 左心房;LV 左心室;AO 主动脉;PE 心包积液)

2.彩色多普勒超声心动图

急性心包炎及少量心包积液一般对血流动力学不产生影响。较大量心包积液及缩窄性心包炎时,房室瓣口血流速度可增快。吸气时右侧房室瓣口血流增加更明显。

3.频谱多普勒超声心动图

较大量心包积液可疑心脏压塞及缩窄性心包炎时,频谱多普勒可探及较特别血流频谱:左心房室瓣口舒张早期前向血流速度明显增高、EF斜率快速降低、舒张晚期充盈血流明显减少,形成E峰高尖而A峰低平、E/A比值明显增大。吸气时左心房室瓣口舒张早期血流峰值速度可减低。

(二)定量诊断

1.微量心包积液(小于50 mL)

心包腔无回声区宽2～3 mm,局限于房室沟附近的左心室后下壁区域(图4-33)。

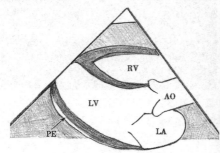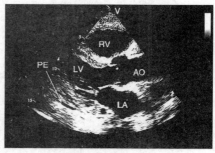

图4-33　左心室长轴切面显示左心室后方微量心包积液

(LA左心房;RV右心室;LV右心室;AO主动脉;PE心包积液)

2.少量心包积液(50～100 mL)

心包腔无回声区宽3～5 mm,局限于左心室后下壁区域(图4-34)。

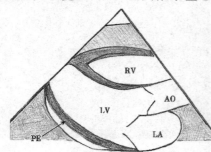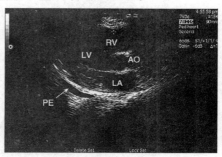

图4-34　左心室长轴切面显示左心室后方少量心包积液

(LA左心房;RV右心室;LV右心室;AO主动脉;PE心包积液)

3.中量心包积液(100～300 mL)

心包腔无回声区宽5～10 mm,主要局限于左心室后下壁区域,可存在于心尖区和前侧壁,左心房后方一般无积液征(图4-35)。

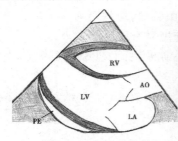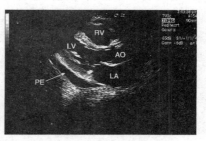

图4-35　左心室长轴切面显示左心室后方中等量心包积液

(LA左心房;RV右心室;LV右心室;AO主动脉;PE心包积液)

4.大量心包积液（300～1 000 mL）

心包腔无回声区宽 10～20 mm,包绕整个心脏,可出现心脏摆动征(图 4-36)。

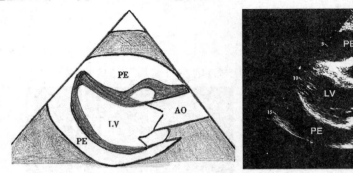

图 4-36　左心室短轴切面显示心包大量积液

（LV 右心室;AO 主动脉;PE 心包积液）

5.极大量心包积液（1 000～4 000 mL）

心包腔无回声区宽 20～60 mm,后外侧壁和心尖区无回声区最宽,出现明显心脏摆动征(图 4-37)。

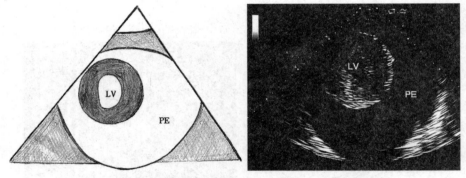

图 4-37　左心室短轴切面显示左心室周边心包极大量积液

（LV 右心室;PE 心包积液）

四、诊断注意点

（1）正常健康人的心包液体小于 50 mL,不应视为异常。小儿心前区胸腺及老年人和肥胖者心外膜脂肪,在超声心动图上表现为低无回声区,应避免误诊为心包积液。

（2）大量心包积液或急性少量心包积液伴呼吸困难时,应注意有无心脏压塞征象,如右心室舒张早期塌陷、心房塌陷、吸气时右心房室瓣血流速度异常增高等。

（3）急性血性心包积液时,应注意有无外伤性心脏破裂、主动脉夹层破入心包情况,彩色多普勒有助于诊断。

（4）超声引导心包积液穿刺已广泛应用于临床,应注意选择最适宜的穿刺途径及进针深度。

五、鉴别诊断

(一)限制型心肌病

限制型心肌病的病理生理表现类似缩窄性心包炎,双心房扩大,心室舒张受限。但限制型心肌病心内膜心肌回声增强,无心包增厚及回声增强。

(二)胸腔积液

胸腔积液与极大量心包积液较容易混淆,仔细观察无回声暗区有无不张肺叶或高回声带是否为心包,有助于鉴别。

（卢伟荣）

第九节 心 包 肿 瘤

心包肿瘤非常罕见,但种类繁多,大体分为继发性肿瘤和原发性肿瘤。原发性良性心包肿瘤有脂肪瘤、分叶状纤维性息肉、血管瘤和畸胎瘤。原发性恶性心包肿瘤为间皮细胞瘤和肉瘤,分布广泛,常浸润组织。继发性肿瘤,直接从胸腔内扩散累及心包,最常见的是肺癌、乳腺癌和白血病等。

一、病理解剖

原发性肿瘤可能从胚胎残余发展而来,良性肿瘤形态较规则,而恶性肿瘤浸润心包,常伴有大量心包积液。继发性肿瘤常引起血性心包积液且量较大,部分转移灶附着心包呈"菜花样",部分肿瘤浸润心包,使心包增厚,产生类似缩窄性心包炎表现。

二、血流动力学

肿瘤较小且心包积液量较少时,对血流动力学无明显影响,随肿瘤增大及心包积液量增多,心包腔内压力升高,渐渐地对血流动力学产生影响,主要表现为局部压迫、心室舒张受限,心室充盈不足,心排血量减少,最终导致心功能衰竭。

三、诊断要点

(一)二维超声心动图

继发性肿瘤多呈"菜花样"形状,从心包壁层或脏层突向心包腔。原发性恶性肿瘤肿块不规则,基底较宽,若肿瘤出血坏死,可探及不规则无回暗区形成。继发性肿瘤及原发性恶性肿瘤常合并心包积液,于心包腔内可探及液性暗区。原发性良性肿瘤一般外形较规则,可探及包膜回声,其内回声依肿瘤类型不同而异(图 4-38)。

(二)彩色多普勒及频谱多普勒超声心动图

心包内小肿瘤受心脏搏动影响,血流信号一般不显示,较大肿瘤内可见血流信号,并可探及相应的动脉血流频谱。

四、诊断注意点

(1)心包肿瘤瘤体较小或继发性肿瘤仅浸润心包增厚,容易漏诊,应注意观察,特别是有心包积液及原发肿瘤病史者。

(2)心包原发性或继发性肿瘤在超声表现有所不同,但有时难于区别,应结合病史或其他影像技术资料。

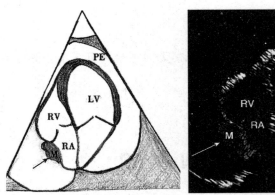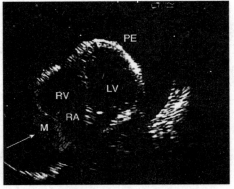

图 4-38　心尖四腔心切面显示右心房外上侧心包脏层见一不规则略高回声团

（RV 右心室；LV 右心室；RA 右心房；PE 心包积液；M 心包肿瘤）

五、鉴别诊断

心包血肿（如血凝块）应与心包肿瘤鉴别。心包内血凝块多呈高回声，游离于心包腔内，部分可随体位改变而移动，彩色多普勒未见血流信号，常有心脏手术或外伤病史。

（卢伟荣）

第十节　心脏肿瘤

一、病理解剖及血流动力学

（一）病理解剖

原发性心脏肿瘤是指起源于心包、心肌和心内膜的肿瘤，临床表现复杂，缺乏特异性。继发性心脏肿瘤是起源于人体其他部位的恶性肿瘤，通过直接蔓延或经血液、淋巴结等途径而转移至心脏。

（1）心房黏液瘤约占良性原发性心脏肿瘤的 50%。年龄 30~50 岁，性别无明显差异。最多见附着于左心房间隔面卵圆窝，也可见附着于其附近或心壁、房室瓣基部或广泛附着于间隔、室壁任何部位。瘤蒂长短及粗细差异极大，长可达数厘米，或无蒂而瘤体直接附着于心脏组织。瘤体多种多样，可呈圆球形、卵圆形、不规则形，多有深浅不一的切迹，或呈分叶状、菜花状、息肉状。表层易于脱落形成碎片或小块，引起动脉栓塞，部分肿瘤表面可有血栓形成，瘤体内可有出血坏死区，也可有钙化。

（2）脂肪瘤多位于心内膜下或心外膜下，约 1/4 发生心肌内。

（3）乳头状弹性纤维瘤体积较小，多位于主动脉瓣上，也可位于腱索、乳头肌等部位。

（4）间皮瘤主要侵犯心包壁层和脏层。

（5）横纹肌瘤多见于儿童，其发生率约为 1/10 000，大多数多发，心脏的每个房室均可发生，最常累及左心室，其次为右心室和室间隔，可压迫周围心肌或突入心腔内呈结节状，不累及瓣膜。

（6）纤维瘤多位于心室肌内，常累及室间隔或左心室前壁。多见于婴儿和儿童。临床上，可引起左、右心室流出道阻塞症状及充血性心力衰竭。多为单发,大小不一,直径有时可达 10 cm。镜下与其他部位的纤维瘤相似。

(7)错构瘤大多发生于心室,可以由纤维组织或大量脂肪组织、弹性组织和血管组织组成。

(8)畸胎瘤主要见于儿童和婴儿,由多种组织构成。

(9)心包囊肿又名胸包囊肿、间皮纵隔囊肿。囊肿大小不一,一般位于心脏轮廓外。

(10)血管肉瘤多累及右侧心腔,以右心房为多见,可广泛浸润而累及心外膜和心包;瘤体呈息肉状突向右心房腔内;累及心包时,可见心包积液。

(11)横纹肌肉瘤各年龄均可发生,多数为多发,大部分位于右心房;瘤体通常较大,呈分叶状,表面不光滑,有大小不等的结节,活动性差,瘤体基底部可广泛浸润。

肿瘤转移灶可单独侵犯心脏或心包,但两者同时受累更为多见。侵犯右侧心脏多于左侧,心室多于心房,侵犯部位依次为心外膜、心肌、心包、心内膜和心瓣膜(顺次为三尖瓣、二尖瓣、主动脉瓣)。受累部位癌细胞或癌巢呈孤立性、结节性扩展,也可弥漫性浸润心肌、心包。

(二)血流动力学

心脏黏液瘤的血流动力学改变取决于瘤体的位置、大小和瘤蒂的长短。较大的有蒂左心房黏液瘤舒张期瘤体移向二尖瓣口,并经瓣口脱入左心室,使左心房排血受阻,血流动力学表现类似二尖瓣狭窄,可引起肺淤血。当心脏黏液瘤位于左心室时,可于收缩期阻塞左心室流出道或主动脉瓣口,而表现为主动脉瓣狭窄。当黏液瘤发生在右心房时,舒张期可阻塞三尖瓣口及(或)影响瓣叶活动,产生与三尖瓣狭窄相似的血流动力学改变。若瘤体近于腔静脉口而阻塞腔静脉回流,引致相应的体循环充血。如果瘤体与瓣膜反复接触,可对瓣膜造成损害,形成瘢痕,类似于风湿性瓣膜病,甚至引起腱索断裂,产生瓣膜反流的血流动力学改变。其他肿瘤累及瓣膜时,可有相应的血流动力学改变;部分患者由于肿瘤较大,可造成上下腔静脉梗阻、心室流入或流出道梗阻。

二、超声诊断要点及注意点

(一)诊断要点

1.黏液瘤

(1)二维超声心动图:心腔内探及圆形或椭圆形边界清界的活动性团块,通常有瘤蒂,附着于卵圆窝水平的房间隔上。瘤蒂的直径长度多数在 10 mm 左右。

(2)彩色多普勒超声心动图:当瘤体造成瓣膜关闭不全时,心房内探及源于相应房室瓣口的反流信号。若当瘤体阻塞左心室流出道或主动脉瓣口时,可于该处探及花彩射流信号(图 4-39、图 4-40)。

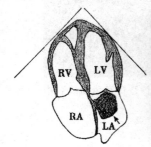 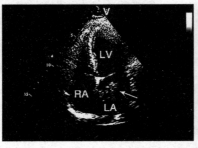 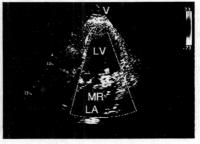

图 4-39 心尖四腔心切面收缩期二尖瓣关闭时强回声团块回到左心房,造成二尖瓣
关闭不全,彩色多普勒见二尖瓣口反流信号

(LA 左心房;RV 右心室;LV 右心室;RA 右心房;MRI 二尖瓣反流)

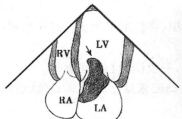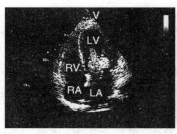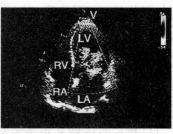

图 4-40　心尖四腔心切面显示舒张期二尖瓣口开放时一团块堵塞二尖瓣口,造成二尖瓣口流速增高

(LA 左心房;RV 右心室;LV 右心室;RA 右心房)

(3)频谱多普勒超声心动图:当房室瓣口出现舒张期射流信号将取样容积置于房室瓣口,可记录到舒张期高速射流信号;若瘤体阻塞左心室流出道或主动脉瓣口时,可探及收缩期高速射流信号。

2.脂肪瘤、乳头状弹性纤维瘤及间皮瘤

(1)脂肪瘤:瘤体较小,边界清楚,多为类圆形,不活动,有包膜反射。

(2)乳头状弹性纤维瘤:瘤体体积较小,形状多变,直径一般小于 10 mm,可单发或多发。瘤体借短蒂附着于瓣膜,一般是附着于半月瓣的心室面及房室瓣的心房面。

(3)间皮瘤:间皮瘤以心包积液为主要表现,无回声区透声不良,内含密集细小点状回声。心包增厚,活动僵硬,并见大小不等略强回声团块,附着脏、壁层心包上。

3.横纹肌瘤、纤维瘤及错构瘤

(1)横纹肌瘤为在室间隔或心室壁内的单个或多个强回声光团,瘤体最大直径 3~20 mm,无包膜,边界清楚。较大的瘤体可突向心腔,引起不同程度的梗阻。肿瘤回声较强、均匀,界限清晰,边缘规整,无蒂多不活动。向心腔内生长,可使心腔狭小。若向流出道生长,可引起流出道受阻。若累及房室瓣口,可导致堵塞(图 4-41)。

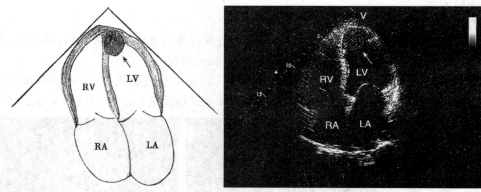

图 4-41　心尖四腔心切面显示左心室壁心尖部稍高回声结节,术后病理检查证实为横纹肌瘤

(LA 左心房;RV 右心室;LV 右心室;RA 右心房)

(2)纤维瘤呈现边界清楚、质地均匀的强回声团,几乎均为单发。瘤体大小不一,大的可达 100 mm 以上。有完整的包膜反射,无蒂,无活动。瘤体较大时压迫受累部位心肌,但无心肌浸润及破坏。

(3)错构瘤回声多较强,无活动性。

4.畸胎瘤与心包囊肿

(1)畸胎瘤呈实质性回声增强,不均匀,并可见高回声团,后方伴声影,部分患者伴心包积液。

(2)心包囊肿一般轮廓清,内透声好,与心包腔相通者称为憩室。

5.肉瘤

(1)心腔或心包腔内可见单个或多个结节状或息肉状肿块(图4-42)。

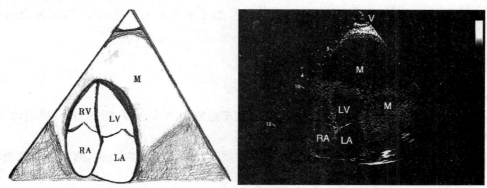

图 4-42　心尖四腔心切面显示左心室周围巨大的异常回声,反射不均匀,病理证实为脂肪肉瘤

(LA 左心房;RV 右心室;LV 左心室;RA 右心房;M 心包肿瘤)

(2)瘤体大小不一,形态不规则,基底面广,边界不清,肿瘤内回声不均匀。

(3)肿瘤附着处心内膜或心外膜中断,心肌遭破坏,室壁运动减弱。

(4)上下腔静脉和肺静脉可受累,部分患者可合并心包积液。

6.继发性心脏肿瘤

(1)心包腔内见有结节状肿块,回声不均匀、活动性极差、形态不规整、边缘较粗糙、多伴有心包腔积液。

(2)当肿块位于心肌壁时,多由心脏外侧缘突向心包腔,边界模糊,心外膜回声中断。

(3)心肌浸润时,心肌内见斑点状回声,或局部增厚呈团块状,该处室壁活动减弱或消失。

(4)房室腔内的孤立性肿块,形态不规则,边缘毛糙,可随心动周期往返于瓣口,但瘤体形态无变化。

(5)若肿瘤由静脉直接蔓延而来,则可见静脉内径扩张,腔内有肿瘤回声,或可见其有蒂附着于静脉壁。肿瘤较大时,可阻塞静脉引起血流受阻(图4-43)。

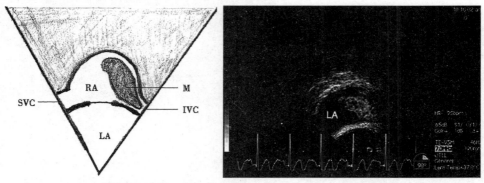

图 4-43　经食管超声显示肝脏恶性肿瘤患者右心房内见高回声团块,并侵犯下腔静脉

(LA 左心房;RA 右心房;SVC 上腔静脉;IVC 下腔静脉;M 心包肿瘤)

(6)当心脏肿瘤较大时可压迫心脏,使心脏正常弧形消失,呈不规则状。主动脉、肺动脉均可受压变形。

(二)诊断注意点

(1)对于肥胖及肺气肿的患者经胸壁检查显示欠佳,对形体较小的心脏肿瘤及多发性肿瘤,经胸壁超声心动图检查较易漏诊,必要时行经食管超声心动图。

(2)心脏肿瘤无论是良性或恶性,一般血流信号都不丰富或无血流信号,因此血流的多少对肿瘤的良恶性鉴别意义不大。

三、鉴别诊断

(一)黏液瘤须与血栓和脂肪瘤鉴别

(1)左心房黏液瘤与左心房血栓的鉴别要点在于黏液瘤通常有蒂,附着面小,可活动;血栓形态不规则,无蒂,附着面大,无活动。

(2)脂肪瘤与黏液瘤的鉴别要点在于脂肪瘤多发生在左心室或左心房,而且活动度较小有漂浮感,肿瘤边缘光滑,回声较强,没有分叶。

(二)乳头状弹性纤维瘤与黏液瘤和瓣膜赘生物鉴别

(1)乳头状弹性纤维瘤与黏液瘤的鉴别要点主要是乳头状弹性纤维瘤多附着于瓣膜,而黏液瘤多数附着于房间隔卵圆窝周围。

(2)乳头状弹性纤维瘤与瓣膜赘生物的鉴别要点在于瓣膜赘生物患者多有心内膜炎等病变。

(三)心脏肉瘤需与心脏良性肿瘤鉴别

(1)良性肿瘤通常边界清楚,有蒂,活动度较大,心脏肉瘤则边界模糊,固定在心脏结构上,无运动。

(2)良性肿瘤不直接浸润周围组织,心脏肉瘤直接浸润周边心脏组织、瓣膜、上下腔静脉、肺静脉。

（卢伟荣）

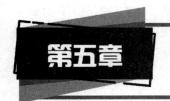

第一节　颈部血管疾病

一、颈部血管解剖

(一)颈动脉与椎动脉解剖

虽然脑的重量仅占体重的 2％,但是在基础状态下,脑的血流量占心排血量的 15％,整个脑的氧耗量占全身氧耗量的 20％。

1.正常解剖

脑的血供主要来源于双侧颈内动脉和椎动脉这 4 根动脉及其近心端动脉,因为这些血管的阻塞性疾病、溃疡性斑块、血管瘤或其他异常都可能引起脑卒中或血管功能不全的症状。

头臂干、左颈总动脉(CCA)和左锁骨下动脉三根大血管发自位于上纵隔的主动脉弓。无名动脉发自主动脉弓并向右后外侧上行至右颈部,在右胸锁关节的上缘发出右颈总动脉和右锁骨下动脉,无名动脉长约 3.5 cm,内径 3.0 cm。左颈总动脉从主动脉弓发出。两侧颈总动脉近心端无分支,均在甲状软骨上缘水平分为颈内动脉和颈外动脉。

颈内动脉(ICA)是大脑的主要供血动脉。颈内动脉颈段相对较直、无分支,而颅内段走行迂曲。正常情况下,颈外动脉(ECA)主要供应颅外颜面部组织,不向颅内脑组织供血。

脑后部血液循环主要是由锁骨下动脉的分支椎动脉供应。椎动脉上行至第六颈椎时,走行于颈椎的横突孔内,蜿蜒上行,在寰椎-枕骨交界水平进入颅内。

2.重要的旁路供血途径

当颈动脉或椎动脉狭窄或闭塞时,是否会产生脑缺血及其严重程度,在很大程度上取决于颅内侧支循环的有效性。颅内侧支循环可分为三类:颅内大动脉交通(Wilis 环)、颅内外动脉之间的交通和颅内小动脉之间的交通。颈内动脉颅内分支(双侧大脑中动脉、大脑前动脉和后交通动脉)和基底动脉颅内分支(双侧大脑后动脉)在大脑基底部连接为动脉环,即 Wilis 环。在正常情况下,Wilis 交通动脉内很少发生血液混合,在颈动脉或椎基底动脉发生闭塞时,Wilis 环将开放形成重要的侧支循环通路。

(二)颈静脉解剖

颈静脉分为深、浅静脉两个系统。颈部深静脉为颈内静脉及其颅内、外属支,浅静脉为颈外静脉及其属支。以下主要介绍颈内静脉和颈外静脉。

1.颈内静脉

颈内静脉包括颅内属支和颅外属支,颈内静脉为颈部最宽的静脉干,左右对称,平均宽度1.3 cm。颈内静脉伴随颈内动脉下行,向下行并与同侧的锁骨下静脉汇合成头臂静脉。颈内静脉与锁骨下静脉汇合处可有阻止血液逆流的1～2对静脉瓣膜,多数为双叶瓣,少数为单叶瓣或三叶瓣。

2.颈外静脉

颈外静脉是颈部最大的浅静脉,在耳垂下由下颌后静脉的后支、耳后静脉和枕静脉汇合而成,主要引流头皮、面部及部分深层组织的静脉血液。颈外静脉引流入锁骨下静脉。

二、超声检查方法

(一)颈动脉与椎动脉

1.仪器条件

通常选用4～10 MHz的线阵探头。对于相对浅表的血管也可以使用7.5～12 MHz的高频线阵探头检查。颈内动脉远段、CCA起始部及右锁骨下动脉位置较深,特别是肥胖患者,也可使用凸阵探头(如2～5 MHz)检查,且效果较好。颈动脉超声检查时选择颈动脉超声检查条件,检查过程中可随时调整。检查者可以根据自己的检查习惯,建立预设条件。

2.患者体位与探头方向

检查床一般放在检查者右侧,患者取仰卧位,双臂自然平放于身体两侧。颈部或头部后方可以放一个低枕头,充分暴露颈部,同时头部偏向检查部位的对侧。嘱患者尽量放松颈部肌肉,这一点非常重要。一般纵切面检查时探头示标朝向患者头部,横切面检查时探头示标朝向患者右侧。

3.颈动脉检查方法

进行颈动脉纵切面检查时,有几种探头置放方法。一般后侧位和超后侧位是显示颈动脉分叉处及颈内动脉(ICA)最常用的位置,当然有些时候在前位或侧位检查效果最佳。颈部动脉超声检查包括纵切面和横切面检查。

(1)纵切面检查:观察彩色多普勒血流和采集多普勒频谱。

(2)横切面检查:自CCA近端开始向上进行横切面扫查血管,直至ICA远端,有助于帮助了解动脉解剖、探头定位、显示偏心性斑块及管腔内径(血管无明显钙化时)。

4.椎动脉检查方法

由于椎动脉的解剖特点,只采用纵切面扫描。椎动脉的检查包括三部分:①椎前段,从锁骨下动脉发出到进入第六颈椎横突孔部分。因为大多数椎动脉狭窄发生在其起始部,所以该段是重点检查部位。②横突段,第二至第六颈椎横突孔的椎动脉的椎间段部分。③寰椎部分的椎动脉为远段。

通过正前后位获得良好的颈总动脉中段的纵切面图像,然后稍稍地向外侧摆动探头就会看到椎动脉横突段,颈椎横突表现为强回声线伴声影,声影间的矩形无回声区内有一个无回声带,此即椎动脉。彩色多普勒显示椎动脉血流具有搏动性,在彩色多普勒引导下采集多普勒频谱。从解剖学上讲,近1/3的患者检查椎动脉起始段困难,这段位置较深,并可能受锁骨遮挡妨碍探头摆放(图5-1)。

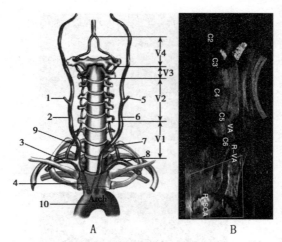

1.右侧颈外动脉;2.右侧颈总动脉;3.右侧锁骨下动脉;4.无名动脉;5.左侧颈外动脉;6.左侧颈总动脉;7.左侧椎动脉;8.左侧锁骨下动脉;9.右侧椎动脉;10.主动脉;V1.近段或称椎前段;V2.中间部分为中段或横突段;V3.椎动脉为远段或寰椎段;V4.椎动脉颅内段至基底动脉起始端

图 5-1 椎动脉解剖示意图及彩色多普勒血流图像

A.椎动脉解剖示意图;B.椎动脉彩色多普勒血流图像,显示椎动脉的近段及横突段

(二)颈部静脉

由于颈静脉位置表浅,超声探测时通常选用 7.0～11.0 MHz 高频线阵探头。检测深度设置在3～5 cm的范围;启动彩色多普勒血流图像时,彩色量程设置在 9～15 cm/s,调整探头声束方向,使之与血流方向夹角小于 60°;分别获取颈静脉血管长轴和短轴切面的二维和彩色多普勒血流图像,并在彩色多普勒血流图像的引导下对感兴趣区域进行脉冲多普勒检查。检测时要注意避免受检静脉受压。

观察内容应包括:通过灰阶超声图像,可了解血管走行、内径、腔内有无异常回声及瓣膜情况。在灰阶超声清晰的基础上,观察彩色血流的方向、性质、走行、彩色充盈情况及狭窄阻塞部位。最后进行脉冲多普勒频谱检测,观察频谱形态和流速。

三、正常超声表现

(一)颈动脉

1.灰阶超声表现

(1)颈动脉结构:超声图像能显示动脉壁的三层结构。在典型的 CCA 灰阶超声图像,正常血管壁呈双线征(图 5-2):第一条线(图 5-2,箭头 1 所指)代表血液与管壁内膜之间的界面,回声厚度要超过内膜实际厚度;第二条稍亮的线(图 5-2,箭头 3 所指)代表中层与外膜之间的界线,两条线相平行;两条线之间的低回声带(图 5-2,箭头 2 所指)为中膜。当声束与血管壁直角时,双线征最清晰;在 CCA 很容易看到双线征,正常颈动脉窦、ICA 和 ECA 近段有时也可看到双线征。

(2)内中膜厚度:一般将内膜和中层的厚度称为内中膜厚度(IMT)。通常在颈动脉短轴切面测量(图 5-3)。目前我国尚无公认的 IMT 正常值标准。根据国内外研究,以 IMT＜0.9 mm 为正常值标准似乎较为合理。正常人颈总动脉 IMT 随年龄呈线性增加。

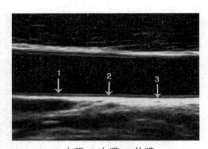

1.内膜;2.中膜;3.外膜

图 5-2　CCA 灰阶超声,正常血管壁呈双线征

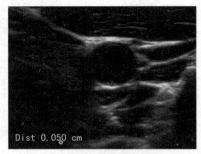

图 5-3　在颈动脉短轴切面测量内中膜厚度(IMT)

2.彩色多普勒表现

一般来讲,颈总动脉中段的血流近似于层流状态(图 5-4A)。层流时血细胞平行运动,血流为层流,近血管壁处流速较慢,血管中心流速较快,彩色多普勒显示血液呈相同的色彩。CCA 近端和远端、颈动脉窦、ICA 近端和远端迂曲段、血管接近分叉处及走行迂曲处,均有血流紊乱现象,彩色多普勒可以观察到五彩镶嵌样血流。颈动脉窦处的血流紊乱是一种"正常"表现(图 5-4B)。

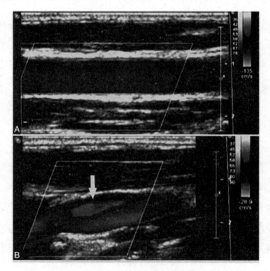

图 5-4　颈动脉窦处的彩色多普勒血流图像

A.颈总动脉中段的血流近似于层流状态;B.颈动脉窦处外侧收缩期有反向血流

3.多普勒频谱表现

(1)颈内动脉多普勒频谱特点:颈内动脉多普勒频谱为典型低阻血流,舒张末期流速大于零(图5-5A)。颈内动脉远段通常位置较深,走行弯曲,显像角度不理想,灰阶超声显像多不佳,故彩色多普勒非常有价值,可以帮助显示、追查迂曲走形的颈内动脉远段。

(2)颈外动脉多普勒频谱特点:颈外动脉为脸部及头皮供血,并非大脑栓子的来源血管,因此从临床角度看,ECA并不是一支很重要的动脉。ECA多普勒频谱为高阻力型,舒张末期速度接近或等于零(图5-5B)。

(3)颈总动脉多普勒频谱特点:约70%的CCA血流进入ICA,所以CCA频谱表现为典型的低阻波形,舒张末期(EDV)位于基线上方(图5-5C)。两侧的CCA频谱形状应该对称,颈动脉超声检查时应双侧对照进行。

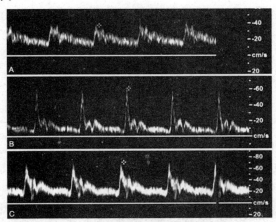

图 5-5 颈动脉脉冲多普勒频谱特点
A.颈内动脉;B.颈外动脉;C.颈总动脉

(4)颈动脉窦多普勒频谱特点:因局部膨大和血管分叉的存在,颈动脉窦的多普勒频谱波形很复杂,当取样容积在颈动脉窦横截面不同位置移动时,可以看到复杂、典型的颈动脉窦多普勒频谱波形变化(图5-6)。

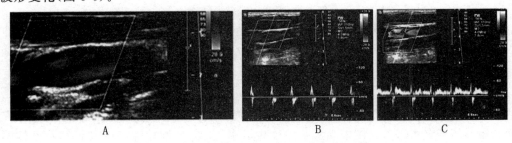

图 5-6 颈动脉窦不同部位脉冲多普勒频谱特点不同
A.颈动脉窦彩色多普勒血流图;B.取样容积置于近颈动脉窦外后侧壁脉冲多
普勒频谱特点;C.取样容积置于颈动脉窦中央位置脉冲多普勒频谱特点

血流速度正常值:国外研究及临床经验提示CCA或ICA收缩期峰值流速>100 cm/s时通常有异常;ECA收缩期峰值流速最高不应超过115 cm/s。但是,ICA狭窄时PSVECA可能明显增高。

关于 CCA、ICA 和 ECA 正常血流速度，国内不少学者做了大量的工作（表 5-1）。

表 5-1　正常人颈总、颈内、颈外动脉血流参数测定值

项目	PSV(cm/s)	EDV(cm/s)	RI
颈总动脉	91.3±20.7	27.1±6.4	0.7±0.005
颈内动脉	67.7±14.3	27.3±6.4	0.59±0.06
颈外动脉	70.9±16.1	18.1±5.1	0.74±0.09

4.颈内动脉和颈外动脉的鉴别

正确区分颈内动脉和颈外动脉极其重要。表 5-2 列举了颈内动脉和颈外动脉的鉴别要点。

表 5-2　颈内动脉和颈外动脉的鉴别

鉴别指标	颈内动脉	颈外动脉
解剖位置	位于后外侧，朝向乳突	位于前内侧，朝向面部
起始部内径	一般较大	一般较小
颈部有无分支	有	无
多普勒频谱特征	低阻	高阻
颞浅动脉敲击试验	无	波形锯齿样震荡

颞浅动脉敲击试验：用指尖轻轻叩击颞浅动脉，同时观察颈外动脉多普勒频谱，可见频谱呈锯齿样改变（图 5-7C 图中箭头所指），即颞浅动脉敲击试验。多普勒频谱锯齿样改变在舒张期频谱显示更加清晰，而颈内动脉频谱无锯齿样改变。

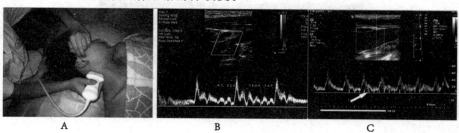

图 5-7　颞浅动脉敲击试验

A.颞浅动脉敲击试验手法；B.颈外动脉，敲击颞浅动脉时，波形呈锯齿状波动；C.颈内动脉，敲击颞浅动脉时，箭头所指基线上方的信号，心电图上心脏起搏器信号，但是波形无锯齿样改变

（二）椎动脉

1.正常灰阶超声

从长轴切面上，可以清楚显示出从锁骨下动脉的起始部至第六颈椎的椎动脉的近段，左侧椎动脉起始段显示率约 66%，右侧椎动脉起始段显示率约 80%；椎动脉的中段走行在椎体的横突孔内，呈现强弱交替的、有规律的椎体横突和椎间隙的回声，在每个椎间隙处有椎动脉和椎静脉呈平行的无回声纵切面图像；椎动脉的远段随寰椎略有弯曲。两侧椎动脉内径不一定相同，内膜光滑，壁呈弱回声或等回声，腔内为无回声。

2.正常彩色多普勒表现

椎动脉近、中段血流颜色应与同侧颈总动脉相同，中段椎动脉血流为节段性规则出现的血流图像；远段椎动脉随寰椎略有弯曲，多呈两种不同的颜色。

3.正常脉冲多普勒表现

动脉多普勒频谱呈低阻力型动脉频谱,即收缩期为缓慢上升血流频谱,双峰但切迹不明显,该频谱下有一无血流信号的频窗,其后有较高、持续舒张期正向血流(图5-8)。

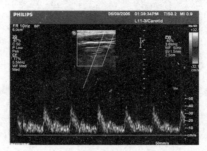

图5-8　椎动脉中段的正常脉冲多普勒血流图像
收缩峰边界清楚整个心动周期中表现为持续的前向血流,类似于正常颈内动脉的血流

在正常情况下,椎动脉收缩期峰值的绝对流速变化范围很大,20～60 cm/s,表5-3为正常椎动脉内径和血流速度等指标的测定结果。1/3～1/2的患者一侧椎动脉较粗,即一侧椎动脉优势,多见于左侧,并且流速较高。在这些病例中,解剖学上非优势的较细椎动脉阻力一般较高,并且收缩期峰值和整个舒张期流速较低。

表5-3　椎动脉内径和血流速度等指标的测定结果($\overline{X}\pm s$)

指标	D(mm)	PSV(cm/s)	EDV(cm/s)	PI	RI
正常值	3.7±0.45	52.1±14.0	19.2±5.8	0.97±0.30	0.62±0.05

注:D,椎动脉内径;PSV,椎动脉收缩期峰值流速;EDV,椎动脉舒张末期流速;PI,搏动指数;RI,阻力指数

(三)颈静脉

1.灰阶超声

颈内静脉与颈总动脉伴行,位于颈总动脉前外方。纵切面扫查显示前、后管壁呈两条平行的较薄、清晰、强回声线状结构,受压时两条管壁距离变小甚至完全闭合(图5-9);在近心端可见到静脉瓣回声,并可观察到瓣膜随呼吸动态启闭。横切扫查其短轴切面显示管腔呈椭圆形或长椭圆形,若探头加压管腔可变形甚至闭合。

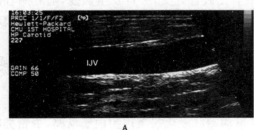
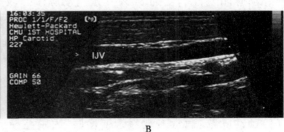

图5-9　正常颈内静脉灰阶图像长轴切面
A.探头加压前管壁无受压;B.探头加压后管壁受压。IJV:颈内静脉

2.彩色多普勒

颈内静脉血流方向与颈总动脉血流方向相反,一般为无明显动脉周期样搏动的蓝色血流信号,并随呼吸而呈亮暗交替样变化;由于流速较低,颈静脉血流颜色较动脉暗(图5-10)。

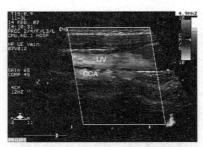

图 5-10　正常颈内静脉彩色多普勒血流成像长轴切面可见颈内静脉血流颜色与颈总动脉相反

CCA:颈总动脉;IJV:颈内静脉

3.脉冲多普勒

正常人仰卧位静息状态时,颈内静脉血流频谱形态主要随心动周期变化,仰卧位静息状态时,颈部静脉频谱受呼吸影响较大。吸气时,胸腔压力减低,颈部静脉回流入心脏增加。呼气时,胸腔内压增高,回流减少,在深呼气时由于胸腔压力明显升高可导致回心血流停止(图 5-11)。

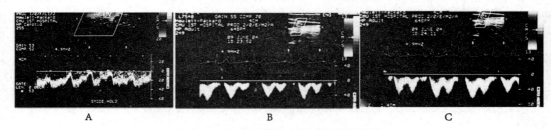

图 5-11　正常颈内静脉脉冲多普勒频谱

A.正常颈内静脉频谱;B.正常呼气时颈内静脉频谱;C.正常吸气时颈内静脉频谱。IJV:颈内静脉

四、常见疾病

(一)颈动脉粥样硬化

1.病理与临床

颈动脉粥样硬化好发于颈总动脉分叉处和主动脉弓的分支部位。这些部位发病率约占颅内、颅外动脉闭塞性病变的 80%。颈内动脉颅外段一般无血管分支,一旦发生病变,随着病程的进展,可以使整条颈内动脉闭塞。本病病理变化主要是动脉内膜类脂质的沉积,逐渐出现内膜增厚、钙化、血栓形成,致使管腔狭窄、闭塞。动脉粥样硬化斑块分为两大类:单纯型和复合型。单纯型斑块的大部分结构成分均一,表面内膜下覆盖有纤维帽。复合型斑块的内部结构不均质。单纯性斑块在慢性炎症、斑块坏死和出血等损伤过程中,可能转化为复合型斑块。

2.声像图表现

(1)颈动脉壁:通常表现为管壁增厚、内膜毛糙。早期动脉硬化仅表现为内膜增厚,少量类脂质沉积于内膜形成脂肪条带,呈线状低回声。

(2)粥样硬化斑块形成:多发生在颈总动脉近分叉处,其次为颈内动脉起始段,颈外动脉起始段则较少见。斑块形态多不规则,可以为局限性或弥漫性分布。斑块呈低回声或等回声者为软斑(图 5-12A);斑块纤维化、钙化,内部回声增强,后方伴声影者为硬斑(图 5-12B)。

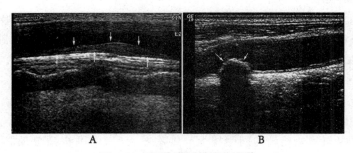

图 5-12 颈动脉粥样硬化斑块

A.颈动脉壁上见低回声斑块(箭头所指处);B.颈动脉壁
上斑块纤维化、钙化,回声增强,后方衰减(箭头所指)

(3)狭窄程度的判断:轻度狭窄可无明显湍流;中度狭窄或重度狭窄表现为血流束明显变细,且在狭窄处和狭窄远端呈现色彩镶嵌的血流信号,峰值与舒张末期流速加快;完全闭塞者则闭塞段管腔内无血流信号,在颈总动脉闭塞或者重度狭窄,可致同侧颈外动脉血流逆流入颈内动脉。对于颈动脉狭窄程度评估的血流参数,可参考2003北美放射年会超声会议的检测标准(表5-4),该标准将颈动脉狭窄病变程度分类有四级。

表 5-4 2003 北美放射年会超声会议公布的标准

级别	狭窄程度
Ⅰ级	正常或<50%(轻度)
Ⅱ级	50%～69%(中度)
Ⅲ级	70%～99%(重度)
Ⅳ级	血管闭塞

3.报告书写举例

右侧颈总动脉内-中膜厚 0.16 cm,膨大处为 0.21 cm;左侧颈总动脉内-中膜厚 0.12 cm,膨大处为0.21 cm。双侧颈总动脉和颈内动脉内壁可见多个强回声斑块,右侧最大者长 0.38 cm、厚0.2 cm,位于颈总动脉膨大处后壁,左侧最大者长 0.32 cm、厚 0.35 cm,位于颈内动脉起始部后壁。右颈总动脉管腔内充满低回声,无血流信号显示,右侧颈内动脉血流信号充盈满意,峰值流速为 45 cm/s,右侧颈外动脉血流方向逆转,并供给颈内动脉血液。左颈内动脉起始部血流束明显变细,呈杂色血流信号,峰值流速为50 cm/s,左侧颈总动脉血流频谱为高阻型,舒张期可见反向波,峰值流速为 3 cm/s。

超声提示:①双侧颈动脉粥样硬化伴多发斑块形成。②左颈内动脉起始部极严重狭窄,内径减少大于90%。③右颈总动脉血栓形成并闭塞,同侧颈外动脉血流逆转供给颈内动脉。

4.鉴别诊断

本病主要应与多发性大动脉炎累及颈动脉、颈动脉瘤鉴别。

(二)颈动脉体瘤

1.病理与临床

正常颈动脉体是一个细小的卵圆形或不规则形的粉红色组织,平均体积为 6 mm×4 mm×2 mm 左右,位于颈总动脉分叉处的外鞘内,其血供主要来自颈外动脉。颈动脉体瘤根据它的形态可分为两种:一种是局限型,肿瘤位于颈总动脉分叉的外鞘内;另一种是包裹型,较多见,肿瘤位于颈总动脉分叉处,围绕颈总、颈内及颈外动脉生长,有丰富的滋养血管。除颈部肿块外,大多无其他症状,少数患者有晕厥、耳鸣、视力模糊等脑组织血供障碍的表现。当肿瘤增大时可累及第Ⅸ、Ⅹ、Ⅺ及Ⅻ对脑神经,引起吞咽困难、声音嘶哑、霍纳(Horner)综合征等。

2.声像图表现

(1)肿瘤常位于下颌角下方,胸锁乳突肌内侧的深部,恰在颈动脉分叉处。

(2)多表现为实性低回声,边界清晰,边缘规则或呈分叶状。肿瘤较小时,多位于颈动脉分叉处的外鞘内,可使颈内与颈外动脉的间距拉大。肿物较大时,常围绕颈总动脉、颈内动脉与颈外动脉生长,将这些血管包裹(图 5-13A)。当用手推挤时,可观察到肿瘤在垂直方向活动受限,但常可向侧方推动。

(3)肿物内部可探及较丰富的动脉与静脉血流信号,并可见颈外动脉的分支直接进入肿瘤内部(图 5-13B、C)。肿瘤一般不侵犯颈动脉内膜与中层,管腔无明显狭窄,少数可由于肿瘤的挤压、包裹或侵犯造成颈动脉狭窄甚至闭塞,呈现相应的彩色多普勒超声表现。

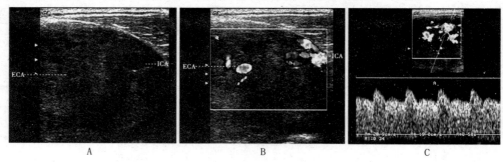

图 5-13　颈动脉体瘤

A.颈内外动脉周边可见低回声,包绕动脉生长;B.CDFI:低回声可见颈外动脉供血;
C.CDFI:低回声可见丰富血流信号,RI 0.34 ECA:颈外动脉 ICA 颈内动脉

3.报告书写举例

左颈动脉分叉处可见一大小 2.5 cm×1.8 cm×1.5 cm 的不均质低回声区,形态欠规则,边界清晰。肿物将颈内、颈外动脉明显推开使其间隔增大,并部分包裹颈内动脉。颈外动脉有许多分支供给肿物,肿物内部可见丰富的动、静脉血流信号,多数动脉血流频谱为高阻型,PSV 35 cm/s,RI 0.88。同侧颈内、颈外动脉内膜平整,未见明显狭窄。

超声提示:左颈动脉分叉处实性占位,颈动脉体瘤可能性大。

4.鉴别诊断

本病主要应与颈交感神经鞘瘤、颈神经鞘瘤、颈神经纤维瘤和颈动脉瘤相鉴别,其次应与颈部其他肿物如鳃裂囊肿、腮腺肿瘤等鉴别。

(1)颈动脉体瘤与颈交感神经鞘瘤、颈神经鞘瘤、颈神经纤维瘤的鉴别:颈交感神经鞘瘤、颈神经鞘瘤、颈神经纤维瘤均为实质性肿物,边界光滑,位于颈总动脉后方,将颈内、颈外动脉推向前方,与颈动脉分叉无黏附关系,一般不包裹颈动脉。

(2)颈动脉体瘤与颈动脉瘤的鉴别:后者为颈动脉局限性扩张或动脉旁有一囊实性肿物,瘤体内可见血栓回声并充满紊乱的血流信号,易与颈动脉体瘤鉴别。

(3)颈动脉体瘤与鳃裂囊肿、腮腺肿瘤的鉴别:鳃裂囊肿为一无回声囊性肿物,腮腺肿瘤位于耳下的腮腺内,一般两者均与颈动脉无密切关系。

(三)颈动脉夹层动脉瘤

1.病理与临床

各种原因引起动脉管壁内膜撕裂后,受血流的冲击,使内膜分离,血液注入形成假性管腔或血栓形成,导致真性血管腔狭窄或闭塞,引发缺血性脑血管病。根据假腔破裂口的位置与真假腔血液流动的方向不同,血流动力学变化有所不同。临床上的主要表现与病变引起的脑缺血程度相关。

2.声像图表现

(1)二维超声:假腔破裂出、入口均与真腔相通者,二维超声纵断、横断切面均显示真、假双腔结构,血管腔内可见线状中等回声随血管搏动而摆动。假腔只有单一入口无出口时,血管腔外径明显增宽,真腔内径相对减小,假腔内径增宽,内可探及低回声或不均回声(血栓)。

(2)彩色血流显像:若假腔入口位于近心段、出口位于远心段时,假腔内的血流方向与真腔一致,但假腔内血流无中心亮带,真腔管径减小出现血流加速五彩镶嵌样特征。若假腔入口位于远心段,假腔内血流方向与真腔相反,真、假腔内血流色彩不同。若假腔只有入口(单一破裂口)时,病变早期可探及双腔结构,假腔内单向收缩期低速血流信号。若假腔内血栓形成,血管腔内膜状结构消失,撕脱的内膜附着于假腔内的血栓表面,真腔管径减小,出现血管狭窄血流动力学改变。若假腔内血栓形成迅速可导致真腔闭塞。

(3)频谱多普勒:当存在真假双腔结构时,真腔内血流速度升高,血流频谱与血管狭窄相同。假腔内血流频谱异常,收缩与舒张期流速不对称,血管阻力相对升高。

3.报告书写举例

右侧颈总动脉管腔未见扩张,内可见条状中等回声,与近心段血管壁相延续,随血管搏动而有规律地摆动,CDFI 可见该条状中等回声两侧血流频谱形态明显不同,一侧 PSV 54 cm/s,另一侧可探及花色血流信号,PSV 165 cm/s。

超声提示:右侧颈总动脉夹层动脉瘤可能性大。

4.鉴别诊断

颈动脉夹层动脉瘤主要与以下疾病鉴别。

(1)颈动脉真性动脉瘤:超声表现为血管壁结构完整,血管腔呈瘤样扩张,病变管腔内探及低速涡流血流信号。

(2)假性动脉瘤:病变与外伤或医源性诊疗操作等相关。超声表现为动脉周边组织间隙形成无血管壁结构的搏动性包块,内可见涡流血流信号,其后方或侧方与邻近动脉之间形成细小管状或针孔样通道,CDFI 显示红蓝交替的血流信号,频谱多普勒显示双向振荡型血流频谱。

(四)椎动脉闭塞性疾病

1.病理与临床

大多由动脉粥样硬化或多发性大动脉炎所致,好发部位为椎动脉起始部。狭窄可出现椎-基底动脉供血不足症状。

2.声像图表现

(1)椎动脉管壁增厚,内膜毛糙,可伴有斑块形成。

(2)管腔明显狭窄,同时可见狭窄处血流束变细,彩色血流紊乱,峰值流速局限性加快,频带增宽。完全闭塞则闭塞段管腔内无血流信号。狭窄或闭塞远端椎动脉呈狭窄下游频谱改变。对侧椎动脉可呈现代偿性改变,表现为内径增宽、流速加快和血流量增加。

3.报告书写举例

双侧椎动脉管壁增厚,内膜毛糙,壁上可见强回声斑块。右侧椎动脉起始段管腔内血流信号明显紊乱,频谱呈毛刺样,峰值流速明显加快达 180 cm/s,其远段血流呈狭窄下游频谱改变。左侧椎动脉起始处至第四颈椎横突管腔内充满低回声,无明显血流信号,其周围可见侧支循环。

超声提示:①右侧椎动脉起始段狭窄。②左侧椎动脉近段闭塞。

4.鉴别诊断

(1)椎动脉狭窄与椎动脉不对称的鉴别:一般情况下,双侧椎动脉的粗细差异无临床意义。但当一侧椎动脉很细小(内径<2 mm),可引起椎-基底动脉供血不足。一侧椎动脉发育不全表现为管腔普遍细小,但血流充盈满意,频谱形态正常,对侧椎动脉可增宽。而椎动脉狭窄表现为某段管腔血流束变细,流速局部增快。应该说两者较容易鉴别。

(2)椎动脉完全闭塞与椎动脉缺如的鉴别:前者二维图像仍然可见椎动脉管壁,而后者在椎静脉后方不能发现椎动脉样结构,有时两者难以鉴别。诊断椎动脉缺如尚需排除椎动脉走行变异。

(3)椎动脉起始部狭窄与锁骨下动脉狭窄的鉴别:对于单独的椎动脉起始部狭窄与锁骨下动脉椎动脉开口后狭窄的鉴别,仅依据在椎动脉远端或上肢动脉分别探及狭窄下游血流频谱,两者比较容易鉴别。而对于锁骨下动脉椎动脉开口前的狭窄,同侧远端椎动脉和上肢动脉同时呈现狭窄下游的频谱改变。如在自然状态下或行束臂试验时,同侧椎动脉出现逆向血流,则支持锁骨下动脉椎动脉开口前的狭窄。但锁骨下动脉椎动脉开口前狭窄所致射流,可同时引起同侧椎动脉起始段血流紊乱和流速加快,此时,判断是否合并椎动脉起始段狭窄存在一定困难。

(4)锁骨下动脉、颈动脉和对侧椎动脉闭塞性疾病,可引起椎动脉流速代偿性升高,应与椎动脉狭窄鉴别:前者为整条椎动脉流速均升高,而后者为椎动脉狭窄处流速加快,且其远端呈狭窄后的紊乱血流。

(5)椎动脉流速降低与椎动脉狭窄下游血流的鉴别:远端椎动脉或基底动脉闭塞可引起近端椎动脉流速减低,但多普勒频谱收缩期上升陡直,而椎动脉狭窄下游的频谱表现为收缩期上升倾斜,两者可以鉴别。另外,严重心功能不全也可导致椎动脉流速减低,甚至呈现类似狭窄下游的频谱改变,但这种波型改变一般都是双侧的,而椎动脉狭窄引起的狭窄下游频谱改变一般为单侧。

五、临床意义

颈动脉疾病常常引起脑供血不足,甚至引起脑卒中,过去应用创伤性动脉造影进行诊断,彩色多普勒超声能够较准确地定性、定量诊断颈部动脉疾病,不仅能无创地诊断血管闭塞狭窄的程度和范围,还可以判断斑块的性质和形态,对神经内科、血管外科治疗方案的选择和疗效的判断都有重要的临床价值。

(田路路)

第二节 四肢动脉血管疾病

一、解剖和侧支循环

(一)上肢动脉

上肢动脉的主干包括锁骨下动脉、腋动脉、肱动脉、桡动脉和尺动脉(图 5-14)。

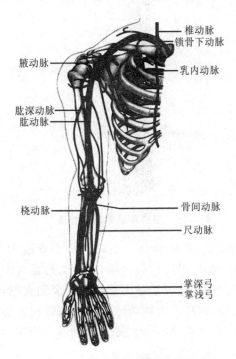

图 5-14 上肢动脉解剖示意图

左锁骨下动脉从主动脉弓直接发出,而右锁骨下动脉则发自无名动脉(头臂干)。锁骨下动脉最重要的分支包括椎动脉和乳内动脉。前者与颅脑供血有关,后者则常用作心脏冠状动脉旁路手术的移植物。甲状颈干和肋颈干也是锁骨下动脉的分支,在超声检查时应避免两者与椎动脉混淆。

锁骨下动脉穿过锁骨和第一肋之间的间隙成为腋动脉。腋动脉在越过大圆肌外下缘后成为肱动脉。肱动脉的主要分支为肱深动脉。

肱动脉在肘部分成桡动脉和尺动脉。桡动脉走行于前臂的外侧至腕部并与掌深弓相连接,尺动脉则走行于前臂的内侧至腕部并与掌浅弓相连接。

(二)下肢动脉

下肢动脉的主干包括股总动脉、股浅动脉、胫前动脉、胫腓干和胫后动脉及腓动脉。下肢动脉的主要分支(包括股深动脉和膝关节动脉)(图 5-15)。

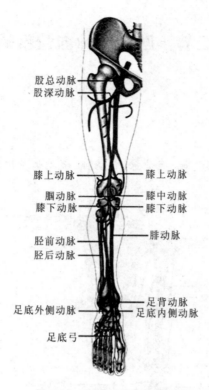

图 5-15　下肢动脉解剖示意图

股总动脉在腹股沟韧带水平续于髂外动脉。股总动脉在腹股沟分叉成股深动脉和股浅动脉。股深动脉位于股浅动脉的外侧,较股浅动脉为深,其分支通常为大腿肌肉供血。股深动脉的分支与盆腔动脉及腘动脉均有交通,是髂股动脉闭塞后的重要侧支循环动脉。

股浅动脉走行于大腿内侧进入腘窝成为腘动脉。股浅动脉在大腿段无重要分支。腘动脉经膝关节后方下行,并发出膝上内、膝上外、膝下内、膝下外动脉。当股浅动脉及腘动脉闭塞时,膝动脉成为重要的侧支循环动脉。

胫前动脉在膝下从腘动脉分出,向前外侧穿过骨间膜后沿小腿前外侧沿下行至足背成为足背动脉。足背动脉行于拇长伸肌腱和趾长伸肌腱之间,位置较浅,可触及其搏动。

腘动脉分出胫前动脉后成为胫腓干。后者分叉为胫后动脉和腓动脉。胫后动脉沿小腿浅、深屈肌之间下行,经内踝后方转入足底并分成足底内侧动脉和足底外侧动脉。足底外侧动脉与足背动脉的足底深支吻合,形成足底弓。足底弓发出数支趾足底动脉,再分支分布于足趾。腓动脉沿腓骨的内侧下行,至外踝上方浅出,分布于外踝和跟骨的外侧面。

二、检查方法

(一)超声探头选择

超声探头的选择原则是在保证超声穿透能力的前提下,尽量选用频率较高的探头以提高超声显像的分辨力。上肢动脉通常采用 5～10 MHz 线阵探头。从锁骨上窝扫描锁骨下动脉的近端时,凸阵探头效果较好,如频率为 5～7 MHz 或 2～5 MHz 凸阵探头。下肢动脉通常采用

5～7 MHz线阵探头。股浅动脉的远段和胫腓干的部位较深,必要时可用2～5 MHz凸阵探头。选用相应的预设置条件,在检查过程中,根据被检者的具体情况,如肢体的粗细、被检动脉内的血流速度等,随时对超声仪器做出相应的调节。

(二)体位和检查要点

1.体位

(1)上肢动脉:一般采用平卧位,被检肢体外展、外旋,掌心向上。

(2)下肢动脉:一般采用平卧位,被检肢体略外展、外旋,膝关节略为弯曲,有人将此体位称为蛙腿位。采用这一体位可以扫描股总动脉、股浅动脉、动脉、胫前动脉的起始部、胫后动脉及腓动脉。从小腿前外侧扫描胫前动脉或从小腿后外侧扫描腓动脉时,则需让被检肢体伸直,必要时略为内旋。

2.检查要点

四肢动脉超声检查包括:①采用灰阶超声显示动脉,观察动脉内壁和管腔结构,测量动脉内径。②观察动脉彩色多普勒,包括血流方向、流速分布及流速增高引起的彩色混叠。③对被检动脉分段进行脉冲多普勒采样并对所记录多普勒频谱进行频谱分析。多普勒采样时应尽量采用较小的多普勒取样容积(1.5～2 mm)以测得被检动脉特定部位的流速,并避免出现由于取样容积过大而产生的频带增宽。同时应将多普勒角度,即超声波入射与动脉血流的夹角校正到60°以下,以减少多普勒角度校正误差引起的流速值误差。当动脉内存在不规则斑块时,动脉血流方向和动脉纵轴方向可能不一致,多普勒角度的调节应根据动脉血流方向而不是动脉纵轴方向。动脉狭窄的超声诊断主要根据动脉腔内多普勒流速变化。

三、正常超声表现

(一)灰阶超声

正常肢体动脉管腔清晰,无局限性狭窄或扩张;管壁规则,无斑块或血栓形成。正常肢体动脉的内径见表5-5、表5-6。在灰阶超声图像上,动脉壁的内膜和中层结构分别表现为偏强回声和低回声的匀质条带,可见于口径较大且较为浅表的动脉,如腘动脉、肱动脉、股总动脉、股浅动脉的近段及动脉(图5-16)。当动脉处于较深的部位和/或动脉口径较小,动脉管腔和管壁结构的分辨度会受到限制,利用彩色多普勒显示血管甚为重要。

表 5-5 正常上肢动脉内径

上肢动脉	平均内径(mm)
锁骨下动脉	5.6(4.8～7.5)
腋动脉	4.6(3.9～6.1)
肱动脉	3.4(2.9～4.0)

表 5-6 正常下肢动脉内径

下肢动脉	平均内径±标准差(mm)
股总动脉	8.2±1.4
股浅动脉的上段	6.0±1.2
股浅动脉的远心段	5.4±1.1
腘动脉	5.2±1.1

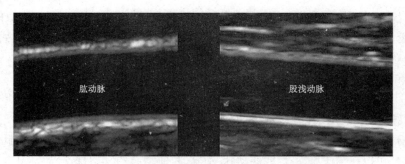

图 5-16 正常肱动脉和股浅动脉的灰阶超声图像

(二)彩色多普勒

正常肢体动脉的腔内可见充盈良好的色彩,通常为红色和蓝色。直行的动脉段内的血流呈层流,表现为动脉管腔的中央流速较快,色彩较为浅亮;管腔的边缘流速较慢,色彩较深暗(图 5-17)。动脉内的彩色血流具有搏动性,表现为与心动周期内动脉流速变化相一致的周期性彩色亮度变化。在正常肢体动脉,彩色多普勒还可显示红蓝相间的色彩变化。红蓝二色分别代表收缩期的前进血流和舒张期的短暂反流。图 5-18 所示为股浅动脉内出现与股浅静脉血流方向一致的舒张期反流(呈蓝色)。

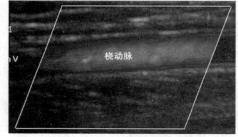

图 5-17 正常桡动脉的彩色多普勒血流图像

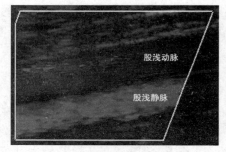

图 5-18 股浅动脉内舒张期反流

(三)脉冲多普勒

肢体动脉循环属于高阻循环系统。静息状态下,正常肢体动脉的典型脉冲多普勒频谱为三相型,即收缩期的高速上升波,舒张早期的短暂反流波和舒张晚期的低流速上升波(图 5-19)。在老年人或心脏输出功能较差的患者,脉冲多普勒频谱可呈双相型,甚至单相型。当肢体运动、感染或温度升高而出现血管扩张时,外周阻力下降,舒张早期的反向血流消失,在收缩期和舒张期均为正向血流。

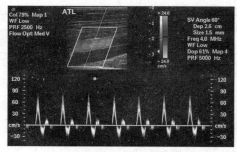

图 5-19 正常股浅动脉的脉冲多普勒频谱

正常动脉内无湍流,脉冲多普勒频谱波形呈现清晰的频窗。肢体动脉的血流速度从近端到远端逐渐下降。下表所列为正常肢体动脉的流速值(表 5-7、表 5-8)。

表 5-7 正常上肢动脉的血流速度

上肢动脉	收缩期峰值流速(cm/s)	舒张期反向峰值流速(cm/s)
锁骨下动脉	66～131	30～50
腋动脉	54～125	25～45
肱动脉	53～109	20～40
桡动脉	38～67	—

表 5-8 正常下肢动脉的血流速度

下肢动脉	收缩期峰值流速(cm/s)	舒张期反向峰值流速(cm/s)
股总动脉	90～140	30～50
股浅动脉	70～110	25～45
腘动脉	50～80	20～40

应用脉冲多普勒检测动脉内的血流速度对诊断动脉狭窄甚为重要,临床上一般采用狭窄处收缩期峰值流速,以及该值与其相邻的近侧动脉内收缩期峰值流速之比诊断动脉狭窄的程度。

四、常见疾病

(一)锁骨下动脉窃血综合征

1.病理与临床

锁骨下动脉窃血综合征通常是由于动脉粥样硬化或大动脉炎,使锁骨下动脉起始段或无名动脉狭窄或闭塞,导致脑血流经 Willis 动脉环,再经同侧椎动脉"虹吸"引流,使部分脑血流逆行灌入患侧上肢,从而引起脑局部缺血。

患者可以无明显症状,有症状者主要是椎-基底动脉供血不足和患侧上肢缺血两大类。椎-基底动脉供血不足表现为头晕、头痛、耳鸣、视物模糊、共济失调。上肢供血不足表现为患侧上肢运动不灵活、麻木、乏力、发冷。患肢桡动脉搏动减弱或消失,血压较健侧低 2.7 kPa(20 mmHg)以上。

2.声像图表现

(1)病因的声像图表现:①显示无名动脉、椎动脉开口前锁骨下动脉或主动脉弓等动脉的狭窄或闭塞,以致引起同侧锁骨下动脉窃血综合征。必须注意,窃血可抑制狭窄处射流,从而导致血流速度与狭窄程度不成正比。②显示主动脉缩窄或主动脉弓离断,依据其发生阻塞的部位不同而引起左侧、右侧或双侧锁骨下动脉窃血综合征。③显示上肢动静脉瘘。发生于较大动静脉之间的动静脉瘘可以引起同侧锁骨下动脉窃血综合征,而上肢前臂人工桡动脉与头静脉瘘常不引起本病。

(2)椎动脉血流改变:①患侧椎动脉血流频谱随病变程度的加重而变化。病变较轻者表现为收缩早期血流频谱上升过程中突然下降并形成切迹,第一波峰上升陡直,第二波峰圆钝;随着窃血加重,血流动力学改变更显著,表现为收缩期切迹加深,第二波峰逐渐减小,渐渐地该切迹抵达基线,并进而转变为反向血流;病变严重者整个心动周期血流方向逆转。②患侧椎动脉血流频谱分型。参考国外文献,患侧椎动脉血流频谱形态的改变可分为两类(部分窃血和完全窃血)四型。部分窃血(Ⅰ型):收缩期切迹最低流速大于舒张末期流速(此型也可见于正常人群)。如果受检者束臂试验后从Ⅰ型转为Ⅱ型,则是病理性的。Ⅱ型:收缩期切迹最低流速低于舒张末期流速,但未逆转越过基线。Ⅲ型:收缩期血流逆转越过基线,但舒张期血流仍为正向。完全窃血(Ⅳ型):整个心动周期的血流方向都逆转(图 5-20),常见于锁骨下动脉近心段狭窄或无名动脉闭塞。③健侧椎动脉流速。患者健侧椎动脉流速可代偿性升高。

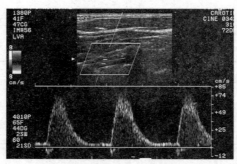

图 5-20　锁骨下动脉窃血综合征完全窃血型的患侧椎动脉频谱

整个心动周期血流方向逆转,均位于基线上方

　　(3)上肢动脉血流改变。由于无名动脉或锁骨下动脉近心段的狭窄或闭塞,尽管同侧椎动脉血液可逆流入锁骨下动脉供给上肢动脉,但患侧锁骨下动脉远心段或上肢动脉,如腋动脉、肱动脉、尺动脉及桡动脉常表现收缩期频谱上升倾斜,峰值流速减低,舒张期反向波消失,舒张末期流速常升高,阻力减低。值得注意的是,有时锁骨下动脉窃血综合征患者的患侧上肢动脉仍可见反向波,这可能是由于近端动脉狭窄程度不严重所致。

　　3.鉴别诊断

　　(1)锁骨下动脉窃血综合征与锁骨下动脉椎动脉开口后狭窄的鉴别:前者为锁骨下动脉椎动脉开口前狭窄或无名动脉狭窄,并可引起同侧椎动脉逆流,健侧椎动脉流速代偿性升高,而后者锁骨下动脉狭窄部位位于椎动脉开口后,不管狭窄程度多么严重,都不引起椎动脉逆流。

　　(2)锁骨下动脉窃血综合征与胸廓出口综合征累及锁骨下动脉的鉴别:后者在上肢过度外展的情况下,锁骨下动脉压迫处峰值流速大于或等于自然状态下的两倍或管腔内无血流信号;也可同时合并同侧锁骨下静脉内无血流信号,或波型失去随心脏搏动及呼吸而改变的现象。

　　(3)右锁骨下动脉起始部与右颈总动脉起始部或无名动脉狭窄的鉴别:由于无名动脉分出右颈总动脉和右锁骨下动脉这一解剖关系,分叉处也可以位于胸骨后给探查带来困难,如不注意,可将这三者的定位引起混淆。右颈总动脉狭窄不影响右锁骨下动脉血流;若同时在右颈总动脉和右锁骨下动脉内探及射流和紊乱血流,则一般是无名动脉狭窄;若右上肢动脉呈现狭窄下游血流改变,同时发现同侧椎动脉逆向血流,而右颈总动脉血流正常,则是右锁骨下动脉起始段狭窄。

　　(4)锁骨下动脉窃血综合征与椎动脉循环阻力增大出现反向波的鉴别:锁骨下动脉窃血综合征患者,部分窃血表现为椎动脉收缩期出现逆流,完全性窃血可表现为收缩期和舒张期均出现逆流;而后者是由于椎动脉血液循环阻力增大所致,反向波出现在舒张早期,而且持续时间很短。

(二)四肢动脉粥样硬化

1.病理与临床

在周围动脉疾病中,动脉的狭窄、闭塞性病变几乎绝大部分都是由动脉硬化所引起。其主要病理变化是动脉内膜或中层发生的退行性变和增生过程,最后导致动脉失去弹性,管壁增厚变硬,管腔狭窄缩小。可导致肢体的供血发生障碍,临床表现为发冷、麻木、疼痛、间歇性跛行,以及趾或足发生溃疡或坏疽。

2.声像图表现

(1)二维声像图:动脉内膜增厚、毛糙,内壁可见大小不等、形态各异的斑块,较大的强回声斑块后方常伴声影(图 5-21)。若管腔内有血栓形成,则一般呈低回声或中强回声,后方常无声影。

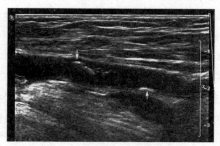

图 5-21　股浅动脉粥样硬化斑块(箭头所示强回声)

(2)彩色血流成像:狭窄处可见血流束变细,狭窄处和靠近狭窄下游可见杂色血流信号(图 5-22A)。若为闭塞,则闭塞段管腔内无血流信号。狭窄或闭塞的动脉周围可见侧支血管,病变常呈节段性,好发于动脉分叉处,一处或多处动脉主干的弯曲区域。

(3)频谱多普勒:狭窄处峰值流速加快,频带增宽,舒张期反向波峰速降低或消失(图 5-22B)。闭塞段动脉管腔内不能引出多普勒频谱。狭窄或闭塞远端动脉血流阻力减低,收缩期加速时间延长,加速度减小。

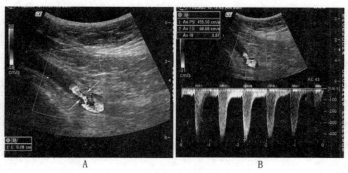

图 5-22　髂外动脉狭窄

A.箭头所指处为狭窄段血流明显变细,狭窄段及其下游血流表现为杂色血流信号;B.狭窄处频谱的反向波消失,流速明显增高,PSV 为 456 cm/s

3.鉴别诊断

(1)四肢动脉硬化性闭塞症与多发性大动脉炎的鉴别:前者老年人多见,累及肢体大动脉、中动脉的中层和内膜,多处管壁可见钙化斑块;而后者青年女性多见,主要侵犯主动脉及其分支的起始部,很少累及髂、股动脉。早期是动脉周围炎及动脉外膜炎,以后向血管中层及内膜发展。

因而疾病的后期表现为整个管壁弥漫性增厚,但很少出现钙化斑块。另外,病变活动期有低热和血沉增高等现象。

（2）四肢动脉硬化性闭塞症与血栓闭塞性脉管炎的鉴别:血栓闭塞性脉管炎是一种进行缓慢的动脉和静脉节段性炎症病变,其与四肢动脉硬化性闭塞症的鉴别,见表5-9。

表 5-9　四肢动脉硬化性闭塞症与血栓闭塞性脉管炎的鉴别要点

项目	四肢动脉硬化性闭塞症	血栓闭塞性脉管炎
发病年龄	老年人多见	青壮年多见
血栓性浅静脉炎	无	发病早期或发病过程中常存在
冠心病	常伴有	无
血脂	常升高	大都不升高
受累血管	大、中动脉	中、小动静脉
伴有其他部位动脉硬化	常有	无
钙化斑块	病变后期常有	无
管壁	内、中膜增厚	全层增厚、外膜模糊
管腔	广泛不规则狭窄和节段性闭塞,硬化动脉常扩张、迂曲	节段性狭窄或闭塞,病变上、下段血管内壁平整

（三）假性动脉瘤

1.病理与临床

外伤或感染导致动脉壁破裂,并在周围软组织内形成局限性血肿,以后周围被纤维组织包围而形成瘤壁,瘤壁无全层动脉结构,仅有内膜及纤维结缔组织。其内血流通过破裂口与动脉相通,由此而形成假性动脉瘤。最主要的症状是发现渐增性肿块,多伴有搏动。其次是疼痛,为胀痛及跳痛。

2.声像图表现

（1）动脉旁可见一无回声或混合性回声肿物,肿物内可有呈低或中强回声的附壁血栓,位于瘤体的周边部或某侧。附壁血栓也可能脱落而造成远端动脉栓塞。

（2）瘤壁缺乏动脉壁的各层结构,因为它是由动脉内膜或周围纤维组织构成。

（3）瘤腔内血流缓慢,或呈涡流,或呈旋转的血流信号,并且表现为一半为红色另一半为蓝色。若能清晰显示破裂口,则可见收缩期血液从来源动脉进入瘤体内,舒张期则瘤体内血液通过瘤颈部返回来源动脉(图5-23A)。瘤颈长短不一,有的不明显,有的可较长。压迫瘤体近侧来源动脉时,瘤体可缩小,瘤体的搏动性也明显减弱,瘤颈部和瘤腔内血流速度减低。有时,假性动脉瘤可引起其来源动脉狭窄。

（4）破裂口或瘤颈部探及典型的"双期双向"频谱(图5-23B)。在同一心动周期内,这两个血流方向相反的频谱分别持续于收缩期和舒张期,收缩期流速明显高于舒张期流速。

（5）压迫瘤体近侧来源动脉时,瘤体可缩小,瘤体的搏动性也明显减弱,瘤颈部或瘤腔内血液流速减低。

3.鉴别诊断

（1）与真性动脉瘤相鉴别:两者均表现为搏动性肿块,可触及震颤并闻及杂音,临床上可对两者引起混淆,但彩色多普勒超声对两者的鉴别很有帮助。

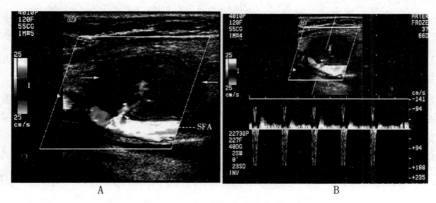

图 5-23　股浅动脉假性动脉瘤

A.横向箭头指向瘤体,下方箭头指向股浅动脉破裂口处;B.破裂口处的"双期双向"频谱(SFA:股浅动脉)

(2)与位于动脉上的肿瘤或紧贴动脉壁的脓肿、血肿及肿瘤相鉴别:前者为囊性或囊实性肿物,内可见涡流或旋流,并与动脉相通;而后者为实性或囊实性肿物,内部无血流信号或具有肿瘤的血供。一般两者很好鉴别。

(四)后天性动静脉瘘

1.病理与临床

动脉与静脉之间存在的异常通道称为动静脉瘘(arteriove nous fistula,AVF)。损伤是造成后天性动静脉瘘最常见的原因,大都是穿透性损伤,其次是医源性血管损伤如肱动、静脉和股动、静脉穿刺或插管。动静脉瘘一般分为3种基本类型。

(1)洞口型:即受伤的动、静脉紧密粘连,通过瘘而直接交通。

(2)导管型:动、静脉之间形成一条管道,一般约 0.5 cm 长。

(3)囊瘤型:即在瘘口部位伴有外伤性动脉瘤。

常见的症状有患肢肿胀、疼痛、麻木、乏力。严重者可有心力衰竭的症状。在瘘口的部位,可扪及明显的持续性震颤和听到粗糙的"机器滚动样"杂音。

2.声像图表现

(1)瘘口的营养动脉:与瘘口相连的近端动脉内径增宽或呈瘤样扩张,血流频谱一般呈低阻型,流速可以加快;而瘘口远心段动脉内径正常或变细,多数患者血流方向正常,阻力指数＞1,频谱形态呈三相波或二相波,少数患者血流方向逆转,也参与瘘口的血液供应。

(2)瘘口远端的静脉:由于动脉血流通过瘘口直接分流到静脉内,造成静脉明显扩张,甚至呈瘤样扩张,且有搏动性。有时可探及血栓,呈低回声或中强回声。瘘口远端的静脉内呈现紊乱血流,并可探及动脉样血流频谱,出现静脉血流动脉化。

(3)瘘口:如瘘口较大,二维图像可显示动脉与附近的静脉之间有一无回声的管道结构。相应地,彩色血流显像呈现动脉与静脉之间有一瘘口,有时瘘口呈瘤样扩张,血流方向从动脉流向静脉,并可大致测量瘘口的内径及长度。而瘘口处血流为动脉样频谱,流速较快且紊乱。瘘口周围组织振动也产生五彩镶嵌的彩色信号。

(4)合并假性动脉瘤:动脉瘤可逐渐粘连、腐蚀最后穿破伴行的静脉形成动静脉瘘。外伤也可造成假性动脉瘤与动静脉瘘合并存在。有学者曾遇见一例受枪伤的患者,形成同侧假性股浅动脉瘤与股浅动静脉瘘。彩色多普勒超声探查时,应注意两者的同时存在。若合并假性动脉瘤,则具有相应的彩色多普勒超声表现。

3.鉴别诊断

（1）周围动静脉瘘与动脉瘤的鉴别：临床上症状不明显的损伤性动静脉瘘易与损伤性动脉瘤混淆，应予以鉴别。

（2）四肢动静脉瘘与血栓性深静脉炎的鉴别：动静脉瘘患者由于肢体肿胀和静脉曲张，有时需与血栓性深静脉炎鉴别。血栓性深静脉炎患者一般肢体静脉曲张比较轻，局部没有震颤和杂音，动静脉之间无异常通道，静脉内无动脉样血流信号，邻近动脉也无高速低阻血流。应该说，采用彩色多普勒超声，两者很容易鉴别。

（田路路）

第三节　四肢静脉血管疾病

一、四肢静脉解剖

（一）上肢静脉解剖

上肢静脉可分为深、浅两类。深静脉多走行于深筋膜的深面并与同名动脉相伴而行，因而也常称为并行静脉。桡静脉、尺静脉、肱静脉、腋静脉和锁骨下静脉构成了上肢的深静脉系统，桡静脉、尺静脉及肱静脉常成对，分别伴行于桡、尺及肱动脉的两侧，腋静脉与锁骨下静脉一般为单根，少数人可见成对（图 5-24）。

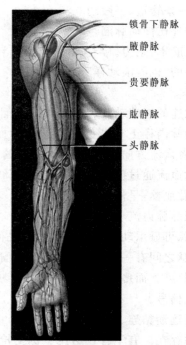

图 5-24　上肢深、浅静脉解剖示意图

锁骨下静脉
腋静脉
贵要静脉
肱静脉
头静脉

　　浅静脉走行于皮下组织内,一般称为皮下静脉。头静脉、贵要静脉、肘正中静脉和前臂正中静脉构成了上肢的浅静脉系统。浅静脉不与动脉伴行而有其特殊的行径和名称。深浅静脉之间常通过穿静脉相互交通。上肢的深、浅静脉都具有重要的临床意义,因此均须检查。

　　上肢静脉除了管腔较大、管壁薄和属支较多以外,深、浅静脉都有一些静脉瓣,而深静脉的瓣膜更为丰富,在浅静脉汇入深静脉处常有瓣膜。静脉瓣对保障上肢静脉血流返回心脏起着重要作用。静脉瓣叶通常成对排列,但瓣叶数目也可为1~3个不等。从上肢的近心端到远心端,静脉瓣分布的密度增大。

(二)下肢静脉解剖

　　同上肢静脉一样,下肢静脉也分为深浅两大类。由于下肢静脉的回流要克服较大的地心引力,因此静脉瓣的配布要比上肢静脉更为密集。

　　下肢深静脉系统包括小腿的胫前静脉、胫后静脉、腓静脉、胫腓静脉干;腘窝处的腘静脉;大腿的股浅静脉、股深静脉和股总静脉。特别强调的是,股浅静脉属于深静脉系统。此外,部分教材亦将盆腔的髂外静脉和髂总静脉归入下肢静脉范畴(图5-25)。深静脉与同名动脉相伴,胫前静脉、胫后静脉、腓静脉一般呈双支,25%的入股浅静脉和腘静脉为双支。

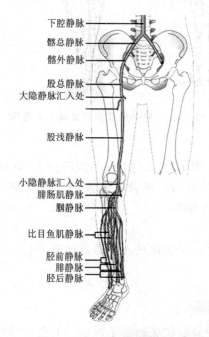

图 5-25　下肢深静脉解剖示意图

　　下肢浅静脉系统主要由大隐静脉和小隐静脉构成。浅静脉位于两层筋膜之间(图5-26)。深静脉和浅静脉之间的交通是通过穿静脉实现的。相对于上肢,下肢的穿静脉临床意义重大。

二、四肢静脉检查方法

(一)超声仪条件

1.仪器

用于肢体静脉检查的超声仪器应具备以下的特征:极好的空间分辨力,超声频率在5~

15 MHz；极好的灰阶分辨力（动态范围）；多普勒对检测低速静脉血流信号敏感；具有彩色多普勒或能量多普勒，有助于确定小静脉及显示血流。

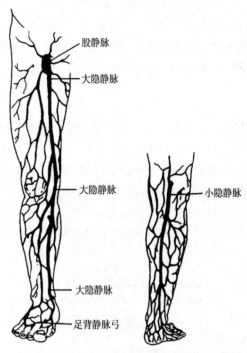

图 5-26　大、小隐静脉及其属支解剖示意图

2.探头类型及频率

上肢其他静脉比较表浅，则使用 7.5～10 MHz 的线阵探头，有时更高频率的探头效果更好。下肢静脉一般使用 5～7 MHz 线阵探头。锁骨下静脉、肢体粗大者、位置深在的静脉（如股浅静脉远心段）需使用 3.5 MHz 的凸阵探头。

3.预设条件

选用仪器内设的静脉检查条件，可迅速进入合适的检查条件。检查过程中根据不同静脉和目的随时调节。

（二）四肢静脉检查体位

1.上肢静脉检查体位

取仰卧位，也可取半坐卧位使静脉扩张而易于观察。上肢呈外展和外旋姿势，掌心向上。受检上肢外展角度以与躯干呈 60°为宜，应注意避免过度外展，因为过度外展也会阻止正常血流并影响波形和波幅。

上肢浅静脉系统位置表浅，多位于皮下，一定要注意探头轻压，否则静脉会被压瘪而不能被探及。可利用探头加压横切扫查来观察上肢浅静脉有无血栓。

2.下肢静脉检查体位

下肢静脉足够膨胀是清晰显示的前提。一般来说，站立位较卧位更适合下肢静脉的检查，尤其对静脉反流、管壁结构和细小血栓的观察。也可取卧位（头高脚低）或坐位检查。所有的静脉超声检查时，检查室和患者应足够温暖以防止外周血管收缩而致静脉变细，导致超声检查困难。

(三)四肢静脉的探测步骤和观察要点

四肢静脉疾病主要包括静脉血栓和功能不全。每条(段)静脉的探测步骤和观察内容大致相同,不过,上肢静脉很少要求检查瓣膜功能。具体的探测步骤和观察内容如下。

(1)观察静脉变异、内膜、管腔内回声情况:卧位检查如有困难,可站立位检查,由于站立位静脉膨胀,容易观察这些情况,特别适于大部分或完全再通的血栓形成后综合征患者内膜和残存小血栓的观察。

(2)进行压迫试验:灰阶图像上横切扫查应用间断按压法或持续按压法,观察静脉腔被压瘪的程度。间断按压法是指探头横切按压血管,尽量使静脉腔被压瘪,然后放松,按顺序每隔1~2 cm反复进行,以完整扫查整条血管。持续按压法是指探头横切滑行时持续按压血管,观察管腔的变化。静脉腔被压瘪程度的判定主要依据压迫前后近、远侧静脉壁距离的变化。若探头加压后管腔消失,近、远侧静脉壁完全相贴,则认为无静脉血栓。否则,存在静脉血栓。

(3)观察静脉管腔内是否有自发性血流信号,以及血流信号的充盈情况。

(4)检查瓣膜功能:彩色多普勒超声具有无创、简便、可进行半定量和重复性好的优点,能够判断反流的部位和程度,但对瓣膜数目、位置的判断不如X线静脉造影准确。由于彩色多普勒超声在临床上的普遍使用,大大减少了有创检查方法(静脉压测定和静脉造影)的临床应用。

挤压远端肢体试验:在人工挤压检查处远侧肢体放松后,同时观察静脉内的血液反流。有学者认为,由于这种检查方法能够获得由下肢静脉血液的地心引力所致的真实反流,故不仅可用于整条下肢静脉瓣膜功能的评价,而且其临床应用价值优于乏氏试验。但也有学者认为,人工挤压后放松不太可能使静脉血液的反向流速迅速增加,从而不能彻底地促使瓣膜闭合或诱发本来存在的反流,故其临床价值受到限制。必须注意,检查者挤压的力量不同,可导致相互间的超声测值的差异。从临床应用情况来讲,挤压远端肢体试验对小腿静脉瓣膜功能的评价有较大的帮助。

乏氏(Valsalva)试验:乏氏试验是指患者做乏氏动作,通过测量髂、股、静脉的反流时间和其他相关参数,来判断下肢静脉反流的检查方法。有学者指出,乏氏试验是利用乏氏动作时阻碍血液回流而人为地诱发反流,在某种程度上不能反映下肢静脉的真实反流状况。

下肢静脉瓣膜功能不全的定量分析:多数学者认为,反流时间大于0.5秒和反流峰速大于10 cm/s的结合可作为深静脉瓣膜功能不全的诊断标准,从股浅静脉至静脉的反流时间之和大于4秒,表明存在严重的静脉反流。反流时间大于3秒和反流峰速大于30 cm/s的结合与浅静脉慢性瓣膜功能不全密切相关。

三、正常四肢静脉超声表现

(一)灰阶超声

四肢主要静脉内径大于伴行动脉内径,且随呼吸运动而变化。正常四肢静脉具有以下4个超声图像特征:①静脉壁非常薄,甚至在灰阶超声上都难以显示;②内膜平整光滑;③超声图像上管腔内的血流呈无回声,高分辨力超声仪可显示流动的红细胞而呈现弱回声;④可压缩性:由于静脉壁很薄,仅凭腔内血液的压力会使静脉处于开放状态,探头加压可使管腔消失(图5-27)。此特征在鉴别静脉血栓时具有重要意义。部分人在管腔内看见的瓣膜,经常见于锁骨下静脉、股总静脉及大隐静脉。瓣膜的数量从近端到远端是逐渐增多的。

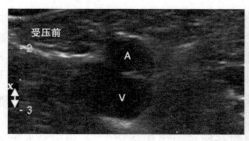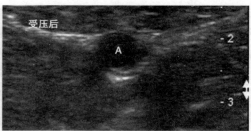

图 5-27　正常静脉(左:受压前;右:受压后)

(二)彩色多普勒

正常四肢静脉内显示单一方向的回心血流信号,且充盈于整个管腔(图 5-28)。挤压远端肢体静脉时,管腔内血流信号增强,而当挤压远端肢体放松后或乏氏动作时则血流信号立即中断或短暂反流后中断。有一些正常小静脉(桡、尺静脉,胫、腓静脉)可无自发性血流,但人工挤压远端肢体时,管腔内可呈现血流信号。当使用一定的外在压力后静脉管腔消失,血流信号亦随之消失。

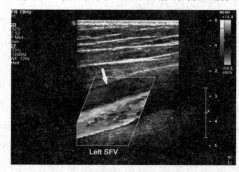

图 5-28　下肢静脉彩色多普勒图像(箭头所示为股浅静脉)

(三)脉冲多普勒

正常四肢静脉具有五个重要的多普勒特征:自发性、期相性、乏氏反应、挤压远端肢体时血流信号增强及单向回心血流。

1.自发性

当受检者肢体处于休息或活动状态时,大、中静脉内存在血流信号,小静脉内可缺乏自发血流。

2.期相性

正常四肢静脉的期相性血流是指血流速度和血流量随呼吸运动而变化。脉冲多普勒较彩色多普勒更能直观地观察四肢静脉血流的期相性变化。

(1)上肢静脉:吸气时胸膜腔内压降低,右心房压随之降低,上肢静脉压与右心房压的压力阶差增大,上肢静脉血液回流增加、血流速度加快;呼气时则相反。此外,上肢静脉血流可存在搏动性,因上肢较下肢更接近心脏,心脏右侧壁的收缩也就更容易传递到上肢的大静脉,所以上肢静脉血流的这种搏动性变化会比下肢更明显,尤其是锁骨下静脉。

(2)下肢静脉:血流的期相性变化正好与上肢静脉相反。吸气时,膈肌下降,腹内压增高,下腔静脉受压,下肢外周静脉与腹部静脉之间的压力阶差降低,造成下肢血液回流减少和血流速度减慢;呼气时则相反,表现为下肢静脉血流速度加快(图 5-29)。

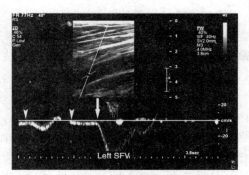

图 5-29 下肢静脉多普勒频谱

两端箭头所示之间,血流速度不断变化,提示呼吸期相性存
在。挤压远端肢体后,血流速度增高(长箭头所示处)

当静脉血流缺乏期相性时,则变为连续性血流。它预示着检查部位近端、有时为远端严重的
阻塞。

3.乏氏反应

正常乏氏反应是指乏氏试验时,即深吸气后憋气,四肢大静脉或中等大小的静脉内径明显增
宽,血流信号减少、短暂消失甚至出现短暂反流。乏氏反应用于判断从检查部位至胸腔的静脉系
统的开放情况。严重的静脉阻塞才引起异常的乏氏反应,当静脉腔部分阻塞时可以显示正常的
乏氏反应。

4.挤压远端肢体血流时信号增强

肢体静脉的突然受压,静脉回心血流量和流速增加,并可使静脉瓣完好的受压部位远端回流
停止。如果挤压检查处远端肢体后,血流信号没有增强,则说明在检查部位近端的静脉存在阻
塞;血流信号延迟或微弱的增强,提示近端静脉不完全阻塞或周围有侧支循环。

5.单向回心血流

因静脉瓣膜防止血液反流,故正常四肢静脉血液仅回流至心脏。

四、常见疾病

(一)四肢深静脉血栓形成

1.病理与临床

四肢深静脉血栓形成(deep vein thrombosis,DVT)是一种常见疾病,以下肢多见。在长期
卧床、下肢固定、血液高凝状态、手术和产褥等情况下,下肢深静脉易形成血栓。血栓由血小板、
纤维素和一层纤维素网罗大量红细胞交替排列构成,由于水分被吸收,血栓变得干燥,无弹性,质
脆易碎,可脱落形成栓塞。血栓的结局有两种可能,一是血栓软化、溶解、吸收,另一种血栓机化,
由血管壁向血栓内长入内皮细胞和成纤维细胞,形成肉芽组织,并取代血栓。下肢深静脉血栓形
成可分为小腿静脉血栓形成(包括小腿肌肉静脉丛血栓形成)、股静脉-腘静脉血栓形成和髂静脉
血栓形成。它们都可以逆行和/或顺行蔓延而累及整个下肢深静脉,常见的上肢深静脉血栓形成
腋静脉-锁骨下静脉血栓形成。

主要病因包括:①深静脉血流迟缓。常见于外科手术后长期卧床休息、下肢石膏固定的患
者。②静脉损伤。化学药物、机械性或感染性损伤导致静脉壁破坏。③血液高凝状态。各种大
型手术、严重脱水、严重感染及晚期肿瘤等均可增强血液的凝固性,为血栓形成创造了条件。

临床表现包括：①血栓远侧的肢体持续地肿胀，站立时加重。②患者有患肢疼痛和压痛，皮温升高，慢性阶段有瓣膜功能受损的表现，有浅静脉曲张。③如果血栓脱落可造成肺栓塞，70%～90%肺栓塞的栓子来源于有血栓形成的下肢深静脉，这对下肢深静脉血栓形成的正确诊断非常重要。

2.声像图表现

（1）急性血栓：指2周以内的血栓（图5-30）。其声像图表现：①血栓形成后几个小时到几天之内常表现为无回声，1周后回声逐渐增强至低回声，边界平整。②血栓段静脉内径往往增宽，管腔不能被探头压瘪。③血栓在静脉腔内可自由飘动或随近端、远端肢体挤压而飘动。④血栓与静脉壁之间和血栓之间可见少量点状和线状血流信号；或血栓段管腔内无血流信号。⑤当血栓使静脉完全或大部分闭塞时，人工挤压远端肢体可见血栓近端静脉血流信号增强消失或减弱；血栓远端静脉血流频谱变为带状，失去周期性及Valsalva反应减弱甚至消失。

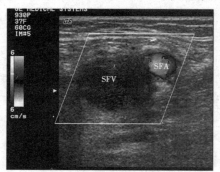

图5-30　急性股浅静脉血栓形成

图中所示股浅静脉明显扩张，管腔内充满低回声，未见明显
的血流信号（SFV：股浅静脉；SFA：股浅动脉）

（2）亚急性血栓：指2周至6个月之间的血栓。其声像图表现：①血栓回声较急性期增强。②血栓逐渐溶解或收缩，导致血栓变小且固定，静脉管径也随之变为正常大小。③血栓处静脉管腔不能被压瘪。④由于血栓的再通，静脉腔内血流信号逐渐增多。

（3）慢性血栓：发生在6个月以上的血栓。其声像图表现：①血栓为中强回声，表面不规则（图5-31），位置固定。②血栓机化导致血栓与静脉壁混成一体，部分病例可能由于静脉结构紊乱而无法被超声辨认。③血栓段静脉内径正常或变小，管腔不能被完全压瘪，内壁毛糙、增厚。④瓣膜增厚，活动僵硬或固定。当慢性血栓致使瓣膜遭受破坏丧失正常功能时，挤压远端肢体放松后或Valsalva试验时静脉腔内可见明显的反流信号。⑤部分再通者，血栓之间或血栓与静脉壁之间可见部分血流信号；完全再通者，静脉腔内基本上充满血流信号。血栓段静脉周围可见侧支循环血管。

3.鉴别诊断

（1）急性与慢性肢体静脉血栓的鉴别。两者的鉴别依据见表5-10。

（2）将正常四肢静脉误认为静脉血栓。这是由于仪器调节不当、图像质量差，以及探头挤压后静脉被压瘪的效果不好等原因造成。见于髂静脉、收肌管裂孔处的股浅静脉和腘静脉及小腿深部的静脉。

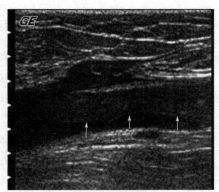

图 5-31　**股静脉慢性血栓**

超声提示:右下肢股总、股浅静脉血栓形成

表 5-10　**急性与慢性肢体静脉血栓的鉴别要点**

项目	急性肢体静脉血栓	慢性肢体静脉血栓
回声水平	无或低回声	中强回声
表面	平整	不规则
稳定性	漂浮	固定
血流信号	无或少量	再通后有
侧支循环血管	无	有

　　(3)四肢静脉血栓与静脉周围的肌肉、脂肪及浅表软组织的鉴别。由于探查方法不当如探头用力过大,某些小的深部静脉缺乏自发性血流信号等原因,可将上述组织结构误认为静脉血栓。这种情况可发生于头静脉、贵要静脉和大隐静脉等浅静脉系统及小腿深部静脉。

　　(4)四肢静脉血栓与外压性静脉狭窄的鉴别。手术后、肿瘤压迫、左髂总静脉受压综合征及胸出口综合征等因素均可因静脉变狭窄导致静脉回流障碍而引起肢体肿胀。血栓与外压性静脉狭窄虽然临床表现有相似之处,但治疗方法完全不同。必须注意,外压性静脉狭窄导致的静脉回流障碍与血栓引起的静脉回流受阻所致的远心段静脉血流频谱具有相似的改变,但采用灰阶超声观察梗阻处的静脉及其周围结构是正确鉴别的关键。

　　(5)四肢静脉血栓与静脉血流缓慢的鉴别。当静脉管腔内血液流动缓慢或使用较高频率探头时,血液可表现为似云雾状的血栓样回声,采用压迫试验可很好地鉴别。而且,血栓一般不移动,仅新鲜血栓可随肢体挤压而飘动。

　　(6)四肢静脉血栓与肢体淋巴水肿的鉴别。淋巴水肿是由淋巴液流通受阻或淋巴液反流所致的浅层组织内体液积聚,以及继而产生的纤维增生、脂肪硬化、筋膜增厚及整个患肢变粗的病理状态。早期淋巴水肿与四肢静脉血栓形成的临床表现有相似之处,应注意鉴别。前者除在炎症急性发作期,患者一般没有痛苦,彩色多普勒超声检查静脉血流通畅;而后者发病开始时,患者首先感觉有受累静脉区的钝性胀痛及压痛,数小时内,水肿迅速发展,累及部分或整个肢体。晚期淋巴水肿的临床表现比较特别,表现为患肢极度增粗与典型的橡皮样改变,与四肢静脉血栓较易鉴别。两者鉴别的关键是静脉血流是否通畅。

　　(7)四肢静脉血栓与四肢动脉血栓形成的鉴别见表 5-11。

表 5-11　四肢静脉血栓与动脉血栓形成的鉴别

表现	项目	四肢静脉血栓	四肢动脉血栓
声像图表现	两端连接关系	与静脉相连	与动脉相连
	血栓位置	静脉内	动脉内
	血流频谱特点	静脉频谱	动脉频谱，远端血流频谱为狭窄下改变
	血管壁	无三层结构、无钙化斑块	有三层结构、钙化斑块常见
临床表现		肢体水肿、皮温升高、脉搏存在	肢体瘫缩、皮温降低、脉搏消失

(二)下肢深静脉瓣膜功能不全

1.病理与临床

下肢深静脉瓣膜功能不全是临床常见的静脉疾病之一。瓣膜功能不全时,造成血液反流,静脉高压。下肢深静脉瓣膜功能不全分为原发性与继发性两类。前者病因尚未完全阐明,可能与胚胎发育缺陷及瓣膜结构变性等因素有关。后者是继发血栓形成后的后遗症,故又称下肢深静脉血栓形成后综合征。两者临床表现均为下肢深静脉功能不全所引起的一系列症状,包括下肢胀痛、肿胀、浅静脉曲张,足靴区皮肤出现营养性变化,有色素沉着,湿疹和溃疡。

2.声像图表现

(1)原发性下肢深静脉瓣膜功能不全表现为静脉增粗,内膜平整,管腔内无实性回声,探头加压后管腔能被压瘪,瓣膜纤细、活动良好,以及血液回流通畅、充盈好。

(2)继发性下肢深静脉瓣膜功能不全则表现为静脉壁增厚,内膜毛糙,内壁及瓣膜窦处可附着实性回声,血栓处管腔不能被完全压瘪,瓣膜增厚、活动僵硬或固定,以及血栓处血流信号充盈缺损。

(3)不管是原发性还是继发性下肢静脉瓣膜功能不全,均表现为挤压远端肢体放松后或Valsalva 试验时管腔内血液反流(图 5-32)。利用多普勒频谱可测量静脉反流持续时间、反流最大流速和反流量等。有学者建议采用持续反流时间来判断静脉反流程度。若超声发现某段深静脉反流持续时间＞1 秒,则一般可提示该静脉瓣膜功能不全。轻度反流,1～2 秒;中度反流,2～3 秒;重度反流,大于 3 秒。

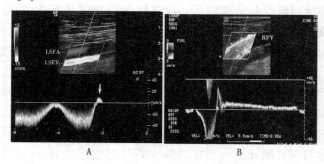

图 5-32　Valsalva 试验

A.Valsalva 动作时正常股浅静脉的频谱多普勒,箭头所指为 Valsalva 动作时的短暂反
流;B.原发性腘静脉瓣膜功能不全,基线上方为反流频谱,持续反流时间为 3.96 秒

3.鉴别诊断

(1)下肢深静脉瓣膜功能不全与正常下肢深静脉的鉴别:在许多无下肢深静脉瓣膜功能不全

症状的受试者中,经常可发现挤压远端肢体放松后或 Valsalva 试验时有短暂反流,但持续时间一般在 0.5 秒以内。而有明显此症状的受试者中,一般反流持续时间大于 1 秒。当反流持续时间介于0.5～1 秒之间,则可疑下肢深静脉瓣膜功能不全。

(2)原发性与继发性下肢深静脉瓣膜功能不全的鉴别:若发现静脉腔内有明显的血栓或患者有血栓史,一般认为这种瓣膜功能不全是继发性的。但是,深静脉血栓后血流完全或绝大部分再通后所致瓣膜功能不全与原发性的鉴别存在一定的困难,然而只要认真检查还是可以辨别的。

五、临床价值

彩色多普勒超声能够提供下肢深静脉的解剖和功能信息,可以观察深静脉开放的情况、血栓后异常的范围,以及反流的分布和程度。

(田路路)

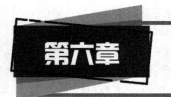

第六章　甲状腺疾病超声诊断

第一节　急性甲状腺炎

一、病因及病理

急性甲状腺炎又称局限性甲状腺炎,其特征是以中性粒细胞为主的炎性细胞浸润,常由细菌感染所致。致病菌可能是金黄色葡萄球菌、化脓性链球菌、肺炎链球菌、其他链球菌或口咽部细菌的混合性感染等。

急性化脓性甲状腺炎(acute suppurative thyroiditis,AST)较罕见,占甲状腺手术的 0.1%。甲状腺有丰富血管和淋巴管,不易发生细菌感染。在胚胎发育中存在的瘘管和其他残留与口腔相通,甲状腺附近的感染可以导致甲状腺化脓性病变;身体免疫力低下、甲状腺结构异常或并发于其他疾病也是甲状腺细菌性炎症原因之一。细针抽吸及培养见大量的脓性渗出物或细菌碎片、纤维束、中性粒细胞等混合物。

二、临床表现

多数患者发热、咽痛,突发颈前区疼痛,局部皮肤发红、肿胀触痛。疼痛常为单侧,可放射至下颌和耳部。后期脓肿形成,局部有波动感。实验室检查周围白细胞增高、血沉加快,C 反应蛋白增高,甲状腺功能多正常。

三、超声检查

AST 90%发生在甲状腺左叶,7%发生在右叶,3%双侧发生。病变叶甲状腺肿大,形态失常,内部回声杂乱,似混合性结节,无包膜,边界不清。形成脓肿时内部可有不规则液化小暗区,周边见血流信号,但血流信号稀少,远少于其他病变的充血性改变。病变影响甲状腺周围间隙,间隙肿胀增厚,甲状腺与周围关系模糊。随着炎症好转,甲状腺逐渐恢复为正常形态,内部回声趋于正常,甲状腺与周围间隙关系渐清楚,痊愈后甲状腺内和周围可完全恢复正常图 6-1~图 6-6。急性化脓性甲状腺炎很少见到颈部淋巴结肿大,其原因值得探讨。

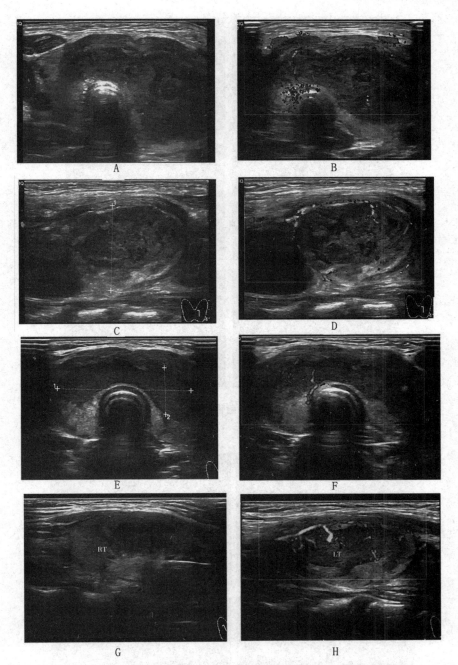

图 6-1 女,9 岁,急性甲状腺炎。颈部疼痛明显,活动受限,甲状腺重度肿大
A.甲状腺肿大不均匀;B.甲状腺血流信号Ⅰ级;
C、D.甲状腺左叶内有暗区,实质部分无血流信
号;E～H.治疗 5 天后病变明显缩小

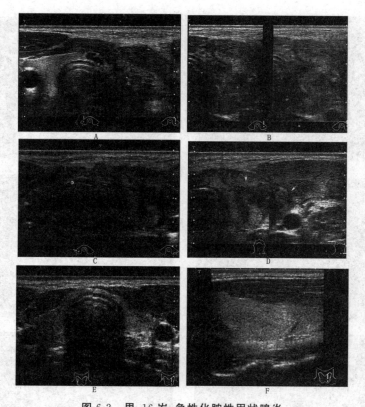

图 6-2 男,16 岁,急性化脓性甲状腺炎

A、B.治疗前的甲状腺左侧叶炎性病变;C、D.治疗 2 周后;E、F.3 个月后复查,基本恢复正常

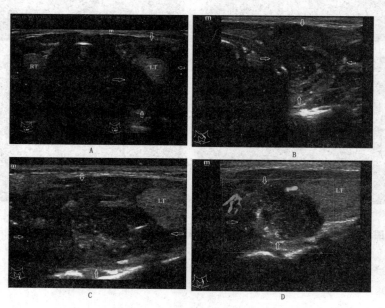

图 6-3 女,25 岁,甲状腺左侧叶化脓性炎症

A.颈前横切面;B.左侧叶横切面;C、D.左侧叶纵切面(↑示病灶,RT.右侧甲状腺,LT.左侧甲状腺)

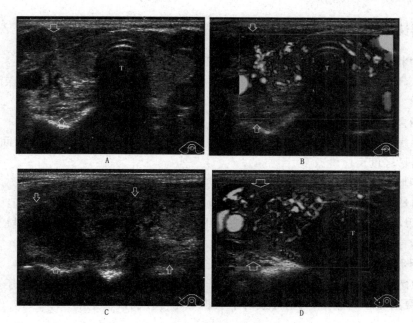

图 6-4 女,41 岁,急性化脓性甲状腺炎

A.甲状腺横切面,右侧甲状腺周围肿胀;B.甲状腺充血;C.右侧甲状腺和周围组织肿胀紊乱;D.右侧甲状腺和周围充血(T.气管,↑示病变范围)

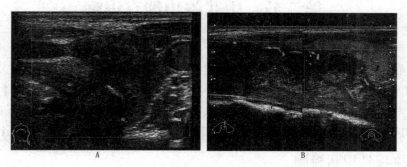

图 6-5 男,46 岁,甲状腺左侧叶化脓性炎症

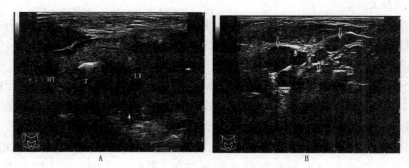

图 6-6 甲状腺左侧叶急性化脓性感染

A.甲状腺左侧叶和周围组织感染(实心箭头,LT.左叶,RT.右叶,T.气管);B.左颈旁淋巴结肿大(空心箭头)

四、鉴别诊断

(一)与甲状腺腺瘤和结节性甲状腺肿相鉴别

主要是结节囊性变时的浑浊囊液,囊液内漂浮物和不规则增厚的囊壁,容易误诊为甲状腺化脓性病变。

(二)与亚急性甲状腺炎相鉴别

呈局灶性病变,同时伴局部肿胀和触痛时容易与化脓性炎症混淆,但甲状腺间隙正常,甲状腺周围淋巴结呈轻度反应性改变。

(三)与甲状腺癌相鉴别

甲状腺局灶性病变,形态不规则、无包膜、边界不清难以与恶性结节鉴别。但甲状腺癌发展隐匿,几乎无甲状腺局部症状,当出现临床表现甲状腺恶性结节时,甲状腺引流淋巴结已有转移,转移淋巴结具有明确的甲状腺癌的特点。

(四)与甲状腺周围间隙炎相鉴别

颈前间隙感染时可能累及同侧的甲状腺,局部出现炎性反应使甲状腺增大,还可能伴局部回声异常,但主要病变在间隙内,若治疗及时甲状腺功能可较快恢复正常

(孙希娇)

第二节　甲状腺功能亢进症

甲状腺功能亢进症(甲亢)是常见的内分泌疾病,发病率为 0.5%～1%,甲亢多见于 20～40 岁女性。由多种原因引起甲状腺激素分泌增多,进入血液循环产生一系列全身症状。目前根据发生甲亢原因分类,包括:①毒性弥漫性甲状腺肿;②毒性结节性甲状腺肿(Plummer 病);③碘甲亢;④甲状腺炎性甲亢;⑤甲亢与癌。其中毒性弥漫性甲状腺肿和毒性结节性肿较多见。

一、毒性弥漫性甲状腺肿

(一)病因及病理

毒性弥漫性甲状腺肿又称甲状腺原发性增生、原发性甲状腺功能亢进症、Graves 病、Basedow 病和突眼性甲状腺肿。毒性弥漫性甲状腺肿的发病原因一些方面已较清楚,包括①与遗传有关:约 5% 有明显家族史;②精神创伤:各种原因导致精神过度兴奋或过度抑郁,致甲状腺激素和肾上腺激素分泌急剧升高;③免疫系统异常:被认为是该病的主要和直接原因。甲亢患者血中的 T 淋巴细胞增高到 93.3%(正常是 63.6%),T 细胞对甲状腺内的抗原发生致敏反应。

1.肉眼所见

双侧甲状腺轻度到中度对称性弥漫性肿大,表面平滑,切面致密,质地与胰腺组织相近,缺乏类胶质,视血管及类胶质含量多少而呈棕红或灰红色(图 6-2)。病程长者则甲状腺呈锗黄色,易碎。

2.镜下所见

本病特点为甲状腺组织明显弥漫性增生。滤泡变小,上皮呈立方状或高柱状,核肥大,位于

基底部,细胞质透明或含有微空泡(含脂肪或糖原)。滤泡上皮增生,并向腔内突起形成乳头。滤泡腔变小,类胶质量少而稀薄,染色较浅,甚至无类胶质。类胶质外围部呈空泡状,即所谓的吸收空泡,为该病的特点之一。可有不等量的嗜酸性粒细胞存在,表明本病可发展为桥本甲状腺炎。间质充血,常见灶性淋巴细胞(多为 T 细胞)浸润,间或有浆细胞浸润,有具备生发中心的淋巴滤泡形成。这些改变在青年人较常见。病程长者可有纤维组织增生。增生的滤泡可见于甲状腺外,有时甚至长入颈部的横纹肌内,此时应注意不要误诊为癌。

(二)临床表现

1.甲状腺肿大

绝大多数患者甲状腺肿大,未经治疗的腺体表面光滑、质地柔软,经治疗后甲状腺质地变得硬实。由于甲状腺动脉扩张血流增加,70%～80%患者有震颤和收缩期吹风样杂音。

2.神经精神系统改变

患者情绪不稳定,易激动、注意力不集中,全身肌肉震颤。

3.突眼

甲亢突眼称内分泌性突眼,是甲亢的临床表现之一。

4.心血管系统表现

甲状腺激素大量分泌,交感神经兴奋,心率 90～160 次/分,心律不齐、早搏、心房纤颤,甚至发生心力衰竭。

5.消化系统表现

患者常感饥饿,食欲亢进,体重减轻。

6.内分泌改变

血糖升高,月经周期改变、月经量少或过早闭经,男性患者乳房女性化。

7.神经肌肉病变

在男性患者可出现周期性瘫痪,表现为双下肢软弱无力。并发甲亢性肌病时,骨骼肌软弱无力,肌群萎缩,特别是手、肩部。

8.皮肤改变

怕热多汗、手心湿润,毛发易脱。

(三)实验室检查

(1)总甲状腺素(TT_4)大于正常参考值。总三碘甲状腺原氨酸(TT_3)大于正常参考值的高值。游离 T_4(FT_4)、游离 T_3(FT_4)升高。

(2)血清促甲状腺激素(TSH)下降。

(四)超声检查

1.二维超声

双侧甲状腺呈轻度至中度弥漫性对称性增大,多呈弱回声(约 90%),弥漫性不均匀(约 90%),增大的甲状腺内可伴大小不等的结节;甲状腺包膜连续,分界清楚。甲状腺回声表现与结节大小、数量及合并病变有关。

2.CDFI

肿大甲状腺血流信号增加,多数达Ⅲ级(即火海征),小血管扩张,血流粗大增多;甲亢时动脉的脉压增大,甲状腺内出现闪烁性血流信号;峰值流速增高,为 30～90 cm/s,一般在 40～70 cm/s,峰值流速加速时间缩短,斜率减少(图 6-7～图 6-14)。

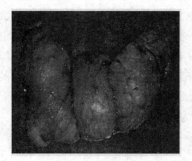

图 6-7　Graves 病标本

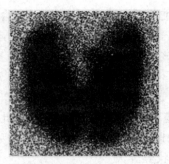

图 6-8　甲状腺放射性碘扫描 Graves 病高摄取

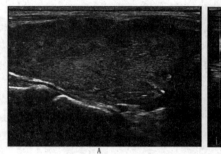

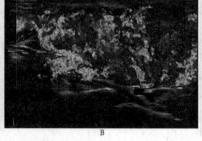

图 6-9　女,35 岁,甲状腺功能亢进

A.甲状腺中度对称性增大,弥漫性改变;B.血流信号Ⅲ级"火海征"

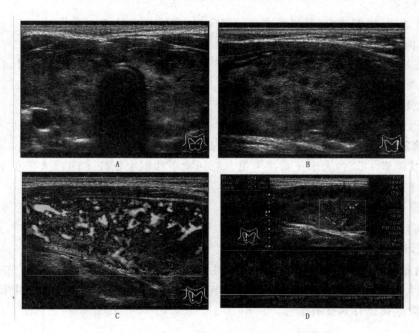

图 6-10　女,28 岁,Graves 病,甲状腺功能亢进

A、B.双侧甲状腺重度增大,弥漫性不均匀;C.血流信号Ⅲ级;D.甲状腺动脉血流 Vmax:73.7cm/s,RI:0.54

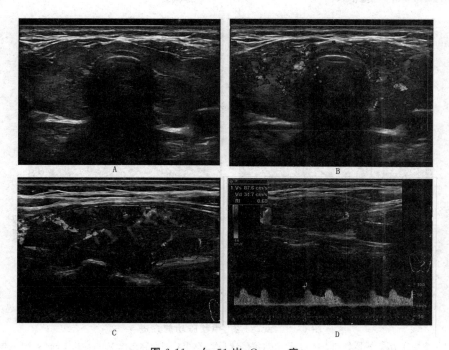

图 6-11 女,51 岁,Graves 病

A.甲状腺轻度增大,弥漫性不均匀;B、C.血流信号Ⅱ级;D.甲状腺动脉峰值流速 87.6 cm/s

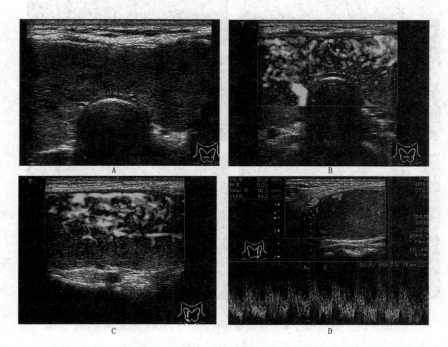

图 6-12 女,21 岁,甲状腺功能亢进

A.甲状腺中度增大;B、C.血流信号Ⅲ级;D.甲状腺动脉峰值流速 Vmax:88 cm/s

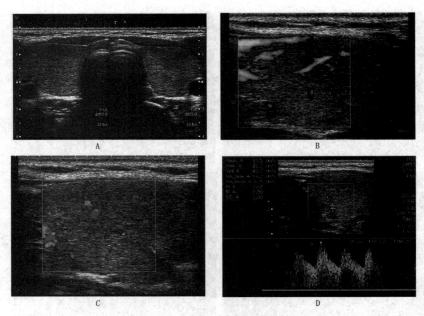

图 6-13 女,24 岁,甲状腺功能亢进

A.甲状腺轻度增大,弥漫性稍不均匀;B、C.血流信号Ⅱ级;D.甲状腺动脉血流 Vmax:87.5 cm/s,RI:0.50

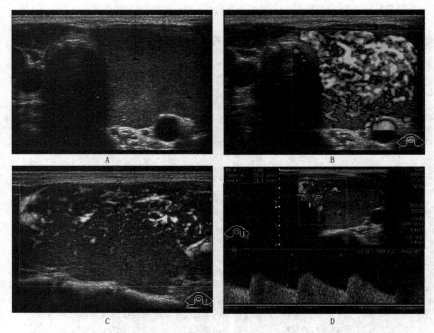

图 6-14 女,40 岁,单侧甲状腺功能亢进(右侧甲状腺不发育)

A.甲状腺左侧叶重度增大;B、C.血流信号Ⅲ级;D.甲状腺动脉血流 Vmax:70 cm/s,RI:0.6

(孙希娇)

第三节 甲状腺功能减退症

一、病理与临床表现

甲状腺功能减退症(简称甲减)是由于多种原因引起的甲状腺素合成、分泌或生物效应不足所致的一组内分泌疾病。

按发病年龄甲状腺功能减退症可分为三型:①起病于胎儿或新生儿者,称呆小病、克汀病或先天性甲减,可分为地方性和散发性。②起病于儿童者,称幼年型甲减。③起病于成年者为成年型甲减。按临床表现和实验室检查分为临床型甲减和亚临床型甲减(简称亚甲减)。按发病原因有两种分类方法,分别为先天性甲减和后天性甲减及原发性甲减和继发性甲减。

(一)病理

1.原发性甲减

炎症引起者如慢性淋巴细胞性甲状腺炎、亚急性甲状腺炎、产后甲状腺炎等,早期腺体有大量淋巴细胞、浆细胞浸润,久之滤泡破坏代以纤维组织,残余滤泡上皮细胞矮小,滤泡内胶质减少,也可伴有结节。放射性^{131}I、手术引起者,因甲状腺素合成或分泌不足,垂体分泌 TSH 增多,在它的刺激下,早期腺体增生和肥大,血管增多,管腔扩张充血,后期 TH 分泌不足以代偿,因而甲状腺也明显萎缩。缺碘或药物所致者,因甲状腺素合成或分泌不足,垂体分泌 TSH 增多,甲状腺呈代偿性弥散性肿大,缺碘所致者还可伴大小不等结节;先天性原因引起者除由于激素合成障碍导致滤泡增生肥大外,一般均呈萎缩性改变,甚至发育不全或缺如。

2.继发性甲减

因 TSH 分泌不足,TH 分泌减少,腺体缩小,滤泡萎缩,上皮细胞扁平,但滤泡腔充满胶质。

(二)临床表现

一般取决于起病年龄。成年型甲减主要影响代谢及脏器功能,多数起病隐匿,发展缓慢,有时长达 10 余年后始有典型表现,表现为一系列低代谢的表现。呆小病患儿初生时体重较重,不活泼,不主动吸奶,逐渐发展为典型呆小病,起病越早病情越重。患儿体格、智力发育迟缓。幼年型甲状腺功能减退症介于成人型与呆小病之间,幼儿多表现为呆小病,较大儿童则与成年型相似。

二、超声诊断

(一)彩色多普勒超声

甲减和亚甲减的多普勒超声表现有很多不同之处。

1.甲减

曾有学者将甲状腺内血流丰富程度分为 0～Ⅲ级。①0 级:甲状腺实质内无血流信号,仅较大血管分支可见彩色血流显示。②Ⅰ级:甲状腺实质内散布点状、条状和小斑片状彩色信号,多无融合,彩色面积<1/3。③Ⅱ级:甲状腺实质内散布斑片状血流信号,部分融合成大片彩色镶嵌状,彩色面积为 1/3～2/3。④Ⅲ级:甲状腺内布满彩色血流信号,成大片融合五彩镶嵌状,彩色面积>2/3,包括"火海征"。研究表明甲减有 63% 表现为 0 级血供。18% 表现为Ⅰ级血供,12%

表现为Ⅱ级血供,7％表现为Ⅲ级血供。

彩色血流信号的多少和患者 TGAb 和 TPOAb 水平呈密切相关,随着抗体水平的增加,血流密度也逐渐增加。彩色血流信号的多少还与 TSH 值和甲状腺体积正相关,与甲减的持续时间负相关。例如,Schulz SL 等报道 0 级血供者 TSH 3.1 mE/mL,体积 9.2 mL,甲减持续时间 43 个月,而Ⅲ级血供者 TSH 38.2 mE/mL,体积 34.3 mL,甲减持续时间 10 个月。在新发病例、未经治疗的病例和刚经过短期治疗的病例彩色血流信号较多。可能是与此类患者 TSH 水平较高、甲减持续时间不长有关。

异位甲状腺的患儿,彩色血流显像可在病灶的内部或边缘或是舌的内部和边缘或周围探及血流信号(正常新生儿舌不能探及血流信号),其机制尚不明了,可能是在 TSH 刺激下,异位甲状腺呈高功能状态(尽管全身仍呈甲状腺功能减退状态)而刺激局部血供增加。经替代治疗后,血流信号将减少。这种征象也见于甲状腺激素生成障碍和抗甲状腺治疗后甲状腺功能减退的患儿。

2.亚甲减

甲状腺内部血流分布较丰富,血流束增粗,并呈搏动性闪烁,部分可片状融合,重者可融合成大片五彩镶嵌状,几乎布满整个腺体,部分病例亦可呈甲状腺"火海征"。

(二)频谱多普

1.实质内动脉

Schulz SL 等报道甲状腺实质内动脉的峰值流速,0 级血供者为 22 cm/s,Ⅰ级血供者为 39 cm/s,Ⅱ级血供者为 58 cm/s,Ⅲ级血供者为 68 cm/s。

2.甲状腺上动脉频谱

(1)收缩期峰值流速 Vmax、最低流速 Vmin:甲状腺上动脉的 Vmax 与 Vmin 与正常组相比均增高,但没有甲亢明显。瑞金医院超声科对 115 例甲减患者进行研究,分别以 Vmax <20 cm/s对甲减进行判断后发现,以 PSV<40 cm/s 判断的灵敏度、特异性、符合率和约登指数较高,分别为 58.54％、82.99％、80.00％和 0.41。Lagalla 等报道亚甲减甲状腺上动脉峰值流速(Vmax)为 65 cm/s,甲状腺上动脉流速加快可能是由于亚甲减时血液中 TSH 增加。

(2)阻力指数 RI:亚甲减阻力指数范围较大,RI 介于 0.61±0.19,部分患者舒张期血流速度较快,下降缓慢,阻力指数较低,但与正常甲状腺和甲亢之间没有明显差别。

三、鉴别诊断

(一)与肾病综合征相鉴别

肾病综合征可引起颜面及下肢水肿,实验室检查可有总胆固醇升高,但有大量蛋白尿、低蛋白血症等,肾功能检查可有异常,血 TSH 及 TT_4、FT_4 正常可鉴别。

(二)与低 T_3 综合征相鉴别

低 T_3 综合征也称甲状腺功能正常的病态综合征(ESS),是机体在严重的全身性疾病、创伤等情况下导致血甲状腺激素水平的改变,查血 FT_3、TT_3 偏低,血清反 T_3 增高,而 TSH、TT_4、FT_4 均正常可鉴别。

(三)与继发性甲减相鉴别

原发性甲减是由于甲状腺自身疾病引起,而继发性甲减是由其他疾病如垂体瘤、希恩综合征、下丘脑病变引起的。继发性甲减除 FT_4 降低外,还有 TSH 降低,垂体及下丘脑 CT 或 MRI 检查可发现病灶,由此可鉴别。

(孙希娇)

第四节　单纯性甲状腺肿

单纯性甲状腺肿(SG)又称胶样甲状腺肿(CG),是由非炎症和非肿瘤因素阻碍甲状腺激素合成而导致的甲状腺代偿性肿大。一般不伴有明显的甲状腺功能改变。病变早期,甲状腺为单纯弥散性肿大,至后期呈多结节性肿大。

一、病理与临床表现

(一)病理

单纯性甲状腺肿的发生发展有呈多中心序贯发生和治疗复旧导致病理过程反复的特点,其过程大致分为以下 3 个阶段。

1.滤泡上皮增生期(弥散性增生性甲状腺肿)

甲状腺呈 I 度以上弥散性肿大,两叶对称、质软略有饱满感,表面光滑。镜下见滤泡内胶质稀少。

2.滤泡内胶质储积期(弥散性胶样甲状腺肿)

甲状腺对称性弥散性肿大达 II 度以上,触诊饱满有弹性。大体颜色较深,呈琥珀色或半透明胶冻样。镜下见滤泡普遍扩大,腔内富含胶质。

3.结节状增生期(结节性甲状腺肿)

单纯性甲状腺肿的晚期阶段,甲状腺肿大呈非对称性,表面凹凸不平,触诊质硬或局部软硬不一。镜下见大小不一的结节状结构,各结节滤泡密度及胶质含量不一。发病时间长的患者,结节可发生出血囊性变或形成钙化等退行性变。

(二)临床表现

单纯弥散性甲状腺肿一般是整个甲状腺无痛性弥散性增大,患者常因脖颈变粗或衣领发紧而就诊,触诊甲状腺质软,表面光滑,吞咽时可随喉上下活动,局部无血管杂音及震颤。

结节性甲状腺肿甲状腺两侧叶不对称的肿大,患者自感颈部增粗,因发现颈部肿块,或因结节压迫出现症状而就诊,较单纯弥散性甲状腺肿更易出现压迫症状。甲状腺肿一般无疼痛,结节内出血则可出现疼痛。触诊可及甲状腺表面凹凸不平,有结节感。结节一般质韧,活动度好,可随吞咽上下活动。

二、超声诊断

(一)单纯性弥散性甲状腺肿

单纯性弥散性甲状腺肿是单纯性甲状腺肿的早期阶段,甲状腺两叶呈对称性弥散性肿大,重量可达 40 g 以上。轻者只有触诊或超声检查才能发现,重者可见颈前突出甚至出现压迫症状。

正常甲状腺每叶长 3～6 cm、宽 1～2 cm、厚 1～2 cm。峡部通常厚 2.0 mm。单纯弥散性甲状腺肿早期仅表现为滤泡上皮的增生肥大,从而导致甲状腺弥散性均匀性增大,腺体内无结节样结构,超声最主要的征象是甲状腺不同程度的增大,呈对称性、均匀弥散性肿大,常较甲亢增大为明显,甚至 3～5 倍至 10 倍以上。一般临床工作中常用甲状腺前后径线来简易评估甲状腺的大小,因为这个径线和甲状腺的体积相关性最佳。

单纯弥散性甲状腺肿的早期内部回声可类似正常,无明显变化。随着甲状腺肿的增大,则回声较正常甲状腺回声高,其内部结构粗糙,

实质回声变得很不均匀。这是因为在甲状腺,声界主要由细胞和胶质反射形成。正常甲状腺含胶质量较多,含细胞成分相应较少,显示为均质的超声图像,回声较周围的肌肉组织为低。当细胞成分占优势、胶质较少时,超声波显示弥散的减低回声,提示声波反射少。

单纯弥散性甲状腺肿继续发展呈弥散性胶样甲状腺肿的改变,大多数声波遇上细胞-胶质分界面时成直角声波反射而无任何分散,显示回声较高。进一步可使滤泡内充满胶质而高度扩张,形成多个薄壁的液性暗区,正常甲状腺组织显示不清,甲状腺后方边界变得不清楚。缺碘和高碘引起甲状腺肿大两者有一定的差别:高碘甲状腺肿边缘清晰,有不均匀的回声,低碘甲状腺肿边缘模糊,有均匀的回声。

彩色多普勒超声示腺体内可见散在性点状和少许分支状血流信号(因仪器不同而已),较正常甲状腺血流信号无明显增多。甲状腺上动脉内径正常或稍增宽,频谱多普勒示甲状腺上动脉血流可以表现为增加,但与甲状腺增生的程度无相关性。脉冲多普勒 PWD,频谱参数与正常组接近,频带稍增宽,收缩期峰值后为一平缓斜坡,与甲亢的表现有明显的不同。也有学者对碘缺乏地区甲状腺肿患儿的甲状腺血流进行了定量及半定量研究,发现患儿甲状腺血管峰值流速 SPV 增高,阻力指数 RI 降低。

(二)单纯性结节性甲状腺肿

结节性甲状腺肿(NG)是单纯性甲状腺肿发展至后期的表现。甲状腺在弥散性肿大的基础上,不同部位的滤泡上皮细胞反复增生和不均匀的复旧,形成增生性结节,亦称腺瘤样甲状腺肿,其结节并非真正腺瘤。结节一般多发,巨大的结节形成,可使甲状腺变形而更为肿大,可达数百克,甚至数千克以上,又称多发性结节性甲状腺肿。

CDFI 显示腺体内散在点状和分支状血流信号,与正常甲状腺血流信号相比,无明显增多。腺体血流信号也可增多,此时可见粗大迂曲的分支状血管,在大小不等的结节间穿行或绕行,在较大的腺瘤样结节周围,血流呈花环样包绕结节,并有细小分支伸入结节内。

结节内通常表现为常无血供或少血供(但是年轻患者生长迅速的增生结节除外),结节内无明显的中央血流,原因可能是增生的结节压迫结节间血管、结节内小动脉壁增厚及管腔闭锁,结节供血不足所致。液化的结节也无血流可见。有学者认为直径大于 10 cm 的实性结节当多切面扫查,内部仍无血流信号时,结甲可能性大。然而,由于现代能量彩色多普勒技术的进展,对低速血流的敏感性提高,大量的甲状腺结节同样可见病灶内血流信号,因而将"单独的病灶周边血流信号"作为良性病变的特征已经不再合适。结节周边可有也可无环形血流。

三、鉴别诊断

(一)与结节性甲状腺肿相鉴别
本病呈两侧不均匀、不对称性肿大,多发结节但无胶状物存留。

(二)与颈部肿瘤相鉴别
常为局部有肿物、单发、单侧多见,可以见到正常甲状腺组织。

(孙希娇)

第五节 甲 状 腺 癌

一、病理与临床表现

甲状腺癌的病理分类主要有乳头状癌、滤泡癌、未分化癌、髓样癌 4 种。

(一)乳头状癌

乳头状癌最常见,约占 60%。大多为单发,但也可多发或多中心发生。乳头状癌好发于 30～40 岁的女性和青壮年,恶性程度较低,预后较好。

(二)滤泡癌

滤泡癌好发于 50 岁左右的中年人,中度恶性,早期易发生血道转移。

(三)未分化癌

未分化癌多见于 70 岁左右的老年人,高度恶性,预后很差。

(四)髓样癌

髓样癌是由滤泡旁细胞(即 C 细胞)发生的恶性肿瘤,好发年龄为 40～60 岁,预后不如乳头状癌,但较未分化癌好。

二、甲状腺超声分级标准

为了规范甲状腺超声检查,美国学者仿照乳腺影像报告和数据系统(BI-RADS),制定了甲状腺影像报告和数据系统(Thyroid imaging reporting and data system,简称 TI-RADS),用于指导甲状腺结节的诊断。

甲状腺 TI-RADS 分级诊断标准如下。

0 级:临床疑似病例超声无异常所见,需要追加其他检查,无结节,正常甲状腺或弥漫性增生性甲状腺。

1 级:高度提示良性,超声显示腺体大小、回声可正常,无结节、无囊肿或钙化。

2 级:检查所见为良性结节,可能良性病变,边缘界限清楚,以实性为主,回声不均匀,等回声或高回声,可有蛋壳样钙化或粗钙化,恶性风险为 0,需要临床随访。

3 级:不确定病变,可能良性结节,实质性肿块回声均匀,多为低回声,边缘光整,可分为 3A 及 3B,3A 倾向于良性,3B 倾向于恶性,恶性风险为<2%,可能需要穿刺活检。

4 级:可能恶性病变,有 1～2 项提示恶性的超声表现,如极低回声、微钙化、边缘不光整、淋巴结异常等,恶性的可能比例为 5%～50%,需要结合临床诊断。

5 级:高度提示恶性,超过 3 项提示恶性的超声表现,如极低回声、微钙化、边缘不光整、边界不清、淋巴结异常等,提示癌的可能性>80%。

6 级:细胞学检出癌症,确诊为癌。

在临床应用中,3 级以下诊断为良性可能性较大,对于无临床症状的患者可定期观察,3～6 个月后复查彩超;4 级者有恶性可能,可行细针穿刺(FNA)确定结节性质;5 级者恶性可能性极大,建议直接考虑进行手术治疗。

三、超声诊断

（1）癌结节大多在 1.5～3.0 cm，甚至更大，小于 1.0 cm 者属微小癌。较小的形态尚规则、呈圆形或椭圆形；较大者则不规则、分叶状或伴成角；边界不清晰，呈锯齿状或浸润状。

（2）内部为实性，呈较低回声，囊性变较少；多伴点状、细小斑状或簇状强回声，这种微小钙化灶是甲状腺癌，尤其是乳头状癌的特征性表现；后方常见声衰减。

（3）较大病灶内部血流较多。

（4）可侵犯腺体外组织，如侵犯颈前带状肌、喉返神经，后者导致声音嘶哑。颈部深浅淋巴结增大（提示转移）较多见。

（5）乳头状癌、滤泡癌和髓样癌三者在声像图上表现类似，未分化癌则瘤灶较大，边界更不清楚，明显浸润状，往往扩展到腺体外。

四、鉴别诊断

主要涉及甲状腺良、恶性结节，即甲状腺癌、甲状腺腺瘤及结甲结节之间的鉴别诊断，见表 6-1。

表 6-1　甲状腺良、恶性结节的超声鉴别诊断

项目	甲状腺癌	甲状腺腺瘤	结甲结节
低回声	多见、较厚、不规则	多见、较窄、更整、规则	更清楚、小、不规整
内部回声	较低	较高	较高
内部强回声	多见、较细整	见、较粗大	伴彗星尾征著
更巨	较少、较小、可有壁结节	较多、较大	更清楚、较大
后方回声	减低或声影、不规则	无改变或增强	无改变或增强
形态	不规则、分叶状	圆形或椭圆形	圆形或椭圆形
边界	不清楚、锯齿状、浸润状	清楚、光滑	清楚或稍欠具体
血流	内部较多	周边较多	周边血流
外侵	可见	无	无
实性感	强	弱	弱

（孙希娇）

第六节　甲状旁腺疾病

一、甲状旁腺增生

甲状旁腺增生（PH）根据病因可分为原发性和继发性增生。前者是指没有外界刺激下，病因不明的甲状旁腺增生，常伴有功能亢进。后者是指在外界因素刺激下导致的腺体增生。

(一)病理与临床表现

1.病理

原发性甲状旁腺功能亢进症(甲旁亢)中,甲状旁腺增生所致者占 10%～30%。通常为多个腺体增生肥大,但增生肥大的程度可以不一致,常以一个或两个腺体为明显。甲状旁腺增生根据病理表现分为两型,即主细胞型和亮细胞型。亮细胞实际上为胞浆内富有过量糖原的主细胞。主细胞型增生较亮细胞型增生多见,表现所有的腺体均增大,其中下甲状旁腺的增大程度常较上甲状旁腺明显。亮细胞型增生少见,但腺体增大的程度要更为明显,且通常上甲状旁腺的增大程度要超过下甲状旁腺。组织学检查,增大腺体内的主细胞或亮细胞数量明显增多,呈弥散性分布,间质和细胞内的脂肪量增加,病变与正常甲状旁腺组织间呈移行状态,无明确分界,小叶结构仍保持。

2.临床表现

原发性甲状旁腺增生与腺瘤引起的甲旁亢表现类似,而肾结石较腺瘤患者常见,血钙水平没有腺瘤患者高。继发性甲状旁腺增生在原有疾病的基础上出现甲旁亢的一系列症状,与原发性甲旁亢不同的是,其血钙水平低于正常。

(二)超声诊断

组织学提示重量大于 0.5 g 的腺体通常为结节性增生,因此,之前超声对弥散性与结节性增生的鉴别主要依靠腺体的体积,但是实际上一些小于 0.5 g 腺体也可能是结节性增生。近年来,一些研究发现对于弥散性增生和结节性增生腺体,两者血流显像也有差别。

(三)鉴别诊断

原发性甲旁亢患者在各种影像技术检查时,若发现甲状旁腺区有结节性或肿块影,除需考虑常见的甲状旁腺腺瘤外,也应想到甲状旁腺增生的可能性,然而仅据影像学表现,两者难以鉴别。即使影像学检查发现甲状旁腺多腺体的肿块,也不能鉴别是增生所致的多腺体增大,抑或是多发性甲状旁腺腺瘤。

二、甲状旁腺腺瘤

甲状旁腺腺瘤(PA)是一种良性的神经内分泌肿瘤,原发性甲状旁腺功能亢进(原发性甲旁亢)80%以上是由于甲状旁腺腺瘤过多分泌甲状旁腺激素引起的。

(一)病理与临床表现

1.病理

甲状旁腺腺瘤是原发性甲旁亢最常见的原因,通常为孤立性,偶可为 2～3 个腺瘤。诊断时,腺瘤多已较大,80%腺瘤的重量超过 500 mg,大小可为 1 厘米至数厘米。腺瘤组织学诊断的依据是肿瘤有完整的包膜,瘤内极少有脂肪组织,无分叶状表现,病变与周围残存的甲状旁腺组织有明确的分界,后者常呈薄环状围绕在腺瘤的周围,也可无此薄环状结构。

2.临床表现

临床表现涉及多系统,因此症状多样。功能性腺瘤中以肾并发症为主要症状的占 70%,以骨骼系统症状为主的占 10%,以肾及骨骼系统症状为主的占 20%。

肾并发症是最严重的临床特征,30%的患者临床表现与肾结石有关,5%～10%的患者可以出现肾钙沉着症,85%的原发性甲旁亢患者会有肾功能的异常。在骨骼方面,表现为全身囊状纤维性骨炎,这也是影像诊断甲旁亢的特征性表现。在消化系统方面,可有胃纳不振、便秘、腹胀、恶心及呕吐等症状。高血钙可导致患者精神或心理上的改变,如忧郁、焦虑甚至昏迷。腺瘤发生出血较少见,表现为患侧颈部疼痛肿大,出血量大时还可出现压迫症状甚至窒息。

(二)超声诊断

由于甲状旁腺为无导管腺体,腺瘤内部有丰富的毛细血管网,当腺瘤发生时,组织代谢活跃,血供增加,超声检查时须特别注意 CDFI 的应用。当甲状旁腺大于 1 cm,彩色或能量多普勒超声可显示病变内的血流。同时患侧血供增加可导致该侧神经血管束增粗,对增粗的一侧仔细检查,有助于发现较小的腺瘤。值得注意的是当腺瘤发生出血或梗死时,瘤体内血流可减少甚至消失。甲状旁腺腺瘤不但呈高血供,且悬于一血管蒂上,该血管蒂即位于甲状腺外、从甲状腺下动脉的分支发出的滋养动脉,被包裹于脂肪组织内。根据上述的甲状旁腺腺瘤血供特征,在 CDFI 上腺瘤有以下特点。

(1)扩张的甲状腺外滋养动脉:研究发现,无论肿瘤的大小,在能量多普勒上皆可显示该滋养动脉。有时,在灰阶超声尚不能分辨的小腺瘤,其增粗的滋养动脉已经可见。明显扩张的滋养动脉有助于定位甲状旁腺腺瘤,可将超声检测的敏感性从 73% 提高到 88%。

(2)极性血供:甲状旁腺腺瘤的滋养动脉特征性地从腺瘤的长轴一极供应腺瘤。据 Lane 等报道"极性"血供可见于所有的腺瘤,且与肿块大小无关。但实际工作中,极性血管的显示率并没有如此之高。

(3)边缘型血供:当滋养动脉进入腺瘤后,沿瘤体边缘呈树枝状分支,而后分出更细的分支进入肿瘤深部。几乎所有的腺瘤皆可见这一血供模式。

许多腺瘤可见明显的血管环或血管弧,发自甲状腺下动脉分支的血管在肿块边缘部位呈 90°~270° 弧形包绕肿块,据认为这是甲状旁腺腺瘤特征性的表现。但是肿块周围血管弧也可见于甲状腺腺瘤,所以除非甲状旁腺和甲状腺有明显的分界,否则血管弧对诊断甲状旁腺腺瘤的价值受限。

由于腺瘤内存在丰富的毛细血管网,相当于存在动静脉短路,腺瘤内舒张期血流速度较高,呈低阻抗型,动脉峰值流速 15~35 cm/s,很少超过 40 cm/s。流速与甲状旁腺功能无明显关系。

由甲状腺下动脉供血的甲状旁腺腺瘤,其同侧的甲状腺下动脉的峰值血流速度明显增高。如果腺瘤由甲状腺上动脉供血,则该侧的甲状腺上动脉峰值血流速度也明显增高。相反,腺瘤对侧的甲状腺上、下动脉的峰值血流速度无明显改变。如果腺瘤位于下甲状旁腺,则该侧的甲状腺上动脉峰值血流速度也无明显改变。如发现甲状腺下动脉血流速度增加可提示同侧甲状旁腺腺瘤,而甲状腺上动脉流速的测量有助于判断腺瘤是发生在上甲状旁腺还是下甲状旁腺。以 40 cm/s 作为上述血管血流速度的界值,诊断的准确率达 86.6%,敏感性 96.5%,特异性 83.1%。但对于异位的腺瘤,由于其不是由甲状腺动脉供血,故这种方法的作用受到限制。另外,甲状腺疾病也可导致甲状腺动脉血流速度的增加,这也限制了这种方法的应用。

(三)鉴别诊断

1.甲状旁腺增生

甲状旁腺增生常为多个腺体同时增生,但增生程度多不一致。因为其体积常较腺瘤小,CT和 MRI 检出率明显低于腺瘤。但当某一腺体明显增生形成较大结节时,其表现类似于腺瘤,两者鉴别困难。慢性肾功能不全患者,继发甲状旁腺功能亢进症(甲旁亢)。颈部横断面增强 CT示双侧甲状旁腺增大,密度均匀,强化程度略低于甲状腺。甲状腺峡部低密度结节,为结节性甲状腺肿。

2.甲状旁腺腺癌

患者血钙和 PTH 水平均异常显著升高,腺癌体积通常较大,可发生坏死和出血,其特点是易发生钙化,钙化率达 25%,而 CT 对发现钙化较为敏感。甲状旁腺癌与体积较大的腺瘤较难鉴别,尤其是前者未检出钙化时,但若发现颈部淋巴结转移和/或远隔脏器转移(常见肺转移,其次为肝、骨和脑转移),或短期内病灶明显增大,则是甲状旁腺癌诊断的有利依据。

3.甲状旁腺区域的增大淋巴结

多数腺瘤于增强早期明显强化,而淋巴结常常为轻至中度强化;应用多层螺旋 CTA 检查,若显示甲状腺下动脉有细小分支供应病变,则提示病变来自甲状旁腺。

(孙希娇)

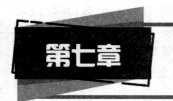

第七章　乳腺疾病超声诊断

第一节　乳腺发育及发育异常

一、乳腺发育

（一）临床概述

乳腺自胎儿发生到老年退缩均受内分泌的影响,10 个初生婴儿中有 6 个会出现乳腺某种程度的生理活动,如乳头下肿胀、硬结,乳头内挤出乳汁样的分泌物等,一般出生后 3～4 天出现,1～3 周后消失,这是因为母体的激素进入婴儿体内所导致。

女孩的乳房发育是女性第二性征发育的开始,也是青春期萌发的信号,是性变化开始到成熟的阶段,历时 2～5 年。在性激素作用下,女孩乳房开始发育,由于受遗传、环境、营养、体质等多方面因素影响,女孩青春期萌发的年龄,个体差异很大,一般情况下,8～14 岁出现乳房增大都是正常的。但经常食用含有激素的饮料和食品的女童,乳腺发育常常提早。一般在乳腺发育成熟时,尚有 1/3 的人无月经。月经的开始为性器官和乳腺成熟的标志。

女性乳腺开始发育时,整个乳腺、乳晕、乳头都相继增大,乳头和乳晕的色泽加深,1 年以后在乳头下可触及盘状物,少数可由单侧开始,易被误认为肿瘤。乳腺的发育呈均匀的圆锥形,一般乳头与乳晕的发育成比例,但乳晕的发育与乳腺的发育关系更为密切,此期整个乳腺的增大主要是纤维组织和皮下脂肪增多所致。部分女童可伴有乳腺疼痛,但随着年龄的增加,其疼痛可缓解。上述变化都是在雌激素影响下出现的,若雌激素刺激过强,就可引起乳腺的全面肥大或局部形成"纤维腺瘤",因此,青春期也是乳腺纤维腺瘤的好发年龄段。

男性乳腺发育较晚于女性,部分男孩此期可见乳腺较前突出,乳头下可触及纽扣大小的硬结,有轻度疼痛,一般在 1 年或 1.5 年后逐渐消失,若继续发展,则属于一种病理性改变,称之为"男性乳腺发育症"。

月经期与乳腺周期性变化的关系甚为密切;在雌激素和孕激素的作用下,腺体的形态和组织学结构呈周期性变化,这种周期性变化分为增生期、分泌期和月经期三个阶段。

增生期是指从月经 7～8 天的卵泡期至 15～21 天的黄体期,表现为乳腺导管延伸增长,管腔扩大,导管上皮细胞肥大增生,末梢导管分支增多,扩张构成新的小叶。导管周围组织水肿、淋巴细胞浸润、血管增多、组织充血。

分泌期是指月经 22 天至下次月经期前,表现为乳腺小叶内腺泡上皮肥大增生,有少许分泌物在导管及腺泡内存留,导管周围组织水肿、淋巴细胞浸润,临床上表现为乳腺较大、发胀、质韧、

150

触之呈小结节状,有时伴轻度疼痛和压痛,甚至可有少量乳头溢液。

月经期是指行经开始至结束,月经来潮后,雌激素和孕激素水平迅速下降,乳腺导管末端和小叶明显复原退化,小导管和末梢导管萎缩。此期乳房胀痛等症状减轻或消失。也有的在增生后不再退化复原,形成"乳腺增生症"。

乳腺在妊娠期变化明显,妊娠第5~6周后,乳腺开始增大,在妊娠中期增大最明显,此时可见皮下静脉曲张,有时皮肤出现白纹,同时乳头增大,乳晕扩大,乳头和乳晕的色素沉着,此种色素日后常不能完全消退。乳晕部表皮增厚,在乳晕内有12~15个隆起,是乳晕腺的位置,它类似于皮脂腺,此时开始分泌皮脂为婴儿哺乳做准备。

乳腺各部分的改变并不一致,有的发育较快,有的发育较慢,有的甚至未见发育,但在妊娠期可得到充分发育。这种发育的不平衡使乳腺将来可能演变成为乳腺囊性病变,凡是乳腺大部分未获得充分发育者,在授乳期将有乳汁分泌不足现象。初乳可见于妊娠中期,但正式泌乳多在产后1~4天开始。产后到正式泌乳期间,乳腺明显胀硬,并伴有不同程度的胀痛。一旦哺乳开始,胀痛即消失,乳汁的分泌量与妊娠期间乳腺小叶发育的程度有关,即使同一个人,左右乳腺的分泌量也不尽相同。乳腺在断奶数月后大致恢复原状,唯常见残余性乳汁分泌,偶可持续数年;残余性乳汁分泌者容易引起继发感染。妊娠和哺乳可促使良性或恶性乳腺肿瘤加速发展,也可使囊性增生病消退。

绝经期乳腺开始全面萎缩,乳腺虽因脂肪沉积而外观仍显肥大,但腺体萎缩,纤维组织则显著增加。50岁以后乳管周围纤维组织愈来愈多、硬化,小乳管和血管闭塞,并时有钙化现象。

在乳腺的发育中,多产妇的乳腺发育广泛,而少产或未产妇的乳腺发育受限,且多异常发育;30岁以后尚未怀孕的妇女,由于周期中常有内分泌的不协调,其小叶的发育常变得不规则,多数腺体小叶增生,少数小叶保持退化复原状态。在30~40岁的妇女中,有1/3的病例可见乳腺发育异常,如囊性增生病。

(二)超声表现

初生婴儿出现乳腺某种程度的生理活跃时,超声表现为乳头后方少量腺体回声。

1.青春期乳腺超声改变

大多数双侧乳腺发育基本对称,青春期乳腺主要结构是腺体层,对于皮下脂肪菲薄的女性,乳腺悬韧带不易显示,中央区回声比外带腺体层回声相对较低,导管通常不显示。随着年龄增加,中央区弱回声范围逐渐减小。大多数青春期乳腺中央区表现为粗大的强弱相间回声,外带表现为相对细密的强弱相间回声。

2.性成熟期乳腺超声改变

随着月经周期体内激素水平的变化,乳腺组织形态和组织学结构发生周期性改变。通常已生育后的妇女腺体层回声逐渐增强,大多表现为强弱相间回声,各象限分布较均匀,随着年龄的增加,皮下脂肪组织逐渐增厚,腺体回声逐渐增强,腺体厚度逐渐减小。

3.妊娠期及哺乳期乳腺超声改变

由于腺泡和导管显著增生,腺体层明显增厚,哺乳期中央区可见扩张的乳腺导管,内径2~4 mm,管壁薄而光滑,管腔内为无回声,显示清楚;乳腺内血管增多、增粗,血流速度加快。终止哺乳后,发生退化性改变,腺体层较哺乳期变薄,回声增强或强弱相间。

4.绝经期乳腺超声改变

皮下脂肪层明显增厚,腺体萎缩变薄,回声致密、增高,腺体层与脂肪层间界限清晰。

(三)鉴别诊断及比较影像分析

因 X 线本身的生物效应,一般 35 岁以前妇女不建议行 X 线检查,青春期乳腺的常规检查常应用超声技术。通过长期的 X 线随访,其敏感性随乳腺密度不同而不同的观念正被人们逐渐认识,对致密型乳腺及紧贴胸壁的癌灶容易漏诊;而超声不受干扰,可进行多方位扫查的优点恰好弥补了钼靶 X 线的不足。超声对肿块发现率高,但难以检测＜5 mm 的病灶,对边缘微细结构的分辨率不如钼靶 X 线。对钙化型隐性乳腺癌,X 线最占优势,在定性方面可以弥补超声的不足。因此,将二者有机结合,取长补短,可明显提高乳腺癌的检出率。

二、乳房过早发育

(一)临床概述

儿童的乳房肥大可分为真性性早熟性乳房肥大症及假性性早熟性乳房肥大症。前者是指乳房随性早熟而出现,除了乳房发育以外,有排卵、有月经,且身高迅速增长;真性性早熟性乳房肥大症可用孕激素来治疗,通过反馈作用抑制下丘脑腺垂体的促性腺功能。而后者则是卵巢功能性肿瘤不正常地分泌雌激素或外源性雌激素摄入过多引起的,除了乳房肥大外,亦可见外阴、阴道及子宫的发育,也可有子宫出血,但它并不是真正的月经,因其无周期性的卵泡成熟与排卵;此种情况必须寻找原因,对症治疗,如有卵巢肿瘤可视情况予以切除;如为服用含雌激素的药物引起,则于停药后会恢复正常。

单纯性乳房早发育可能先出现一侧,易引起家长重视,切忌活检,否则将损伤乳房大部分胚芽,甚至完全阻止该侧乳房发育。

(二)超声表现

真性及假性性早熟性乳房肥大症表现为乳房区皮肤皮下脂肪薄,乳头后方探及盘状低回声区,中央厚,周围渐变薄,周边出现中高回声腺体层,由低回声的乳腺导管与高回声的乳腺小叶和间质组成(图 7-1);彩色多普勒通常无异常血流显示,部分病例乳头后方低回声区可见血流显示(图 7-2)。

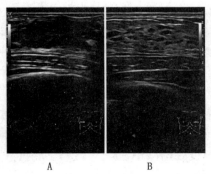

图 7-1　性早熟乳房超声表现

A.乳头后方探及盘状低回声区;B.出现中高回声腺体层,由低回声的乳腺导管与高回声的乳腺小叶和间质组成

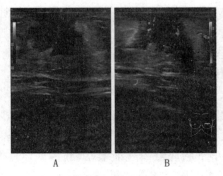

图 7-2　性早熟乳房彩色多普勒

A.乳头后方探及盘状低回声区;B.腺体内可见彩色血流信号

（三）鉴别诊断及比较影像分析

临床上需与单纯性乳房早发育相鉴别,单纯性乳房早发育表现:乳房区皮肤皮下脂肪菲薄,乳头后方呈盘状低回声区,周围未见明显腺体回声。

三、副乳腺

（一）临床概述

副乳腺症也就是除正常乳房外而异常发育的乳腺组织,有的形成乳头、乳晕、乳腺组织俱全的多余乳房。副乳腺 95％发生于胸部,多见于腋前线;偶见于身、面、颈、背等部位。病因分两种,一是由家族遗传所致,二是由胚胎发育不良所致。乳腺增生与副乳腺的发生没有直接的关系,一般情况下是不需要治疗的,但要像正常乳房一样定期检查,如有异常及时就诊。

副乳腺的形态和结构分为完全型及不完全型两类。发育良好的副乳腺具有乳头、乳晕及腺体组织,称为完全型副乳腺;多数副乳腺发育不完整。Kajva 将副乳腺分为 6 种类型:①乳头、乳晕、乳腺组织俱全的多余乳房。②有乳头、乳晕但无腺体组织型的副乳腺。③仅有腺体组织和乳晕。④仅有腺体组织和乳头。⑤仅有腺体组织,而无乳头、乳晕的副乳腺。⑥多乳头病,具有乳头的副乳腺临床容易诊断,无乳头的副乳腺常需借助影像学检查来诊断。

副乳腺在青春期前处于相对静止状态,随着月经的出现而逐渐增大,多数患者无症状,仅在查体时或偶尔发现,许多患者在妊娠期才首次出现症状;部分患者在雌、孕激素的作用下,月经来潮前有胀痛增大,月经过后胀痛感消失。哺乳期副乳腺也可以分泌乳汁,无乳头的副乳腺则主要表现为局部隆起和胀痛。副乳腺可根据分型的不同,采取不同的治疗方法。对乳头、乳晕型副乳腺,因无腺体组织,不存在继发疾病及癌变,平时不出现任何症状,不影响身体活动又不影响美观,可观察,不需治疗。腺体型副乳腺或完全型副乳腺,腋窝部出现随月经周期的胀痛,或局部肿块增大性质待查者,应考虑手术切除,以免继发病变及癌变。

（二）超声表现

腺体型副乳腺或完全型副乳腺表现:在正常乳腺以外的位置,可检出与正常乳腺不相连的乳腺组织回声;副乳腺表现为皮下脂肪层内,呈长椭圆形或棱形,边界不整齐,无包膜,有乳腺组织回声(图 7-3)。

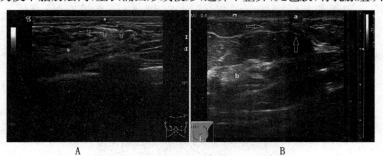

图 7-3 副乳腺乳头回声及少许腺体回声

A 及 B 中:a.副乳腺乳头;b.乳腺腺体,箭头指示部分:副乳腺腺体回声。A.正常腺体组织较厚,正常腺体组织与副乳腺腺体相邻,仅见少许边界;B.副乳腺及乳腺腺体回声间见较多脂肪组织回声

（1）副乳腺与同期（月经期、妊娠期、哺乳期）的乳腺声像图表现是有差异的,副乳腺一般体积较小、位置表浅,因此只要在皮下脂肪层内找到与正常乳腺组织相似的回声,且位于乳嵴线上,则副乳腺的超声诊断成立(图 7-4)。

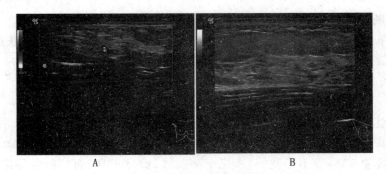

图 7-4　副乳腺超声声像图

A、B 为副乳腺,呈稍高不均质回声,与患者乳腺组织回声相同

（2）月经期:声像图见乳腺组织回声中相间有大小不等、形态不规则、边界不清的低回声区。

（3）妊娠期:声像图见乳腺组织回声偏低,其间见低回声区,大小不等,边界不清,形态多不规则,部分可呈椭圆形或棱形,无包膜,后方回声增强。

（4）哺乳期:单个椭圆形/棱形或葡萄状无回声区,边界清晰,有包膜,后壁回声增强,周边有范围不等的乳腺组织回声(图 7-5)。

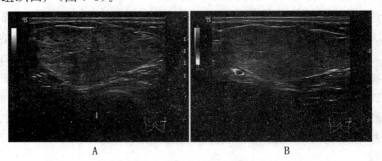

图 7-5　哺乳期副乳腺声像图

A.哺乳期副乳腺回声明显减低;B.CDFI 示副乳腺内可见彩流信号

（5）绝经期:副乳腺组织与正常部位乳腺一样,皮下脂肪层明显增厚,腺体萎缩变薄,回声致密、增高(图 7-6)。

副乳腺与正常部位乳腺一样,可发生各种类型的乳腺良、恶性肿瘤,也可并发乳腺炎、乳腺脓肿等疾病(图 7-7)。

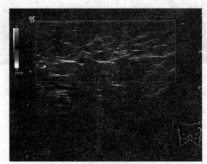

图 7-6　绝经期副乳腺声像图

绝经期副乳腺退化,仅见少许退化的乳腺组织回声

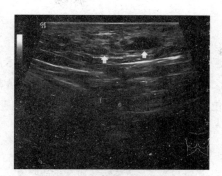

图 7-7 副乳腺内伴囊肿形成(箭头指示部分)

(三)鉴别诊断及比较影像分析

临床症状或超声检查不典型的副乳腺应与腋窝部的脂肪瘤、纤维瘤和肿大淋巴结等相鉴别。脂肪瘤呈椭圆形低回声区,边界清晰,有包膜,无乳腺组织回声。纤维瘤多数呈梭形,回声偏低、增粗,亦无乳腺组织回声。肿大的淋巴结为边界清晰、包膜完整的圆形或椭圆形低回声区,有时可见淋巴结门结构。且三者的声像图均不受内分泌的影响,无周期性变化,这些声像特征均有别于副乳腺。而判别是副乳腺还是腋窝部肿大的淋巴结具有很大的临床意义,特别是怀疑乳腺癌病例时尤为重要,可避免不恰当的手术治疗。

钼靶 X 线对腋部副乳腺具有一定特征性,对于腋下回声杂乱而难以分辨的副乳腺以及辨别淋巴结都具有较好的诊断和鉴别诊断的作用。

副乳腺内为与正常位置乳腺相同的乳腺组织,可见由导管腺泡构成的乳腺小叶,也可发生腺体增生,甚至乳腺癌等病变。副乳腺发生的纤维腺瘤、囊肿、乳头状瘤、结构不良、乳腺癌等,其组织改变与正常乳腺病变组织学所见相同。

四、乳房肥大症

(一)临床概述

乳房的过度发育使乳房的体积过度增大,产生乳房肥大,俗称巨乳症。乳房肥大常在不同程度上伴有乳房下垂;严重的乳房肥大及乳房下垂,其乳房下缘可超越脐孔,甚至到达耻骨的水平,造成形体臃肿,行动不便,肩部、背部酸痛,平卧时有胸部受压及窘迫感。炎热天气时,两侧乳房之间,以及乳房下皱襞区,常常处于浸湿状态,易生痱子、湿疹、皮炎之类的皮肤损害。乳房肥大分为三类:乳腺过度增生性乳房肥大、肥胖型乳房增大、青春型乳房肥大。不同类型治疗方法略有差别。

(1)乳腺过度增生性乳房肥大:表现为乳腺组织过度增生,肥大的乳房坚实,乳腺小叶增生明显,常有压痛。在月经周期,常常有自发性疼痛,并伴有乳房下垂,较多发生在已婚育的妇女。严重的病例,由于乳房的赘生及持久的胀痛,给患者带来心理上及肉体上的折磨,她们会要求医师作乳房全切除,以解除其多年的心理上及肉体上的折磨。

(2)肥胖型乳房肥大:表现为整个乳房匀称的肥大,在组织结构上,是以乳房中的脂肪匀称增生为主。这类乳房肥大的患者伴有全身性肥胖,肥大的乳房虽可能伴有不同程度的乳房下垂,但是较乳腺过度增生性乳房肥大为轻。

(3)青春型乳房肥大:是一种青春发育期发现的乳房渐进性增大,并过度发育,乳腺组织增生、肥大,乳房表现为匀称性肥大,乳房下垂不明显,即超乎常人体积但形态较正常的乳房,这类患者有时有家族史。

(二)超声表现

乳腺过度增生性乳房肥大及青春型乳房肥大主要表现为腺体层的显著增厚,伴有或不伴有脂肪层的增厚(图 7-8);肥胖型乳房肥大主要表现为脂肪层的显著增厚(图 7-9)。肥大乳房内腺体回声增生或异常,通常无占位性病变。

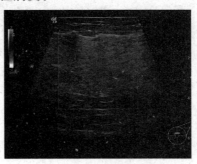

图 7-8 乳腺过度增生性乳房肥大

表现为腺体层的显著增厚

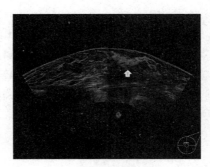

图 7-9 肥胖型乳房肥大

主要表现为脂肪层的显著增厚,超声显示脂肪层明显增厚,乳腺腺体仅为其中较少的部分

(三)鉴别诊断及比较影像分析

各种类型的乳房肥大需与乳腺多发性纤维腺瘤所引起的乳房肥大和乳房脂肪沉积所引起的乳房肥大相鉴别。

1.与乳腺多发性纤维腺瘤鉴别

乳腺多发性纤维腺瘤常可在乳房多处触及表面光滑、活动度大、质中偏硬、边缘清楚、与皮肤不黏的多发肿块。一般生长缓慢,乳房有时可略增大,但一般无明显过度增大。如妊娠期或短期内迅速增大,应考虑叶状囊肉瘤的可能,应及时手术。

2.与乳房脂肪沉积鉴别

乳房脂肪沉积由垂体功能障碍引起,常伴髋部的脂肪沉积过多等病变,通过影像学检查能区别肥大的乳腺组织与过多的脂肪沉积。

钼靶 X 线及乳腺 MRI 对于乳房脂肪沉积具有显著的影像学特征,有助于鉴别诊断;而对于乳腺内多发性纤维腺瘤或其他肿瘤引起的乳腺肿大,MRI 可清晰显示肿瘤的大小及部位,有助于诊断和鉴别诊断。

五、乳房发育不全

(一)临床概述

乳房发育不全可以是先天的,也可以是获得性缺陷,可发生在单侧,也可发生在双侧。胚胎乳腺原基的部分或全部受压迫可导致乳腺发育不全或无乳腺发育。如果既有乳房发育不良,又有月经不正常,其原因主要是性腺发育不好,如先天性卵巢发育不良、先天性无卵巢等;这些女性的卵巢不能分泌激素,以致乳房组织不能充分发育而滞留在儿童阶段的乳房状态。如果乳房发育不良是因为慢性营养不良、慢性消耗性疾病引起的,就需要加强营养,治疗慢性病。如果发育不良是因过分消瘦、胸大肌发育不良等引起的,则需加强营养,增加体重,同时应注意加强体育锻炼,尤其是胸部肌肉的锻炼。当胸部肌肉发育良好时,乳房自然挺拔。乳房发育不良的表现有以下几方面。

1.乳房发育不对称

一般来说,两侧乳房应是对称性地发育,也就是说,两侧乳房的大小、形态、位置应大致相同。但也有不少女性两侧乳房发育并不十分对称,一侧稍大,一侧稍小;一侧稍高,一侧稍低。如果差异不大,一般属于生理性的。但是,某些疾病或生活方式亦可导致乳房发育不对称,如胸部外伤、烧伤、烫伤等可影响患侧的乳房发育。有的则是女孩在乳房发育期,因害羞而穿过紧的胸罩,以致乳房发育受限而不对称。此外,乳房内的肿瘤也可使患侧乳房增大而致两侧乳房不对称,此时,常可触及乳房内肿块,应引起注意,及时就医。

2.乳头内陷

少女的乳头内陷,多因发育受阻所致。有的少女发现自己渐渐隆起的乳房,觉得害羞,或因自己认为乳房过大等原因,采取束胸或戴过紧的乳罩。长期下去,乳头不仅不能向外凸出,反而凹了进去;这会给今后生活带来诸多不便。因此,乳头内陷的少女必须及早治疗。

3.乳房发育不良

乳房发育不良是一种先天性疾病;这类乳房较之常人明显缩小,胸部平坦似男性。主要为腺体组织缺少,皮肤仍光整而有弹性。

(二)超声表现

乳腺发育不全声像图表现为皮下脂肪和腺体菲薄(图7-10),胸肌较薄。乳头内陷,甚至无乳腺和乳头发育。

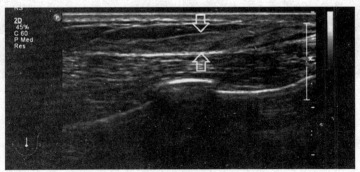

图7-10 乳腺发育不全声像图

女,32岁,乳腺发育不良,腺体层最大厚度仅约4 mm(箭头指示部分)

乳腺发育不对称如果差异不大,一般无须处理。但乳房内的肿瘤引起的患侧乳房增大而致两侧乳房不对称时,应引起注意,及时就医。

(三)鉴别诊断

乳头内陷可通过整形进行改善,但需与乳腺癌引起的乳头内陷鉴别。乳腺癌引起的乳头内陷纤维组织和脂肪组织不形成乳腺小叶及腺泡,其乳头及乳晕亦小,乳腺导管一般不超过乳晕范围。

六、男性乳腺发育

(一)临床概述

男性乳腺由于缺乏雌激素和孕激素的作用,始终停留在胎儿晚期状态,只有乳腺导管及其周围纤一致,但厚度和范围明显不同。

男性乳腺发育(gynecomastia,GYN)是指由于乳腺腺体和间质的共同增生引起的乳腺肥大。Rohrich 等报道 GYN 在男性群体的发生率为 32% ~ 65%,造成患者躯体和心理异常。Daniels 和 Ismail 等报道 GYN 是男性乳腺最常见的病变,可发生于任何年龄。

男性乳腺发育可单侧或双侧发生,在乳晕下可见纽扣样结节性增大,大者似女性青春期乳腺。超声是首选的影像学检查。但本病必须与少见的男性乳腺癌相鉴别。

生理和病理的原因可造成男性乳腺发育,生理性原因是青春期或 50 岁以后内分泌失衡所造成的;在新生儿和青春期是短暂的,且通常是良性的。但发生在青春期前、青年和中年被认为是不正常的,需采用进一步的检查排除乳腺癌、其他新生物或其他病理性原因的可能,病理性原因包括慢性肝病、内分泌性肿瘤、药物(如抗高血压药、抗抑郁药、激素)等。

(二)超声表现

男性乳腺发育声像图特点:男性乳腺发育时,乳腺局部腺组织增厚,表现为以乳头为中心呈扇形或略偏向一侧的肿块回声,行超声检查时局部加压可有轻压痛。声像图可分三型。

(1)Ⅰ型为回声增强型:呈梭形、扁平形或长椭圆形,内部回声与女性正常乳腺组织回声相似,与后方胸肌较低回声形成清晰界面(图 7-11)。

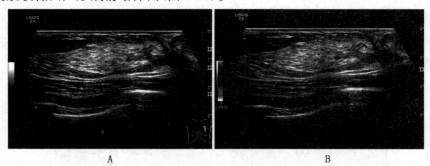

图 7-11 男性乳腺发育Ⅰ型

Ⅰ型为回声增强型,呈梭形、扁平形或长椭圆形,内部回声与女性正常乳腺组织回声
相似,与后方胸肌较低回声形成清晰界面。彩色多普勒腺体内血流信号不明显

(2)Ⅱ型为低回声型:呈椭圆形或扁平形,低回声中间有细线状、带状回声或斑片状高回声,回声强弱不等、分布不均,呈网络状改变,边界不甚规则,类似于女性乳房小叶增生声像图改变,不均质低回声块无包膜。若伴有导管增生时可显示扩张的条状或管状低回声(图 7-12)。

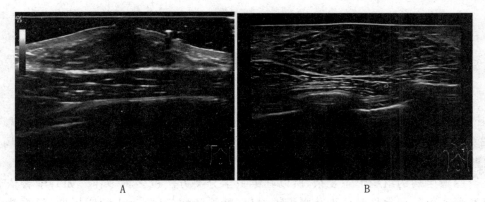

图 7-12　男性乳腺发育Ⅱ型

Ⅱ型为低回声型,呈椭圆形或扁平形,低回声中间有细线状、带状或斑片状高回声,使回声强
弱不等、分布不均,呈网络状改变,边界不甚规则,类似于女性乳房小叶增生声像图改变

(3)Ⅲ型弥散高回声型:增大的乳腺呈弥漫的致密高回声,可呈扇状,伸向乳腺深部脂肪组织
内(图 7-13)。本型多在使用雌性激素治疗的患者中见到。

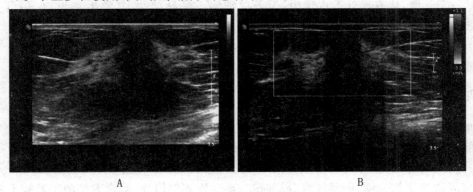

图 7-13　男性乳腺发育Ⅲ型

Ⅲ型弥散高回声型,增大的乳腺呈弥漫的致密高回声,呈扇状,伸向
乳腺深部脂肪组织内,乳头后中央区呈低回声,其内血流信号不明显

（三）鉴别诊断

超声检查可较直观地显示乳腺肿块部位、大小、形态及内部回声,但临床上应与乳腺癌、假性
男性乳腺发育症等相鉴别。

1.与男性乳腺癌相鉴别

男性乳腺癌好发于老年人,发病率占乳腺癌的 0.1％,多为单发于偏乳头乳晕区的孤立结节,
质地坚韧且边界不清,形状不规则,可与表层皮肤或胸肌筋膜粘连,或伴有乳头凹陷及同侧腋淋
巴结转移,影像学表现为一小型肿块、边界清晰、多位于乳头偏心侧的三联征象,另尚可有与女性
乳腺癌共有的征象。

2.与假性男性乳腺发育症相鉴别

假性男性乳腺发育症发生于肥胖老年男性,皮下脂肪丰满尤其是双侧乳房部位,触诊时显示
组织柔软,境界不清,无明显肿物触及,X 线片显示为脂肪组织,无乳腺组织。

（孙希娇）

第二节　乳腺增生病

　　乳腺增生病是女性最常见的乳房疾病,在临床上约有 50％妇女有乳腺增生的表现,多见于 20～50 岁的妇女。其基本病理表现为乳腺上皮和纤维组织增生,乳腺组织导管和乳腺小叶在结构上的退行性变及进行性结缔组织生长的非炎症、非肿瘤性病变。其发病原因主要是内分泌激素失调。

　　由于乳腺增生病的组织形态复杂,所以其组织学分类方法也多种多样。如有学者依乳腺结构在数量和形态上的异常将其分为乳腺组织增生、乳腺腺病(又分为小叶增生期、纤维腺病期及纤维化期)、乳腺囊肿病三大类;也有的学者依乳腺增生的基本组织改变将其分为小叶增生、纤维化、炎性、囊肿、上皮增生、腺病 6 种类型。也正是由于其组织形态学上的复杂性,所以才造成了本病命名上的混乱,目前最多见的病理分类为乳腺囊性增生病、乳腺腺病、乳腺放射块瘢痕等。

　　乳腺增生病按导管上皮增生的形态可将其分为四级。①Ⅰ级:不伴有导管上皮增生,此级发生率为 70％;②Ⅱ级:伴有导管上皮增生,但上皮细胞不呈异型性,其发生率为 20％;③Ⅲa 级:伴有导管上皮增生,上皮细胞呈轻度异型性,发生率为 5％;④Ⅲb 级:伴有导管上皮增生,上皮细胞呈重度异型性,发生率为 5％,此级恶变率最高,可能恶变率为 75％～100％。

　　乳腺增生性病变除上述乳腺增生病外,还包括乳腺纤维硬化病和放射状瘢痕等。

一、乳腺囊性增生病

(一)临床概述

　　乳腺囊性增生病是乳腺增生病中的一种,又名乳腺结构不良症、纤维囊性乳腺病等;多发生于 30～50 岁的妇女,占乳腺专科门诊患者的 50％～70％。发病原因与卵巢功能失调有关,主要是黄体素与雌激素比例失调,即黄体素分泌减少、雌激素相对增加,雌激素刺激了乳管上皮增生,促使导管形成囊肿。临床表现为乳腺内肿块,一侧或两侧乳腺,单发或多发,边界可清楚或不清楚,可有乳房疼痛,且与月经周期关系不密切,患者在忧虑、心情不畅时,肿块变大变硬,疼痛加重;月经来潮后或情绪好转后,肿块变软变小。乳腺可有黄绿色、棕色或淡血性乳头溢液。

　　该病是女性乳腺常见的一类非肿瘤、非炎症性疾病,包括了病因和临床经过均不相同的多种病变。病理改变除了有乳管上皮及腺泡上皮增生,乳腺中、小导管或末梢导管上皮不同程度的增生和乳腺导管管腔不同程度的扩张,还常伴发结缔组织改变的多种形态变化的综合病变。

　　囊性增生病与乳腺癌的关系尚不明确。流行病学研究提示囊性增生病患者以后发生乳腺癌的机会为正常人群的 2～4 倍。囊性增生病本身是否会恶变与其导管上皮增生程度有关。单纯性的囊性增生病很少有恶变,如果伴有上皮不典型增生,特别是重度者,则恶变的可能较大,属于癌前期病变。

(二)超声表现

　　囊性增生病的声像图特点具有多样性。

　　(1)腺体回声增强,结构紊乱,腺体内散在分布多个囊性肿块,可为圆形、椭圆形、长条形,内部回声可为无回声、中等回声、混合回声等,囊壁上可有乳头状突起(图 7-14、图 7-15)。囊壁上有乳头状突起的常被认为是癌前病变,应注意观察或取病理活检。

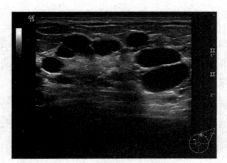

图 7-14 乳腺囊性增生病（一）

腺体内多个囊肿，囊肿内呈无回声，后方回声增强

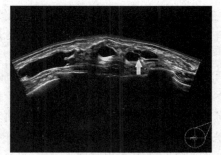

图 7-15 乳腺囊性增生病（二）

腺体内囊肿内呈无回声，箭头指示部分囊壁可见点状突起

（2）多发性囊肿与实质性低回声小肿块并存，应与纤维腺病相鉴别。

（3）极少数囊性增生病表现为实质低回声肿块，边界不清，形态不规则（图 7-16），甚至可见钙化点。上述表现应注意与乳腺癌鉴别，超声检查需注意肿块内有无血流及高阻频谱改变，观察腋窝有无肿大的淋巴结等；声像图上不能鉴别时建议病理活检。

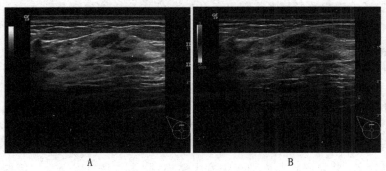

图 7-16 乳腺囊性增生病（三）

乳腺实质低回声结节，边界不清，形态不规则（A）；CDFI 示肿块
内及其周边未见明显彩流信号（B）。病理：乳腺囊性增生病

（4）表现为实质低回声肿块的囊性增生病，85％的肿块内部无明显血流信号，少数肿块内可见少量血流信号，极少数肿块内可测得低速、高阻血流信号。

（5）本病常与其他乳腺疾病并发（图 7-17）。

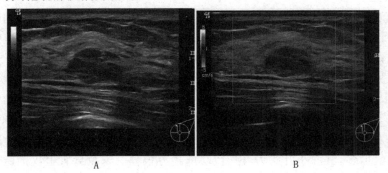

图 7-17 乳腺囊性增生病并导管内乳头状瘤形成

乳腺内实质低回声结节，边界不清，形态不规则，CDFI 示结节内未见明显

彩流信号。术后病理提示为乳腺囊性增生病并导管内乳头状瘤形成

(三)鉴别诊断及比较影像分析

乳腺囊性增生病最需要鉴别的就是单纯性乳腺上皮增生病,临床上最易混淆。单纯性乳腺上皮增生病妇女年龄在 25 岁左右,突出的症状是乳腺的间歇性疼痛,疼痛具有明显的周期性,一般在月经前开始加重,乳腺腺体也随之肿胀,而在月经来潮过后即减轻或消失。

本病囊壁上有乳头状突起时应与导管内乳头状瘤鉴别。

乳腺囊性增生病患者若临床表现不典型或没有明显的经前乳房胀痛,仅表现为乳房肿块者,特别是单侧单个、质硬的肿块,应与乳腺纤维腺瘤及乳腺癌相鉴别。

1.与乳腺纤维腺瘤相鉴别

两者均可见到乳房肿块,单发或多发,质地韧实。乳腺囊性增生病的乳房肿块大多为双侧多发,肿块大小不一,呈结节状、片块状或颗粒状,质地一般较软,亦可呈硬韧,偶有单侧单发者,但多伴有经前乳房胀痛,触之亦感疼痛,且乳房肿块的大小性状可随月经而发生周期性的变化,发病年龄以中青年为多。乳腺纤维腺瘤的乳房肿块大多为单侧单发,肿块多为圆形或卵圆形,边界清楚,活动度大,质地一般韧实,亦有多发者,但一般无乳房胀痛,或仅有轻度经期乳房不适感,无触痛,乳房肿块的大小性状不因月经周期而发生变化,患者年龄多在 30 岁以下,以 20～25 岁最多见。乳腺囊性增生病与乳腺纤维腺瘤的彩色多普勒超声也有所不同,乳腺增生结节常无血流信号,而乳腺纤维腺瘤肿块内可有较丰富、低阻力血流信号。此外,在乳房的钼靶 X 线片上,乳腺纤维腺瘤常表现为圆形或卵圆形密度均匀的阴影及其特有的环形透明晕,亦可作为鉴别诊断的一个重要依据。

2.与乳腺癌相鉴别

两者均可见到乳房肿块。但乳腺囊性增生病的乳房肿块质地一般较软,或中等硬度,肿块多为双侧多发,大小不一,可为结节状、片块状或颗粒状,活动,与皮肤及周围组织无粘连,肿块的大小性状常随月经周期及情绪变化而发生变化,且肿块生长缓慢,好发于中青年女性;乳腺癌的乳房肿块质地一般较硬,有的坚硬如石,肿块大多为单侧单发,肿块可呈圆形、卵圆形或不规则形,可长到很大,活动度差,易与皮肤及周围组织发生粘连,肿块与月经周期及情绪变化无关,可在短时间内迅速增大,好发于中老年女性。乳腺增生结节彩色多普勒一般无血供,而乳腺癌常血供丰富,呈高阻力型血流频谱。此外,在乳房的钼靶 X 线片上,乳腺癌常表现为肿块影、细小钙化点、异常血管影及毛刺等,也可以帮助诊断。最终诊断需以组织病理检查结果为准。

二、乳腺腺病

(一)临床概述

乳腺腺病属于乳腺增生病,本病占全部乳腺疾病的 2%。乳腺腺病是乳腺小叶内末梢导管或腺泡数目增多伴小叶内间质纤维组织增生而形成的一种良性增生性病变,可单独发生,亦可与囊性增生病伴发;与囊性增生病一样均在乳腺小叶增生的基础上发生。

乳腺腺病多见于 30～40 岁女性,发生病因不明确,一般认为与卵巢内分泌紊乱有关,即孕激素减少、雌激素水平过高,或二者比例失调,作用于乳腺组织使其增生而形成,可与乳腺其他上皮性肿瘤混合存在。临床表现常有乳腺局限性肿块或与月经周期相关的乳房疼痛等。

依其不同的发展阶段,病理可分为两期。①腺泡型腺病期:即腺病的早期阶段,乳腺小叶内末梢导管数目明显增多,乳腺小叶扩大、融合成片,边界模糊。末梢导管上皮细胞可正常或增生,但排列规则,无异型,肌上皮存在。乳腺小叶内间质纤维组织增生,失去原有疏松状态。增生的纤维组织围绕末梢导管分布。②纤维化期(硬化性腺病):是腺病的晚期表现,一般是由上期发展

而来;间质内纤维组织过度增生,管泡萎缩以致消失,小叶体积缩小,甚至轮廓消失,残留少量萎缩的导管,纤维组织可围绕萎缩的导管形成瘤样肿块。WHO乳腺肿瘤组织学分类(2003年版)中将乳腺腺病分为硬化腺病、大汗腺腺病、盲管腺病、微腺病及腺肌上皮腺病5型。

(二)超声表现

乳腺腺病的声像图依其不同的病理阶段各异,超声表现:①发病早期通常表现为低回声,边界不规则、与周围正常高回声的乳腺组织界限分明,无包膜。随着纤维组织不断增生及硬化,回声逐渐增强,此时与周围乳腺组织的界限多欠清晰,如有纤维组织的围绕可致边界逐渐清晰,甚或形成有包膜样回声的椭圆形肿块,类似乳腺纤维腺瘤声像图,少数病例后期可形成钙化。②肿块体积通常较小,随着病理分期的进展并无明显增大,直径多小于2 cm。③肿块后方回声可有轻度增强。④单发或多发。⑤肿块纵横比多小于1。⑥肿块好发于乳腺的外上象限。⑦CDFI:结节内常无血流信号。见图7-18、图7-19。

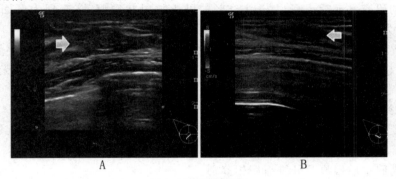

图7-18 乳腺腺病

乳腺内低回声结节(A指示部分),边界不规则、与周围组织界限分明,无包膜,肿块后方回声增强。CDFI其内及其周边未见明显彩流信号

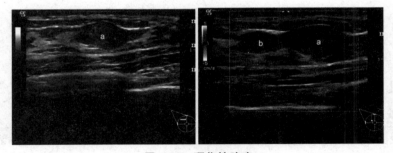

图7-19 硬化性腺病

乳腺内相连的两个低回声肿块,为边界欠清的实性低回声肿块,与周围组织界限分明,CDFI示肿块内及其周边未见明显彩流信号。术后病理:硬化性腺病(肿块b),硬化性腺病并纤维腺瘤(肿块a)

(三)鉴别诊断及比较影像分析

该部分病例由于病变较大,X线及二维超声缺乏特异性表现,该病主要应与乳腺癌做鉴别,特别是在硬化性腺病型时,乳腺出现质硬、边缘不清的无痛性肿块时容易误诊为乳腺癌,彩色多普勒及超声弹性成像在鉴别诊断中具有一定的价值。但与纤维腺瘤、叶状瘤、特殊类型乳腺癌(如髓样癌、黏液癌)等鉴别诊断存在较大困难,特别是上述疾病肿块内无明显彩流信号显示且弹性系数与上述疾病相近时,诊断更加困难。对于难以鉴别的结节,组织病理学活检是必要的检查

和鉴别手段。

三、乳腺放射状瘢痕

(一)临床概述

乳腺放射状瘢痕(radial scar,RS)是指女性乳腺组织中,由于放射状增生的导管系统围绕弹力纤维组织核心而形成的一种独特性病变,并是一种少见的上皮增生性病变。因硬化性病变使小叶的结构扭曲,导致影像学上、病理诊断中极易与乳腺癌混淆;多以腺病为主,并伴其他良性病变,肉眼观察呈不规则硬块,可见由弹性纤维构成的黄色条索样间质。镜下观察病变呈星芒状,中心区可见透明变性的致密胶原纤维,有时存在明显的弹力纤维变性及小而不规则的导管,其细胞无异型、导管周围基底膜完整,间质中缺乏反应性成纤维细胞增生。

(二)超声表现

部分学者的研究发现超声可以发现68%的乳腺放射状瘢痕,多表现为低回声的肿物或团块,约22%表现为结构不良。

病变部边界不清,形态不规则,边缘部不规则,呈毛刺状,类似乳腺浸润性癌超声改变;多数病变直径较小,超声短期随访病变体积变化不明显。彩色多普勒超声病变内常无明显血流信号显示,病变周边可检出彩流信号。

(三)鉴别诊断及比较影像分析

本病常与乳腺癌难以鉴别,均表现为边界不清、形态不规则的低回声肿块,钼靶 X 线及 MRI 对本病鉴别困难,常需病理学检查方可进行鉴别诊断。

本病需与乳腺术后瘢痕及纤维瘤病相鉴别。

(魏婷婷)

第三节　乳腺炎性病变

一、急性乳腺炎

(一)临床概述

急性乳腺炎是乳腺的急性化脓性病症,一般由金黄色葡萄球菌感染所致,多见于初产妇的哺乳期。细菌可自乳头破损或皲裂处侵入,亦可直接侵入乳管,进而扩散至乳腺实质。一般来讲,急性乳腺炎病程较短,预后良好,但若治疗不当,也会使病程迁延,甚至可并发全身性化脓性感染。

急性哺乳期乳腺炎的病程主要分为三个阶段。①初起阶段:患侧乳房胀满、疼痛,哺乳时尤甚,乳汁分泌不畅,乳房结块或有或无,全身症状可不明显,或伴有全身不适,食欲欠佳,胸闷烦躁等。②成脓阶段:局部乳房变硬,肿块逐渐增大,此时可伴明显的全身症状,如高热、寒战、全身无力、大便干结等。常可在4~5天形成脓肿,可出现乳房搏动性疼痛,局部皮肤红肿、透亮。成脓时肿块中央变软,按之有波动感。若为乳房深部脓肿,可出现全乳房肿胀、疼痛、高热,但局部皮肤红肿及波动不明显,需经穿刺方可明确诊断。有时脓肿可有数个,或先后不同时期形成,可穿破皮肤,或穿入乳管,使脓液从乳头溢出。③溃后阶段:当急性脓肿成熟时,可自行破溃出脓,或手术切开排脓。破溃出脓后,脓液引流通畅,可肿消痛减而愈。若治疗不善,失时失当,脓肿就有可能穿破胸大肌筋膜前疏松结缔组织,形成乳房后脓肿;或乳汁自创口处溢出而形成乳漏;严重者可发生脓毒败血症。急性乳腺炎常伴有患侧腋窝淋巴结肿大,有触痛;白细胞总数和中性粒细胞数增加。

哺乳期乳腺炎常见的主要有两种类型。①急性单纯乳腺炎:初期主要是乳房的胀痛,局部皮温高、压痛,出现边界不清的硬结,有触痛。②急性化脓性乳腺炎:局部皮肤红、肿、热、痛,出现较明显的硬结,触痛加重,同时患者可出现寒战、高热、头痛、无力、脉快等全身症状。此时腋下可出现肿大的淋巴结,有触痛,血白细胞计数升高,严重时可合并败血症。

少数病例出现乳汁大量淤积并脓肿形成时,短期内可出现单侧或局部乳房明显增大,局部乳房变硬,皮肤红肿、透亮。

非哺乳期乳腺炎发病高峰年龄在 20～40 岁,依据临床表现,可分为三种临床类型。①急性乳腺脓肿型:患者突然出现乳腺的红、热、痛及脓肿形成。体检常可扪及有波动感的痛性肿块,部分脓肿可自行穿破、溃出。虽局部表现剧烈,但全身炎症反应较轻,中度发热或不发热,白细胞增高不明显。②乳腺肿块型:逐渐出现乳腺肿块,微痛或无痛,皮肤无明显红肿,肿块边界可能比较清楚,无发热史,此型常被误诊为乳腺癌。③慢性瘘管型:常有乳腺反复炎症及疼痛史,部分患者可有乳腺脓肿手术引流史,且多为乳晕附近脓肿,瘘管多与乳头下大导管相通,经久不息反复流脓。瘘管周围皮肤轻度发红,其下可扪及界限不清的肿块,严重者可形成多发性瘘管并致乳房变形。

(二)超声表现

(1)急性乳腺炎病程的不同阶段超声表现。①初起阶段:病变区乳腺组织增厚,边界不清,内部回声一般较正常为低,分布不均匀,探头挤压局部有压痛;少部分病例呈轮廓不规则的较高回声区,内点状回声分布不均;CDFI 示肿块周边及内部呈点状散在血流信号(图 7-20A)。②成脓及溃后阶段:脓肿期边界较清楚,壁厚不光滑,内部为液性暗区,其间有散在或密集点状回声,可见分隔条带状回声,液化不完全时,呈部分囊性、部分实性改变;彩色多普勒血流显像示肿块周边及内部呈点状散在血流信号,液化坏死区无彩色多普勒血流显示(图 7-20B);患侧腋窝淋巴结具有良性肿大特征:淋巴结呈椭圆形,包膜完整,轮廓规则,淋巴门显示清晰(图 7-20C)。③乳腺炎超声弹性成像表现为病灶质地较软,组织弹性系数较低,受压可变形;定量弹性成像如病变内发生液化坏死时,因液体为非弹性体而无弹性信息显示(图 7-20D)。

(2)少数病例出现乳汁大量淤积并脓肿形成时,可见单侧或局部乳房明显增大,肿大乳房内检出局限大量的液性暗区,呈浑浊回声,因局限液性暗区内张力较高而表现为暗区周边部较光滑(图 7-20E);正常乳腺组织因张力增高,乳腺内血流信号显示减少。

(3)非哺乳型乳腺炎超声表现与相应的急性乳腺炎超声表现类似。

(三)鉴别诊断及比较影像分析

在乳腺炎性病变的诊断过程中,超声是最常用的检查方法;在超声检查和诊断急性乳腺炎和乳腺脓肿的过程中,必须密切结合临床,包括结合病史以及患者症状和体征、相关实验室指标;一般易于诊断,但必须注意与其他相类似临床表现疾病的鉴别诊断,如炎性乳腺癌和乳腺导管扩张症(浆细胞性乳腺炎型)的急性期。

(1)与炎性乳腺癌鉴别:①急性乳腺炎初起多发生在乳腺某一区段,而炎性乳腺癌细胞广泛浸润皮肤网状淋巴管,所以病变累及大部分乳房,皮肤呈橘皮样外观。②炎性乳腺癌乳房内可触及巨大肿块,皮肤红肿范围甚广,但局部压痛及全身中毒症状均较轻,穿刺细胞学检查,可找到癌细胞确定诊断。③急性乳腺炎超声弹性成像表现为病灶质地较软,有助于对乳腺炎病灶与炎性乳腺癌的鉴别。

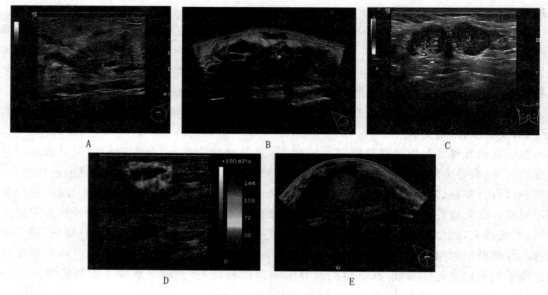

图 7-20 急性乳腺炎

A.产后哺乳 5 个月,乳腺导管明显扩张,局部可见片状低回声区,边界不清;B.右乳片状低无混合回声区,边界不清,形态不规则,穿刺引流可见大量脓汁;C.腋下淋巴结体积增大,内血流信号增多、丰富;D.病灶质地较软,组织弹性系数较低,受压可变形;病变内伴液化坏死,因液体为非弹性体故无弹性信息显示;E.肿大乳房内检出大量的液性暗区,呈浑浊回声

(2)与浆细胞性乳腺炎的鉴别:浆细胞性乳腺炎是一种比较复杂的乳腺炎症,是乳腺导管扩张综合征的一个发展阶段,因其炎症周围组织里有大量浆细胞浸润而得名。

(3)与哺乳期乳汁淤积相鉴别:哺乳期乳汁淤积是乳腺炎的主要诱因之一。在哺乳期,由于浓稠的乳汁堵住乳腺导管,而致乳汁在乳房某一部分停止流动时,形成体表触及的乳房内块状物,并有疼痛感,超声可检出局部淤积乳汁的异常回声。

哺乳期乳汁淤积如果部分乳房出现灼热、肿胀,并且疼痛,且伴有发热症状,很可能已经导致乳腺炎的发生。因此,哺乳期出现乳汁淤积一定要及时治疗,使乳腺管畅通,才能避免乳导管内细菌滋生,防止乳汁淤积导致乳腺炎的形成。

通常情况下,通过疏通乳腺管、尽可能多休息这些方式,哺乳期乳汁淤积所导致的乳腺炎在24 小时之内就可以好转。如果发热超过 24 小时,建议及时到专业的乳腺病医院接受治疗,不要再自行处理,以免处理不当加重病情,在治疗的同时,还应继续使奶水流动,用手法或吸奶器将奶排出。对于大量乳汁淤积合并脓肿形成时,无法通过乳腺管排出的,可进行穿刺引流排出淤积的乳汁及积脓。

二、慢性乳腺炎

(一)临床概述

慢性乳腺炎的成因有两个:一是急性乳腺炎失治误治;二是发病开始即是慢性炎症过程。慢性乳腺炎的特点是起病慢,病程长,不易痊愈,经久难消;以乳房内肿块为主要表现,肿块质地较硬,边界不清,有压痛,可以与皮肤粘连,肿块不破溃,不易成脓也不易消散;乳房局部没有典型的红、肿、热、痛现象,发热、寒战、乏力等全身症状不明显。

临床上分为残余性乳腺炎、慢性纤维性乳腺炎、浆细胞性乳腺炎及肉芽肿性乳腺炎。其临床表现如下。

(1)残余性乳腺炎:即断奶后数月或数年,乳腺仍有残留乳汁分泌而引起感染,临床经过较长,很少有脓肿形成,仅表现为局部疼痛及硬结,当机体抵抗力降低时出现,易反复,有的误认为炎性癌,病理诊断最有价值。

(2)慢性纤维性乳腺炎:是急性化脓性乳腺炎后,乳腺或乳管内残留一个或两三个硬韧的炎性结节,或由于炎性脓肿阻塞乳腺管,使乳管积液潴留而出现肿块。初期稍有压痛,后渐缩小,全身抵抗力降低时,此肿物可再度肿大、疼痛。易误诊为恶性肿瘤,需结合病史或病理诊断。

(3)浆细胞性乳腺炎及肉芽肿性乳腺炎详见本节下面的相关内容。

(二)超声表现

慢性乳腺炎病灶较局限,多发生于乳腺外上象限及乳晕区,超声表现:①局部腺体结构较紊乱,边界不清,病灶内部呈紊乱不均的实性低回声(图 7-21)。②多呈扁平不规则形,纵/横比值小于 1。③小脓肿形成时,肿块内可显示低回声中有不规则无或低回声(图 7-22)。④部分病灶内显示散在点状强回声,这通常需与乳腺癌的点状钙化鉴别。⑤慢性乳腺炎病灶质地较软,受压可变形,其内点状强回声受压可移动,周围无中强回声晕带。⑥彩色多普勒显示无或低回声内部无血流信号,低回声区可检出少许彩色血流信号(图 7-23)。

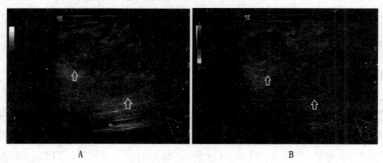

图 7-21 慢性乳腺炎(一)

患者女,31 岁,产后 2 年,反复发作 4 个月余,临床诊断为慢性乳腺炎。超声示右乳内片状低回声区
(指示部分),边界不清,形态不规则,内部回声不均匀,CDFI 示其内及周边可见少许点状彩流信号

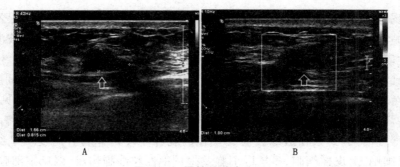

图 7-22 慢性乳腺炎(二)

超声示左乳内片状低回声区(指示部分),边界不清,形态不规则,内呈不规则的
无回声及低回声,CDFI 示其内及其周边未见明显彩流信号

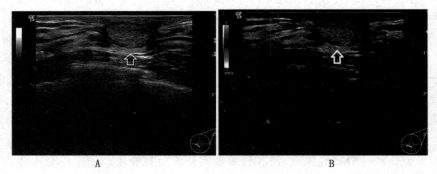

图 7-23　慢性乳腺炎（三）

患者女，20 岁，反复发作 7 年余，临床诊断为慢性乳腺炎。超声示左乳头内下的片状实
性低回声区（指示部分），周边可见低回声带，CDFI 示其内仅见少许点状彩流信号

（三）鉴别诊断及比较影像分析

慢性乳腺炎肿块型须与良性肿块（如纤维瘤、囊肿）相鉴别：纤维腺瘤与囊肿均表现为边界清
楚的肿块，纤维腺瘤内呈均匀低回声，常伴侧壁声影，后方回声增强，CDFI 肿块内常见少量彩流
信号；囊肿内呈无回声，后方回声增强，CDFI 囊肿内无明显血流信号。

片状低回声结节型须与乳腺癌相鉴别：乳腺癌肿块质地较硬，受压不变形，周围可见明显中
强回声晕带，内部血流丰富，走行紊乱。超声在慢性乳腺炎与上述疾病鉴别诊断时，必须结合临
床病史及相关影像学表现。

三、肉芽肿性乳腺炎

（一）临床概述

肉芽肿性乳腺炎（granulomatous mastitis，GLM）是一类以肉芽肿为主要病理特征的乳腺慢
性炎症，包括多个临床病种，其中肉芽肿性乳腺炎较为多见，病因不明。肉芽肿性炎症以乳腺小
叶为中心，故叫肉芽肿性小叶性乳腺炎，1972 年 Kessler 首先报道，病名得到多数学者的认可。
以前有人叫特发性肉芽肿性乳腺炎、乳腺肉芽肿或肉芽肿性小叶炎，是指乳腺的非干酪样坏死局
限于小叶的肉芽肿病变，查不到病原体，可能是自身免疫性疾病，像肉芽肿性甲状腺炎、肉芽肿性
睾丸炎一样，易与结核性乳腺炎混淆，以前发病率不高，所以，临床医师和病理医师都对其观察研
究不多。

其临床表现主要为乳腺肿块，疼痛，质地较硬，形态不规则，与正常组织界限不清，也可有同
侧腋下淋巴结肿大。发病突然或肿块突然增大，几天后皮肤发红形成小脓肿，破溃后脓液不多，
久不愈合，红肿破溃此起彼伏。

肉芽肿性乳腺炎病理表现为肿块无包膜，边界不清，质较硬韧，切面呈灰白间质淡棕黄色，弥
漫分布着粟粒至黄豆大小不等的暗红色结节，部分结节中心可见小脓腔。镜下见病变以乳腺小
叶为中心，呈多灶性分布；一般局限在乳腺小叶内，少数亦可累及乳腺小叶外。病变小叶的末梢
导管或腺泡大部分消失，少数在边缘区尚有残存的乳腺小叶内导管。病变多呈结节状，大小不
等，主要由淋巴细胞、上皮样细胞、多核巨细胞及少量中性粒细胞构成，偶见浆细胞。病变中常见
中性粒细胞灶，无干酪样坏死及结核杆菌，无真菌，无脂质结晶及明显的泡沫细胞、扩张的导管。

肉芽肿性小叶性乳腺炎一旦确诊，手术治疗效果较好，而关键在于明确诊断。手术是治疗本

病的主要手段,既要彻底切除病变,防止复发,又要最大限度地保留正常组织,台上整形,尽量保持乳房的完美。术后中药治疗至少半年,以改变机体超敏状态,肃清残余病灶,减少复发。

(二)超声表现

根据肉芽肿性乳腺炎声像图表现与病理对照分析,可将其分为结节/肿块型、片状低回声型和弥散型,上述各型是疾病发展或转归的不同时期的表现,各分型间相互转化。

其二维超声及彩色多普勒表现分别如下。

1.结节/肿块型

常为本病初起改变,表现为边界模糊、不规则形态及不均匀的低回声或低无混合回声结节/肿块,结节/肿块内伴有或不伴有无回声区(图7-24)。结节/肿块内呈中等血流信号,部分病变区内及病变边缘部常可见较丰富彩流信号,血管走行不规则,部分血流纤细,常无粗大、走行迂曲的血管。

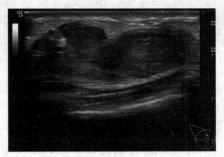

图7-24 肉芽肿性乳腺炎肿块型
边界不清的低回声肿块,内回声不均匀

2.片状低回声型

边界不清的片状低回声(图7-25A)。皮肤表面伴有或不伴有局部破溃,片状低回声位于腺体内,也可向皮下延伸,可伴有局部皮肤破溃;伴局灶坏死液化时,片状低回声区内可伴有细密点状回声,加压前后细密点状回声有运动感;片状低回声区呈中等丰富血流信号,部分病变区内及病变边缘部常可见较丰富彩流信号,血管走行不规则,部分血流纤细(图7-25B);病变无血流显示区常为肉芽肿性结节或坏死区域。片状低回声内合并大量脓肿时,可见大量的细密运动点状回声;片状低回声边缘部及周边仍可见较丰富彩流信号。

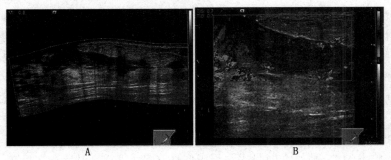

图7-25 肉芽肿性乳腺炎片状低回声型
A.乳头旁边界不清的片状低回声,内回声不均匀,延伸至皮下,片状低回声区中央部可见细密点状回声,有运动感。B.CDFI示其内大部分可见明显丰富彩流信号,中央部无彩流显示

3.弥散型

局部未见明显肿块回声，仅为腺体发硬，为小叶内散在分布的肉芽肿性炎和微脓肿，常跨越多个象限存在，病变区域回声无正常腺体显示且回声明显低于正常腺体组织，部分弥漫低回声区内可见散在中等回声。并发脓肿形成时可在低回声区内细密点状回声，加压见前后细密点状回声有运动感（图7-26）。病变区内及病变边缘部常可见较丰富彩流信号，血管走行不规则，部分血流纤细。

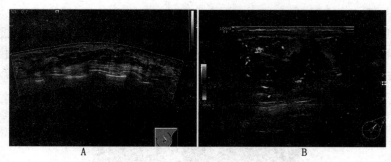

图 7-26　肉芽肿性乳腺炎弥散型

局部未见明显肿块回声，可见局部腺体内大片状低回声区，无明显边界，内部回声减低、
不均匀，弥漫低回声区内间有部分中等回声（A）。彩色多普勒显示片状低回声区内部分
区域及周边血流信号明显增多、丰富，片状低回声区部分分区域无彩流显示（B）

频谱多普勒表现：肉芽肿性乳腺炎病变区域频谱常呈低阻血流频谱。

超声弹性成像示病变区质地较软。肉芽肿性乳腺炎超声诊断困难，必要时可穿刺活检。

（三）鉴别诊断及比较影像分析

本病结节/肿块型酷似乳腺癌，易造成误诊误治。肉芽肿性乳腺炎二维超声图像及钼靶片均表现为形态不规则、回声不均匀等恶性征象，加上多数患者伴有同侧腋下淋巴结肿大，因此极易考虑为乳腺癌，是误诊的主要原因之一。但经仔细观察，仍可发现两者之间的不同：①虽然形态均不规则，但乳腺癌肿块边缘的角状突起常常细而尖，可能与恶性肿瘤的侵蚀性生长特性有关，而本病角状边缘多较粗钝。②肉芽肿性乳腺炎肿块内散在分布的小囊状、管状无回声，而乳腺癌肿块内出现无回声区较少见。③典型的乳腺癌肿块内部多有微小的钙化斑点，而本病仅在伴有脓肿的病灶内可见细小点状回声，为黏稠脓液内的反射，亮度不如乳腺癌肿块内部的钙化斑点；肉芽肿性乳腺炎尤其与超声下钙化点呈阴性表现的乳腺癌肿块鉴别难度较大，此时应进一步行CDFI检查。④肉芽肿性乳腺炎与乳腺癌血流信号检出率均较高，但肉芽肿性乳腺炎内血管走行自然，乳腺癌肿块内血管排列不规则、迂曲且粗细不一。⑤肉芽肿性乳腺炎内动脉 RI 常小于0.70，而乳腺癌肿块内动脉 RI 常大于0.70。

本病伴有红肿、化脓时，可误诊为乳腺导管扩张症、乳腺结核或一般细菌性脓肿，而行错误的切开引流。

肉芽肿性乳腺炎结节/肿块型与乳腺导管扩张症实质团块型相鉴别。

肉芽肿性乳腺炎结节/肿块型同时需与局限脂肪坏死相鉴别，但后者多见于 40 岁以上女性，特别是体型肥胖者；且为外伤引起的无菌性炎症。

片状低回声型易误诊为其他类型乳腺炎，本病声像图上类似乳腺脓肿，本病声像图上类似乳腺脓肿，但脓肿囊壁往往较厚。当病变中心出现囊状、管状或簇状更低回声区、病变内透声差并见密集的点状弱回声,高度提示脓肿形成。CDFI病变边缘部血流明显较其他类型乳腺炎丰富。

弥漫型肉芽肿性乳腺炎需与乳腺结核的混合型及窦道型相鉴别,乳腺结核常继发于其他部位的结核,病程缓慢,初期无触痛;而肉芽肿性乳腺炎伴疼痛,且发病突然,抗感染及抗结核治疗无效。

(魏婷婷)

第四节　乳腺恶性肿瘤

一、乳腺癌概述

(一)临床概述

乳腺癌是常见的乳腺疾病,在 2007 年天津召开的临床肿瘤学术会议上,卫生健康委员会正式宣布乳腺癌是中国女性肿瘤发病之首。目前正以每年 3％的速度增长,且近年来有年轻化趋势。本病高发于在40~50 岁女性,临床工作中 30 岁以上发病率逐渐增多,20 岁以前女性发病稀少。

尽管绝大多数乳腺癌的病因尚未明确,但该病的许多危险因素已被确定,这些危险因素包括性别、年龄增大、家族中有年轻时患乳腺癌的情况、月经初潮早、绝经晚、生育第一胎的年龄过大、长期的激素替代治疗、既往接受过胸壁放疗、良性增生性乳腺疾病和诸如 BRCA1/2 等基因的突变。不过除了性别因素和年龄增大外,其余危险因素只与少数乳腺癌有关。对于有明确乳腺癌家族史的女性,应当根据《NCCN 遗传性/家族性高危评估指南》进行评估。对于乳腺癌患病风险增高的女性可考虑采用降低风险的措施。

乳腺的增生异常限于小叶和导管上皮。小叶或导管上皮的增生性病变包括多种形式,包括增生、非典型增生、原位癌和浸润癌;85％~90％的浸润性癌起源于导管。浸润性导管癌中包括几类不常见的乳腺癌类型,如黏液癌、腺样囊性癌和小管癌等,这些癌症具有较好的自然病程。

临床上多数就诊患者为自己无意中发现或者乳房体检时发现。乳房单发性无痛性结节是本病重要的临床表现。触诊肿物质地较硬,边界不清,多为单发,活动性差。癌灶逐渐长大时,可浸润浅筋膜或Cooper韧带,肿块处皮肤出现凹陷,继而皮肤有橘皮样改变及乳头凹陷。早期乳腺癌也可以侵犯同侧腋窝淋巴结及锁骨下淋巴结,通过血液循环转移,侵犯肝脏、肺及骨骼。

早发现、早诊断、早治疗是提高乳腺癌患者生存率和降低死亡率的关键。早期乳腺癌的癌灶小,临床常触及不到肿块,因此早期乳腺癌诊断主要依靠仪器检查发现。国内超声仪器普及率远远超过钼靶及 MRI,且超声检查更适用于致密型乳腺,因此成为临床医师首选的乳腺检查方法。

(二)超声表现

1.大小

可由数毫米到侵及全部乳房。肿块大小与患者自己或体检发现乳房肿物而就医时间有关。

2.形态

多呈不规则形,表面凹凸不平,不同切面会呈现不同形态(图 7-27A)。极少数仅表现为临床触诊肿物处无明确边界团块,需通过彩色血流检查发现异常走行血管确诊。

3.内部回声

癌灶内部呈极低回声。当合并出血坏死时呈不规则无回声(图7-27B)。

4.边缘

癌灶生长一般呈浸润性生长,其周围无包膜。直径<10 mm,癌灶边缘可见毛刺样改变(图7-27C)。直径>10 mm,癌灶边缘多出现"恶性晕",表现为癌灶与周围组织无明显区别,出现高回声过渡带(图7-27C)。肿块周围"恶性晕"是乳腺癌肿块的超声特征。当癌灶浸润脂肪层时会出现上述结构连续性中断声像(图7-27C)。

5.后方回声

多数无后方回声改变,少数出现弱声影。

6.方位(纵横比)

纵横比在小乳腺癌中有较高诊断价值,其理论依据是恶性肿瘤生长脱离正常组织平面而导致前后径增大,并有病灶愈小,比值愈大趋势(图7-27D)。

7.钙化

癌灶内典型改变表现为微钙化,几乎50%～55%的乳腺癌伴有微小钙化,微钙化直径多小于1 mm,呈簇状分布,数目较多且相对集中。也可以表现为癌灶内稀疏、散在针尖样钙化或仅见钙化而无明显肿块(图7-27E)。

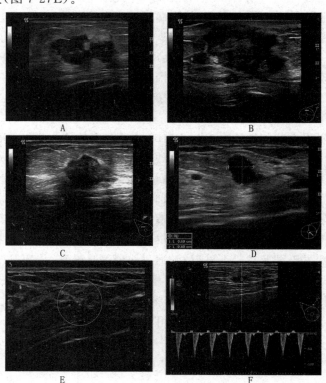

图7-27 乳腺癌超声表现

A.乳腺内不规则形、表面凹凸不平肿块,肿块内部呈极低回声,病理:乳腺浸润性导管癌;B.肿块内出现坏死时可见不规则无回声(指示部分),病理:乳腺浸润性导管癌;C.肿块边缘部可见高回声晕,有毛刺感,后方回声衰减。箭头指示部分局部高回声晕连续性中断。病理:乳腺浸润性导管癌;D.肿块纵横比大于1,病理:乳腺浸润性导管癌;E.病变处仅见点状高回声,无明显肿块(标识处),病理:乳腺导管内癌;F.肿块内动脉阻力指数明显增高,RI=1.0

8.周围组织改变

(1)皮肤改变:侵及皮肤时可出现皮肤弥漫性、局限性增厚(正常皮肤厚度<2 mm)。

(2)压迫或浸润周围组织:癌灶可以超出腺体层,侵入脂肪层或者胸肌。

(3)结构扭曲:癌灶周围解剖平面破坏、消失。

(4)Cooper 韧带变直、增厚。

(5)癌灶周围出现乳管扩张。

9.淋巴结转移

因引流区域不同,淋巴结转移位置不同。可以出现同侧腋窝、锁骨上及胸廓内动脉旁。转移淋巴结多数增大,呈类圆形。淋巴结门偏心或者消失。彩色血流检查淋巴结内血流增多乃至丰富,动脉性为主,阻力指数可大于 0.7。

10.血流走行方式

随着超声仪器对血流探测敏感性提高,血流丰富与否对乳腺癌诊断缺乏特异性。因癌灶内血流速度常常大于 20 cm/s,其内血流呈红蓝色镶嵌"马赛克"现象具有一定特征性。此外,癌灶内血管增粗、走行扭曲、杂乱分布及直接插入癌灶等特点有别于良性肿瘤。癌灶内血流走行方式可表现为以下方式。

(1)中央型:血管走行癌灶中央。

(2)边缘型:血管走行癌灶周边。

(3)中央丰富杂乱型:血管位于癌灶中央,走行杂乱。

(4)中央边缘混合型:血管在癌灶中央及边缘均存在,表现为由边缘进入中央。

11.频谱多普勒

有学者认为 RI>0.7 有助于乳腺癌诊断与鉴别诊断,少部分癌灶内 RI 有时可达 1(图 7-27F);动脉收缩期最大流速 PSV>20 cm/s 是恶性肿瘤的特征。也有学者认为 RI 和 PSV 并非鉴别乳腺良恶性肿瘤的有效指标。

12.生长速度

乳腺癌生长速度一般较快,而乳腺纤维瘤等良性肿瘤可存在多年无明显变化。

13.癌块的硬度

既往癌块硬度主要通过触诊进行检查。近年来乳腺超声弹性成像逐渐被应用,癌灶大都表现为高硬度。

14.肿块内微血管分布

近年来,超声造影的应用使超声观察乳腺癌肿块微血管分布成为可能。肿瘤血管生成是无序和不可控制的,部分学者研究显示乳腺癌的内部微血管多为不均匀分布,局部可见灌注缺损区,终末细小血管增多,分支紊乱,走行不规则,扭曲,并略增粗。病灶周围可见到毛刺样、放射状走行及多条扭曲、增粗的血管。有学者显示肿瘤血管存在着空间分布的不平衡,一般肿瘤周边的微血管密度大于中心,非坏死囊变区大于坏死区、囊变区。

(三)乳腺癌诊断中需注意的问题

乳腺癌的诊断需要对病灶进行多角度、多切面扫查,综合以上各个方面考虑;同时,必须与其影像学表现相似的良性病变相鉴别。在诊断过程中,如果能抓住任何一点特征性改变,诊断思维定向就能确立。

在乳腺癌诊断过程中,不同的影像检查具有各自的特点,综合参考多种影像检查可弥补各自的缺点,凸显各自的优点,有利于得出正确的结论;因此,超声诊断医师也需了解各自影像特点,取长补短进行综合分析。

疾病的发生发展是一个渐进的过程;在发生进展过程中,病变的病理学特征逐渐体现,同时也可能存在不同阶段同时并存的可能;病变组成成分的不同而具有不同的病理学特征;因此在分析超声图像时应全面,检查时应注意对细节的观察。

二、乳腺非浸润性癌及早期浸润性癌

(一)乳腺导管原位癌

1.临床概述

乳腺导管原位癌(ductal carcinoma in situ,DCIS)又称导管内癌,占乳腺癌的3.66%,预后极好,10年生存率达83.7%。DCIS是指病变累及乳腺导管,癌细胞局限于导管内,基底膜完整,无间质浸润。

DCIS具有各种不同的临床表现,可表现为伴有或不伴有肿块的病理性乳头溢液,或在为治疗或诊断其他方面异常而进行的乳腺活检中偶尔发现。乳房X线检查异常是DCIS最常见的表现,通常DCIS表现为簇状的微小钙化。在190例DCIS女性的连续回顾性分析中,62%病例具有钙化,22%病例具有软组织改变,15%病例无乳房X线异常发现。

在大多数患者中,DCIS累及乳腺为区域性分布,真正多中心病变并不常见。DCIS肿瘤在乳腺内的分布、是否浸润和发生腋淋巴结转移都是DCIS患者选择恰当治疗时需要考虑的重要问题。

DCIS可进一步发展为早期浸润癌,是浸润性癌的一个前驱病变,可较好地提示浸润性癌的发生,但不是必须出现的前驱病变。

2.超声表现

乳腺导管原位癌的超声声像图表现除微钙化征象外,76%的乳腺导管原位癌还表现为乳腺内低回声的肿块或导管增生性结节。一方面,该低回声病灶的形态、边界、包膜、后方回声等征象为我们进行良恶性判断提供了重要依据;另一方面,病灶的低回声背景也有助于显示其中的微小钙化。

根据其声像图表现可归纳为以下三型。①肿块型(伴或不伴微小钙化):声像图上有明显均匀或不均匀低回声肿块病灶(图7-28)。②导管型(伴或不伴微小钙化):声像图上可见局部导管扩张,上皮增生形成的低回声结节,多呈扁平状(图7-29)。③单纯微钙化型:声像图上仅见细小钙化点,局部腺体组织未见明显异常改变(图7-30)。

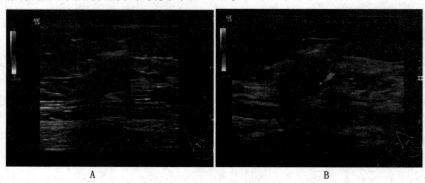

A   B

图7-28 乳腺导管原位癌肿块型

声像图上有明显均匀或不均匀低回声肿块病灶(A);肿块内及周边可见较丰富彩流信号(B)。病理:导管内癌

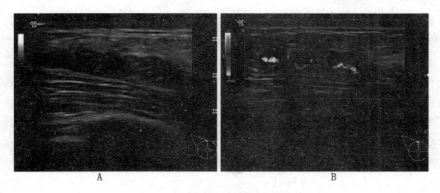

图 7-29　乳腺导管原位癌导管型

声像图可见局部导管扩张,上皮增生形成的低回声结节,呈扁平状,内伴多个点状高回声(A);低回声结节内可见较丰富彩流信号(B)。病理:导管内癌

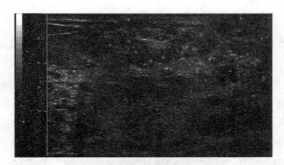

图 7-30　乳腺导管原位癌单纯微钙化型

声像图上仅见细小钙化点,局部腺体组织未见明显异常改变。病理:导管内癌

范围较大的病灶,彩色多普勒血流显像显示该区域有中等程度或丰富的血流信号,可有乳腺固有血管扩张,或有穿入血流;病灶区域可检出动脉血流频谱,血流速度常常大于 20 cm/s,阻力指数常大于 0.7。如果在超声扫查时未能正确认识该种征象,则往往容易漏诊。

结构紊乱型的 DCIS 往往是低分化的 DCIS(粉刺癌),因此对可疑患者应进一步行 X 线检查以避免漏诊。

导管内癌病变内部的硬度分布有一定的特征,即 DCIS 病变内可见高硬度区域呈团状分布,其内间杂的质地较软的正常组织,该现象称为"沙滩鹅卵石征"。

3.鉴别诊断及比较影像分析

研究表明,70%左右的乳腺导管原位癌的检出归功于钼靶片上微钙化灶的发现;因此,钼靶检查被公认为乳腺导管原位癌的主要诊断方法,而超声检查由于对微小钙化灶的低敏感性,对乳腺导管原位癌的诊断意义颇有争议。超声检查的优势在于其对肿块或结节极高的敏感性。与超声相反,钼靶检查由于受乳腺致密或者病灶与周围组织密度相近等因素的影响,对肿块或结节不敏感,可能存在漏诊,尤其对 50 岁以下腺体相对较致密的女性。对于无微小钙化、以肿块为主的乳腺导管原位癌病例,超声检查具有重要的诊断价值,弥补了钼靶的不足。

虽然,微小钙化是乳腺导管原位癌的主要征象,但是并非所有的钼靶片上的微小钙化灶都是恶性的,文献报道其特异性低,仅 29%～45.6%,因此,高频超声检查所显示的肿块或结节的征象为其良恶性判断提供了重要的信息,有助于提高钼靶诊断特异性,从而避免了一些不必要的手术。

(二)乳腺 Paget 病

1.临床概述

乳腺 Paget 病是乳腺癌的一种少见形式,占全部乳腺癌的 1％～4.3％,表现为乳头乳晕复合体表皮出现肿瘤细胞,其最常见的症状为乳晕湿疹、出血、溃疡和乳头瘙痒,由于疾病罕见以及易与其他皮肤疾病混淆,诊断经常延误。

WHO(2003 年)对乳腺 Paget 病的定义为乳头鳞状上皮内出现恶性腺上皮细胞,并和乳腺深处导管内癌相关,通常累及 1 条以上的输乳管以及若干节段导管,伴有或不伴有浸润性成分。80％～90％的患者伴有乳腺其他部位的肿瘤,伴发的肿瘤不一定发生在乳头乳晕复合体附近,可以是 DCIS 或浸润癌,伴有 DCIS 的 Paget 病属原位癌的范畴,伴浸润癌的 Paget 病已属于浸润性乳腺癌。

大体表现为乳头下导管和/或乳腺深部导管均有癌灶存在,并可追踪观察到乳腺实质的癌沿乳腺导管及乳头下导管向乳头表皮内蔓延的连续改变。组织学表现为乳头表皮内有散在、成巢或呈腺管样结构的 Paget 细胞。

2.超声表现

乳腺 Paget 病超声表现主要:①乳头乳晕局部皮肤增厚,皮下层增厚、回声减低(图 7-31A),可出现线状液性暗区。②增厚皮肤层后方一般无明显的肿块回声。③增厚皮肤层后方结构紊乱,回声减低,边界不清,解剖层次不清;血流信号增多,可出现高速高阻动脉血流频谱。④增厚皮肤层内可见较丰富血流显示(图 7-31B)。⑤乳头凹陷:部分可见伴有乳头后或深部乳腺内的实性低回声或混合回声肿块,肿块内可见丰富血流信号(图 7-31C);少部分病例乳头部可出现钙化灶。⑥大多伴有腋下淋巴结肿大。

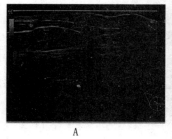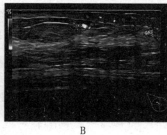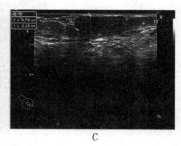

A B C

图 7-31　乳腺 Paget 病

A.乳头旁局部皮肤层明显增厚;B.彩色多普勒示增厚皮肤层内血流信号明显丰富;C.乳头后方可见明显实性低回声肿块

3.鉴别诊断及比较影像分析

乳腺 Paget 病需与如下疾病相鉴别。

(1)与乳头皮肤湿疹鉴别:乳头皮肤湿疹多见于中青年女性,有奇痒,皮肤损害较轻,边缘不硬,渗出黄色液体,病变皮肤与正常皮肤界限不清。

(2)与鳞状细胞癌鉴别:两者临床均无明显特点,鉴别主要靠病理检查。

三、乳腺浸润性非特殊型癌

(一)乳腺浸润性导管癌(非特殊类型)

1.临床概述

浸润性导管癌(invasive ductal carcinoma,IDC)发病率随年龄增长而增加,多见于 40 岁以上女性,非特殊类型浸润性导管癌占浸润性乳腺癌的 40%～70%。直径大于 20 mm 的癌块容易被患者或临床医师查到。直径小于 10 mm(小乳腺癌)时,结合临床触诊及超声所见,诊断率明显提高。

浸润性导管癌代表着最大的一组浸润性乳腺癌,这类肿瘤常以单一的形式出现,少数混合其他组织类型。部分肿瘤主要由浸润性导管癌组成,伴有一种或多种其他组织类型为构成的次要成分。部分学者将其归为浸润性导管癌(非特殊型的浸润性癌)并简单注明其他类型的存在,其他学者则将其归为"混合癌"。

大体病理:IDC 没有明显特征,肿瘤大小不等,可以小于 5 mm,也可以大于 100 mm;外形不规则,常常有星状或者结节状边缘;质地较硬,有沙粒感;切面一般呈灰白、灰黄色。常见癌组织呈树根状侵入邻近组织内,大者可深达筋膜。若癌组织侵及乳头又伴有大量纤维组织增生,则由于癌周增生的纤维组织收缩,从而出现乳头下陷。若癌组织阻塞真皮内淋巴管,可致皮肤水肿,而毛囊汗腺处皮肤相对下陷,呈橘皮样外观。晚期乳腺癌形成巨大肿块,肿瘤向癌周蔓延,形成多个卫星结节。如癌组织穿破皮肤,可形成溃疡。

组织病理:肿瘤细胞呈腺管状、巢状、条索状、大小不一的梁状或实性片状排列,部分病例伴有小管结构;核分裂象多少不一;间质增生不明显或略有,有些则显示出明显的间质纤维化。

2.超声表现

非特殊类型浸润性导管癌超声表现如下。

(1)浸润性导管癌典型表现:①腺体层内可清晰显示的肿块。②垂直性生长方式。肿块生长方向垂直乳腺平面,肿块越小越明显(图 7-32A);当肿块体积超过 20 mm 时肿块一般形态趋于类圆形,而边缘成角改变(图 7-32B)。③极低内部回声。肿块内部几乎都表现为低回声,大多不均匀,有些肿瘤回声太低似无回声暗区,此时需要提高增益来鉴别(图 7-32B)。④不规则形态。肿块形态一般均不规则,呈分叶状、蟹足状、毛刺状等,为肿块浸润性生长侵蚀周边正常组织所致(图 7-32C)。⑤微钙化常见。低回声肿块内出现簇状针尖样钙化要高度警惕浸润性导管癌,有时微钙化是发现癌灶的唯一线索(图 7-32D)。⑥浸润性边缘。肿块边缘呈浸润性,无包膜;肿块可浸润脂肪层及后方胸肌,侵入其内部,导致组织结构连续性中断(图 7-32E)。⑦周围高回声晕。肿块周边常有高回声晕环绕;一般认为是癌细胞穿破导管向间质浸润引起结缔反应,炎性渗出或组织水肿及血管新生而形成边界模糊的浸润混合带(图 7-32F)。⑧后方回声减低。目前多认为肿块后方回声减低是因癌组织内间质含量高于实质,导致声能的吸收衰减(图 7-32G)。⑨特异性血流信号。肿块边缘、内部出现增粗、扭曲及"马赛克"血管走行(图 7-32G);PW 显示肿块内动脉收缩期最大流速 PSV＞20 cm/s 及 RI＞0.7 对肿块恶性诊断具有一定价值(图 7-32H)。⑩腋窝淋巴结转移。无论肿块大小,均可出现腋窝淋巴结转移;大多数转移性淋巴结表现为体积增大,呈类圆形,内部呈低回声,淋巴结门偏心或者消失;多发肿大时,淋巴结之间可见融合;彩色血流检查淋巴结内血供丰富。

(2)浸润性导管癌不典型表现:①小乳腺癌。一般指直径 6～10 mm 的乳腺癌,多为患者自己发现后就诊,临床触诊包块质地较硬,有如黄豆覆盖于皮革之后的触感。尽管病变有一定移动度但范围不大。触诊质硬结节是诊断的重要线索;二维可能出现典型浸润性导管癌声像特点,肿块内部极低回声,垂直性生长,跨越两个解剖平面,内部微钙化灶,多普勒检查中央性穿心型血供,高阻力血流频谱,具备上述特征诊断乳腺浸润性导管癌比较容易;类圆形或者不规则形癌灶者,毛刺状边缘是诊断的关键。②无明确边界类型乳腺癌。此型多为临床触诊发现质硬包块,乳房腺体层仅见片状极低回声,境界不清晰。彩色血流检查可见极低回声内粗大扭曲血管穿行,血流花彩样呈"马赛克"现象。频谱多普勒检查检出高速高阻力动脉性血流频谱,RI>0.7,甚至1。此型诊断主要依靠高敏感彩色血流及频谱多普勒检查。

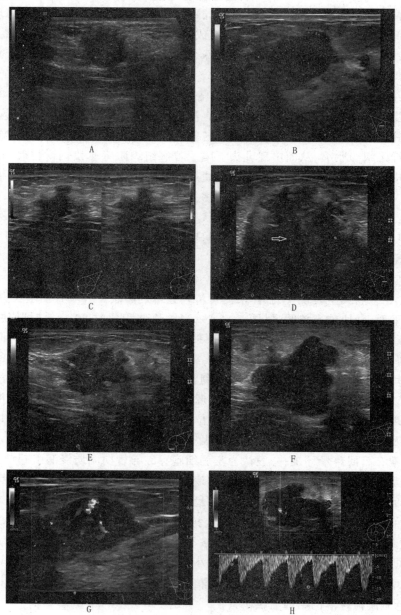

图 7-32　浸润性导管癌典型表现

A.肿块生长方向垂直乳腺平面及边缘呈蟹足样改变;B.二维表现:较大肿块形态趋于类圆形,边缘成角改变;C.肿块呈蟹足样生长,并肿块后方回声衰减;D.肿块内可见点状高回声(箭头指示部分);E.肿块形态不规则,向周边浸润;F.肿块周边常有高回声晕环绕;G.浸润性导管癌彩色多普勒血流表现;H.浸润性导管癌频谱多普勒,RI 大于 0.7

　　非特殊类型浸润性导管癌的特殊检查。①超声弹性成像:非特殊类型浸润性导管癌肿块硬度常明显高于正常组织,肿块周边因肿瘤侵犯而硬度明显增高,肿块内部因肿瘤坏死等常表现为硬度分布不均匀,定量弹性成像可清晰显示弹性系数的这种不均匀分布(图 7-33)。②三维及全容积成像:肿瘤的三维成像可清晰显示肿瘤冠状面影像和空间状况,三维血流成像时可显示肿块内及其周边血管的空间分布。③超声造影:非特殊类型浸润性导管癌肿块内及周边常具有丰富血供,因肿瘤的生长,瘤内血管分布常不均匀。超声造影时,瘤内及周边常表现为明显不均匀强化(图 7-34)。

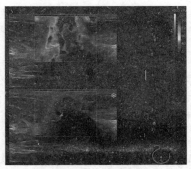

图 7-33 浸润性导管癌超声弹性成像
定量弹性成像可显示肿块内及周边弹性系数的不均匀分布

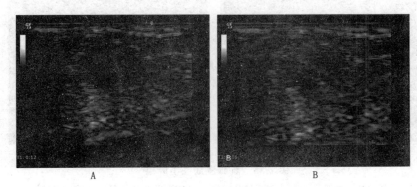

图 7-34 浸润性导管癌超声造影
浸润性导管癌开始强化前(A)低回声肿块内无造影剂信号,强化后(B)肿块内明显不均匀强化,强化范围大于无增强时肿块范围

3.鉴别诊断及比较影像分析

需与浸润性小叶癌进行鉴别,同时也需与乳腺腺病或纤维腺瘤等相鉴别。

(二)乳腺浸润性小叶癌

1.临床概述

乳腺浸润性小叶癌(invasive lobular carcinoma,ILC)于 1941 年由 Foote 和 Stewart 首次提出,是一种具有特殊生长方式的浸润性乳腺癌。ILC 是乳腺癌的第二大常见类型。据文献报道 ILC 的发病率差别较大,占浸润性乳腺癌的 1‰~20%。大多数研究显示,ILC 发病年龄高峰在 45~67 岁,75 岁以上患者多于 35 岁以下者。与其他浸润性乳腺癌相比,浸润性小叶癌以同侧多灶性为特征,且双侧乳腺发病较常见。淋巴结阳性的 ILC 比淋巴结阴性者更容易发展为对侧乳腺癌。

ILC 常表现为乳腺内可触及界限不清的肿块,一些病例仅能触到不确切的细小的或者弥漫的小结节,有的病例则感觉不到有异常改变。由于 ILC 钙化少见,常缺乏特征性影像学改变。

大体病理:典型病例可见不规则形肿块,常没有明显的界限,病变区质地硬,切面多呈灰色或白色,硬化区呈纤维性外观,通常无肉眼所能见到的囊性变、出血、坏死和钙化。部分病例没有明显肿物。

组织学上是由一致的、类似于小叶原位癌的细胞组成的浸润性癌,癌细胞常呈单行线状排列,浸润于乳腺小叶外的纤维间质中,围绕乳腺导管呈靶环状排列;亦可单个散在弥漫浸润于纤维间质中;有时可见残存的小叶原位癌成分。本型又称小细胞癌,预后极差,10年生存率仅34.7%。

2.超声所见

ILC组织学的特殊性是影响超声影像改变的根本原因,由于ILC的癌细胞之间散布着大量正常乳腺组织,因此形成影像中绝大多数肿物边界模糊不清,后方回声衰减多见,且肿物内大多为不均质低回声。文献报道超声诊断ILC的敏感度为78%～95%。①二维超声:肿块内部呈极低回声,形态不规则,边界较浸润性导管癌模糊不清,周围组织结构扭曲常见,后方衰减明显;肿块内部微钙化少见(图7-35A)。②彩色多普勒:多数肿块内部呈少血供,少数表现为血供丰富,RI>0.70,呈高阻力频谱(图7-35B)。③少数病例呈现多中心病灶,表现为同一乳房见多个类似结节存在。

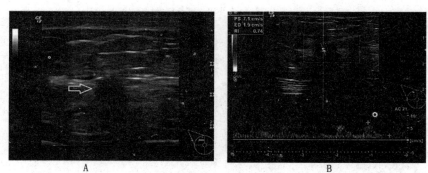

图7-35　乳腺浸润性小叶癌

A.肿块内呈极低回声(箭头指示部分),形态不规则,边界模糊不清,组织结构扭曲常见,后方衰减明显;B.肿块内RI>0.70,呈高阻力频谱

3.鉴别诊断及比较影像分析

(1)浸润性导管癌与浸润性小叶癌鉴别:通过超声对两者进行鉴别很困难。当同一乳腺出现多个癌灶时,提示浸润性小叶癌可能性大。

(2)乳腺病或纤维腺瘤与浸润性小叶癌鉴别:对于声像不典型的病例常鉴别困难,但超声依然是判断乳腺肿块良恶性的较好的影像学检查方法。

(三)乳腺髓样癌

1.临床概述

髓样癌是一种合体细胞生长方式,缺乏腺管结构,伴有明显淋巴细胞及浆细胞浸润,界限清楚的癌;占全部浸润性乳腺癌的5%～7%。

发病年龄21～95岁,与浸润导管癌比较,其患者相对年轻,至少有10%的患者在35岁以下,有40%～60%的患者小于50岁。老年患者不常见,男性则更罕见。通常在一侧乳腺触到肿物,一般为单个,界清质实,临床和影像学容易误诊为纤维腺瘤。

大体病理:肿物平均 2～3 cm,呈结节状,界限清楚。切面灰白、灰黄到红褐色,鼓胀饱满,与浸润性导管癌相比,其质地较软,肿瘤组织缺乏皱缩纠集感;尤其是较大肿瘤者,其内常见出血坏死,亦可出现囊性变。

组织学上癌实质成分占 2/3 以上,间质成分少。癌细胞较大,形状大小不一,异型性明显,核分裂较多见;常排列成密集的不规则片状或粗条索状,相互吻合,由少量纤维间质分隔,可见腺体结构和导管内癌成分;癌巢中央部常见成片状坏死,间质缺乏淋巴细胞浸润。

乳腺髓样癌在乳腺癌中被认为相对预后较好,其 10 年生存率远高于浸润性导管癌。

2.超声表现

髓样癌的主要超声表现:①二维超声,肿物呈膨胀式生长,内部呈低或极低回声,边界清晰规则,无包膜;后方回声增强或无变化;内部一般微钙化极少见,可以出现同侧腋窝淋巴结肿大(图 7-36A)。②由于肿瘤内细胞数多,间质纤维少,故肿物大而质软,易发生坏死而发生破溃。③有时,肿块内部可见散在不均的强回声点伴无回声区,后方回声一般不减弱,如后方衰减,则恶性程度大(图 7-36A)。④彩色多普勒检查:肿物内部血供丰富,血管走行杂乱扭曲,以中央性血流为主,血流因流速低一般无"马赛克"现象;频谱多普勒检出高阻力血流频谱,RI>0.7(图 7-36B)。

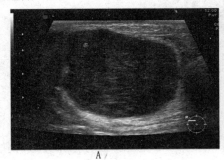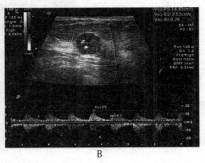

图 7-36 乳腺髓样癌

A.肿块较大时边界依然清晰,肿块内伴无回声区;B.肿块内呈高阻血流频谱

3.鉴别诊断及比较影像分析

髓样癌在诊断中需与如下疾病相鉴别。

(1)与乳腺纤维腺瘤鉴别:①乳腺髓样癌呈膨胀性生长,虽然边界清楚,但无包膜;纤维瘤常有包膜。②乳腺髓样癌回声多低于纤维瘤,可为极低回声,大者内部可出现坏死、囊性变,肿物内钙化极少见。③乳腺髓样癌血供丰富,为中央性血流,多为Ⅱ级和Ⅲ级血流;而纤维瘤血供为边缘性,相对不丰富,多为 0 级。

(2)与浸润性导管癌鉴别:①浸润性导管癌呈垂直性生长,边缘浸润性改变;髓样癌呈膨胀式生长,边缘清晰规则。②浸润性导管癌内部微钙化常见,髓样癌则极少见。③浸润性导管癌内部血供以中央性粗大血管为主,血流呈典型"马赛克"现象;髓样癌内部血流丰富,血流为纯蓝或纯红。

(3)与浸润性小叶癌相鉴别:浸润性小叶癌为第二常见的原发乳腺癌,由于其病理上的特殊生长方式,而致临床及影像早期诊断困难,如 X 线片有显示,则其最常见征象为星芒状边缘肿块和结构扭曲。

(4)与黏液癌相鉴别:黏液癌 X 线片上最类似髓样癌表现,但其常见于绝经后老年妇女;而髓样癌在年轻患者中有较高比例,年龄因素形成两者鉴别的基础。

(四)乳腺大汗腺癌

1.临床概述

大汗腺癌是一种90%以上的肿瘤细胞显示大汗腺细胞形态学特点和免疫表型的乳腺浸润癌，是乳腺癌浸润性特殊型癌中的一种，较少见，占乳腺癌的0.4%～4%，患者多为中老年人。常发生在乳腺外上象限，组织学结构特征为肿瘤由具有顶浆分泌特征的大汗腺样细胞组成，瘤细胞体积较大，胞质丰富；细胞核较小，呈圆形或椭圆形。肿瘤生长缓慢，预后较好，较晚发生淋巴结转移。

2.超声表现

超声图像上与其他类型乳腺癌不易区分，但有报道肿块内部见双线样管壁结构回声时，应高度怀疑大汗腺癌，可能是腺管阻塞所致(图7-37)。

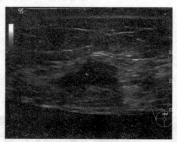

图7-37　乳腺大汗腺癌二维超声表现

四、乳腺浸润性特殊型癌

(一)乳腺黏液癌

1.临床概述

乳腺黏液癌也称黏液样癌或胶样癌，是原发于乳腺的一种很少见的特殊类型的乳腺癌，占所有乳腺癌的1%～4%。通常肿瘤生长缓慢，转移较少见，预后比其他类型乳腺癌好。患者的发病年龄分布广泛(21～94岁)，中位年龄为70岁，其平均年龄或中位年龄比浸润性导管癌偏大，以绝经后妇女常见。75岁以上乳腺癌患者7%为黏液癌。

多数黏液癌患者的首发症状是发现可以推动的乳腺包块，触诊为软至中等硬度。由于黏稠液体被纤维分隔，触诊时可有捻发音。好发于外上象限，其次为外下象限。

大体病理：肿瘤直径从10 mm以下至200 mm，平均28 mm。典型黏液癌具有凝胶样外观，似胶冻状，伴有突出的、清楚的边界，可推动；肿瘤缺乏真正的包膜；囊性变在体积较大的病例出现。

乳腺黏液癌是由细胞学相对温和的肿瘤细胞团巢漂浮于细胞外黏液湖中形成的癌。可以分为单纯型和混合型。黏液癌病理表现为大量细胞外黏液中漂浮有实性团状、条索状、腺管状、筛状等结构癌组织灶，癌细胞大小相似，异型性明显，核分裂象易见；混合型还伴有浸润性导管癌等成分。黏液湖被纤维组织分隔，肿瘤周边也有纤维组织间隔，这可能是阻止癌细胞扩散的一个因素。黏液是癌细胞变性崩解产物，为酸性或中性黏液。黏液癌被认为是来源于导管内癌或浸润性导管癌。乳腺肿瘤中出现黏液或黏液变性者较多，因此，黏液癌须与其他肿瘤进行鉴别：①印戒细胞癌具有印戒细胞，呈单个纵列或弥漫浸润于纤维组织中，癌细胞胞质内出现黏液空泡，将核挤向一侧呈"印戒状"等特征，其生长方式也呈弥漫性。②纤维腺瘤、乳头状瘤、导管增生等良性疾病均可伴有局灶性或广泛性黏液样变，但细胞缺乏异型性，纤维腺瘤有真正胞膜等可资鉴别。③转移性黏液癌应进行 B 超、X 线、CT、纤维胃镜等检查,可排除消化道、生殖道等其他各部位肿瘤。

2.超声表现

乳腺黏液癌的超声特征与病理分型密切相关:①单纯性乳腺黏液癌表现为低回声肿块,有包膜,边界清楚,形态规则,内部回声均匀,后方回声增强,酷似纤维腺瘤。②混合型黏液癌表现为不均质回声的低回声肿块,肿块部分或全部边界不清,形态不规则;肿块内可伴等回声区、液性暗区或强回声钙化灶伴后方声影。③CDFI:肿块内可见少量血流信号,部分呈较丰富彩流信号,RI常大于 0.7(图 7-38～图 7-40)。

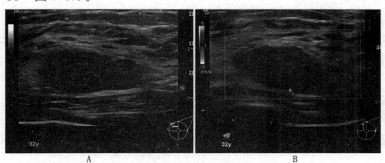

图 7-38　单纯性乳腺黏液癌

A.低回声肿块,有包膜,边界清楚,形态规则,内部回声均匀,后方回声增强;B.CDFI:肿块内未见明显血流显示

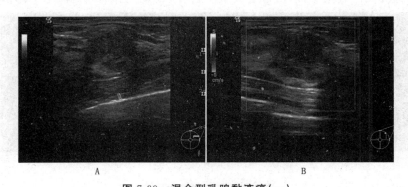

图 7-39　混合型乳腺黏液癌(一)

不均质低回声肿块,肿块边界不清,形态不规则;肿块内未见明显血流显示

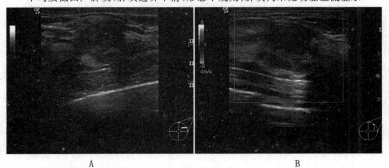

图 7-40　混合型乳腺黏液癌(二)

肿块内呈混合回声,可见等回声区和液性暗区

3.鉴别诊断及比较影像分析

(1)与腺瘤等良性病变相鉴别:单纯型乳腺黏液癌超声表现为边缘光滑的较低回声肿块,因此常需与腺瘤等良性病变鉴别,但存在一定难度;可以从临床发病特征上考虑,腺瘤常有多发征象,且病史长,变化不显著。

(2)与浸润性导管癌或浸润性小叶癌相鉴别:混合型乳腺黏液癌超声表现常为一些典型的恶性征象,又与浸润性导管癌或浸润性小叶癌不易鉴别,但浸润性导管癌钼靶X线常表现为毛刺性肿块,其次为钙化;浸润性小叶癌常表现为腺体扭曲和不对称密度。

(二)乳腺导管内乳头状癌

1.临床概述

乳腺导管内乳头状癌为一种特殊型乳腺癌,占全部乳腺癌的2%~8%,多发生于乳腺中央区的大导管,常有乳头出血,50岁以上老人多见。肿块直径约3 cm,预后较一般乳腺癌好,10年存活率达63.9%。

大体表现:肿瘤由管壁向腔内突出生长,形似乳头状,富于薄壁血管,极易出血。

病理检查:乳头状癌常见有纤维脉管束,乳头表面被覆异型癌细胞,细胞可单层或复层,排列极其紊乱,可见核分裂象,肌上皮消失,在乳头基底部与囊壁交界处可见癌组织浸润。

2.超声表现

超声表现为乳腺的中央导管扩张,内有实性中低回声团,形态不规则,呈"蟹足"样(图7-41A),内有微粒样钙化点,后壁常呈衰减暗区。CDFI示肿瘤内血流信号增多(图7-41B)。

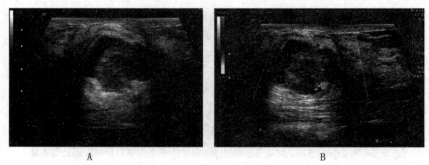

图7-41　导管内乳头状癌

A.局部导管扩张,内见实性中低回声团块,形态不规则;B.肿块内血流信号增多

3.鉴别诊断及比较影像分析

乳腺导管内乳头状癌需与如下疾病相鉴别。

(1)与乳腺导管内乳头状瘤鉴别:①两者均可见到自发性、无痛性乳头血性溢液;均可扪及乳晕部肿块,且按压该肿块时可自乳管开口处溢出血性液体;由于两者的临床表现及形态学特征都非常相似,故两者的鉴别诊断十分困难。一般认为,乳腺导管内乳头状瘤的溢液可为血性,亦可为浆液血性或浆液性;而乳头状癌的溢液则以血性者为多见,且多为单侧单孔。②乳头状瘤的肿块多位于乳晕区,质地较软,肿块一般不大于1 cm,同侧腋窝淋巴结无肿大;而乳头状癌的肿块多位于乳晕区以外,质地硬,表面不光滑,活动度差,易与皮肤粘连,肿块一般大于1 cm,同侧腋窝可见肿大的淋巴结。③乳腺导管造影显示导管突然中断,断端呈光滑杯口状,近侧导管显示明显扩张,有时为圆形或卵圆形充盈缺损,导管柔软、光整者,多为导管内乳头状瘤;若断端不整齐,

近侧导管轻度扩张,扭曲,排列紊乱,充盈缺损或完全性阻塞,导管失去自然柔软度而变得僵硬等,则多为导管内乳头状癌。④溢液涂片细胞学检查乳头状癌可找到癌细胞;最终确诊则以病理诊断为准,而且应做石蜡切片,避免因冷冻切片的局限性造成假阴性或假阳性结果。

（2）与乳腺导管扩张症鉴别:①乳腺导管扩张症溢液期均可以乳头溢液为主要症状,常伴有先天性乳头凹陷,溢液多为双侧多孔,性状可呈水样、乳汁样、浆液样、脓血性或血性。②导管扩张症的肿块期可见到乳晕下肿块,肿块形状可不规则,质地硬韧,并可与皮肤粘连,常发生红肿疼痛,后期可发生溃破而流脓;还可见患侧腋窝淋巴结肿大、压痛。③若较大导管呈明显扩张,导管粗细不均匀,失去正常规则的树枝状外形者,而无明显充盈缺损者,则多为导管扩张。④必要时可行肿块针吸细胞学检查或活组织病理检查。

五、乳腺其他罕见癌

（一）乳腺化生性癌

1.临床概述

乳腺癌常伴有各种类型的化生,如鳞状上皮化生、梭形细胞化生、软骨化生或骨化生,故称其为化生性癌。

2.超声表现

声像图表现与黏液癌相似,单纯应用超声很难对乳腺癌的病理类型作出诊断（图 7-42）。

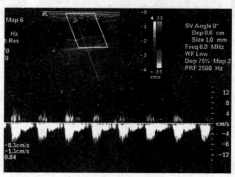

图 7-42　乳腺化生性癌多普勒频谱表现

3.相关影像学表现

钼靶 X 线表现无特殊性。多数边界较清楚,无钙化,有些患者中表现为良性征象,一些患者同时表现为部分边界清楚,部分呈毛刺状。

（二）乳腺神经内分泌癌

1.临床概述

乳腺神经内分泌癌较罕见,占乳腺癌的 2%～5%,其肿瘤细胞中往往含有亲银和/或嗜银颗粒,神经内分泌指标呈阳性表达。1977 年,Cubilla 和 Woodruff 首先报道了发生于乳腺的神经内分泌癌。2003 年,世界卫生组织（WHO）乳腺及女性生殖器官肿瘤组织分类将乳腺神经内分泌癌正式命名,并将其分为实体型神经内分泌癌、小细胞/燕麦细胞癌及大细胞神经内分泌癌三个亚类。

本病多见于老年人,主要发生于 60～70 岁。但临床上多缺乏神经内分泌综合征的表现。

大体形态表现为浸润性或膨胀性生长的肿块,切面呈实性、灰粉或灰白,质硬,大部分边界清晰,部分与周围组织分界欠清。按细胞类型、分级、分化程度和产生黏液的情况可将其分为不同的亚型:实性神经内分泌癌、不典型类癌、小细胞/燕麦细胞癌和大细胞神经内分泌癌。神经内分泌癌癌组织由密集的细胞构成,形成孤立的、界限清楚的小叶状肿块,或呈实性巢状、片状、小梁状;亦可由密集富染色质、细胞质稀少的细胞或由密集的细胞质丰富的大细胞团块组成。

2.超声表现

乳腺神经内分泌癌的声像图表现多为不均质低回声实性肿块,形态不规则,边界清晰或部分边界不清(图7-43A)。肿瘤内伴部分黏液癌成分时,瘤内可部分表现为低、无回声;伴浸润性导管癌时,超声表现与浸润性导管癌相似(图7-43B)。

彩色多普勒血流显像显示大部分乳腺神经内分泌癌血流丰富(图7-43C),考虑与肿瘤细胞密集、实性癌巢中新生血管丰富有密切关系。少部分肿块内血流稀少。

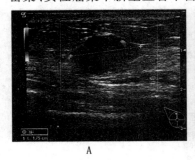 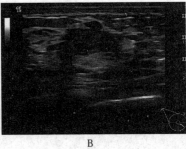 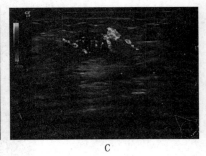

图7-43　乳腺神经内分泌癌

A.不均质低回声实性肿块,形态不规则,部分边界不清。病理:乳腺实性神经内分泌癌;B.肿块边界不清,形态不规则,内部回声不均匀,局部呈低无回声。病理:乳腺实性神经内分泌癌,伴部分黏液癌成分及广泛性导管内癌成分(神经内分泌性导管内癌);C.彩色多普勒示肿块内及边缘部可见明显丰富彩流信号

3.鉴别诊断及比较影像分析

(1)与常见的乳腺浸润性导管癌鉴别:乳腺神经内分泌癌的超声表现与其病理组织学特征有密切关系。乳腺神经内分泌癌的四个病理学亚型均由密集的细胞构成,可呈实性巢状、片状、小梁状,形成孤立的、界限清楚的肿块,使其在超声检查中可表现为边界清晰的实性肿块。乳腺浸润性导管癌实质向周围组织浸润明显,并伴有不同程度的间质反应,成纤维反应多,超声表现为毛刺及强回声晕。肿瘤间质的胶原纤维成分增多,排列紊乱形成后方回声衰减;而乳腺神经内分泌癌细胞成分丰富,间质成分少,以膨胀性生长为主,故多为实性肿块,边界清晰,无毛刺,后方回声无明显衰减,可据此加以鉴别。但乳腺神经内分泌癌呈浸润性生长时,则难以与乳腺浸润性导管癌相鉴别。

(2)与乳腺其他良性肿瘤相鉴别:乳腺神经内分泌癌呈膨胀性生长时,因其边界清楚而难以与其他乳腺良性肿瘤相鉴别,但肿块内血流丰富而提示恶性肿瘤可能。而肿块表现为部分边界不清,形态不规则并肿块内血流丰富,常提示乳腺恶性肿瘤。

(魏婷婷)

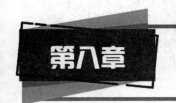

第八章　肺部疾病超声诊断

第一节　肺部炎症

肺部炎症可由多种病原体(细菌、病毒、支原体等)感染引起,以急性肺炎多见。根据影像表现不同可分为大叶性肺炎、支气管肺炎(小叶性肺炎)和间质性肺炎。影像学表现无法按照病原菌及病因进行分类,但可在一定程度上提示所感染病原菌的类型,如大叶性肺炎病原菌多为肺炎链球菌,支气管肺炎的病原菌多为金黄色葡萄球菌,病毒和支原体感染引起的肺炎多表现为间质性肺炎。

一、大叶性肺炎

(一)病因病理

大叶性肺炎是细菌性肺炎中最常见者,90%以上由肺炎链球菌引起,以3型肺炎链球菌毒力最强。金黄色葡萄球菌(简称金葡菌)、肺炎克雷伯杆菌、溶血性链球菌和流感嗜血杆菌引起的肺炎也可呈大叶性肺炎表现。

病理改变以纤维素渗出为主,一般为单侧肺,以左肺下叶多见,按发展过程分为充血水肿期(病变早期)、红色肝样变期(1~2天后)、灰色肝样变期(3~4天后)和溶解消散期(5~10天后)。

(二)临床表现

本病多为青壮年急性起病,突发高热、寒战、咳嗽和咳铁锈色痰。病变早期(充血水肿期)可有高热、咳嗽等症状。听诊出现捻发音和湿啰音,实变期由于肺泡腔内的红细胞破坏、崩解,形成变性的血红蛋白而使痰呈铁锈色。消散期由于渗出物液化,听诊可闻及湿啰音。病变多于两周内吸收,临床症状的减轻多较病变吸收早,少数可延迟至1~2个月吸收,也可迁延不愈,演变为机化性肺炎。

(三)影像学表现

大叶性肺炎的影像表现可一定程度反映其病理变化。

1.X线

充血期X线检查呈肺纹理增强、透明度减低或可见淡薄而均匀的阴影,也可无异常发现。实变期可见大片致密阴影(肺实变)累及整个或大部分肺叶,可见空气支气管征。病变的形状与所在肺叶的解剖形状有关(图8-1)。消散期病变区阴影密度逐渐减低,透亮度增加,病变吸收的不均匀致此期多表现为散在斑片状阴影。

187

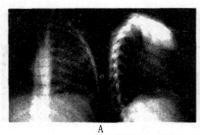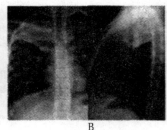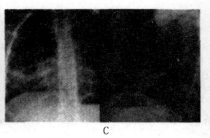

A   B   C

图 8-1　大叶性肺炎

A.左肺上叶大叶性肺炎,正位片右肺野均匀一致的密度增高,侧位片示病变位于左肺上叶,左肺斜裂被衬托出而清晰可见;B.右肺上叶大叶性肺炎,胸片示右肺上叶实变并肺不张,可见空气支气管征(黑箭头),右肺水平裂及斜裂受牵拉呈幕状;C.右肺中叶大叶性肺炎,水平裂于正位片显示较清楚,而斜裂于侧位片清晰可见

2.CT

充血期可见边缘模糊的片状磨玻璃密度阴影;实变期可见叶、段分布的大片致密阴影,空气支气管征较胸片更明显,强化可见其内灶性坏死;消散期病变吸收,呈散在、大小不等的斑片状阴影。各期均可见胸膜反应性增厚或胸腔积液。

(四)诊断与鉴别诊断要点

青壮年急性起病,突发高热、寒战,咳嗽和咯铁锈色痰。胸片或 CT 示病变累及整个肺叶或肺段,提示本病可能。大叶性肺炎实变期须与肺结核、中央型肺癌所致阻塞性肺不张及肺炎型肺癌鉴别;消散期应与浸润型肺结核鉴别。依据临床表现和 X 线检查可确诊,CT 检查多用于鉴别诊断。细菌学检查有助于确定病原菌,选择敏感药物治疗。

二、支气管肺炎

(一)病因病理

支气管肺炎又称"小叶性肺炎",可由细菌或病毒感染引起,以葡萄球菌、肺炎链球菌感染多见。病毒感染以呼吸道合胞病毒、腺病毒、流感病毒和副流感病毒多见。按病理形态的改变分为一般支气管肺炎和间质性支气管肺炎两类。前者多由细菌所致,后者则以病毒为主。多数支气管肺炎在病毒感染的基础上可发生细菌感染,为混合感染。

病理改变以肺泡炎症为主,支气管壁与肺泡间质炎性病变较轻。病理基础为小支气管壁充血水肿、肺间质内炎性浸润和肺小叶渗出和实变的混合病变。病变可通过肺泡间通道和细支气管向邻近组织蔓延,呈小片状的灶性炎症,可互相融合扩大。当小支气管、毛细支气管发生炎症时,使管腔更加狭窄导致管腔部分或完全阻塞,可引起肺气肿或小叶性肺不张。病毒性肺炎时,支气管和毛细支气管壁及肺泡间隔均有水肿,管壁内有黏液及被破坏的细胞堆积。肺泡及肺泡导管、间质可见单核细胞浸润。

(二)临床表现

支气管肺炎多见于婴幼儿,为小儿最常见的肺炎,此外还多见于老年和体弱者,大多起病较急。典型的支气管肺炎常有发热、咳嗽、咳泡沫黏液脓性痰、气促、呼吸困难,病变部位可闻及固定的细湿啰音。新生儿、早产儿、重度营养不良儿、身体极度衰弱者表现可不典型。轻症主要累及呼吸系统,重症可累及其他系统(循环系统、消化系统、神经系统)而出现相应的临床表现。

(三)影像学表现

1.X 线

病变多发生在两肺中下野的内中带。支气管及周围间质的病变表现为肺纹理增多、增粗和模糊。小叶性渗出与实变则表现为沿肺纹分布的斑片状模糊致密影,密度不均(图 8-2)。密集的病变可融合成较大的片状,病变广泛者可累及多个肺叶。小儿患者常见肺门影增大、模糊并常伴有局限性肺气肿。

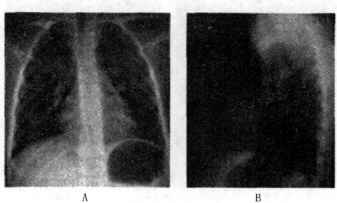

A   B

图 8-2 支气管肺炎

A.胸部正侧位片示双肺纹理增粗,沿支气管走行分布可见点、
片状阴影,边缘模糊;B.侧位片示支气管束增粗伴周围片状影

2.CT

两肺中部、下部支气管血管束增粗、模糊,周边散在大小不等的斑片状、结节状阴影,一般为 1～2 cm,边缘模糊,有时可见其周围由小叶支气管阻塞所致的局限性过度充气,呈 1～2 cm 大小的泡状透亮影。

(四)诊断与鉴别诊断要点

婴幼儿或年老体弱者,急性发病,高热、咳嗽、咳泡沫或脓性痰;胸片示两肺中下野内中带多发小斑片状阴影,应考虑本病。一般胸片即可诊断。年老、症状不典型者应与肺癌引起的阻塞性肺炎鉴别。CT 检查多用于鉴别诊断。

三、支原体肺炎

(一)病因、病理

支原体肺炎是由肺炎支原体感染引起的呼吸道和肺部的急性炎症,为社区获得性肺炎常见的感染。病理基础为细小支气管壁、肺泡壁与其周围的浆液性渗出和炎细胞浸润。由于细小支气管黏膜的充血水肿致狭窄阻塞,导致肺气肿或肺不张。炎症可沿淋巴管扩展引起淋巴管炎和淋巴结炎。

(二)临床表现

本病秋冬时期多见,儿童和青壮年发病率高。潜伏期为 1～2 周,起病缓慢,有时有咳嗽,多为干咳,伴有黏痰,或为顽固而剧烈的咳嗽,偶有血痰、胸痛。有时表现为肌肉酸痛或恶心、呕吐、食欲缺乏等消化道症状。约 1/3 患者无明显症状。

冷凝集试验和链球菌 MG 凝集对本病诊断有帮助。一般于发病 7～10 天后血清凝集素效价升高,凝集价高于 1∶32 或动态观察升高 4 倍以上有意义。

(三)影像学表现

1.X 线

早期病变呈间质炎性改变,表现为肺纹理增粗及网状阴影,病变发展可于数天后出现片絮状阴影,密度较淡,边缘模糊,多发于中下肺野(图 8-3)。

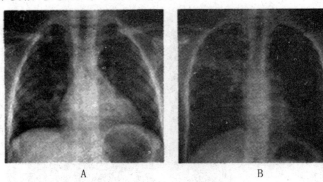

图 8-3　支原体肺炎
A.双肺下叶边界不清的模糊片状影;B.右肺上叶多发点状、斑片状影,部分相互融合

2.CT

表现为网状阴影,支气管血管束增粗,可见小斑片状模糊影沿增粗的支气管血管束分布,边缘模糊,雾状或磨玻璃状。较小的腺泡阴影和小叶阴影可逐渐融合成片状阴影。病变于 1～2 周开始吸收,一般于 2～4 周,最迟 6 周可完全吸收,不留痕迹。

(四)诊断及鉴别诊断要点

(1)支原体肺炎以间质病变为主,一般不伴有白细胞计数增高。本病应注意与细菌性肺炎、过敏性肺炎和浸润性肺结核鉴别。

(2)细菌性肺炎以实质病变为主,伴有高热和白细胞计数增高。

(3)发生于上叶的支原体肺炎不易与浸润性肺结核鉴别,可于治疗后动态观察,肺结核在数周内一般无明显变化。

(4)过敏性肺炎有致敏物质接触史,阴影更为淡薄,吸收更快,可伴有嗜酸性粒细胞升高。

四、肺脓肿

(一)病因病理

由肺部化脓菌感染引起的化脓性肺炎致细支气管阻塞,小血管炎性栓塞,继发肺组织坏死液化形成。吸入性肺脓肿的致病菌多为口腔厌氧菌,血源性肺脓肿的致病菌多为金葡菌。还可由附近器官感染直接蔓延而来,如胸壁感染、膈下脓肿或肝脓肿可直接蔓延累及肺部,最常见的病原菌为葡萄球菌、链球菌、肺炎链球菌等。急性肺脓肿常呈空洞表现,急性期空洞壁由坏死肺组织和肺实变组成,内有较多脓液;亚急性期主要由增生的肉芽组织构成,周围伴有一定程度的肺实变或肺泡水肿;慢性期洞壁肉芽组织逐渐被纤维组织替代,壁变薄,内容物排出,边界清楚。若支气管引流不畅,坏死组织残留在脓腔内,炎症持续存在,则转为慢性肺脓肿。脓腔周围纤维组织增生,脓腔壁增厚,周围的细支气管受累,致变形或扩张。

(二)临床表现

急性特征表现为高热、寒战、胸痛,咳大量脓臭痰。痰的性状对判断病原菌类型有一定帮助。慢性肺脓肿可有咳嗽,咳脓痰或血痰,发热呈不规则型,贫血,消瘦和杵状指等。

(三)影像学表现

1.X 线

根据类型、病期、支气管的引流是否通畅以及有无胸膜并发症而有所不同。原发吸入性化脓性肺炎起病后短期内即可在肺内出现炎性浸润,呈密度高、边缘模糊的云絮状影。病变范围可以是小叶、肺段或大叶,并可在一日内扩展为两肺广泛的炎性浸润。在病变区无一般肺炎所能见到的支气管像。病变发展,可在炎性浸润中出现脓肿,表现为含有液面的空洞。同时也可在不同部位出现大小不等的类圆形薄壁空腔,即肺气囊。一般肺气囊内无液平,但也可有少量液体。肺气囊变化快,一日内可变大或变小,一般随炎症的吸收而消散,偶可迟至数月后消失。本病易发生胸腔积液及脓胸,近胸膜的肺气囊穿破后可形成脓气胸。

继发血源性化脓性肺炎,由细菌栓子形成的腐败性肺梗死多分布在两肺的外围部分。X 线表现为大小不一的球形病变,小者直径为数毫米,大者可为 1～4 cm,边缘较清楚;也可呈大小不一的片状致密影。病变中心可出现空洞及液平面。

并发脓胸者,患侧胸部呈大片浓密阴影;若伴发气胸则可见液平面。

2.CT

多呈类圆形的厚壁脓腔,脓腔内可有液平面出现,脓腔内壁常表现为不规则状,周围有模糊炎性影。脓腔壁为软组织密度,增强扫描明显强化(图 8-4)。

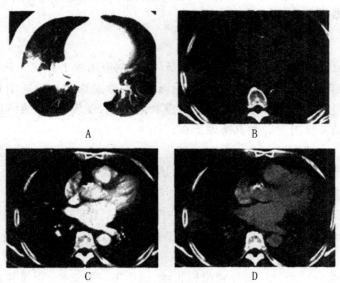

图 8-4 肺脓肿

CT 增强扫描示右肺下叶不规则形异常密度灶,周围肺组织内可见片状高密度
及磨玻璃密度(A),中央有坏死(B),增强后明显强化,中心呈环状强化(C、D)

(四)诊断与鉴别诊断要点

急性起病,高热伴咯脓臭痰患者肺部表现为厚壁空洞,含有液平,应首先考虑本病。肺脓肿应与以下疾病相鉴别。

1.细菌性肺炎

早期肺脓肿与细菌性肺炎在症状及X线表现上很相似。细菌性肺炎中肺炎链球菌肺炎最常见,常有口唇疱疹、铁锈色痰而无大量黄脓痰。胸部X线片示肺叶或肺段实变或呈片状淡薄炎性病变,边缘模糊不清,但无脓腔形成。其他有化脓性倾向的为葡萄球菌肺炎、肺炎杆菌肺炎等。痰或血的细菌分离可做出鉴别。

2.空洞性肺结核

发病缓慢,病程长,常伴有结核毒性症状,如午后低热、乏力、盗汗、长期咳嗽、咯血等。胸部X线片示空洞壁较厚,其周围可见结核浸润病灶,或伴有斑点、结节状病变,空洞内一般无液平面,有时伴有同侧或对侧的结核播散病灶。痰中可找到结核分枝杆菌。继发感染时,亦可有多量黄脓痰,应结合既往史,在治疗继发感染的同时,反复查痰可确诊。

3.支气管肺癌

远端阻塞性肺炎呈肺叶、肺段分布。癌灶坏死液化形成癌性空洞。发病较慢,常无或仅有低度毒性症状。胸部X线片示空洞常呈偏心、壁较厚、内壁凹凸不平,一般无液平面,空洞周围无炎症反应。由于癌肿经常发生转移,故常见到肺门淋巴结大。CT、痰脱落细胞检查和纤维支气管镜检查一般可确诊。

4.肺囊肿继发感染

肺囊肿呈圆形,腔壁薄而光滑,常伴有液平面,周围无炎性反应。患者常无明显的毒性症状或咳嗽。

五、肺部真菌感染

(一)病因病理

肺部真菌感染较少见,通常发生于免疫功能低下、长期应用激素和抗生素或经常接触发霉物质者。常见的致病菌有放线菌、奴卡菌、白假丝酵母菌(又称念珠菌)、隐球菌和组织胞浆菌。感染途径有内源性,如白色念珠菌;外源性,如奴卡菌和隐球菌;继发性,如放线菌。病理基础为炎性渗出、坏死、化脓、结节性肉芽肿和真菌球形成。

(二)临床表现

临床上有发热、咳嗽、咳痰、咯血、胸痛和呼吸困难等症状。

(三)影像学表现

真菌病的影像表现具有多样性,可表现为支气管炎、支气管肺炎、大叶性肺炎,甚至肿块和空洞影,形态多变且可互相转化。不同菌种所致感染表现各异,同一菌种在不同条件下及感染的不同时期表现也不同。

X线及CT表现在急性期多以斑片状阴影为主,以中下肺野多见,边缘模糊。病变进展可呈肺脓肿样改变,形成厚壁空洞。病灶周围可伴有条索状影、胸膜肥厚粘连、肺门淋巴结肿大和胸腔积液等(图8-5)。慢性期呈慢性炎症或肺内结节改变。

(四)诊断与鉴别诊断要点

肺真菌感染需反复多次培养出致病菌方可确诊,但由于正常情况下呼吸道内即可存在真菌,所以真菌培养诊断亦很困难,需通过临床表现、实验室检查、影像学检查和疗效等做出综合诊断。

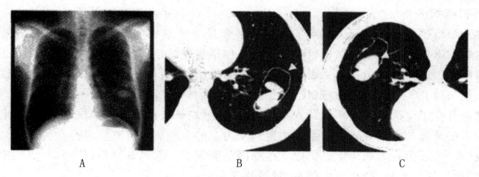

图 8-5 肺曲霉菌球
A.X 线示左下肺野内类圆形薄壁空洞,其内见球状高密度灶,空洞内呈典型
的"新月征"表现;B.CT 示病灶呈长椭圆形,壁薄光整,其内含两个椭圆形高
密度灶,周围肺组织可见条索状影;C.卧位扫描时,空洞内容物移动

（何　鑫）

第二节　肺　结　核

一、概述

肺结核是由结核分枝杆菌引起的肺部慢性传染病。X 线检查可确定病变的部位、范围、性质以及类型,对本病的临床治疗和疗效观察起着至关重要的作用。

肺结核的基本病理改变是渗出、增殖和变质,而结核结节和干酪性坏死是结核病的病理特征。其病理演变取决于感染细菌的数量和毒力以及机体的免疫力和对细菌的变态反应。结核病变恶化可形成干酪性坏死、液化、空洞形成,或发生支气管、淋巴及血行播散。结核病变愈合则主要有吸收、纤维化、钙化、空洞愈合等。

肺结核的常见临床表现为咳嗽、咯血及胸痛。全身性症状为发热、疲乏、无力、食欲减退及消瘦等。有些患者症状不明显。痰中找到结核分枝杆菌或痰培养阳性及纤维支气管镜检查发现结核性病变是诊断肺结核可靠的根据。结核菌素反应阳性对于小儿肺结核诊断有价值。

(一)肺结核分期

肺结核分为 3 期。

(1)进展期:新发现肺内的病变,或病灶较前增大、增多,出现空洞或原有空洞增大,痰内结核菌阳性。

(2)好转期:病变较前缩小,空洞缩小或闭合,连续 3 个月痰菌转阴,每月至少一次涂片或集菌法检查均为阴性。

(3)稳定期:病变无活动,空洞闭合,痰内结核分枝杆菌连续检查 6 个月以上均为阴性;对于空洞没有吸收的患者痰内结核分枝杆菌连续阴性 1 年以上。

稳定期为非活动性肺结核,属临床治愈。再经过 2 年,如病变大小仍无变化,痰内结核分枝杆菌持续为阴性,应视为临床痊愈。有空洞者需观察 3 年才能作为临床痊愈的判断。

(二)肺结核分类

我国肺结核的临床分类已几经修订,1998 年 8 月中华结核病学会制定了新的结核病分类法。其内容如下。①原发型肺结核(代号:Ⅰ型):包括复发综合征及胸内淋巴结结核。②血行播散型肺结核(代号:Ⅱ型):包括急性血行播散型肺结核(急性粟粒型肺结化核)及亚急性或慢性血行播散型肺结核。③继发型肺结核(代号:Ⅲ型):本型结核是肺结核中的一个主要类型。以往分类法中的慢性纤维空洞型肺结核也并入本型,故本型肺结核包括成人肺结核的全部,可出现以渗出、增殖、干酪坏死及空洞等病变中某种类型病变为主的多种病理改变同时存在的状态。④结核性胸膜炎(代号:Ⅳ型):为临床上已排除其他原因的胸膜炎。⑤肺外结核(代号:Ⅴ型):按部位及脏器名称写明,如骨结核、结核性脑膜炎、肾结核等。

(三)痰菌检查

痰菌检查阳性,以(+)表示,并注明痰检方法,如涂片为涂(+)、涂(-),培养为培(+)、培(-),未查者注明(未查)。

(四)治疗史

分初治、复治。既往未用药或用药少于 1 个月者为初治。既往用药在 1 个月以上者为复治。

(五)病变范围及部位

按左、右肺和上、中、下野写明。

(六)记录程序

按病变范围及部位、分类类型、痰菌情况、治疗史程序书写。如右中,原发型肺结核,涂(-),初治。

本分类法不再对每型结核分期。

二、原发性肺结核(Ⅰ型)

为初次感染而发生的结核,多见于儿童,也可见于成人。一般症状轻微,婴幼儿发病较急,可有高热。

(一)病理与临床表现

1.复发综合征

结核分枝杆菌被吸入肺内后,在胸膜下形成单发或多发的原发病灶,病理上为浆液性或纤维素性肺泡炎症。胸片上为圆形、类圆形或斑片状边缘模糊影,或为肺段、肺叶范围的实变影。结核分枝杆菌沿淋巴管蔓延,至所属的肺门淋巴结,引起结核性淋巴管炎与结核性淋巴结炎。在胸片上表现为肺内原发灶及肺门淋巴结增大,在两者之间有时可见条索状影,即结核性淋巴管炎。原发灶、淋巴管炎与淋巴结炎的 X 线表现,称为复发综合征。

2.胸内淋巴结结核

原发灶经治疗后易于吸收,但伴有不同程度干酪样坏死的淋巴结炎愈合较慢。当原发病灶吸收后,原发型肺结核即表现为胸内淋巴结结核,仅显示纵隔和/或肺门肿块影。若多数淋巴结增大融合则肿块边缘呈波浪状,边缘清楚者称之为结节型,伴有淋巴结周围炎而边缘模糊者则称之为炎症型。

3.原发型肺结核转归

绝大多数(98%)原发型肺结核预后较好,原发灶可以完全吸收或经纤维化、钙化而愈合;淋巴结内干酪样坏死难以完全吸收,须逐渐经纤维化、钙化而愈合,有时仅部分愈合而成为体内潜伏的病灶;少数原发病灶可干酪样变,形成原发性空洞,或发展为大叶性干酪性肺炎;原发灶及淋巴结内的干酪样坏死物,经支气管播散到肺的其他部位形成小叶性干酪性肺炎,或经血流播散至肺内形成血行播散型肺结核。

(二)影像学表现

1.X 线

纵隔淋巴结核在胸片上表现为纵隔肿块阴影。

单发的淋巴结增大,表现为突向肺内的肿块,以右侧支气管旁淋巴结增大为常见。多数的纵隔淋巴结增大融合可引起一侧或两侧纵隔增宽,边缘凹凸不平或呈波浪状。肺门淋巴结肿大可分为两型:边缘清楚的肿块为肿瘤型,淋巴结增大伴有周围炎症使其边缘模糊为炎症型,如图 8-6 和图 8-7。

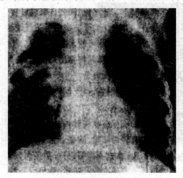

图 8-6　原发性肺结核

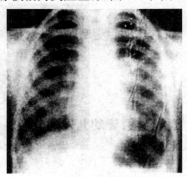

图 8-7　左肺门淋巴结结核

2.CT 表现

原发型肺结核 CT 成像检查主要用于发现肺门及纵隔增大的淋巴结,可发生在一侧(通常右侧多于左侧)、也可双侧,尤其可发现 X 线片不易显示的气管隆嵴下肿大淋巴结。

(三)鉴别诊断

1.与原发病灶相鉴别

各种肺炎所致的片状阴影与原发病灶相似,故存在鉴别问题。各种肺炎多不引起肺门淋巴结肿大,且肺炎吸收较快,白细胞总数和中性白细胞增高。而原发病灶吸收缓慢,短期内无变化,结核菌素试验可呈阳性。

2.与胸内淋巴结结核相鉴别

胸腺肥大、恶性淋巴瘤及结节病与胸内淋巴结结核的表现颇相似,应加以鉴别。

肥大的胸腺位于上前纵隔,正位胸片表现为一侧或两侧纵隔阴影增宽,多呈三角形,可见胸腺角。而胸内淋巴结结核肿大的淋巴结多位于中纵隔,气管支气管旁,呈结节状阴影或分叶状肿块。

恶性淋巴瘤常引起双侧肺门及纵隔淋巴结肿大,且常常伴有全身表浅淋巴结的肿大,病变发展迅速,对放射治疗敏感,经放疗后肿块明显缩小。

结节病常为双侧肺门对称性多发性淋巴结肿大,边缘常较光滑,临床上结节病多见于成年人,患者常无明显症状。而胸内淋巴结结核多为一侧性,即便是两侧发病也多为非对称性,其周围常有病灶周围炎。

三、血行播散型肺结核

血行播散型肺结核又称为 Ⅱ 型肺结核,是结核分枝杆菌经血流播散引起的肺结核。根据结核杆菌进入血液循环的途径、数量、次数以及机体的反应能力,本型肺结核又分为急性血行播散型肺结核(急性粟粒型肺结核)及亚急性或慢性血行播散型肺结核。

(一)病理与临床表现

急性血行播散型肺结核又称为急性粟粒型肺结核。本病为大量结核分枝杆菌一次或在极短期间内多次侵入血液循环而引起。肺内结节为结核性肉芽肿。结核结节位于支气管血管束周围、小叶间隔、小叶中心、胸膜下及肺实质内。急性粟粒型肺结核常见于儿童,病灶小如粟粒;结核分枝杆菌大多来源于Ⅰ型肺结核淋巴结内的干酪样坏死灶;亚急性或慢性血行播散型肺结核多见于成人,由少量结核杆菌在较长时间内反复多次破入静脉血流播散至肺部所致,病灶大小不一、新旧不等;结核分枝杆菌来源于肺或肺外器官结核病灶(图8-8)。

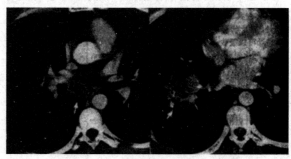

图 8-8　胸内淋巴结结核

急性血行播散型肺结核可有高热、寒战、咳嗽、昏睡以及脑膜刺激征等症状。亚急性或慢性血行播散型肺结核病情发展较缓慢,临床上可无明显中毒症状。

(二)影像学表现

1.X 线表现

急性粟粒型肺结核病灶小如粟粒,透视下常难以辨认。胸片可见肺野均匀分布的 1.5～2 mm大小,密度相同的粟粒状病灶,正常肺纹理常不能显示。适当治疗后,病灶可在数月内逐渐吸收,偶尔以纤维化或钙化而愈合。病变发展时可以发生病灶融合成小片或大片状阴影,并可形成空洞。

亚急性或慢性血行播散型肺结核由少数结核菌在较长时间内多次进入血流播散至肺部所致。X线表现为大小不一、密度不同、分布不均的多种性质的病灶。小者如粟粒,大者可为较大的结节,主要分布在两肺上野和中野,下野较少。早期播散的病灶可能已经钙化,而近期播散的病灶仍为增殖性。经治疗后新病灶可以吸收,陈旧病灶多以纤维钙化而愈合(图8-9)。

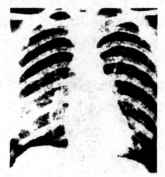

图 8-9　急性血行播散型肺结核

2.CT 表现

（1）急性粟粒型肺结核。CT 可早于 X 线片作出诊断。CT 显示双肺弥漫分布之粟粒结节与支气管走行无关，HRCT 可更确切地显示病变"三均匀"特点，结节影边缘清楚（图 8-10）。

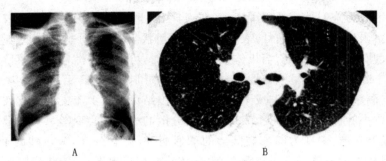

图 8-10 急性粟粒型肺结核

A.双肺可见弥漫分布的粟粒样结节影，密度、大小及分布均匀。X 线片难以满足进一步区分小结节的分布特点；B.CT 显示双肺弥漫分布的粟粒样结节影。分布特点与肺小叶间隔无明显的关系

（2）亚急性或慢性血行播散型肺结核，CT 可较 X 线片更确切地显示其多种性质病灶混杂存在的特点。

（三）诊断与鉴别诊断

细支气管肺泡癌和肺转移瘤等与血行播散型肺结核均呈现粟粒状结节阴影，须仔细鉴别。

1.细支气管肺泡癌

早期可表现为孤立结节或肺炎样浸润阴影，晚期可在一侧或两侧肺野出现弥漫性粟粒样结节，结节大小不等，分布不均，以中下肺野内中带较多，结节状影可逐渐增大、融合而成为癌性实变。细支气管肺泡癌发病年龄偏大，较易侵犯胸膜，发生血性胸腔积液，并引起明显胸痛，痰及胸腔积液中癌细胞检查阳性率较高。

2.肺转移瘤

血行粟粒性转移瘤病灶大小不一，分布不均，两肺下部较上部为多，可有明确的原发瘤。

四、继发性肺结核

继发性肺结核（Ⅲ型）为成年结核中最常见的类型。多为已静止的原发病灶的重新活动，或由外源性再感染。由于机体对结核分枝杆菌已产生特异性免疫力，病变常局限于肺的一部分，多在肺尖、锁骨下区及下叶背段。

（一）病理与临床表现

继发型肺结核多为已静止的原发病灶重新活动，或由外源性再感染引起。此时机体对结核分枝杆菌已产生特异性免疫力，病变常局限于肺的一部分。由于变态反应，结核病变发展迅速而且剧烈，易发生干酪样坏死，多有空洞形成。免疫反应较强，可防止细菌沿淋巴道和血行播散，故一般不累及肺门及纵隔淋巴结，也较少引起血行播散。渗出性病变经治疗可以完全吸收，但大多数病例呈病情反复的慢性过程，可见渗出、增殖、干酪样变、空洞、纤维化和钙化等多种性质病变同时存在。

临床症状多有乏力、消瘦、低热、盗汗、胸痛、咳嗽、咯血等。如发生肺组织广泛破坏、纤维组织增生、纤维空洞形成、支气管播散以及代偿性肺气肿和慢性肺源性心脏病情加重，甚至出现肺功能衰竭。听诊患处可闻及水泡音，血沉加快，结核菌素试验可呈强阳性，痰结核分枝杆菌阳性

率较高,结核球一般无明显症状和体征。

(二)影像学表现

1.X 线片

多种多样,一般为陈旧性病灶周围炎,多在锁骨上、下区,表现为中心密度较高而边缘模糊的致密影,也可为新出现的渗出性病灶,表现为小片云絮状阴影,也可呈肺段或肺叶分布的渗出性病变。肺段或大叶性渗出性病变,当机体抵抗力低下时,可发生干酪样坏死而形成大叶性干酪性肺炎,表现为一个肺段或肺叶呈致密性实变,密度较大叶肺炎高,高千伏摄片时可见大片实变中有多处虫蚀样空洞影。肺结核空洞或干酪样变的淋巴结可通过引流支气管或破入支气管而发生支气管播散,形成小叶性干酪性肺炎,表现为肺内分散的小叶性实变影。肺内干酪性病变被纤维组织包绕可形成结核球,表现为圆或椭圆形的球形病变,偶有分叶,多在肺的上野,一般密度均匀,轮廓光滑,但其内近心侧可有小空洞存在,结核球内可出现层状、环状或斑点状钙化。周围常有散在的纤维增殖性病灶,称为卫星灶。

继发性肺结核的晚期由于多种性质病变的发展、好转与稳定交替发展,可形成有纤维厚壁空洞、广泛的纤维性变以及支气管播散病灶混合存在的情况。

2.CT 表现

在显示病变特征、数量方面较 X 线片具有一定的优势,但征象及价值与平片相同,在肺结核诊断中作为辅助性检查方法(图 8-11)。

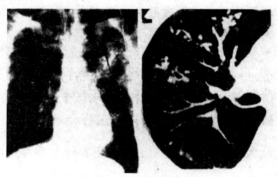

图 8-11　血行播散型肺结核

(三)诊断与鉴别诊断

浸润为主型的浸润病变与肺炎支原体肺炎和过敏性肺炎的片状阴影需进行鉴别。干酪为主型的干酪性肺炎需与大叶性肺炎进行鉴别,而结核球与周围性肺癌亦需进行鉴别。

1.浸润型病变与肺炎支原体肺炎和过敏性肺炎的鉴别

肺炎支原体肺炎的片状阴影以肺门旁及两肺中下野多见,同时可见肺纹理增强,病变一般在2 周左右可消失,血清冷凝集试验 60% 以上呈现阳性。过敏性肺炎为淡薄的片状云雾状模糊阴影,病变有此起彼伏的特点,多在数天内消散,血嗜酸性粒细胞增多。

2.结核球与周围性肺癌的鉴别

周围性肺癌的球形病变与结核球的外形颇为相似,应注意鉴别。周围性肺癌生长较快,肿块边缘不规则,可见短细毛刺。而结核球的边缘光整,生长较慢,中心可见砂粒状钙化,周围可见卫星病灶。

3.干酪性肺炎与大叶性肺炎的鉴别

大叶性肺炎为肺叶性实变,其边界为叶间裂所限,病变密度均匀。而干酪性肺炎病变密度高且不均,可见多数不规则的无壁空洞。两者在临床上的表现亦各不相同。

五、胸膜炎型(Ⅳ型)

结核性胸膜炎可与肺部结核病变同时出现,也可单独发生而肺内未见病灶,前者多由邻近胸膜的肺内结核灶直接侵及胸膜所致。后者多由淋巴结中结核分枝杆菌经淋巴管反流至胸膜所致,多为单侧胸腔渗液,一般为浆液性,偶为血性。X 线及 CT 检查均可见不同程度的胸腔积液表现。

(何　鑫)

第三节　肺　水　肿

肺水肿是由于液体自毛细血管渗透至肺间质和/或肺泡腔内,造成肺部血管外液体的增多。过多的液体积聚在肺间质和/或终末气腔内即为肺水肿。正常时,在毛细血管内外静水压差和血浆胶体渗透压差的作用下,肺血管与肺间质通过毛细血管壁进行液体交换,并在淋巴管的参与下维持其动态平衡状态。毛细血管壁的通透性,毛细血管腔内外液体静水压和血浆胶体渗透压,以及淋巴管对血管外液体的回收作用等,是维持这种平衡状态必不可少的重要因素。一旦某种因素(或与其他因素同时)发生异常并最终不能维持这种平衡状态,肺水肿则为其必然结果。

从病理及病理生理上讲,肺水肿的前期改变可以是:①继左心衰竭(右心功能基本正常)之后中心静脉毛细血管静水压力升高[>1.6 kPa(12 mmHg)],进入肺间质内的液体增多,称此为流体静力学肺水肿——心源性肺水肿,多见于急性心肌梗死、心肌病、心肌炎、高血压心脏病及左心瓣膜病变等引起的左心功能不全者。②各种因素致肺泡-毛细血管膜(ACM)损伤,ACM 通透性增高,过多的水分子及大分子蛋白质漏出到肺间质内,常见于急性呼吸窘迫综合征、吸入刺激性气体、淹溺和弥散性血管内凝血(DIC)。③血浆胶体渗透压下降。④淋巴管和淋巴结病变可以促使肺水肿形成,但一般不是引起肺水肿的单独因素。⑤其他,如肾脏疾病、短时间内大量补液、高原环境、颅内压升高,以及严重的压迫性肺不张除去外压因素,肺组织急剧膨胀亦可引起肺水肿。

肺水肿可分为间质性和肺泡性两类,一般先有间质性肺水肿,但两者往往同时存在而以某一类为主。肺水肿还可分为急性或慢性两种,前者大都为慢性,而肺泡性肺水肿可为急性亦可为慢性。

一、间质性肺水肿

间质性肺水肿是指血管外过多的液体聚积在肺间质内,如肺泡间隔、小叶间隔、支气管血管周围和胸膜下间质。由于毛细血管位于肺间质内,故间质内液体积聚较早。继发于心脏病的间质性肺水肿属流体静力学肺水肿(心源性肺水肿),是左心衰竭、中心静脉-毛细血管静水压力升高的一种征象,是肺淤积性充血的进展。心源性间质性肺水肿占本型肺水肿的绝大多数。

本型肺水肿可引起呼吸困难,但听诊可无异常。

(一)影像学表现

1.X 线片

(1)肺血重新分布:由于肺静脉压力升高导致肺血重新分布,是肺淤血最早出现的影像学征象,表现为两上肺静脉分支扩张或明显扩张,而下肺静脉分支往往变细。

(2)肺纹理、肺门影变化:间质内的水肿液使肺野密度普遍增高,肺内结构因之而模糊,如同为薄纱遮盖——面纱征;肺血管纹理亦失去其锐利边缘,两者之间良好的自然对比因此而明显下降,所以导致肺血管纹理边缘模糊。上肺静脉明显扩张使肺门影增大、模糊不清。

(3)小叶间隔线:小叶间隔积液可使间隔增宽,形成小叶间隔线,即 Kerley B 线和 A 线。B 线和 A 线的出现为左心衰竭的可靠征象,又可作为间质性肺水肿的诊断依据。

(4)其他征象:胸膜下水肿可出现类似胸膜增厚表现及叶间胸膜增厚,心影一般有增大现象,胸腔内有少量积液存在。

2.CT/HRCT

(1)小叶间隔增厚:由于水肿液在小叶间隔内聚集,导致后者呈光滑一致性增厚,而小叶形态正常,此为间质性肺水肿最常见的征象之一;而且小叶间隔增厚往往与支气管血管周围间质增厚同时存在。小叶间隔增厚可表现为胸膜下区与胸膜面垂直的无分支线状致密影,长 1~2 cm;在肺中央部,增厚的小叶间隔则勾画出 1~2.5 cm 的多边形或六边形的肺小叶轮廓。

(2)胸膜下线:本征象为胸膜下间质水肿的投影,所以不恒定而呈一过性为其特点。表现为厚度仅几毫米的窄带状影,呈水样密度,距离胸膜面不足 10 mm 且与胸壁平行,内缘与增厚的小叶间隔相连。

(3)支气管血管周围间质增厚:此种病理变化在影像学上表现为支气管血管束增粗;前者因支气管壁增厚以及支气管周围袖口征,而后者中心肺血管或肺内小血管管径较正常者增粗,或表现为小叶核心处正常呈圆点或 Y 形分支的肺动脉增粗。

(4)磨玻璃影(GGO):GGO 表现为肺野密度的轻度增高,在其内仍可辨认出血管和支气管纹理影;其病理基础为肺泡壁和隔性间质轻度增厚,或肺泡腔内液体沿肺泡壁形成液体层。在间质性肺水肿中偶可见到,其好发部位为肺门周围和肺基底部。

(二)鉴别诊断

出现心脏病和充血性心力衰竭的临床体征、症状及影像学表现,X 线片显示肺血重新分布、肺纹理和肺门影变化、间隔线,以及随临床病情好转,肺淤血和肺水肿 X 线表现短期内自行减退直至消失等征象,均有助于间质性肺水肿的诊断和鉴别诊断。

间质性肺水肿的 CT/HRCT 表现多为非特异性,如小叶间隔增厚、支气管血管束增粗、胸膜下线及磨玻璃影等。小叶间隔增厚可见于多种间质性肺病中,可伴有亦可不伴有肺小叶形态改变(结构变形)。支气管血管束增粗还可见于结节病及肺淋巴道转移瘤等,而肺野内磨玻璃影亦非某种疾病的特异性征象。

1.结节病

主要引起小叶间隔及主裂隙结节状增厚,胸壁-肺界面呈结节状(称不规则界面征),以及肺门和上叶支气管血管周围间质结节状增厚。可同时伴有双肺门及纵隔淋巴结增大,肺小叶形态改变(结构变形)。与间质性肺水肿引起的小叶间隔光滑增厚截然不同。

2.肺淋巴道转移瘤

可引起小叶间隔、支气管血管周围间质光滑或结节状增厚,肺小叶形态无异常改变。与间质性肺水肿的小叶间隔增厚有类似的影像学表现。但两者的临床表现不一有助于鉴别诊断。肺淋巴道转移瘤最常来自乳腺、肺、胃、结肠、前列腺和胰腺的肿瘤,也可见于原发病灶不明的全身性腺癌转移中。两者可以鉴别。

二、肺泡性肺水肿

肺泡性肺水肿以终末细支气管远端的肺泡腔、肺泡囊、肺泡管及呼吸性细支气管等气腔内充满水肿液为特征,继发于间质性肺水肿。影像学上往往兼有这两类肺水肿的表现,但间质性肺水肿征象往往不易显示而主要表现为肺泡性肺水肿。本型肺水肿主要为流体静力学肺水肿(心源性肺水肿),亦可为肾性肺水肿,或继发于其他病因引起的间质性肺水肿;其影像学表现具有肺泡实变影的特点,而且肺泡实变影在肺内分布及其动态变化也具有一定特征。

急性肺泡性肺水肿通常表现为严重的气急、端坐呼吸,咳大量泡沫样痰,听诊双肺有湿啰音。

(一)影像学表现

1.X线片

(1)气腔实变影形态变化:肺泡性肺水肿早期可为腺泡结节影、0.5~1 cm大小,腺泡结节影很快融合成斑片状小叶实变影,或同时累及几个肺段的大片影,其内可见含气支气管分支影。若小叶实变不完全或仅发生在一部分肺小叶,则密度可不均匀。多数者气腔实变影的边缘十分模糊,但有时其边缘相当锐利。

(2)气腔实变影分布特征:肺泡性肺水肿以双侧肺野内、中带分布为主,其密度自内至外逐渐变淡;肺野外带、肺尖及肺底部分布较少或正常,此即所谓中央型分布。蝶翼征为肺泡性肺水肿中央型分布的典型X线征象,其特征是双肺病变呈对称性分布,气腔实变影外缘与胸之间有2~4 cm宽的透明带,叶间裂旁及纵隔旁肺野一般保持清晰(图8-12,图8-13);气腔实变影外缘可有一腰样凹陷,其位置相当于右肺水平裂处和左肺上叶上部与上舌段之间,此凹陷在右侧较明显。典型的蝶翼征并非常见。弥漫性分布是指气腔实变影广泛但不对称地分布在双肺各部,此型肺泡性肺水肿少见,如果病变局限于一侧肺,则总是位于右侧,而且以右下肺野较为明显;多数表现为大片状均匀实变影,少数者可为一个或几个、较大的、轮廓清楚的圆形实变影,形似原发或转移性肿瘤。

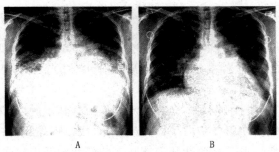

图8-12 肺泡性肺水肿

A.后前位片,心影明显增大,左侧上肺静脉明显扩张,双侧心缘旁斑片影(蝶翼征),双侧胸腔积液,上述征象提示心源性肺水肿;B.后前位片,经过治疗一周后复查胸片,与A比较心影明显缩小,但仍可显示左心房明显增大(左主支气管受压抬高),蝶翼征及双侧胸腔积液消失,但仍遗留有肺淤血征象

(3)气腔实变影演变特点:气腔实变病灶出现快、扩展快、消失亦迅速为其演变特点(图8-14)。气腔实变影最初发生在肺下部、内侧及后部,但是很快向肺上部、外侧及前部扩展;因此从病变在肺内各部分布多少上看,下>上、内>外、后>前。气腔实变病灶动态变化快,肺内病变大多在1~3天内大部分或全部吸收,甚至在数小时内即可出现显著变化。

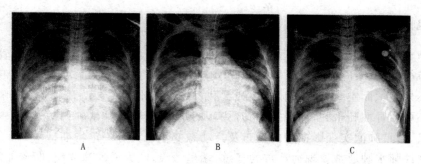

图 8-13　肺泡性肺水肿

A.后前位片，双肺中、下野斑片状融合影——蝶翼征，气腔性实变影，密度不均；B.后前位片，24 小时后复查，双肺斑片状融合影有吸收，尤以左侧吸收明显；C.后前位片，48 小时后复查，双肺气腔性实变明显吸收

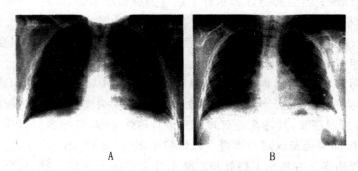

图 8-14　误吸氯气致肺水肿

A.后前位片，双肺弥漫性分布小斑片影，尤以右肺为著，心影大
小无明显变化；B.后前位片，自 A 3 天后复查，显示正常胸片

（4）其他征象：心源性肺泡性肺水肿除心影增大外，有时尚可见到间质性肺水肿的征象；少量、双侧性胸腔积液较为常见。

2.CT

肺泡性肺水肿 X 线与 CT 表现的病理基础相同，其影像学表现也基本相同。CT 成像在显示气腔实变影在肺内分布特征、蝶翼征，以及间质性肺水肿的影像学表现方面要优于 X 线片。

（二）鉴别诊断

肺泡性肺水肿继发于间质性肺水肿，多数为流体静力学肺水肿（心源性肺水肿），其基本影像学表现是气腔实变影；气腔实变影在肺内呈中央型分布，或出现蝶翼征；气腔实变病灶出现快、扩展快、消失亦迅速为其演变特点。心源性肺泡性肺水肿的病因及上述影像学表现特征，是与其他病因引起的肺内渗出性实变的重要鉴别点。

1.肾性肺水肿

慢性肾衰竭（尿毒症）期由于水、钠潴留和肾素增高等因素引起高血压、左心扩大和心力衰竭。此外尿毒症性心肌病亦可导致心力衰竭。由于左心衰竭，中心静脉-毛细血管静水压力升高引起肺水肿。尿毒症毒素在体内潴留，作用于肺泡-毛细血管膜（ACM）使其通透性增加，引起ACM 通透性增高性肺水肿。上述原因引起的肺水肿均称之为肾性肺水肿。

无论间质性还是肺泡性肺水肿阶段，肾性肺水肿的 X 线表现可与心源性肺水肿相似。此外，肾性肺水肿以下 X 线表现又与前者不同，如上、下肺野血管影普遍增粗（水钠潴留引起体内液体增多）；肺水肿气腔实变病灶弥漫性位于双侧肺野，但肺野外带可有较多病灶分布（ACM 通透性增高性肺水肿）。

2.急性吸入性肺炎

本病多因吸入酸性胃液致毛细血管壁通透性增高，血液成分进入肺间质和肺泡腔内，导致急性肺水肿形成。影像学上表现：斑片状浸润影弥漫性分布在两肺或主要见于右肺，常位于肺门周围或肺底部；融合性大片浸润影，位于两肺门周围形如蝶翼状，两肺尖、外带及肺底部可以不受影响而保持清晰，提示弥漫性肺水肿形成；急性吸入性肺炎时心影大小及形态正常，且无肺静脉高压等征象又有别于心源性肺水肿。

急性吸入性肺炎常见于昏迷或全身麻醉的患者，咳嗽、气急、咳浆液泡沫样痰且痰中常带血为其主要临床症状。结合临床误吸病史，可与心源性肺水肿鉴别。

3.支气管肺炎

支气管肺炎的影像学表现与分布不典型的肺泡性肺水肿有相似之处。若肺泡性肺水肿气腔实变病灶局限于一侧肺，则总是位于右侧，而且以右下肺野较为明显，则与支气管肺炎颇相似。

肺水肿气腔实变病灶出现快，与肺炎相比其密度较淡或如磨玻璃样密度，且较为均匀；气腔实变病灶可与间质性肺水肿征象同时存在，如肺野透明度减低，肺纹理增粗并模糊，或出现小叶间隔线影；肺水肿大多在 3 天内可大部分或全部吸收，甚至在数小时内即可显著增多或减少，然而支气管肺炎与之截然不同，一般需 2 周的时间，病变可有明显吸收。

肺泡性肺水肿呼吸困难症状逐渐加重，咳泡沫样痰，但不具备肺炎的临床表现，缺乏体温升高和白细胞增多特点。结合临床资料两者可以鉴别。

4.急性呼吸窘迫综合征（ARDS）

ARDS 发病中最核心的病理生理变化是肺泡-毛细血管膜（ACM）通透性增加，导致非心源性间质性和肺泡性肺水肿。ARDS 与心源性肺水肿及其他非心源性肺水肿却有着相似或相同的影像学表现。但三者的基础疾病、临床表现及预后截然不同，必须予以鉴别。

影像学上，即使在 ARDS 的早期，一般不会出现小叶间隔线，也无心影增大、肺血重新分布等征象。ARDS 肺内实变影常呈区域性、重力性分布，以中下肺野和肺外带分布为主；病情恶化进展，两肺野或两肺大部分肺野呈均匀的密度增高影——白肺，其内可见明显的含气支气管分支影像，但不会出现蝶翼征；心影轮廓模糊不清或消失，仅肋膈角处残存有少量含气肺组织影，此期常易合并革兰氏阴性杆菌或真菌感染；ARDS 上述 X 线表现与心源性肺水肿表现不同。可引起 ARDS 的原发疾病有多种；ARDS 一旦发生，则以进行性加重的低氧血症，又难以被常规氧疗法所纠正为临床特征。

其他非心源性肺水肿的特点：有明确的病史，肺水肿的症状、体征，以及 X 线征象出现快，经治疗后消失也快。与 ARDS 的 X 线表现截然不同。

其他非心源性肺水肿可见于多种情况，如输液过量、血浆胶体渗透压下降（如肝硬化、肾病综合征）、高原环境、颅内压升高以及肺复张后等引起的肺水肿。此类肺水肿对呼吸功能影响相对较轻，低氧血症一般不重，常规氧疗较易纠正，预后较好。

（何　鑫）

第四节　肺栓塞与肺梗死

肺栓塞是肺动脉分支被栓子堵塞后相应组织发生的供血障碍。严重的供血障碍可致肺组织坏死——肺梗死。肺血栓栓塞(PTE)的栓子70%～95%是由于深静脉的血栓脱落而成,原发部位以下肢深静脉为主(占90%～95%);盆腔静脉的血栓是妇女PTE的重要来源。据统计,心脏病为我国肺栓塞常见的原因(约占40%),栓子来自右心房、右心室的附壁血栓,以及肺动脉瓣和三尖瓣细菌性心内膜炎时感染性血栓赘生物的脱落。肺栓塞的栓子也可以是进入血液循环的脂肪(多发性软组织压挤性损伤和长骨骨折,尤其是曾发生低血容量休克者)、肿瘤、脓毒性栓子和气体等。

常见于久病卧床、妊娠、大手术后和心功能不全者,尤其是患慢性心、肺疾病合并严重肺淤血的患者较健康人更易发生肺栓塞。以起病急、咯血和剧烈胸痛为特点。较大的栓子阻塞肺动脉大分支或主干,可引起急性右心衰竭或心肌梗死而致死亡。

一、影像学表现

(一)X 线片

1.肺缺血性变化

韦斯特马克征是指肺栓塞致肺缺血。当肺叶、肺段动脉发生栓塞时,相应区域内血管纹理减少或消失,局部透亮度增高。

2.肺动脉变化

较大栓子可引起一侧肺门区一支肺动脉栓塞,栓塞近端增粗、栓塞远端突然变细,重者可有右心衰竭表现。

3.肺体积缩小

肺泡表面活性物质主要是维持肺泡的稳定性。当肺毛细血管血流终止2～3小时,表面活性物质开始减少,12～15小时后损伤严重,若血流完全中断24～48小时,肺泡即可变形及塌陷,出现充血性肺不张及局限性肺水肿,肺体积缩小。

4.肺梗死形成

典型肺梗死表现为肺外围以胸膜为基底的楔形致密影。3/4肺梗死发生在下叶,多发性者占半数以上。通常3～5 cm,大者可达10 cm,偶尔也可累及整个肺叶而呈大叶性影;其内常有小的透亮区,是残存充气的肺组织投影,脓毒性栓子引起的肺梗死灶可有单发或多发空洞形成。

(二)CT

1.肺动脉内栓子

NECT上表现为左右肺动脉干或肺门较大肺动脉分支内高密度或低密度灶;CECT上较大的栓子则表现为动脉内充盈缺损区,为本病定性诊断依据。

2.肺梗死形成

NECT典型肺梗死表现为肺外围以胸膜为基底的楔形致密影(图8-15,图8-16);CECT可显示围绕梗死区的环形强化,此由梗死区周围肺组织反应性炎症所致。然而,以胸膜为基底楔形致密影并非肺梗死的特征性的影像学表现,在Ren报道83例此类楔形致密影X线-病理(尸检相关性研究中,仅有 12 例为肺梗死,其他 71 例为肺出血、肺炎、肿瘤及局限性水肿等多种不同病理过程。

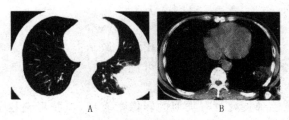

图 8-15　肺梗死

A、B.NECT,左肺下叶外基底段以胸膜为基底楔形影,边缘模糊,纵隔窗观察上述楔形影较 A 明显缩小,且密度不均匀

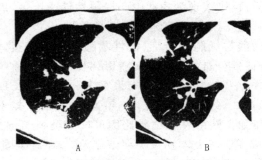

图 8-16　多发肺梗死

NECT,A、B 示右肺多发以胸膜为基底楔形影,并显示血管征

3.血管征

HRCT 扫描证实楔状影顶端与一血管相连,称此为血管征,为肺梗死比较特征性的影像学表现。在 Ren 报道 12 例肺梗死病例中见于 10 例,而且很少见于其他原因引起的、以胸膜为基底楔形致密影。

(三)MRI

肺动脉内栓子在 SE 序列呈中等和高信号。正常肺动脉主干无信号,因此可显示出中等或高信号栓子,但较小肺动脉分支内栓子难于鉴别。GRE 序列则表现为大动脉内的充盈缺损或血管腔的完全阻塞。SE 序列 Gd-DTPA 增强检查,梗死区外周强化而内部不强化,表现较为特征。

(四)放射性核素灌注扫描

可显示肺栓塞(梗死)区呈放射性分布稀疏或缺损。

二、鉴别诊断

肺栓塞(梗死)的影像学表现是非特异性的。患者具有引起肺栓塞(梗死)必备条件,即血栓脱落性栓子和可进入血液循环的非血栓性栓子,出现肺栓塞(梗死)的临床症状和体征,肺内出现的局限性缺血性变化或肺(亚)段性高密度影时应考虑到本病的可能。

大约 3/4 肺梗死发生在下叶,多发性者占半数以上。典型肺梗死表现为肺外围以胸膜为基底的楔形致密影,通常 3～5 cm 或更大些;其内常有小的透亮区(残存充气的肺组织),也可有单发或多发空洞(脓毒性栓子引起者)。CECT、MRI/Gd-DTPA 检查示梗死区无强化,其周围肺组织反应性炎症呈环形强化,表现较为特征;血管征:HRCT扫描证实楔状影顶端与一血管相连,称此为血管征,为肺梗死比较特征性的影像学表现。放射性核素灌注扫描显示肺栓塞(梗死)区呈放射性分布稀疏或缺损。

(一)Behcet病

本病可引起复发性、多发性肺栓塞和肺梗死。影像学上,Behcet病与肺血栓栓塞(PTE)性肺梗死不易鉴别,但两者的临床表现截然不同,可资鉴别。

(二)血源性肺脓肿

血源性肺脓肿与多发性肺梗死可有类似的影像学表现,与脓毒性栓子引起的(多发性)肺梗死可有相似的发病机制,两者可能不易鉴别。前者绝大多数继发于金黄色葡萄球菌引起的脓毒血症,原发病灶多为皮肤的化脓性感染,脓毒性栓子经血道播散至肺部;病变为多发性,多位于一侧或两侧周边肺野胸膜下区。急性化脓性肺炎阶段表现为多发类圆形致密影(边缘可清楚)或斑片影;组织坏死和空洞形成阶段,则表现为病灶中心局限性低密度区,或为内壁规整或不规整的厚壁空洞,常伴有气-液平面。空洞形成本病定性诊断依据。

(三)慢性或迁延型肺嗜酸粒细胞增多症(慢性嗜酸细胞性肺炎,CEP)

影像学上,外围性、非肺段性分布的斑片状实变影,只有在外周血嗜酸性粒细胞比例增高条件下才能考虑CEP诊断。本病以上、中肺野分布最显著。临床上,CEP是一种女性疾病,以急性起病、呈慢性经过,病程长达2~6个月,甚至>1年为特点;症状较重,常有发热、干咳、气短、全身不适等症状,偶有痰中带血。嗜酸性粒细胞比例可增高至20%~70%,痰中可找到较多嗜酸性粒细胞。血清IgE>正常值。通常本病按炎症治疗无效,而对类固醇治疗反应迅速、效果明显,可作为临床诊断及鉴别诊断依据;但病变易在原处复现。

(四)闭塞性细支气管炎伴机化性肺炎(BOOP)

BOOP与多发性肺梗死可有相似的影像学表现。BOOP经常累及下肺野,呈单侧或双侧斑片状分布的气腔实变影(可伴有含气支气管分支影)和/或小结节影;气腔实变影位于胸膜下区者约占43%(6/14),完全位于胸膜下区则非常类似于多发性肺梗死;气腔性小结节影(直径1~10 mm)约占50%,可沿支气管血管束分布。BOOP患者不具备引起肺栓塞(梗死)必要条件,两者的临床表现也迥然不同,可资鉴别。

(五)大叶性肺炎

肺梗死偶尔也可累及整个肺叶而呈大叶性实变影,应注意与大叶性肺炎鉴别。典型的大叶性肺炎为与肺叶解剖形态一致的肺实变影,其中可见含气支气管分支影像,尤以肺门附近显示清楚;CECT大叶性肺炎的气腔实变影可有明显均一强化。两者临床症状和体征也各具有一定的典型性。

(何　鑫)

第五节　肺　肿　瘤

一、原发性支气管肺癌

原发性支气管肺癌简称肺癌,起源于支气管黏膜,是最常见的恶性肿瘤之一。近半个世纪来,其发病率在发达国家中已居男性恶性肿瘤首位。

(一)病理与临床表现

多发生在 40 岁以上的男性,肺癌的发病原因尚不甚明确,目前认为与吸烟、环境污染、长期接触石棉、镍、无机砷和芳香族碳水化合物、放射性物质等有关。发生在肺段支气管开口以上的肺癌称为中心型肺癌,段支气管以下者为周围型肺癌。其临床表现与肿瘤部位有很大关系,早期周围型肺癌可无任何症状,中央型肺癌侵犯较大的支气管常引起刺激性干咳,持续不愈,痰中带少量血丝、血块是肺癌的常见症状,大量咯血少见。肿瘤部分阻塞较大的支气管时,可造成远端支气管阻塞,形成阻塞性肺炎或局限性肺气肿,患者可有胸闷、哮鸣、痰多或痰呈脓性。当大支气管完全阻塞引起肺叶或全肺不张时,胸闷、气喘加重。肿瘤晚期,特殊部位的肿瘤侵蚀、压迫邻近器官可产生一些相应的症状。如:侵犯膈神经可出现同侧膈肌麻痹,透视表现为患侧膈肌升高和反常呼吸运动;侵犯同侧喉返神经可引起声音嘶哑,同侧声带麻痹并固定在正中位;压迫上腔静脉可致头面及上肢水肿,颈静脉怒张;侵犯胸膜可致大量胸腔积液,使气喘加重;侵入胸壁引起剧痛。

(二)影像学检查方法的比较与选择

首选 X 线、CT 检查,次选 MRI、超声检查。

(三)影像学表现

1.X 线表现

(1)中心型肺癌:早期癌组织局限于黏膜,平片上往往无异常改变。当肿瘤向腔内、外生长,则可发生下述一系列 X 线表现。①管内型:在支气管体层片上可表现为管腔内息肉状或半球形软组织阴影,瘤体完全堵塞支气管时可表现为支气管截断,支气管造影可显示管腔内充盈缺损或管腔梗阻。管壁型在支气管体层片上表现为支气管壁增厚及管腔狭窄或梗阻,在支气管造影片上亦可见支气管管腔狭窄或梗阻。管外型在胸片和支气管体层片上表现为围绕支气管的软组织肿块阴影,肿块可呈球形、椭圆形或不规则形状,在支气管造影片上表现为支气管狭窄。管内外混合型腺瘤在支气管体层片和支气管造影片上可兼有管内型和管外型两种表现。②支气管阻塞引起的肺内表现:肺内表现的范围及轻重取决于肿瘤发生部位和瘤体大小。支气管腺瘤较小时,胸片可表现为正常;肿瘤较大引起支气管狭窄或梗阻时可引起阻塞性肺炎、肺不张、肺气肿及支气管扩张。中央型支气管腺瘤因支气管狭窄或阻塞出现肺内表现者占该型的 85%。

(2)周围型肺癌。①早期 X 线表现:早期直径一般在 2 cm 以内,此时癌组织尚夹杂着正常的肺组织,即所谓"小泡征"。X 线片上一般表现为结节状阴影,密度较淡,轮廓较模糊。另一种早期周围型肺癌发生于中等大小的支气管,癌组织沿支气管壁蔓延,并可侵及其分支,在 X 线片上显示密度较淡、边缘模糊的小片状阴影。②肿块阴影是周围型肺癌的直接征象,常为圆形或椭圆形,较典型者呈分叶状,为周围型肺癌的重要征象。另一重要征象为脐样切迹,在肺癌肿的肺门方向局部凹陷形成切迹,实际上也是分叶征象的成因之一。癌肿的晚期肿块较大,一般在 3～5 cm 或更大,多数肿块的轮廓比较清楚,但其边缘常有较细小的毛刺状阴影,是因癌组织浸润所致;而有的轮廓清楚光滑呈球形,是因为瘤体的增长压迫,使周围肺组织萎陷,形成假包膜。极少数瘤体内部可出现钙化。③癌性空洞:癌组织坏死、液化经支气管排出后形成空洞。癌性空洞常为单发、壁厚、偏心性,内壁凹凸不平,无明显液平面。④癌肿邻近肺野及胸膜的改变。癌肿阻塞小支气管,引起小节段肺炎、肺不张及纤维索条样病变,使癌肿近胸膜侧边缘模糊。由于癌性淋巴管炎,出现肿块至肺门的条索状影。当瘤体位于胸膜下,牵拉邻近胸膜出现"V"字形及星状阴影,称为胸膜凹陷征。局部胸膜改变出现兔耳状阴影时,称兔耳征。⑤肿块增大速度较快。

(3)特殊类型的肺癌。①纵隔型肺癌:即中心型肺癌致完全不张的肺叶将肿块及肿大的淋巴结完全包裹,形成致密块状影紧贴纵隔。②浸润型肺癌:即周围型肺癌与阻塞性肺炎混在一起,呈现浸润阴影,但某一部位仍可显示肿块的边缘。③细支气管肺泡癌:目前认为是由周围型肺癌或浸润型细支气管癌肺内广泛转移所致。表现为两肺广泛分布的粟粒状结节影,直径在 $1\sim$ 3 mm,以两下肺及肺门部数量较多。④肺癌转移引起相应部位的改变。

2.CT 表现

(1)中心型肺癌的 CT 表现:①支气管壁的增厚、管腔狭窄和病变范围的大小可无直接显示。②肺门肿块是进展期中央型肺癌最直接、最主要的影像学表现,呈结节状,边缘不规则,也可有分叶征象及毛刺,同时可见阻塞性改变。③支气管阻塞征象包括阻塞性肺气肿、阻塞性肺炎、阻塞性肺不张和黏液栓塞。④肺血管改变:癌组织直接侵犯或压迫邻近血管,导致血管变形、狭窄、形态不规则,甚至中断;支气管梗阻,出现肺不张时相应肺内血管移位。⑤胸腔积液:多在患侧且不产生明显占位效应。⑥肺门和纵隔淋巴结转移:随着快速 CT 及螺旋增强 CT 扫描的应用,明显提高了肺癌及纵隔淋巴结转移的检出率,比常规 X 线要优越得多。

(2)周围型肺癌。①空泡征:肿瘤直径≤3 cm 的周围型小肺癌多见,常见于瘤体中央,少数近边缘,直径多为 $1\sim3$ mm,一个或多个,多者呈蜂窝状。②支气管充气征:亦多见于小肺癌,瘤体内管状低密度影,长短不一,有的可见分支。③钙化:表现为细沙状,分布弥散或偏瘤体一侧。④空洞:典型者为厚壁或厚薄不均,内壁凹凸不平,或呈结节状,外壁呈波浪状或分叶,多数为中心性少数为偏心发生,大小不一。⑤毛刺征:表现为自病灶边缘向周围肺伸展,呈放射状,无分支的细、短线条影,近瘤体处略粗。⑥分叶征:表现为肿瘤边缘凹凸不平,呈花瓣状突出。⑦胸膜凹陷征:指脏层胸膜被瘤体内纤维瘢痕组织收缩拉向瘤体,凹入处与壁层胸膜间构成空隙被生理性液体充填。⑧增强扫描:瘤体呈均匀、不均匀或外周性强化。

3.MRI 表现

对于肺癌的诊断适用于如下几种情况:临床上确诊肺癌,需进一步了解肿瘤的部位、范围,特别是了解肺癌与心脏、大血管、支气管、胸壁的关系,评估手术切除的可能性;疑为肺癌而胸片及CT 均为阴性者;了解肺癌放疗后肿瘤复发与肺纤维化的情况。

(四)诊断要点

依据临床症状、体征及影像学表现一般可诊断。CT 及 X 线导引下介入穿刺及纤维支气管镜活检和脱落细胞学检查可获得病理诊断。

(五)鉴别诊断

中央型腺瘤应与支气管肺癌、良性肿瘤、凝血块和黏液栓引起的支气管阻塞鉴别;周围型应与结核瘤、周围型肺癌鉴别。

1.中央型腺瘤与中央型支气管肺癌的鉴别

(1)发生部位:支气管腺瘤好发于肺叶以上较大支气管,肺癌多发生于肺叶和肺叶以下支气管。

(2)支气管腺瘤 X 线多表现:为支气管内软组织阴影;肺癌多表现为支气管管壁增厚、管腔狭窄或梗阻。

(3)支气管腺瘤病程较长,肺癌病程较短。

2.周围型支气管腺瘤与结核瘤、炎性假瘤、周围型肺癌的鉴别

周围型支气管腺瘤有时与周围型肺癌很难鉴别,如果周围型肺癌出现边缘毛刺、胸膜凹陷等征象,与周围型支气管腺瘤的鉴别困难会少些。一般来说,腺瘤均<5 cm,而肺癌则可以>5 cm,周围型腺瘤与结核瘤的不同点是肿瘤阴影周围无卫星病灶。无卫星病灶的结核瘤与腺瘤鉴别较困难。周围型腺瘤与炎性假瘤鉴别有时较困难。

(六)治疗方法的比较与选择

手术治疗为肺癌的首选治疗方法,对于早、中期肺癌及部分无明显禁忌的晚期患者亦可在充分准备(如:术前化、放疗,纠正一般情况等)的情况下行手术治疗。对于晚期患者可以根据病理类型和病变的部位、肿瘤的敏感程度、患者的一般情况酌情选择化、放疗,亦可作为手术前后的辅助治疗。对一些特殊病理类型的肺癌,如小细胞肺癌等,可先化疗,再手术,术后再结合化疗及其他治疗。免疫及中医治疗,可作为以上治疗的辅助治疗。综合治疗可以显著提高肺癌的 5 年生存率。不能手术者亦可行导管介入治疗、电化学治疗等。

二、肺转移瘤

(一)病理与临床表现

约有 30％的恶性肿瘤可有肺部转移。肺转移瘤可分为血行性和淋巴性转移,经血行性转移较多见,由于全身各部的血液都经过肺循环毛细血管的过滤,因而很多部位的恶性肿瘤细胞都可通过静脉系统的回流形成肺部的转移性肿瘤。肺淋巴性转移多见于乳癌及胃癌,转移方式有两种:①先有肺内血行转移病灶,然后以肺的淋巴管引流到肺门淋巴结。②先转移到纵隔淋巴结,以后逆行到肺门淋巴结及肺内淋巴管。肺转移瘤常无症状,部分患者可有咳嗽、胸痛、咯血及气短等非特征性症状。

(二)影像学检查方法的比较与选择

首选 X 线检查,次选 CT 检查。

(三)影像学表现

1.X 线表现

(1)血行性转移:常显示为大小不一的多发性圆形致密阴影,密度均匀,病灶轮廓大都清楚,以两肺中下部较多见。单个病灶通常轮廓清楚,比较光滑,可有分叶征象。颗粒性转移较少见,由一次大量的或短期内多次癌细胞播散所致,多见于血供丰富的原发肿瘤。

(2)淋巴性转移:典型 X 线表现为肺门与气管、支气管淋巴结肿大,肺纹理呈网状增多,沿纹理有细微的串珠状阴影和细小的结节状阴影。其病理基础是淤积扩大的淋巴管和淋巴管内的癌结节。间隔线在淋巴性转移时经常出现,反映了间隔的淋巴淤积、水肿和增厚。另外,有病例除了上述淋巴转移表现外,同时伴有血行转移病变。

2.CT 表现

(1)结节型:又分为多发结节型和单发结节,两中下肺野外 1/3 带或胸膜下弥漫分布的多发小结节影。大小从几毫米到几厘米不等,密度一般均匀,边缘光滑,呈球形,与周围肺组织分界清楚。

(2)肿块型或肺炎型:类似于原发性肺癌或肺炎,肿块型通常为孤立病灶,但也有多发的,边缘光整或不规则,密度均匀,边缘可有分叶,毛刺少见。肺炎型边缘模糊,往往局限于一肺叶,也可为散在多发斑片状模糊影。

(3)淋巴管型:为淋巴管转移性肺癌的常见表现,常伴肺门淋巴结肿大,并可见自肺门向肺野做放射状分布的树枝状或索条状影。高分辨率 CT 上呈网状结节影,通常沿支气管及分支分布。

(4)粟粒播散型:两侧肺野可见无数细小结节,呈粟粒样,大小为 2～5 mm,边缘清楚。

(5)肺门纵隔肿块型：为肺门区或纵隔淋巴结肿块影，边缘光滑有分叶。

(6)混合型：指上述两种以上类型同时存在。

(四)诊断要点

如有明确的原发病灶，诊断较易。其他转移瘤的肺内X线表现提示肿瘤的来源，有利于寻找原发灶。

(五)治疗方法的比较与选择

在治疗原发灶的同时，采用化疗，单个病灶可考虑手术切除及放疗。当原发病灶手术切除后，或只做姑息的放射治疗、抗癌药物治疗，转移灶有时自行消失。

三、肺和支气管腺瘤

(一)病理与临床表现

起源于较大的支气管黏膜腺体，女性多见，发病年龄多在20～40岁。形态似良性，但可侵犯邻近组织，也可发生淋巴结转移，有人认为应归入恶性肿瘤。患者如长期咳嗽，反复发作肺炎及咯血，应考虑手术切除。

(二)影像学检查方法的比较与选择

首选X线检查，次选CT及MRI检查。

(三)影像学表现

1.X线表现

依肿瘤的发生部位有不同表现。中心型腺瘤向腔内生长者，可引起所属肺叶或肺段不张或气肿，以及阻塞性肺炎；当腺瘤侵犯支气管壁向腔外发展，可形成肺门肿块，支气管被推压移位和支气管腔狭窄；肿瘤向腔外生长者，大部分位于肺内，显示为圆形肺肿块阴影，外形整齐，边缘光滑；周围型腺瘤表现为肺野内球形病变。轮廓清楚，整齐光滑，密度均匀，不形成空洞，钙化很少见。肿瘤发展缓慢，肿块阴影的大小可在较长时间内不变。

2.CT及MRI表现

CT及MRI对于管腔内腺瘤的显示具有传统X线不可比拟的优越性，取代了断层及支气管造影。

(四)诊断要点

主要根据影像学表现，中央型可通过纤维支气管镜活检确诊。部分病例需手术后诊断。

(五)鉴别诊断

当肿瘤仅限于支气管腔内时，肺部平片只能看到支气管阻塞引起的肺炎及肺不张，不能显示支气管内肿瘤。体层摄片和支气管造影均可以显示支气管腔内存在病变，支气管镜检查是重要的诊断方法，但应避免做活组织检查，以免大量出血。

(六)治疗方法的比较与选择

多为良性，预后较好，手术切除为根治疗法。

四、肺及气管、支气管良性肿瘤

肺及气管良性肿瘤占肺孤立性病变的8%～15%，目前多按肿瘤来源分类，原发气管肿瘤少见。

(一)病理与临床表现

1.上皮细胞肿瘤

(1)乳头状瘤:发生于儿童,可多发,偶可弥漫性生长。

(2)息肉:类似上呼吸道炎性息肉样变,为鳞状上皮化生、柱状上皮或肉芽组织。

2.中胚层肿瘤

(1)脉管瘤:包括血管瘤、淋巴管肌瘤病、动静脉瘘、硬化型血管瘤。

(2)支气管肿瘤:包括纤维瘤、软骨瘤及骨软骨瘤。

3.神经源性肿瘤

少见,包括神经瘤、神经纤维瘤及神经鞘瘤。

4.发育性肿瘤及未知起源的肿瘤

(1)肺错构瘤,起源于支气管的胚基,是正常组织的不正常组合,生长缓慢,一般无症状。

(2)肺内畸胎瘤极少且多为良性。

(3)化学感受器瘤为非嗜铬性副神经节瘤,多为良性,恶性者表现为粟粒样浸润,诊断靠病理检查。

(4)胸腺瘤偶可位于肺内,可伴有肌无力。

(二)影像学检查方法的比较与选择

首选 X 线检查,次选 CT 检查。

(三)影像学表现

1.X 线表现

(1)错构瘤。①肺内型:肿瘤呈孤立的圆形、密度均匀的块状阴影,直径 2～3 cm。肿块外形整齐,边缘光滑,但常可呈分叶状,与周围肺组织分界明显。约有 1/2 的病例肿瘤中的软骨成分可钙化,钙化软骨呈小点状,有的呈斑片状钙化,中心区钙化形如"爆米花"状,对错构瘤诊断具有重要意义。②支气管内型:可造成所属肺段、肺叶不张或肺气肿,也可反复出现阻塞性肺炎。

(2)肺血管瘤:生长缓慢,有完整包膜,与周围组织分界清楚。

2.CT 表现

(1)软骨瘤:起源于气管软骨环,肿块位于黏膜下,基底宽,轮廓完整,常见散在钙化点。

(2)乳头状瘤:可多发或单发,起源于黏膜,轮廓毛糙,甚至可呈菜花样,可以带蒂。气管壁无增厚,增强扫描肿块钙化不显著。

(3)平滑肌瘤:位于气管黏膜下,轮廓完整,密度均匀,增强扫描尚有明显强化。

(4)血管类肿瘤:位于黏膜下,呈圆形或类圆形,也可为不规则形,外缘轮廓光滑,增强常有轻度强化。少数可同时显示颈部或纵隔其他血管性疾病,气管壁无增厚。

(5)错构瘤起源:于黏膜下,轮廓光整,密度不均,为脂肪和其他软组织成分,可有钙化。

(四)鉴别诊断

气管内良性肿瘤主要与恶性肿瘤相鉴别。

(五)诊断要点

依据影像学表现,结合临床特点可提示诊断,最后确诊往往依靠手术后病理检查。气管、支气管病变可经纤维支气管镜诊断。

(六)治疗方法的比较与选择

支气管乳头状瘤生长于较大的气管壁时,可经纤维支气管镜切除。如并发支气管扩张、肺不张等,应行手术切除。其他肿瘤应首选手术治疗。

（何　鑫）

211

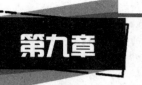

胃肠道疾病超声诊断

第九章

第一节　胃非肿瘤性疾病

一、贲门失弛缓症

(一)病理和临床表现

贲门失弛缓症是由食管神经肌肉功能障碍所致的一种疾病,又名贲门痉挛。主要表现是食物不能顺利通过贲门入胃,导致食物潴留,食管壁可出现继发性肥厚、炎症、憩室、溃疡或癌变。

本病多见于青壮年,男女发病无差异。主要症状是吞咽困难,剑突下或胸骨后疼痛。

(二)声像图表现

(1)空腹见腹段食管扩张,内容物潴留。近贲门口的长轴超声断面上形成鸟嘴状或尖锥状,短轴断面表现为扩大的食管管腔。

(2)嘱患者引水后液体滞留于食管下段,食管壁蠕动增强,贲门口关闭状,液体不能通过。

(3)贲门管壁轻度、均匀性、局限性增厚(6~8 mm)。

(4)再嘱患者饮热水或刺激膻中、中脘、足三里等穴位时食管内液体迅速通过贲门喷射状入胃,最后仍然有少量液体残存于食管下端。

二、先天性肥厚性幽门狭窄

(一)病理和临床表现

先天性肥厚性幽门狭窄(CHPS)属于新生儿的先天性疾病。患儿的幽门肌过度肥厚,致使幽门管狭窄,胃内容物潴留。男婴的发病率明显高于女婴,临床症状主要是呕吐,常在出生后2、3周开始,就诊时间多在1~2个月间。体检患儿消瘦,右上腹可扪及橄榄形肿块。严重者可引起脱水和碱中毒。

(二)声像图表现

(1)幽门胃壁肌层全周性、均匀性、局限性增厚。短轴超声断面呈均匀性"靶环"征。长轴断面呈梭形或橄榄形,长2~2.5 cm,壁厚度4~8 mm(图9-1)。

(2)幽门管狭细,胃内容物通过困难,胃腔内容物潴留,有时可见胃壁逆蠕动。

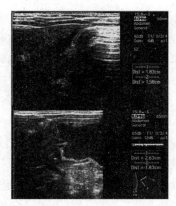

图 9-1　先天性肥厚性幽门狭窄(8 MHz 频率自然组织谐波条件)

5 周男婴,消瘦,吐乳。空腹幽门区"橄榄核"状低回声包块(上图＋＋标示范围)。母乳充盈
胃腔后,过幽门主轴长轴切面显示胃幽门均匀性增厚(下图:＋＋标示范围),幽门管腔狭窄

三、胃黏膜巨大肥厚症

(一)临床病理和表现

胃黏膜巨大肥厚症是一种较少见的胃黏膜过度增生性疾病,发病部位在胃底、体,很少累及胃窦部。病理表现为胃黏膜外观隆起、增大,黏膜皱襞间凹沟深,X 线和胃镜称之为脑回样黏膜皱襞。发病无年龄差异,男性较女性多见。主要症状是上腹部疼痛、食欲减退、呕吐、体重减轻和腹泻。患者常有低蛋白血症,严重时出现水肿和腹水。

(二)声像图表现

空腹超声检查见胃底、体部"假肾"征。胃充盈后见胃底、体黏膜层明显增厚,黏膜皱襞肥大,走行迂曲。黏膜实质为低回声,内有多发(数毫米)小囊肿样结构,由黏膜腺体过度分泌所致的潴留性囊肿,一般胃壁蠕动功能无异常变化。严重时可见腹水。

四、胃肉芽肿病

胃肉芽肿病是一种胃壁炎性肉芽肿性浸润,又称之为炎性假瘤。由多种不同病因引起。感染性肉芽肿包括胃壁结核病、梅毒、血吸虫病等;病因不明的肉芽肿主要有嗜酸性肉芽肿和Crohn 病。疾病的确诊需要胃内镜活检和对疾病病史的了解,血清特异性检查对梅毒的确诊有重要帮助。

声像图表现:①胃壁低回声增厚。②息肉样改变。③有时可以发生溃疡。④增厚胃壁或息肉均为低回声。

由于肉芽肿的超声表现无特异性,容易被误诊为胃肿瘤,因而属于非特异性检查。

五、胃和十二指肠球溃疡

(一)病理和临床表现

溃疡病的全称为消化性溃疡,是消化道最常见的疾病之一。继发于激素等药物或精神因素者称应激性溃疡。由于放射照射引起的叫作放射性溃疡,放射性溃疡和放射性胃肠炎常同时发生。溃疡的发病部位以胃小弯的角切迹、幽门管和十二指肠球部最多见。基本病理是黏膜层局

213

限性凹陷,直径多在 2 cm 以内,凹陷深度超过黏膜肌层。溃疡周围的黏膜经常伴有水肿、充血或增生等炎症变化。通常单发,多发性溃疡仅占 5％～10％。溃疡病的严重并发症有出血、幽门梗阻和溃疡穿孔。常见症状有腹痛和腹部不适。胃溃疡的疼痛部位在剑突下,疼痛的节律性不明显,多为餐后痛;十二指肠球溃疡的疼痛在上腹部腹正中线偏右部位,疼痛的特点为节律性、周期性,疼痛的时间在空腹和夜间。

(二)声像图表现

(1)空腹超声检查可以发现胃或十二指肠球部壁局限性增厚,厚度常小于 1.5 cm。范围局限,增厚胃壁呈较低回声。

(2)胃充盈状态下,典型的胃溃疡周围的黏膜层及黏膜下层局限性增厚,中央有较平滑的溃疡凹陷(图 9-2A、B)。

(3)急性较大溃疡以胃壁局限性胃黏膜层缺损凹陷为主,溃疡基底胃壁变薄,甚至向浆膜外凸;胃壁增厚程度轻微(图 9-2C、D)。

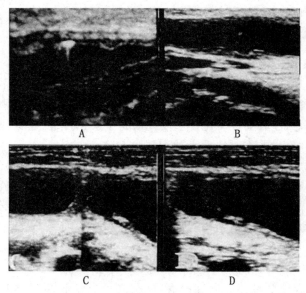

图 9-2　胃溃疡

A.胃窦前壁小溃疡内气体积存,呈现强回声伴有"彗星尾"样征象;B.胃窦后壁慢性溃疡,呈现小"火山口"征象,溃疡底部增厚处的黏膜结构清晰可见;C.过胃角长轴切面,恶性淋巴瘤患者,接受化疗过程中因激素过量,突发腹痛、呕血,急诊超声检查发现胃腔充盈下见胃角近后壁凹陷,溃疡基底明显变薄;超声提示胃角应激性穿通性急性溃疡;D.过胃角短轴切面图像

(4)小而较浅的溃疡仅以局限性壁增厚为唯一表现。

(5)幽门管溃疡以水肿充血的局限性壁增厚为主要特点,经常伴有胃排空延迟;急性期时常出现幽门痉挛和胃潴留,幽门管腔狭窄,液体难以充盈。

(6)十二指肠球溃疡的超声表现为局限性管壁增厚,球部变形,液体充盈欠佳、通过球部迅速(激惹现象);溃疡面有局限性凹陷,当溃疡内有气体贮存时表现为壁间小点状强回声,小的溃疡面超声不容易发现。

(7)三维超声对溃疡面的显示近似于胃内镜图像。

六、胃炎

(一)病理和临床表现

胃炎是由多种病因引起的急性和慢性胃黏膜弥漫性炎症。

感染性物质或毒素,化学性、物理性(温度或机械)损伤,心、肝、肾、肺等严重疾病均可以成为急性胃炎的病因。急性胃炎的主要病理有胃黏膜充血、水肿,严重者出现浅表糜烂,酸碱烧伤所致的急性胃炎,严重时出现胃黏膜部分断裂、脱落和出血,病情较凶险。

慢性胃炎在我国属于常见病,占胃病患者的50%以上。成年人胃内镜检查统计中几乎90%以上有程度不同的胃黏膜慢性炎症表现。慢性胃炎分慢性浅表性胃炎和慢性萎缩性胃炎两种。经常在同一个胃内,两者同时存在。慢性胃炎的病理比较复杂,主要有胃黏膜水肿,炎性细胞浸润。慢性萎缩性胃炎的基本病理改变是腺体萎缩、黏膜层变薄;进而出现肠上皮化生。门静脉高压所致胃黏膜炎性改变主要是黏膜充血。

疣状胃炎属于慢性胃炎,又称为豆疹样胃炎或慢性胃炎活动期;胃黏膜轻度糜烂和多发小疣状隆起是此种胃炎的特点。

胃炎的主要症状是上腹部不适或疼痛,轻者常无任何症状。

(二)声像图表现

1.急性胃炎

空腹胃壁轻度低回声型增厚,厚度多在 1.5 cm 以下;胃充盈后胃黏膜层肥厚,黏膜皱襞粗大,尤其在胃窦区出现粗大黏膜皱襞有确诊意义(图 9-3)。

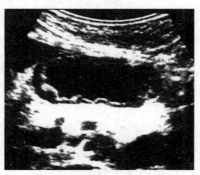

图 9-3 急性胃炎

胃窦短轴切面图像,胃黏膜层增厚,黏膜皱襞增多肥大

因酸碱烧伤,胃黏膜急性损伤时可见粗大的黏膜表面呈不平整状,或可见黏膜断续及部分呈游离状。

二维彩色多普勒超声在急性胃炎的肥厚黏膜中可以测到血流信号。

2.慢性胃炎

超声诊断慢性胃炎存在着较大争议。因为慢性胃炎的超声表现也经常见于许多正常人;而超声的诊断和胃镜活检结果经常出现不一致。因此单纯用超声诊断慢性胃炎宜慎重。

当胃黏膜上出现多发的较强回声疣状赘生物时,可以考虑豆疹样胃炎或慢性胃炎活动期。

二维彩色多普勒超声或有回声型超声造影剂检查时,发现幽门区的液体反流征象,对于诊断胆汁反流性慢性胃炎有一定帮助。

七、胃黏膜脱垂

(一)病理和临床表现

胃黏膜脱垂是由于胃窦黏膜下结缔组织疏松,致使黏膜皱襞活动度过大,在胃壁蠕动收缩时被推送入幽门或十二指肠球。随局部蠕动的完结,胃窦黏膜皱襞又退回原位。本病多发生于30～60岁的男性,其临床表现缺乏特征性,常有上腹部不适或疼痛,左侧卧位可使疼痛加剧。此外,该病多与溃疡及胃炎并存,多数患者的症状可被溃疡及胃炎的症状掩盖。

(二)声像图表现

(1)胃窦部黏膜肥厚隆起,局部层次尚可辨认。

(2)在胃充盈下实时超声观察,见指状黏膜随胃蠕动向幽门移动,既而进入十二指肠球,然后随蠕动波消失,胃窦黏膜回到胃窦部。

八、胃扭转

(一)病理和临床表现

胃正常位置的固定机制发生障碍,或胃受邻近脏器病变影响发生移位,胃沿某一轴线产生反转或重叠,称为胃扭转。上腹部疼痛为主要症状。

(二)声像图表现

空腹超声检查无阳性发现。胃充盈下检查时见胃腔失去正常形态,扭转部位的胃腔缩小,胃壁出现明显皱褶;或在同一切面下见前后重叠的两个胃腔。

九、胃下垂

(一)病理和临床表现

在站立位胃正常充盈时,胃的最下缘达盆腔,胃小弯角切迹在髂嵴连线以下,十二指肠球部向左偏移,称为胃下垂。病因主要是由于胃膈韧带与胃肝韧带松弛无力,以及腹部肌肉松弛所致。

临床主要症状有慢性腹痛与不适感、腹胀、恶心、嗳气与便秘等。轻度胃下垂多无症状。

(二)声像图表现

(1)站立位胃正常充盈时,胃小弯角切迹在髂嵴连线以下。

(2)胃呈低张力型。

(3)胃排空明显延迟,餐后6小时仍然有1/4～1/3的胃内容物充盈。

十、胃潴留和急性胃扩张

(一)病理和临床表现

胃腔内容物积存,胃排空功能明显延迟,称为胃潴留;若伴有急性而明显的胃腔扩大,胃壁蠕动消失,则称为急性胃扩张。胃潴留多继发于幽门或高位肠梗阻患者;急性胃扩张最常见于腹部手术后,还可以继发于外伤,有时发生在糖尿病患者。胃潴留的最常见症状是胃区胀满、呕吐等,严重者胃区膨隆;急性胃扩张最常见症状是胃区疼痛,一般较轻微。

(二)声像图表现

空腹检查胃潴留表现为胃腔内有大量细碎均匀的食糜,胃腔扩张,胃幽门开放困难等。急性胃扩张则表现为胃腔高度扩张,胃壁松弛,蠕动消失。

十一、幽门梗阻

(一)病理和临床表现

幽门梗阻通常见于炎症反应的水肿、充血或反射性幽门痉挛;也见于瘢痕组织或肿瘤阻塞幽门通道。前者以内科治疗能缓解;后者需以手术治疗缓解。

呕吐是幽门梗阻的主要症状,一般发生在进食后 30~60 分钟,每次呕吐量较多,内含陈旧食物。

(二)声像图表现

(1)空腹胃腔内有大量液性内容物潴留。

(2)幽门管狭窄,液体通过困难。

(3)胃壁蠕动可亢进或消失,并常发生胃窦部管壁逆蠕动。

(4)病因诊断:胃窦部肿瘤可见局部壁隆起或增厚性实性低回声肿物,幽门管狭窄变形,内膜面不平整。其他良性病变:幽门管壁增厚轻微或无阳性变化。

十二、胃肠穿孔

(一)病理和临床表现

胃肠穿孔最常发生在胃或十二指肠球溃疡和急性阑尾炎,也可以发生在肿瘤和手术后的患者。

临床表现为突然发作的持续性腹部剧痛,进而延及全腹。腹部触诊腹肌紧张,全腹压痛和反跳痛。慢性穿孔病变可能仅有局限症状,常较轻。

(二)声像图表现

腹腔内游离性气体是超声诊断穿孔的最主要征象。超声检查的重要部位在上腹部,以及肝脾与横膈之间。平仰卧位时,腹腔游离气体多在上腹的腹壁下。在斜侧位时,肝脾和膈下的气体便是膈下游离气体。胃后壁穿孔的气体首先出现在小网膜囊,同时伴有小网膜囊积液。其他部位的穿孔也常伴有腹水;较局限的积液,局部管壁增厚等异常和局部压痛对穿孔部位的判断有帮助。

十三、异物和胃结石

(一)病理和临床表现

胃异物以误吞食入最常见,文献中也有蛔虫和胆囊十二指肠穿孔后结石进入胃腔的报道。对病史和对异物形态的了解在超声检查时是必要的。

柿子、黑枣、头发和红果均可在胃酸的作用下积聚形成结石。胃结石患者有明确的食入致病食物或异物的近期病史。患者常因上腹部不适、饱胀、疼痛、食欲减退等胃部症状前来就诊。部分胃石患者的腹部可扪及肿块。结石进入肠道容易引起肠梗阻。

(二)声像图表现

空腹超声检查仅可发现较大的结石,较小异物或结石须在胃充盈下检查;当胃腔得以良好充盈时,超声可以显示直径仅数毫米的异物,尤其对透 X 线的软性物质超声检查效果明显优于 X 线检查。异物的回声和其本身的密度有关,大多表现为等至强回声,结石则以表面类弧状强回声伴有声影为特征性表现(图 9-4)。

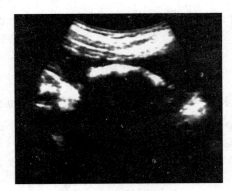

图 9-4　胃石症

4 周前食涩柿子史,因胃区不适接受超声检查,胃充盈下检查见胃腔内弧状强回声伴有声影(AS)

十四、胃底静脉曲张

(一)病理和临床表现

门静脉高压时,胃冠状静脉侧支扩张,进而延及胃底及食管管壁的静脉,静脉发生扩张和迂曲,病变局部黏膜膨隆。静脉曲张容易破裂引起出血。临床表现以门静脉高压为主,如脾大、脾功能亢进、腹水等。胃底静脉曲张破裂者出现呕血与黑便,严重者发生出血性休克。

(二)声像图表现

(1)空腹见贲门胃底壁增厚,壁间有蜂房状小而不规则的囊样结构。

(2)在胃充盈下检查见病变区黏膜下的葡萄状或迂曲的管状液性无回声。

(3)常伴肝硬化、门静脉增宽及脾大等超声征象。

(4)二维彩色多普勒能显示曲张静脉内的血流信号;频谱多普勒中多为低速度连续性静脉血流。

(陈涛梅)

第二节　肠道非肿瘤性疾病

一、肠系膜上动脉综合征

(一)病理和临床表现

肠系膜上动脉综合征是指肠系膜上动脉和腹主动脉的夹角过小,十二指肠水平部受压,十二指肠水平部以上肠管扩张、淤滞而产生的一种临床综合征,约占十二指肠淤滞症的 50%。本病多见于瘦长体型的青年女性。

主要临床症状为慢性间歇性及进食后出现腹部胀满、疼痛甚至呕吐。患者仰卧位时症状明显,俯卧位或膝胸位时症状减轻乃至消失。

(二)声像图表现

(1)进食后,十二指肠水平部近端的肠腔淤胀,肠系膜上动脉和腹主动脉夹角过小,局部十二指肠肠管受压狭窄,内容物难以通过。

(2)低张力胃型或胃下垂,胃内容物潴留,胃排空时间延长。

(3)患者采用膝胸位后,肠系膜上动脉和腹主动脉夹角加大,十二指肠腔内淤积缓解。

二、克罗恩病

(一)病理和临床表现

克罗恩病是消化道非特异性慢性炎性疾病。本病可以发生在全消化道的任何部位,但以回肠末端最常见。病变或局限单发,也可见于几处肠管,故又称为末端节段性回肠炎。病理表现是肠壁充血、水肿,黏膜下肉芽肿样增生所导致肠壁增厚、变硬,黏膜面常有多发溃疡,浆膜面纤维素性渗出使邻近肠段、器官或腹壁粘连,因病变局部肠管狭窄可以继发肠梗阻。如果继发感染可形成脓肿或瘘管。病变区肠系膜有淋巴结肿大。本病多反复发作,病史长。

患者的常见症状为腹痛、腹泻、稀便或黏液便,病变侵及结肠可发生脓血便伴黏液,少数患者可发生脂肪泻、低热或中等度发热。

(二)声像图表现

(1)回肠远端、回盲区肠管或结肠某段肠壁全周性轻度增厚,呈均匀性低回声或结节状。管壁厚度在 1~1.5 cm。

(2)管壁增厚处管腔狭窄,内膜面不平滑,内容物通过缓慢。

(3)近端肠管扩张。

(4)肠周围脓肿时提示有瘘管形成。

(5)病变周围淋巴结肿大,呈低回声,实质回声均匀。

(6)彩色二维超声多普勒检查时可能在病变处查见散在的血流信号。

三、急性阑尾炎

(一)病理和临床表现

急性阑尾炎在急腹症中居首位。病理上分为单纯性阑尾炎、化脓性阑尾炎和坏疽性阑尾炎。单纯性阑尾炎的主要改变是充血、水肿和白细胞浸润,阑尾肿胀轻微。化脓性阑尾炎称为叫蜂窝组织炎性阑尾炎,阑尾肿胀明显,壁间形成多发性小脓肿,腔内积脓,阑尾周围可有脓性渗出液。坏疽性阑尾炎的管壁缺血、坏死、容易继发穿孔,周围有较多渗出液。患者的症状和体征是转移性右下腹疼痛,阑尾区压痛和反跳痛。血液常规检查发现白细胞计数升高,中性粒细胞增多。

(二)声像图表现

阑尾位置变异大,超声检查中受肠气干扰,很难见到正常的阑尾。在腹水状态下,患者站立位检查可能见和盲肠相连的蚓突状结构就是阑尾。

(1)阑尾体积肿胀时在声像图表现为一低回声的管状结构,阑尾的短轴断面呈卵圆形或不规则形状。

(2)阑尾管腔因积液而扩张,腔内致密强回声是肠石的特征,一般肠石后方可以出现声影。

(3)阑尾黏膜因炎症回声增强,呈现为管壁和腔内积液之间的一条线状强回声。

(4)阑尾肿大如团块状,壁间回声不均匀,是阑尾炎的程度加重或脓肿形成的表现。

(5)肿大的阑尾周围有局限性积液则提示阑尾周围脓肿。

(6)回肠末端经常伴有轻度肠管内容物淤积,管壁蠕动较缓慢。

四、肠套叠

(一)病理和临床表现

伴有肠系膜结构的肠管被套入相连接的另一段肠腔内称为肠套叠。本病常见于小儿外科急诊,成人则多继发于肿瘤。被套入的肠管因血液循环障碍使肠壁充血、水肿而增厚,继而发生坏死。

肠套叠几乎都伴有近端肠管的梗阻。

肠套叠的主要临床表现为突然发生的间歇性腹痛、呕吐、血便、腹部包块。

(二)声像图表现

(1)肠套叠包块套叠的肠管长轴切面上可见肠管重叠的"套桶样"征象,多层肠管呈平行排列,反折处肠管的折曲现象上下对称;短轴切面为大、中、小三个环状结构形成的偏心性"同心环"或"靶环"状。外圆呈均匀的低回声,为远端肠壁回声,中间和内部两个环状管壁稍增厚,是被套入的近端肠管。中环和内环的界面由浆膜组成,常在局部见到较强回声的肠系膜。彩色超声多普勒检查在此部位了解血流的改变,以判断肠壁的血液循环变化。

(2)肠梗阻表现套叠以上的肠管内容物在套叠处因通过受阻出现淤积。

(3)中年以上的肠套叠需注意病因的检查,主要是肠壁内生型肿瘤,其中又以脂肪瘤最常见,肿瘤实质多为强回声。

五、肠梗阻

(一)病理和临床表现

肠腔内容物不能正常向下运行通过,称为肠梗阻,是临床常见而严重的一种急腹症。根据病因和病理表现分为机械性肠梗阻和麻痹性肠梗阻;还可以根据梗阻的程度分为完全性肠梗阻和不完全性肠梗阻。病理生理改变是梗阻部位以上的肠管内容淤积、积液和积气,严重并发症有肠穿孔和肠壁坏死。机械性肠梗阻的瘀胀肠管管壁蠕动活跃,梗阻远端常可以发现病因如肿瘤、结石、肠套叠等;麻痹性肠梗阻时肠壁蠕动波减缓甚至消失。

肠梗阻的主要症状是阵发性腹部绞痛、腹胀、呕吐。机械性肠梗阻时肠鸣音亢进;完全性肠梗阻时无排便和排气。梗阻晚期发生水、电解质紊乱和休克。

(二)声像图表现

(1)肠管内容物淤积,腔内积液、积气,梗阻早期气体不多;肠管瘀胀的范围、程度是判断梗阻的部位和性质的重要依据。

(2)肠壁黏膜皱襞水肿、增厚。

(3)机械性肠梗阻肠壁蠕动增强,幅度增大,频率加快,甚至有时出现逆蠕动,肠腔内容物随蠕动也有反向流动。

(4)麻痹性肠梗阻时肠管瘀胀,肠蠕动弱或消失。

(5)绞窄性小肠梗阻时肠蠕动也表现为减缓甚至消失;腹腔内出现游离液体回声。短期内超声复查见腹腔游离液体明显增加。

(6)梗阻原因诊断:机械性肠梗阻远端出现异常回声对于原因的确定有重要帮助,常见原因有肿瘤、异物、肠套叠、肠疝等;麻痹性肠梗阻可以出现在机械性肠梗阻晚期,更多见于手术后或继发于其他急腹症(如急性胆囊炎、急性胰腺炎、急性阑尾炎等)。手术后的麻痹性肠梗阻表现为全肠管的瘀胀,而继发于其他急腹症时瘀胀的肠管局限而轻微。

(陈涛梅)

第三节 胃肠肿瘤

一、胃肠癌

(一)胃癌

1.临床病理和表现

胃癌在我国消化道恶性肿瘤中占第一位。最常见于胃幽门窦,其次为胃小弯、贲门区、胃底及胃体。病理组织分类以腺癌和黏液癌最多见。肿瘤最初发生于黏膜层,以肿块或管壁增厚的形式向腔内生长,同时向四周扩展,并向胃壁深方浸润。局限于黏膜层的较小胃癌称为原位癌;肿瘤深度浸润未超过黏膜下层者属于早期胃癌;超过黏膜下层称为进展期胃癌,又称为中晚期胃癌。癌肿的大体形态学分为肿块型、溃疡型、管壁增厚三种基本类型。目前国际公认的进展期胃肠癌病理形态学的分型是 Borrmann 于 1926 年提出的四种类型:①Borrmann Ⅰ 型为向腔内生长的局限而不规则的肿块,称为肿块型;肿瘤表面坏死形成凹陷是溃疡型胃癌的特征;②Borrmann Ⅱ 型溃疡周围癌组织局限,和正常胃壁界限分明,称为局限(或单纯)溃疡型;③Borrmann Ⅲ 型的溃疡周围癌组织向周围浸润生长,界限不清,病变范围扩大,称为浸润溃疡型;④Borrmann Ⅳ 型称为弥漫浸润型,是癌组织在胃壁广泛浸润的结果,大部分或全部胃壁增厚,部分病例的肿瘤组织主要在黏膜下生长,黏膜结构残存。

早期胃癌常无明显症状,逐渐出现胃区不适或疼痛、恶心、呕吐,消化道出血常见于溃疡型胃癌,晚期胃癌引起腹水、恶病质。腹部实质脏器(如肝脏、胰腺等)、淋巴结、腹膜、盆腔、左锁骨上淋巴结是癌瘤容易侵及的部位。

2.声像图表现

(1)管壁不规则增厚或肿块形成。

(2)内部回声呈低回声,欠均匀;低分化和黏液癌内部回声较少,较均匀。

(3)病变区内膜面不平整,或有管腔狭窄。

(4)常见功能异常:蠕动减缓、幅度减低或蠕动消失、胃潴留等。

(5)彩色超声多普勒所见:在部分较大肿瘤实质内常发现有不规则的血流信号。

3.超声分型

(1)结节蕈伞型(Borrmann Ⅰ):肿瘤向腔内生长,呈结节状或不规则蕈伞状,无明显溃疡凹陷(图 9-5)。

(2)局限增厚型(Borrmann Ⅰ):肿瘤部分胃壁增厚,范围局限,与正常胃壁界限清楚。

(3)局限溃疡型(Borrmann Ⅱ):溃疡明显,边缘隆起与正常胃壁界限分明。整个病变呈火山口状。

（4）浸润溃疡型（BorrmannⅢ）："火山口"征象明显,溃疡周围有较大范围的壁不规则增厚区（图9-6）。

（5）局限浸润型（BorrmannⅣ）:胃壁局部区域受侵,全周增厚伴腔狭窄,但内膜面无明显凹陷（图9-7）。

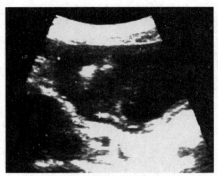

图9-5　胃窦结节蕈伞型癌

胃窦小弯侧胃壁结节状隆起,实质为低回声,欠均匀,周围正常胃壁层
次结构清楚,胃后方小圆球状淋巴结,手术病理证实为胃腺癌转移

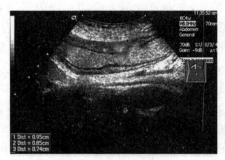

图9-6　胃癌声像图

浸润溃疡型胃癌,有回声型胃充盈剂衬托下,胃壁前壁增厚（＋＋2和＋＋3标示范
围）,中央部位见溃疡凹陷（黑箭头标示部位）,后壁部分也有轻度增厚

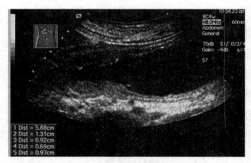

图9-7　局限浸润型胃癌（自然组织谐波条件下,使用8MHz凸阵腹部探头）

在无回声液体衬托下,胃窦癌变部位低回声增厚（＋＋）,正常胃壁层次消失,胃腔狭窄

（6）弥漫浸润型（BorrmannⅣ）:病变范围广泛,侵及胃大部或全胃,壁厚明显、管腔狭窄。部分病例可见胃黏膜层残存,呈断续状,胃第三条强回声线紊乱、增厚、回声减低、不均匀或中断（图9-8）。

4.胃癌深度侵及范围

(1)早期胃癌:肿瘤范围小、局限、胃壁第三层(黏膜下层及浅肌层线)存在。但黏膜下层受侵时此层次则呈断续状。在此类型中,息肉型(早期癌Ⅰ型)和壁厚者超声显示较好(图9-9),对早期癌Ⅱc和Ⅲ型(凹陷型)显示率差。胃早期癌的确诊要依靠胃镜活检。

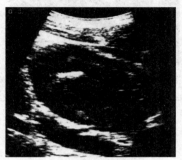

图9-8 弥漫浸润型胃癌

胃窦短轴切面,胃腔像,胃壁全周增厚,胃壁正常层次破坏,第三层回声减低、中断

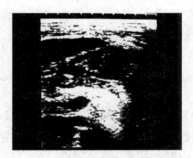

图9-9 胃幽门窦早期癌(息肉型)

胃幽门窦前壁局限性小隆起,呈乳头状,肿块深方第三条黏膜下
强回声线完整,局部肌层蠕动正常。手术病理证实为原位癌

(2)肌层受侵:胃壁第三、第四层回声线消失,但第五层回声线尚完整。胃壁趋于僵硬。

(3)浆膜受侵:胃壁第五层强回声线不清。

(4)侵出浆膜:胃壁第五层强回声线中断,肿瘤外侵生长。

5.贲门癌

贲门癌是发生在贲门部(包括和贲门邻近的食管末端、胃底和近端胃小弯)的胃癌;贲门癌的声像图特征与胃癌相同,超声分型也和胃癌一致。其中,弥漫浸润型管壁全周呈规则或不规则性增厚,病变范围较广,常上延及腹段食管,下可侵及胃底体较大范围,梗阻征象较明显(图9-10)。贲门短轴切面呈现"靶环"征,液体通过困难,局部管腔狭窄明显。位于食管起始段和腹段的食管癌可分别经颈部和腹部超声探及病变,常见征象为"假肾"征。检查中主要注意病变大小厚度和周围浸润,胸段食管癌需内镜超声检查。

6.残胃癌

胃癌术后的超声检查重点是对腹腔(包括肝脏、腹膜后、盆腔)等处转移病灶的发现和观察。残胃位置深在,受干扰因素较多。尤其毕Ⅱ式手术,残胃与空肠吻合时胃内容物易迅速进入小肠,在胃充盈状态下超声对残胃癌的显示效果并不理想,超声未见明显病变时应建议内镜超声或胃镜检查确诊。

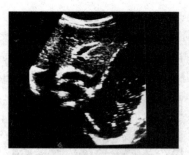

图 9-10　胃底贲门局限浸润型癌

食管-胃连接部长轴切面,腹段食管前后壁至胃底内侧壁低回声增厚为肿瘤

(二)小肠癌

1.临床病理和表现

小肠癌在临床少见,其中 1/3～1/2 发生在十二指肠的第二段到十二指肠空肠曲,也可以发生在回肠远端。肿瘤的形态学变化是不规则肿块形成或管壁增厚。早期症状少,随肿瘤增大而引起病变以上部位管腔梗阻,患者有呕吐、腹痛等,便血或呕血和肿瘤溃疡有关。肿瘤周围和腹膜后淋巴结容易因转移而肿大;肿瘤还可以向肝脏和胰腺转移。

2.声像图表现

(1)管壁不规则向心性增厚或肿块形成,管腔狭窄。最常见的超声征象是"假肾"征和"靶环"征。

(2)肿瘤实质呈低回声,欠均匀;低分化和黏液癌内部回声较少,较均匀。

(3)病变区内膜面不平整,外界也常因肿瘤浸润而显得边界不清。

(4)常见功能异常:近端肠管内容物积聚,通过困难,胃潴留。

(5)彩色超声多普勒所见:常被用于观察肿瘤周围的浸润程度,肿瘤向外界浸润常使周围的血管受压而使血流信号减少或消失。

3.超声分型

(1)肿块型:低回声型不规则肿块凸向腔内,实质回声欠均匀(图9-11)。

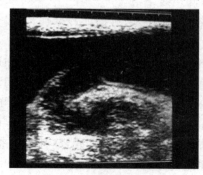

图 9-11　十二指肠下曲癌

高位肠梗阻患者,急诊超声检查发现胃潴留(st),幽门开放,十二指
肠内容物向胃腔返流,在十二指肠下曲发现不规则状低回声肿瘤

(2)管壁增厚型:以局部管壁增厚为特点,大多数在超声检查时已经波及全周,管腔狭窄,近端肠管因内容物瘀积而扩张,通过受阻。

(三)大肠癌

1.临床病理和表现

大肠癌是胃肠道常见的恶性肿瘤,占胃肠道肿瘤的第二位,包括结肠癌和直肠癌。以回盲部、直肠、乙状结肠、结肠肝曲和脾曲为高发处。

大肠癌的病理形态可分为以下几种类型。①肿块型:呈菜花样肿物凸向肠腔内。②管壁增厚型:以不规则的管壁增厚形式向心性生长,同时向周围扩展,常因管腔通过障碍而发生肠梗阻。③溃疡型:多在管壁增厚型肿块基础上发生,肿瘤中央出现凹陷溃疡,此型出现梗阻症状者不多,但常伴有便血。大肠癌可以直接向局部扩散,腹腔种植;也常引起淋巴结,或肝脏等部位的转移。便血是大肠癌主要症状,其他常见症状有腹痛、便秘、腹胀,肿瘤晚期常出现腹水。

2.声像图表现

(1)增厚型:肠壁向心性不规则增厚伴管腔狭窄,肿瘤实质为稍欠均匀的低或较低回声;常见超声病理征象为"假肾"征和"靶环"征。病变处管腔通过不畅、近端肠管瘀胀或肠梗阻。在肿瘤和近端正常肠管交界处呈现管腔向心性收缩的挛缩状(图9-12)。

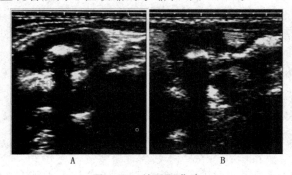

图9-12 结肠肝曲癌

A.短轴切面;B.长轴切面。结肠肝曲管壁不规则增厚,实质回声不均,局部管腔狭窄,狭窄管腔内强回声伴有声影的结构为粪块(S)。近端升结肠(AS)管腔内容物淤积。LN:淋巴结肿大(转移)

(2)肿块型:表现为局限性、形态不规则或呈菜花状的、向腔内隆起的较低回声型肿块,表面不平整,实质回声不均。肿块外界常因癌组织浸润而显得界限不清;病变周围肠壁多正常。

(3)溃疡型:以管壁增厚为主,中心区有局限的溃疡凹陷,溃疡基底处的管壁和周围部分相比明显变薄。

(4)其他表现:肿瘤部位肠管僵硬,肠蠕动消失。

(5)肿瘤转移征象:可见肿瘤,淋巴回流区淋巴结肿大,肝脏等器官内转移灶。

(6)彩色超声多普勒所见:在肿块型和部分管壁增厚型肿瘤实质内有较丰富的、不规则的血流信号。

二、胃肠恶性淋巴瘤

(一)临床病理和表现

胃肠恶性淋巴瘤是源于胃肠黏膜下淋巴组织的恶性肿瘤。肿瘤常呈单发或多发肿块状,也可以管壁增厚方式生长。病变处常有黏膜覆盖,黏膜面有时发生溃疡。肿瘤发生的常见部位是胃体窦、空肠近段和升结肠,极少数也可发生在横结肠或回肠末端。

本病常以上腹饱胀、疼痛、恶心、呕吐、黑便、食欲减退或腹部肿块等就诊时被影像学或内镜检出。

(二)声像图表现

(1)肿瘤位于黏膜下,大部分瘤体表面可见拱桥样黏膜皱襞。

(2)胃肠壁弥漫性增厚或局限型肿物,有时表现为黏膜下多结节。

(3)实质呈均匀的低回声或近似无回声,透声性好,后方回声略增强。

(4)适当调节仪器增益条件可见肿物内部多结节或网格结构。

(5)胃肠腔狭窄的程度不严重。

(6)部分病例可出现溃疡凹陷,溃疡凹陷周围的胃黏膜层完整。

(7)有时可见肝脾大或腹部淋巴结肿大。

(8)彩色超声多普勒所见肿瘤内部见散在不规则走行的低速血流信号。

(三)超声分型

1.巨块型

病变广泛,壁厚明显,并伴有肿块形成。内部回声欠均匀,并见瘤内有大小不等的结节融合征象。各结节间有中等回声边界,使整个肿块区呈网织状。

2.浸润型

全周广泛而明显壁增厚,增厚壁呈结节隆起状。瘤内有多个低回声小结节。

3.多结节型

多结节型是胃恶性淋巴瘤的一种,胃黏膜隆起、肥大;胃黏膜下有多发小低回声结节。

4.肿块型

局限性肿块。胃部肿块型淋巴瘤在胃腔充盈下可见黏膜被抬起现象。肠道肿块型淋巴瘤则因肿块局限,内部回声低而均匀,易误诊为囊肿。

5.溃疡型

溃疡型分大溃疡型和小溃疡型两种。大溃疡型病变以较大而明显的溃疡为特征,溃疡环堤处有黏膜层覆盖,肿瘤体内常见数个低回声结节,是最具有超声诊断特点的一种类型(图9-13)。小溃疡型病变呈中等度壁均匀增厚(厚度为1～1.5 cm)。溃疡多发且表浅(称为"匐行溃疡"),超声不易辨认,易误诊为胃癌。

三、胃肠间质瘤

(一)临床病理和表现

胃肠间质瘤属于消化管黏膜下肿瘤。既往的平滑肌瘤和平滑肌肉瘤、神经组织来源性肿瘤属于此类。肿瘤可发生在消化道的任何部位。较小的肿瘤多是圆球状,随即可以向分叶状或更不规则状发展。肿瘤的生长方式:或将黏膜顶起向管腔内生长;或突出浆膜,长在管壁外;也可以向管腔内、外同时扩展。肿瘤的病理组织学变化为溃疡形成;较小的肉瘤就会出现实质的弥漫性出血坏死、继而出现液化,当坏死液化腔和溃疡相通时有假腔形成。患者临床常见症状为腹部不适或疼痛,常因消化道出血、腹部肿块而就诊。

(二)声像图表现

(1)胃肠区圆球状或分叶状肿块(图9-14)。

(2)内部呈均匀或较均匀的低回声。

(3)肿瘤最大直径多在5 cm以下(偶见直径9 cm者)。

(4)肿块边界清晰。

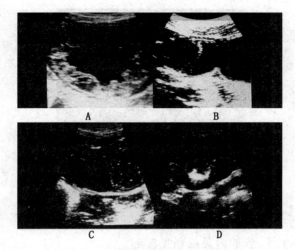

图 9-13　胃黏膜下恶性淋巴瘤声像图

A. 胃黏膜下肿瘤（胃恶性淋巴瘤-多发结节型），胃全周性增厚，黏膜
层呈波浪状隆起；B.胃黏膜下肿瘤（胃恶性淋巴瘤-肿块型）；C.肿瘤
处的黏膜层呈"拱桥"样；D.胃黏膜下肿瘤（胃恶性淋巴瘤-溃疡型）

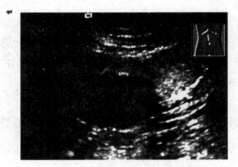

图 9-14　胃黏膜下良性肿瘤（间质瘤）

有回声胃充盈剂衬托下，胃后壁黏膜下类圆球状实性肿瘤，实质为不均匀的低回声，肿瘤表面有溃疡形成

（5）可有小溃疡，溃疡规整，基底较平滑。

（三）间质瘤的恶变

（1）肿瘤的形态多为分叶状或不规则状。

（2）直径大于 5 cm，文献报道肿瘤平均直径多在 10 cm。

（3）瘤体内部回声增强、不均匀。

（4）常有深、大而不规则的溃疡凹陷。

（5）实质内液化，液化区较大而不规则。

（6）若液化与溃疡贯通，肿瘤内生成假腔（图 9-15）。

（7）易引起周围淋巴结和肝脏转移。

（四）超声分型

1.腔内型

肿物向腔内生长，局部管腔变窄；胃充盈下检查常见被肿瘤抬起的黏膜。此型在小肠和大肠少见。

227

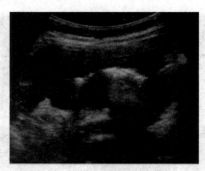

图 9-15　小肠间质瘤(恶性)
肿瘤(T)呈分叶状,中心假腔形成,有窦道和小肠腔相通

2.壁间型

肿瘤同时向腔内、外生长,管腔内黏膜稍见隆起。

3.腔外型

肿瘤主要向浆膜外生长,管腔受压变形不明显。

四、胃肠脂肪类肿瘤

(一)临床病理和表现

临床病理和表现包括脂肪瘤和血管平滑肌脂肪瘤,属于黏膜下肿瘤,良性居多,临床较少见。肿瘤体积一般较小(直径 2～4 cm),肿瘤多为管腔内生型。肿瘤可生长在胃到结肠的各段,临床多以肠梗阻、肠套叠等并发症来就诊时被超声检查确定。

(二)声像图表现

位于黏膜下的圆球或扁圆球体肿块实质为较强回声。超声检查时容易被误认为胃肠内容物。肠道脂肪类肿瘤的声像图不容易发现隆起的黏膜皱襞。

五、胃息肉

(一)临床病理和表现

胃息肉属于胃黏膜层上皮性良性肿瘤,分真性和假性两种。假性息肉系黏膜炎性增生形成;真性息肉又称为息肉样腺瘤,最常见。由增生的黏膜腺上皮构成,多为单个。表面呈结节状,多数有蒂,大小一般不超过 2 cm。息肉样腺瘤属于癌前期病变。发病部位以胃窦多见。

发病早期通常无明显症状。部分有上腹不适、腹痛、恶心、呕吐及消化道出血等症状。发生在幽门部较大的息肉可引起幽门梗阻。

(二)声像图表现

空腹超声检查时,很难发现较小的胃息肉;在胃充盈条件下,声像图上表现为自胃黏膜层向腔内隆起病变,呈圆球状、乳头状或分叶状,大小约1cm(偶见大于 2 cm 者),息肉质地软,瘤体多为不均匀的中等或较强回声。基底部有较细的蒂与胃壁连接,局部胃壁层次结构和蠕动正常(图 9-16)。

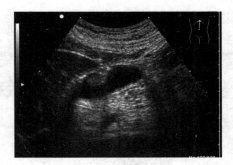

图 9-16　胃窦息肉

胃窦短轴切面：胃前壁乳头状隆起，实质为等回声

六、胃壁囊肿

(一)临床病理和表现

胃壁囊肿属于胃黏膜下囊性肿瘤，临床很少见，大多数囊肿继发于胃壁的迷走胰腺，是胰液潴留性的假性囊肿。形成的囊肿向胃腔内膨出。患者主要症状是胃区不适，腹胀等。

(二)声像图表现

声像图表现为向胃腔内膨出的黏膜下囊性无回声，囊壁薄而平滑，囊液清晰(图 9-17)。

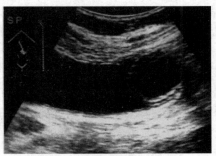

图 9-17　胃壁假性胰腺囊肿

胃腔无回声液体充盈，胃体大弯侧球状黏膜隆起，内部为液性无回
声，术前超声诊断胃壁囊肿，手术病理确诊为胃壁假性胰腺囊肿

七、阑尾黏液囊肿

(一)临床病理和表现

阑尾黏液囊肿是发生在阑尾的囊性肿瘤，临床比较少见。大多数囊肿因阑尾黏膜粘连，管腔闭塞后黏液潴留所致；少数为原发于阑尾的囊性黏液癌。此种肿瘤极易破裂，流出的黏液向全腹扩散，在腹膜上形成大小不等的多处转移，同时有大量腹水。患者经常以腹水、腹胀而来就诊。

(二)声像图表现

声像图表现为盲肠下方的长椭球状囊性无回声区，囊壁薄而均匀。囊液稠厚或感染时使回声增强不均匀。囊腺癌形态欠规则，囊壁厚而不平整，回声不均匀，囊液稠厚呈不均质的低回声。转移的肿块表现为腹膜上形态各异的低回声结构。实质间可见散在小的囊性区。腹水稠厚，变换体位时可见飘落的细小回声。

（陈涛梅）

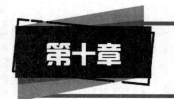

肝脏疾病超声诊断

第一节 肝血管瘤

一、病理与临床表现

（一）病理

肝血管瘤是肝脏最常见的良性肿瘤，占肝良性肿瘤的 41.6%～70%。肝血管瘤分海绵状血管瘤和毛细血管性血管瘤；前者多见，后者少见甚至罕见，可发生于肝脏任何部位，常位于肝脏被膜下或边缘区域。大小可在几毫米至几十厘米。肝血管瘤在组织学上是门静脉血管分支的畸形，表面可呈黄色或紫色，质地柔软，切面呈海绵状，组织相对较少，内含大量暗红色静脉血。肝血管瘤有时可出现退行性变，内部可出现新鲜或陈旧的血栓或瘢痕组织及钙化灶，并可完全钙化。镜下见肝血管瘤由衬以扁平内皮细胞的大小不等的血管腔构成，由数量不等的纤维组织分隔开来，血管腔中可有新鲜或机化血栓，少数血栓中可有成纤维细胞长入，这可能是导致形成"硬化性血管瘤"瘢痕的原因。

（二）临床表现

发病年龄一般为 30～70 岁，平均 45 岁，女性略多于男性，可单发或多发，儿童肝血管瘤与成人不同，常合并皮肤或其他内脏血管瘤，肝血管瘤自发性破裂的机会多于成人，约 50% 合并皮肤血管瘤。肝血管瘤较小时，一般无临床症状，中期出现症状常提示肿瘤增大，可有肝区不适感；当肝血管瘤较大时，可引起上腹胀痛、扪及腹部包块等。

二、超声影像学表现

（一）常规超声

1.形态

形态以圆形者为多。在实时状态下缺乏球体感，有时呈"塌陷"状，肿瘤较大时，呈椭圆形或不规则形，并可向肝表面突起，巨大者可突向腹腔甚至盆腔。

2.直径

超声可发现小至数毫米的肝血管瘤，大者可达 35 cm 以上。上海复旦大学附属中山医院报道的最大 1 例肝海绵状血管瘤为 63 cm。

3.边界

边界多清晰，典型者可在肿瘤周边见一 2～4 mm 的高回声带，呈"花瓣"状围绕，光带与周围肝组织和肿瘤之间均无间断现象,有学者称它为"浮雕状改变",这一征象在肝血管瘤中具有较高特异性,其重要性不亚于肝癌中"晕圈"征的改变,但出现率仅 50%～60%。此外,有时可见肝血管瘤边缘有小管道进入,呈现"边缘裂开"征等改变。

4.内部回声

根据近年来的报道,双引号的回声类型主要有以下 4 种。

(1)高回声型:最多见,占肝血管瘤的 50%～60%,多出现于较小的肝血管瘤中(<5 cm),内部回声均匀、致密、呈"筛孔"状(图 10-1),如肝血管瘤位于膈肌处,可产生镜面反射,即在膈肌对侧的对称部位出现与肝血管瘤一致但回声略低的图像。

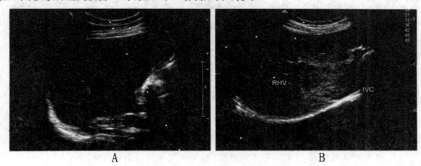

图 10-1 高回声型肝血管瘤
A.周边有高回声带,呈"浮雕"状;B.边界清晰,内呈"筛孔"状

(2)低回声型:较少见,占 10%～20%,近年有增多趋势,多见于中等大小(3～7 cm)的肝血管瘤中,其内部以低回声为主,主要由于肝血管瘤中血管腔较大,管壁较薄所致。个别在实时超声下可见较大管腔内有缓慢的血液流动,瘤体内以细网络状表现为主,其中的纤维隔回声亦较高回声型肝血管瘤为低。

(3)混合回声型:约占 20%,为前两者的混合。主要见于较大的肝血管瘤中,平均 7～15 cm,内呈现"粗网络"状或"蜂窝"状结构,分布不均,强弱不等,有时与肝癌较难鉴别。

(4)无回声型:极少见,占 1%～2%,瘤体内无网状结构等表现,但透声较肝囊肿略差,边界亦较囊肿欠清。

除上述 4 种表现外,由于肝血管瘤在演变中可发生栓塞、血栓、纤维化等改变,故在瘤体内可出现不均质团块、高回声结节及无回声区等,可使诊断发生困难。

5.后方回声

肝血管瘤的后方回声多稍增高,呈扩散型,但比肝囊肿后方回声增高要低得多。

6.加压形变

在一些位于肋下或剑突下的较大肝血管瘤中,轻按压后可见瘤体外形发生改变,出现压瘪或凹陷等现象,放松后即恢复原状。

7.肝组织

肝血管瘤患者中,周围肝组织多正常,无或少有肝硬化和纤维化征象。

8.动态改变

正常情况下,肝血管瘤变化较慢,短期内不会很快增大。据报道部分肝血管瘤,可随时间而逐渐缩小甚至消失。另有报道,用超声连续观察半小时,血管瘤内部回声可短暂变化,或做蹲起运动可见肝血管瘤回声、大小等发生改变,有别于其他肿瘤。

231

(二)彩色多普勒

尽管肝血管瘤内中血流丰富,但由于瘤体内血流速度较低,彩色多普勒常不易测及其血流信号,血流检出率仅占10%~30%。彩色多普勒血流成像多呈Ⅱb型或Ⅰc型图像(图10-2),偶可有Ⅲa型或Ⅲb型表现,脉冲多普勒可测及动脉血流,阻力指数多<0.55,搏动指数>0.85。彩色多普勒能量图可显示"绒球"状、"环绕"状改变,据报道彩色多普勒能量图中,肝血管瘤血流检出率高达87.9%,而对照组彩色多普勒显示率仅51.7%,但彩色多普勒能量图的特异表现还需进行深入研究。

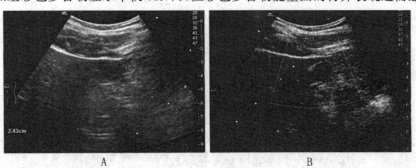

图10-2　肝血管瘤

A.左肝下缘低回声结节,肝表面平滑;B.CDFI显示周边血流信号,呈Ⅱb型

三、鉴别诊断

(一)肝癌

高回声型血管瘤的诊断较容易,但有时与高回声型均质型肝癌较难鉴别。此型肝癌相对少见,内部回声比肝血管瘤更高更密,周边有浅淡暗环,可资鉴别。而低回声型肝血管瘤误为肝癌的比例较高,有报道误诊率可达30%。肝癌内部多为不均质回声,呈结节镶嵌状,如有"晕圈"容易鉴别。另外,彩色多普勒亦有助诊断。肝血管瘤可与肝癌同时并存,除了掌握肝血管瘤与肝癌的特征外,在肝内出现不同回声类型的占位时,要考虑到两种疾病并存的可能。同时,肝硬化声像图背景对间接支持肝癌的诊断有一定帮助。

(二)肝囊肿

无回声型肝血管瘤多误诊为肝囊肿,但肝囊肿壁回声更纤细、更高,内部回声更为清晰;无回声型肝血管瘤的囊壁回声较低且较厚而模糊,内部回声信号亦多于肝囊肿。

(三)肝肉瘤

肝肉瘤较少见,原发性者更少见,如平滑肌肉瘤、脂肪肉瘤、纤维肉瘤、淋巴肉瘤等。形态呈椭圆形,边界尚清,内部回声致密、增高,亦可高低不等或出现液化。彩色多普勒不易测及血流信号,有时与肝血管瘤甚难鉴别,超声引导下穿刺活检对诊断有帮助。

以往认为小型高回声型肝血管瘤多为毛细血管型血管瘤,而较大的蜂窝状的肝血管瘤为海绵状血管瘤。目前认为根据回声的改变来区别毛细血管型或海绵状型是没有根据的。有一组113个超声表现各异的肝血管瘤,手术病理证实均为肝海绵状血管瘤。因此,肝毛细血管型血管瘤少见甚至罕见。同时,早期认为肝血管瘤不能进行穿刺活检的概念已逐渐更新,对影像技术检查疑为肝血管瘤且位于肝深部的病灶仍可进行超声引导下的穿刺活检,甚少出现出血等并发症的报道。

(王　增)

第二节 肝囊性病变

一、肝囊肿

(一)病理与临床表现

非寄生虫性肝囊肿发病率为 1.4‰~5.3‰,女性发病多于男性,分为先天性和后天性两类。一般所指的肝囊肿为先天性肝囊肿,又称为真性囊肿。其发病原因多数学者认为在胚胎发育期,肝内局部胆管或淋巴管因炎症上皮增生阻塞导致管腔分泌物潴留,逐步形成囊肿;或因肝内迷走胆管与淋巴管在胚胎期的发育障碍所致。

1.病理

肝囊肿的病理类型分为血肿和退行性囊肿、皮样囊肿、淋巴囊肿、内皮细胞囊肿、潴留性囊肿和囊性肿瘤。囊肿呈卵圆形、壁光滑,囊腔为单房或多房性。体积大小相差悬殊,小者囊液仅数毫升,大者含液量可达 1 000 mL 以上。囊液清亮,呈中性或碱性,有的可含有胆汁。囊肿周围的肝实质常见压迫性萎缩。其并发症包括感染、坏死、钙化和出血。

2.临床表现

囊肿较小者可长期甚至终身无症状。随着囊肿的逐渐增大,可出现邻近脏器的压迫症状,如上腹部不适、饱胀,甚至隐痛、恶心与呕吐;亦可出现上腹部包块、肝大、腹痛和黄疸。囊肿破裂、出血、感染时出现相应的症状体征。

(二)超声影像学表现

(1)典型肝囊肿声像图特点:肝实质内圆形或卵圆形无回声区;包膜光整,壁薄光滑,呈高回声,与周围肝组织边界清晰;侧壁回声失落,后壁及后方回声增高(图 10-3)。

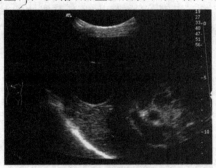

图 10-3 肝囊肿

(2)多房性者表现为囊腔内纤细的条状分隔;体积较大囊肿合并感染出血时,囊腔内出现弥漫性点状弱回声,亦可分层分布,变动体位时回声旋动,囊壁可增厚,边缘不规则。

(3)囊肿较小者肝脏形态大小及内部结构无明显改变。较大者可引起肝轮廓增大,局部形态改变;肝组织受压萎缩;周边血管及胆管可呈压迫征象,囊肿巨大时可造成相邻器官的推挤征象。

(4)CDFI:囊肿内部无血流信号显示,囊肿较大周边血管受压时可出现彩色血流,速度增快。

（三）鉴别诊断

1.正常血管横断面

正常血管横断面虽呈圆形无回声区,但后方增高效应不明显,变换扫查角度则表现为管状结构,CDFI 显示彩色血流,即可与囊肿区别。

2.肝癌液化

具有分泌功能的腺癌肝转移及原发性肝癌液化,可为单个液区,亦可为不规则状无回声区,其中常有组织碎片和细胞沉渣产生的斑点状回声,外周为厚而不规则的实质性结构,可与肝囊肿鉴别。

3.肝棘球蚴病

肝棘球蚴病单纯囊型与肝囊肿单凭声像图区别有一定困难,除前者立体感较强,壁较单纯性囊肿为厚外,还应结合患者有疫区居住史、棘球蚴病皮试或间接荧光抗体试验(IFAT)鉴别。

4.腹部囊性肿块

巨大孤立性肝囊肿应注意与肠系膜囊肿、先天性胆总管囊肿、胆囊积水、胰腺囊肿、肾囊肿、右侧肾积水及卵巢囊肿等相鉴别。

二、多囊肝

（一）病理与临床表现

多囊肝是一种先天性肝脏囊性病变,具有家族性和遗传性。由于胚胎时期发育过剩的群集小胆管的扩张所致。常并发肾、脾、胰等内脏器官多囊性改变。囊肿在肝内弥漫分布、大小不一,直径仅数毫米至十几厘米,绝大多数累及全肝,有的可仅累及某一肝叶。囊壁菲薄,囊液清亮或微黄,囊肿之间的肝组织可以正常。

临床表现:多数患者无症状,可在 35～50 岁出现体征,部分患者可伴肝区痛、黄疸、肝大及扪及右上腹包块。

（二）超声影像学表现

(1)肝脏体积普遍增大,形态不规则,肝包膜凸凹不平似波浪状。

(2)肝实质内布满大小不等的圆形或类圆形无回声区,其大小相差悬殊,较大者囊壁薄而光滑,后方回声增高,囊肿之间互不连通。实质内微小囊肿壁则呈"等号"状高回声。严重者肝内正常管道结构及肝实质显示不清(图 10-4)。

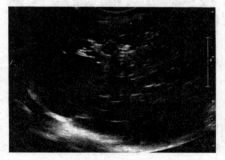

图 10-4　多囊肝

(3)轻型多囊肝显示肝内有较多数目的囊肿回声,直径大小以 2～5 cm 多见,肝脏轻至中度肿大,形态无明显改变,肝内管道结构可以辨认,囊肿间可有正常肝组织显示。

（4）肾脏或脾脏可有相应的多囊性声像图表现。

（三）鉴别诊断

1.多发性肝囊肿

多发性肝囊肿与较轻的多囊肝不易区别，可从以下几点鉴别：①多发性肝囊肿为单个散在分布，数目较少；②肝大不如多囊肝明显，囊肿之间为正常肝组织；③不合并其他脏器的多囊性病变。

2.先天性肝内胆管囊状扩张症（Caroli 病）

先天性肝内胆管囊状扩张症为节段性肝内胆管囊状扩张，显示肝区内大小不等的圆形或梭形无回声区，与多囊肝的鉴别点：①扩张的肝内胆管呈囊状或柱状，追踪扫查可见无回声区相互沟通；②无回声区与肝外胆管交通，且常伴胆总管的梭形扩张；③多有右上腹痛、发热及黄疸病史；④必要时超声导向穿刺及造影检查可以确诊。

3.先天性肝纤维化

先天性肝纤维化多见于婴幼儿，有家族遗传倾向，可合并肝内胆管扩张和多发性囊肿。声像图显示肝脏除囊性无回声区外，其余部分肝实质呈肝硬化表现，并出现脾大及门脉高压表现。

三、肝脓肿

（一）病理与临床表现

肝脓肿可分为细菌性肝脓肿和阿米巴肝脓肿两大类。

1.细菌性肝脓肿

最常见的病原菌是大肠埃希菌和金黄色葡萄球菌，其次为链球菌，有些则为多种细菌的混合感染。主要感染途径：①胆管系统梗阻和炎症；②门静脉系统感染；③出现败血症后，细菌经肝动脉进入肝脏；④肝脏周围临近部位和脏器的化脓性感染，细菌经淋巴系统入肝；⑤肝外伤后感染；⑥隐源性感染，约 30% 的患者找不到原发灶，可能为肝内隐匿性病变，当机体抵抗力减弱时发病，有报道此类患者中约 25% 伴有糖尿病。

化脓性细菌侵入肝脏后，引起炎性反应，可形成散在的多发性小脓肿；若炎症进一步蔓延扩散，肝组织破坏，可融合成较大的脓肿。血源性感染者常为多发性，病变以右肝为主或累及全肝；感染来自胆管系统的脓肿，多与胆管相通，常为多发性，很少出现较大的脓肿或脓肿穿破现象；肝外伤后血肿感染和隐源性脓肿多为单发性。若肝脓肿未得到有效控制，可向膈下、腹腔、胸腔穿破。

2.阿米巴性肝脓肿

由溶组织阿米巴原虫引起，是阿米巴疾病中最常见的肠外并发症之一。阿米巴原虫多经门静脉进入肝脏，于门静脉分支内发生栓塞，引起局部组织缺血、坏死，同时产生溶组织酶，造成局部肝细胞的溶解破坏，形成多个小脓肿，进而相互融合形成较大的脓肿。病变大多数为单发性，90% 以上发生于肝右叶，并于肝顶部多见。脓肿可向横膈、胸膜腔、气管内浸润，破溃而造成膈下、胸腔及肺脓肿。

临床表现：多见于青壮年男性，患者出现发热、寒战，呈弛张热型，肝区疼痛及胃肠道反应症状。体质虚弱、贫血，部分患者出现黄疸、肝大、右侧胸壁饱满、肋间隙增宽、触痛等。

（二）超声影像学表现

肝脓肿的病理演变过程，反映在声像图上可有以下表现。

(1)肝脓肿早期：病灶区呈炎性反应，充血水肿、组织变性坏死尚未液化。肝实质内显示一个或多个类圆形或不规则状低回声或回声增高团块；与周围组织境界清楚，亦可模糊不清；肝内血管分布可以无明显变化；CDFI可显示内部有点状或条状搏动性彩色血流，脉冲多普勒呈动脉血流，阻力指数≤0.55（图10-5）。

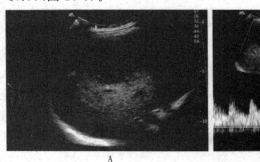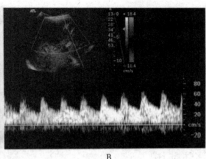

图10-5　细菌性肝脓肿
A.肝右叶低回声不均质团块；B.CDFI显示条状血流，PD测及动脉血流频谱，RI＝0.55

(2)脓肿形成期：坏死组织液化脓肿形成，显示肝实质内囊性肿块。壁厚而不均，内壁粗糙如虫蚀状；脓液稀薄时呈无回声，伴有稀疏细小点状强回声；较大脓腔未完全融合时，有不规则间隔；脓液黏稠含有坏死组织碎片无回声区内出现密集细小点状强回声，其中散在不规则斑片状或索带状回声，并随体位改变旋动，伴有产气杆菌感染时，脓腔前壁后方有气体高回声；脓肿后方回声增高。

(3)慢性肝脓肿壁显著增厚，内壁肉芽组织增生，无回声区缩小，脓腔内坏死组织积聚，表现为类似实质性的杂乱高回声。脓肿壁钙化时，呈弧形强回声，后伴声影。

(4)伴随征象肝脏局部肿大或形态改变，脓肿靠近膈面时，可致膈肌局限性抬高，活动受限；或出现右侧胸腔积液；脓肿周围管状结构受压移位；感染源自胆管者可发现胆管阻塞和感染的相应表现。

（三）鉴别诊断

1.肝癌

肝脓肿早期未液化时呈实质性回声，与肝细胞癌的表现类似。但后者外周可有完整的低回声晕环绕，CDFI检出动脉血流。肝脓肿形成后应与转移性肝肿瘤相区别，腺癌肝脏转移灶多呈"牛眼"征，液化区后方回声不增高或出现衰减。同时应结合临床资料，并在短期内随访观察做出鉴别，必要时应做超声导向穿刺细胞学及组织学检查。

肝内透声较强的转移性肿瘤，如淋巴瘤、平滑肌肉瘤等可与脓肿混淆。鉴别主要依靠病史、实验室检查和诊断性穿刺。

2.其他肝脏占位病变

肝脓肿液化完全、脓液稀薄者需与肝囊肿鉴别。肝囊肿壁薄光滑，侧壁回声失落；肝包虫囊肿内有条状分隔及子囊，边缘可见钙化的强回声及声影；肝脓肿壁较厚，内壁不整，声束散射回声无方向依赖，囊壁显示清晰。同时病史亦完全不同。

3.胰腺假性囊肿

较大的胰腺假性囊肿可使肝左叶向上移位，易误为肝脓肿。应多切面扫查，判断囊肿与周围脏器的关系，并让患者配合深呼吸以根据肝脏与囊肿运动不一致的特点做出鉴别。

（王　增）

第三节　肝弥漫性病变

　　肝弥漫性病变为一笼统的概念,是指多种病因所致的肝脏实质弥漫性损害。常见病因有病毒性肝炎、药物性肝炎、化学物质中毒、血吸虫病、肝脏淤血、淤胆、代谢性疾病、遗传性疾病、自身免疫性肝炎等。上述病因均可引起肝细胞变性、坏死,肝脏充血、水肿、炎症细胞浸润,单核吞噬细胞系统及纤维结缔组织增生等病理变化,导致肝功能损害和组织形态学变化。肝弥漫性病变的声像图表现,可在一定程度上反映其病理形态学变化,但是对于诊断而言,大多数肝弥漫性病变声像图表现缺乏特异性,鉴别诊断较为困难,需结合临床资料及相关检查结果进行综合分析。

一、病毒性肝炎

(一)病理与临床概要

　　病毒性肝炎是由不同类型肝炎病毒引起,以肝细胞的变性、坏死为主要病变的传染性疾病。按病原学分类,目前已确定的病毒性肝炎有甲型、乙型、丙型、丁型、戊型肝炎5种,通过实验诊断排除上述类型肝炎者称非甲至戊型肝炎。各型病毒性肝炎临床表现相似,主要表现为乏力、食欲减退、恶心、厌油、肝区不适、肝脾大、肝功能异常等,部分患者可有黄疸和发热。甲型和戊型多表现为急性感染,患者大多在6个月内恢复;乙型、丙型和丁型肝炎大多呈慢性感染,少数病例可发展为肝硬化或肝细胞癌,极少数呈重症经过。因临床表现相似,需依靠病原学诊断才能确定病因。

　　病毒性肝炎的临床分型:①急性肝炎;②慢性肝炎;③重型肝炎;④淤胆型肝炎;⑤肝炎后肝硬化。

　　病毒性肝炎的基本病理改变包括肝细胞变性、坏死,炎症细胞浸润,肝细胞再生,纤维组织增生等。其中,急性肝炎主要表现为弥漫性肝细胞变性、坏死,汇管区可见炎症细胞浸润,纤维组织增生不明显;慢性肝炎除炎症坏死外,还有不同程度的纤维化;重型肝炎可出现大块或亚大块坏死;肝硬化则出现典型的假小叶改变。

(二)超声表现

1.急性病毒性肝炎

　　(1)二维超声:①肝脏,肝脏不同程度增大,肝缘角变钝。肝实质回声均匀,呈密集细点状回声(图10-6A)。肝门静脉管壁、胆管壁回声增强。②脾,脾大小正常或轻度增大。③胆囊,胆囊壁增厚、毛糙,或水肿呈"双边征",胆汁透声性差,胆囊腔内可见细弱回声。部分病例胆囊腔缩小,或胆囊暗区消失呈类实性改变(图10-6A)。④肝门部或胆囊颈周围可见轻度肿大淋巴结(图10-6B)。

　　(2)彩色多普勒超声:有研究报道,肝动脉收缩期、舒张期血流速度可较正常高。

2.慢性病毒性肝炎

　　(1)二维超声:①肝脏,随肝脏炎症及纤维化程度不同,可有不同表现。轻者声像图表现类似正常肝脏;重者声像图表现与肝硬化接近。肝脏大小多无明显变化。肝脏炎症及纤维化较明显时,肝实质回声增粗、增强,呈短条状或小结节状,分布不均匀,肝表面不光滑(图10-7A)。肝静脉及肝门静脉的肝内分支变细及管壁不平整。②脾脏，脾可正常或增大（图 10-7B），增大程度常不及肝硬化，脾静脉直径可随脾大而增宽。③胆囊，胆囊壁可增厚、毛糙，回声增强。容易合并胆囊结石、息肉样病变等。

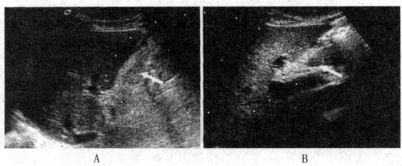

图 10-6　急性病毒性肝炎

二维超声显示肝实质回声均匀，呈密集细点状回声，胆囊缩小，胆囊壁增厚，
胆囊腔暗区消失呈类实性改变（A，↑）；肝门部淋巴结轻度肿大（B，↓）

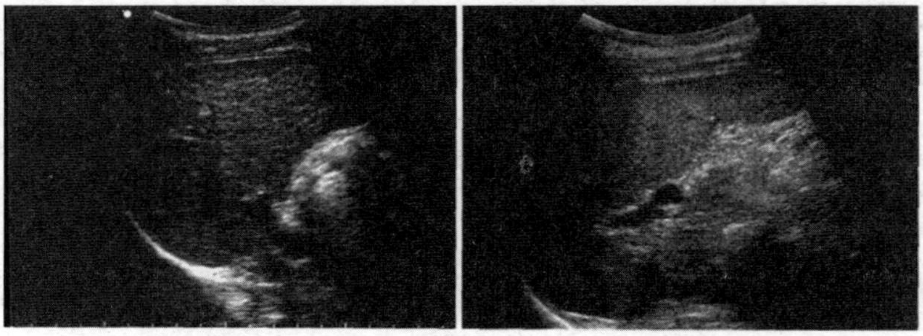

图 10-7　慢性病毒性肝炎

二维超声显示肝表面不光滑，肝实质回声粗呈短条状，分布不均匀，
肝内血管显示欠佳（A）；脾大，下缘角变钝，脾实质回声均匀（B）。肝穿
刺活检病理：慢性乙型肝炎 G3/S3（炎症 3 级/纤维化 3 期）

　　（2）彩色多普勒超声：随着肝脏损害程度加重，特别是肝纤维化程度加重，肝门静脉主干直径逐渐增宽，血流速度随之减慢；肝静脉变细，频谱波形趋于平坦；脾动、静脉血流量明显增加。

　　3.重型病毒性肝炎

　　（1）二维超声：①肝脏，急性重型病毒性肝炎，肝细胞坏死明显时，肝脏体积可缩小，形态失常，表面欠光滑或不光滑（图 10-8A），实质回声紊乱，分布不均匀，肝静脉逐渐变细甚至消失；亚急性重型病毒性肝炎，如肝细胞增生多于坏死，则肝脏缩小不明显；慢性重型病毒性肝炎的声像表现类似慢性肝炎，如在肝硬化基础上发生重症肝炎，则声像图具有肝硬化的特点。②胆囊，胆囊可增大，胆囊壁水肿增厚，胆汁透声性差，可见类实性回声（图 10-8A）。③脾脏，可增大或不大。④腹水（图 10-8A）。

　　（2）彩色多普勒超声：重型病毒性肝炎患者较易出现肝门静脉高压表现，如附脐静脉重开（图 10-8B），肝门静脉血流速度明显减低或反向等。

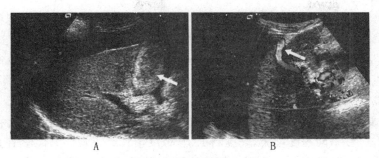

图 10-8 重型病毒性肝炎

二维超声显示肝脏形态失常,右肝缩小,肝表面欠光滑,肝实质回声增粗,分
布均匀,胆囊壁增厚,不光滑,胆囊腔内充满类实性回声(A↑),后方无声影,
肝前间隙见液性暗区(A);CDFI 显示附脐静脉重开,可见出肝血流显示(B↑)

4.其他

淤胆型肝炎声像图表现无特异性。肝炎后肝硬化超声表现见肝硬化。

(三)鉴别诊断

病毒性肝炎主要需与下列疾病鉴别。

1.淤血肝

继发于右心功能不全,声像图显示肝大,肝静脉及下腔静脉扩张,搏动消失,血流速度变慢或有收缩期反流,肝门静脉一般不扩张。急、慢性肝炎肝脏可增大,肝静脉及下腔静脉无扩张表现,且慢性肝炎及肝炎后肝硬化者多数肝静脉变细。

2.脂肪肝

肝大,肝缘角变钝,肝实质回声弥漫性增强,但光点细密,并伴有不同程度的回声衰减,肝内管道结构显示模糊,肝门静脉不扩张。

3.血吸虫性肝病

患者有流行区疫水接触史,声像图显示肝实质回声增强、增粗,分布不均匀,以汇管区回声增强较明显,呈较具特征性的网格状或地图样改变。

4.药物中毒性肝炎

由于毒物影响肝细胞代谢和肝血流量,导致肝细胞变性、坏死。声像图显示肝大,肝实质回声增粗、增强,分布欠均匀,与慢性病毒性肝炎类似,鉴别诊断需结合临床病史及相关实验室检查结果综合分析。

5.酒精性肝炎

声像图表现可与病毒性肝炎类似,诊断需结合临床病史特别是饮酒史。

二、肝硬化

(一)病理与临床概要

肝硬化是一种常见的由不同原因引起的肝脏慢性、进行性、弥漫性病变。肝细胞变性、坏死,炎症细胞浸润,继而出现肝细胞结节状再生及纤维组织增生,致肝小叶结构和血液循环途径被破坏、改建,形成假小叶,使整个肝脏变形、变硬而形成肝硬化。

根据病因及临床表现的不同有多种临床分型。我国最常见的为门脉性肝硬化,其次为坏死后性肝硬化及胆汁性肝硬化、淤血性肝硬化等。肝硬化按病理形态又可分为小结节型、大结节型、大小结节混合型。门脉性肝硬化主要病因有慢性肝炎、酒精中毒、营养缺乏和毒物中毒等,主要属小结节型肝硬化,结节最大直径一般不超过 1 cm。坏死后性肝硬化多由亚急性重型肝炎、坏死严重的慢性活动性肝炎、严重的药物中毒发展而来,属于大结节及大小结节混合型肝硬化,结节大小悬殊,直径为 0.5～1 cm,最大结节直径可达6 cm。坏死后性肝硬化病程短,发展快,肝功能障碍明显,癌变率高。

肝硬化的主要临床表现:代偿期多数患者无明显不适或有食欲减退、乏力、右上腹隐痛、腹泻等非特异性症状,肝脏不同程度增大,硬度增加,脾轻度增大或正常。失代偿期上述症状更明显,并出现腹水、脾大、食管-胃底静脉曲张等较为特征性表现,晚期有进行性黄疸、食管静脉曲张破裂出血、肝性脑病等。

(二)超声表现

1.肝脏大小、形态

肝硬化早期肝脏可正常或轻度增大。晚期肝形态失常,肝脏各叶比例失调,肝脏缩小,以右叶为著;左肝和尾状叶相对增大,严重者肝门右移。右叶下缘角或左叶外侧缘角变钝。肝脏活动时的顺应性及柔软性降低。

2.肝表面

肝表面不光滑,凹凸不平,呈细波浪、锯齿状、大波浪状或凸峰状。用 5 MHz 或7.5 MHz高频探头检查,显示肝表面更清晰,甚至可见细小的结节。有腹水衬托时,肝表面改变亦更清晰。

3.肝实质回声

肝实质回声弥漫性增粗、增强,分布不均匀,部分患者可见低回声或等回声结节(图 10-9)。

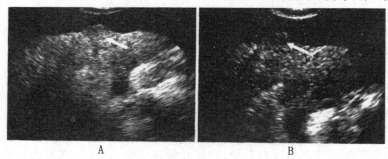

图 10-9　肝硬化结节

二维超声显示肝缩小,肝表面凹凸不平,右肝前叶肝包膜下一稍低回声结节,向肝外突出,
结节边界不清,内部回声均匀(A↑);CDFI 显示等回声结节内部无明显血流显示(B↑)

4.肝静脉

早期肝硬化肝内管道结构无明显变化。后期由于肝内纤维结缔组织增生、肝细胞结节状再生和肝小叶重建挤压管壁较薄的肝静脉,致肝静脉形态失常,管径变细或粗细不均,走行迂曲,管壁不光滑,末梢显示不清。CDFI 显示心房收缩间歇期肝静脉回心血流消失,多普勒频谱可呈二相波或单相波,频谱低平,可能与肝静脉周围肝实质纤维化和脂肪变性使静脉的顺应性减低有关。

5.肝门静脉及门静脉

(1)肝门静脉系统内径增宽:主干内径＞1.3 cm,随呼吸内径变化幅度小或无变化,CDFI 显示肝门静脉呈双向血流或反向血流,肝门静脉主干血流反向是肝门静脉高压的特征性表现之一。

肝门静脉血流速度减慢,血流频谱平坦,其频谱形态及血流速度随心动周期、呼吸、运动和体位的变化减弱或消失。

(2)侧支循环形成:也是肝门静脉高压的特征性表现之一。

附脐静脉开放:肝圆韧带内或其旁出现无回声的管状结构,自肝门静脉左支矢状部向前、向下延至脐,部分附脐静脉走行可迂曲(图 10-10A),CDFI 显示为出肝血流(图 10-10B),多普勒频谱表现为肝门静脉样连续带状血流。

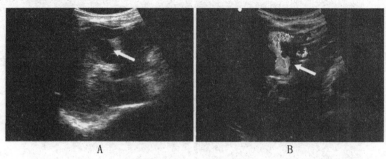

图 10-10　附脐静脉重开

二维超声显示附脐静脉迂曲扩张,自肝门静脉左支矢状
部行至肝外腹壁下(A↑);CDFI 显示为出肝血流(B↑)

胃冠状静脉(胃左静脉)扩张、迂曲,内径>0.5 cm。肝左叶和腹主动脉之间纵向或横向扫查显示为迂曲的管状暗区或不规则囊状结构,CDFI 显示其内有不同方向的血流信号充填(图 10-11),为肝门静脉样血流频谱。胃冠状静脉是肝门静脉主干的第 1 个分支,肝门静脉压力的变化最先引起胃冠状静脉压力变化,故胃冠状静脉扩张与肝门静脉高压严重程度密切相关。

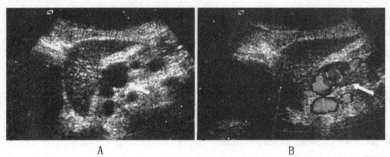

图 10-11　胃冠状静脉扩张

二维超声显示胃冠状静脉呈囊状扩张,边界清晰(A↑);CDFI
显示暗区内红蓝相间不同方向的彩色血流信号(B↑)

脾肾侧支循环形成:脾脏与肾脏之间出现曲管状或蜂窝状液性暗区,可出现在脾静脉与肾静脉之间、脾静脉与肾包膜之间或脾包膜与肾包膜之间,呈肝门静脉样血流频谱。

脾胃侧支循环形成:脾静脉与胃短静脉之间的交通支,表现为脾上极内侧迂曲管状暗区或蜂窝状暗区(图 10-12),内可探及门静脉样血流频谱。

(3)脾大:长度>11 cm,厚度男性>4 cm、女性>3.5 cm,脾实质回声正常或增高。如有副脾者亦随之增大。脾静脉迂曲、扩张,内径>0.8 cm(图 10-13)。

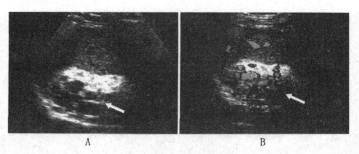

图 10-12　胃底静脉扩张

二维超声显示脾上极内侧相当于胃底部蜂窝状暗区(A↑);CDFI 显示暗区内充满血流信号(B↑)

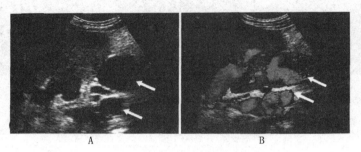

图 10-13　脾静脉瘤样扩张

二维超声显示脾门区血管迂曲扩张,部分呈囊状改变(A↑);CDFI 显示扩张管腔内充满彩色血流信号(B↑)

（4）肠系膜上静脉扩张:内径>0.7 cm,部分可呈囊状扩张。

（5）腹水:多表现为透声性好的无回声区。少量腹水多见于肝周或盆腔;大量腹水则可在肝周、肝肾隐窝、两侧腹部、盆腔见大片液性暗区,肠管漂浮其中。如合并感染,液性暗区内可见细弱回声漂浮或纤细光带回声。

（6）肝门静脉血栓及肝门静脉海绵样变。

6.胆囊

胆囊壁增厚、毛糙,回声增强。肝门静脉高压时,胆囊静脉或淋巴回流受阻,胆囊壁可明显增厚呈"双边"征。

（三）不同类型肝硬化特点及超声表现

1.门脉性肝硬化及坏死后性肝硬化

以上述超声表现为主。

2.胆汁性肝硬化

胆汁性肝硬化的发生与肝内胆汁淤积和肝外胆管长期梗阻有关。前者多由肝内细小胆管疾病引起胆汁淤积所致,其中与自身免疫有关者,称原发性胆汁性肝硬化,较少见。后者多继发于炎症、结石、肿瘤等病变引起肝外胆管阻塞,称为继发性胆汁性肝硬化,较多见。主要病理表现为肝大,呈深绿色,边缘钝,硬度增加,表面光滑或略有不平。主要临床表现为慢性梗阻性黄疸和肝脾大,皮肤瘙痒,血清总胆固醇及 ALP、GGT 显著增高。晚期可出现肝门静脉高压和肝衰竭。

二维超声:肝脏大小正常或轻度增大,原发性胆汁性肝硬化则进行性增大。肝表面可平滑或不平整,呈细颗粒状或水纹状。肝实质回声增多、增粗,分布不均匀。肝内胆管壁增厚、回声增强,或轻度扩张。如为肝外胆管阻塞可观察到胆管系统扩张及原发病变声像。

3.淤血性肝硬化

慢性充血性心力衰竭,尤其是右心衰竭使肝脏淤血增大。长期淤血、缺氧,使肝小叶中央区肝细胞萎缩变性甚至消失,继之纤维化并逐渐扩大,与汇管区结缔组织相连,引起肝小叶结构改建,形成肝硬化。淤血性肝硬化肝脏可缩小,肝表面光滑或呈细小颗粒状,断面呈红黄相间斑点,状如槟榔,红色为肝小叶中央淤血所致,黄色为肝小叶周边部的脂肪浸润。临床以右心衰竭及肝硬化的表现为主。

二维超声:早期肝大,晚期缩小,肝表面光滑或稍不平整,肝实质回声增粗、增强,分布尚均匀。下腔静脉、肝静脉扩张,下腔静脉内径达 3 cm,肝静脉内径可达 1 cm 以上,下腔静脉管径随呼吸及心动周期变化减弱或消失(图 10-14A)。彩色多普勒超声显示收缩期流速减低,或成反向血流,舒张期血流速度增加(图 10-14B)。肝门静脉扩张、脾大、腹水。

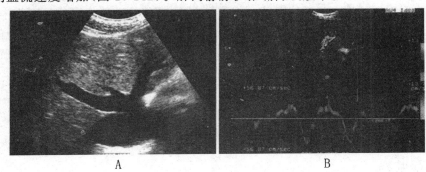

图 10-14　淤血性肝硬化

二维超声显示肝静脉、下腔静脉管径增宽(A);频谱多普勒显示肝静脉
(B)及下腔静脉频谱呈三尖瓣反流波形,V 波、D 波波幅较高,S 波降低

(四)鉴别诊断

典型肝硬化,特别是失代偿期肝硬化,其声像图表现具有一定的特点,诊断并不困难,但不能从声像图上区分门脉性、坏死后性、原发性胆汁性肝硬化等肝硬化类型。早期肝硬化超声表现可与慢性肝炎类似,超声诊断较困难,需肝穿刺活检病理确定。继发性胆汁性肝硬化、淤血性肝硬化则需结合病史和原发病变表现,以及肝脏声像改变、脾脏大小、有无肝门静脉高压等表现综合判断分析。肝硬化需与下列疾病鉴别。

1.弥漫型肝癌

弥漫型肝癌多在肝硬化基础上发生,肿瘤弥漫分布,与肝硬化鉴别有一定难度,鉴别诊断要点见表 10-1。

表 10-1　弥漫型肝癌与肝硬化鉴别

项目	弥漫性肝癌	肝硬化
肝脏大小、形态	肝大,形态失常,肝表面凹凸不平	肝脏缩小(以右叶明显),形态失常
肝内管道系统	显示不清	可显示,特别是较大分支显示清楚,但形态及走行失常,末梢显示不清
肝门静脉栓子	肝门静脉管径增宽、管壁模糊或局部中断,管腔内充满实性回声,其内可探及动脉血流信号,超声造影栓子在动脉期有增强(癌栓)	无或有,后者表现肝门静脉较大分支内实性回声,其内部无血流信号,超声造影无增强(血栓)。肝门静脉管壁连续,与肝门静脉内栓子分界较清

项目	弥漫性肝癌	肝硬化
CDFI	肝内血流信号增多、紊乱,可探及高速高阻或高速低阻动脉血流信号	肝内无增多、紊乱的异常血流信号
临床表现	常有消瘦、乏力、黄疸等恶病质表现。AFP可持续升高	无或较左侧所述表现轻

2.肝硬化结节与小肝癌

部分肝硬化再生结节呈圆形、椭圆形,球体感强,需要与小肝癌鉴别。肝硬化再生结节声像表现与周围肝实质相似,周边无"声晕";而小肝癌内部回声相对均匀,部分周边可见"声晕"。CDFI:前者内部血流信号不丰富或以静脉血流信号为主,若探及动脉血流信号则为中等阻力;后者内部以动脉血流信号为主,若探及高速高阻或高速低阻动脉血流信号更具诊断价值。超声造影时,肝硬化结节与肝实质呈等增强或稍低增强;而典型小肝癌动脉期表现为高增强,门脉期及延迟期表现为低增强。动态观察肝硬化结节生长缓慢,小肝癌生长速度相对较快。

3.慢性肝炎与其他弥漫性肝实质病变

早期肝硬化与慢性肝炎及其他弥漫性肝实质病变声像图表现可相似,鉴别诊断主要通过肝穿刺活检。

三、酒精性肝病

(一)病理与临床概要

酒精性肝病是由于长期大量饮酒导致的中毒性肝损害,主要包括酒精性脂肪肝、酒精性肝炎、酒精性肝硬化。ALD是西方国家肝硬化的主要病因(占80%～90%)。在我国ALD有增多趋势,成为肝硬化的第二大病因,仅次于病毒性肝炎。

酒精性脂肪肝、酒精性肝炎及酒精性肝硬化是酒精性肝病发展不同阶段的主要病理变化,病理特点如下。

1.酒精性脂肪肝

肝小叶内＞30%的肝细胞发生脂肪变,以大泡性脂肪变性为主,可伴或不伴有小坏死灶及肝窦周纤维化。戒酒2周后轻度脂肪变可消失。

2.酒精性肝炎

肝细胞气球样变、透明样变,炎症坏死灶内有中性粒细胞浸润。可伴有不同程度的脂肪变性及纤维化。

3.酒精性肝硬化

典型者为小结节性肝硬化,结节直径为1～3 mm;晚期再生结节增大,结节直径可达3～5 mm,甚至更大。结节内有时可见肝细胞脂肪变或铁颗粒沉积,可伴有或不伴有活动性炎症。

(二)超声表现

1.酒精性脂肪肝

声像图表现类似脂肪肝,肝大,肝实质回声较粗、较高、较密集,深部回声逐渐衰减,膈肌回声显示欠清,肝内管道结构模糊。由于声波衰减,CDFI显示肝门静脉、肝静脉血流充盈不饱满。

脾无明显增大。

2.酒精性肝炎

肝大,肝实质回声增粗、增强,分布均匀或欠均匀,回声衰减不明显,肝内管道结构及膈肌显示清楚。肝门静脉、肝静脉血流充盈饱满。

3.酒精性肝硬化

声像图表现与门脉性肝硬化相似。早期肝大,晚期缩小。肝表面不光滑,肝实质回声增粗,分布不均匀,肝门静脉增宽,脾大。晚期可出现腹水、肝门静脉高压表现。

(三)诊断与鉴别诊断

酒精性肝病超声表现无特异性,诊断需结合病史,特别是酗酒史。而准确诊断不同类型酒精性肝病,则需通过肝穿刺活检病理诊断。需要与下列疾病鉴别。

(1)脂肪肝:声像图表现与酒精性脂肪肝相似,病因诊断需结合病史。

(2)病毒性肝炎:不同病程阶段病毒性肝炎声像图表现不一,部分表现与酒精性肝炎相似,病因诊断需结合病史及相关实验室检查。

(3)淤血肝:声像图显示肝大,肝静脉及下腔静脉扩张,搏动消失,收缩期血流速度变慢或有收缩期反流,肝门静脉不扩张;而酒精性肝炎则无肝静脉及下腔静脉扩张和相应血流改变。

四、脂肪肝

(一)病理与临床概要

随着生活水平的不断提高,脂肪肝的发病率也正在逐渐上升。脂肪肝是一种获得性、可逆性代谢疾病,当肝内脂肪含量超过肝重量的5%时可称为脂肪肝。早期或轻度脂肪肝经治疗后可以逆转为正常。引起脂肪肝的主要原因有肥胖、过度的酒精摄入、高脂血症、糖尿病、长期营养不良、内源性或外源性的皮质类固醇增多症、怀孕、长期服用药物(肼类、磺胺类药物、部分化疗药物等)、化学品中毒(四氯化碳、磷、砷等)等。此外,重症肝炎、糖原沉积病、囊性纤维病、胃肠外营养等也可引起脂肪肝。肝内脂肪含量增高时,肝细胞会出现脂肪变性,以大泡性肝细胞脂肪变性为主,偶可见点、灶状坏死,并可伴轻度纤维组织增生。脂肪肝进一步发展会转变为肝纤维化,甚至肝硬化,导致肝功能明显下降。脂肪肝一般以弥漫浸润多见,也可表现为局部浸润,导致局限性脂肪肝。脂肪肝一般无特征性临床症状,可有疲乏、食欲缺乏、嗳气、右上腹胀痛等症状,可伴有肝大,血脂增高或正常,肝功能可轻度异常。

(二)超声表现

脂肪肝的声像图表现与肝脏脂肪沉积的量及形式有关,可分为弥漫浸润型脂肪肝及非均匀性脂肪肝两大类。

1.弥漫浸润型脂肪肝

弥漫浸润型脂肪肝是脂肪肝常见的类型,其声像图特点如下。

(1)肝实质前段回声增强,光点密集、明亮,呈云雾状,故有"亮肝"之称;肝实质后段回声随着深度增加而逐渐减弱,即回声衰减,且与前段增强回声无明显分界。膈肌因回声衰减可显示不清。

(2)肝脏内部管道结构显示欠清,较难显示肝门静脉及肝静脉的较小分支。管道壁回声亦相对减弱。因回声衰减,CDFI 显示肝内肝门静脉及肝静脉血流充盈不饱满或欠佳(图 10-15A),适当降低频率有助于更清楚地显示肝门静脉血流(图 10-15B)。

（3）肝肾对比征阳性（图10-16）。正常情况下肝脏回声略高于肾实质。脂肪肝时，肝脏回声与肾实质回声对比，增强更加明显。轻度脂肪肝肝脏内部回声改变不明显时，可通过此征象进行判断。

（4）脂肪肝明显时，可伴有肝脏弥漫性增大，肝形态饱满，边缘变钝。文献报道可根据肝实质回声、肝内管道及膈肌显示情况，将弥漫性脂肪肝分为轻度、中度和重度3型（表10-2）。但超声判断中度及重度脂肪肝往往容易出现误差，而分辨中度及重度脂肪肝的临床意义不大，故可参考上述标准，只对轻度及中、重度脂肪肝进行区分。

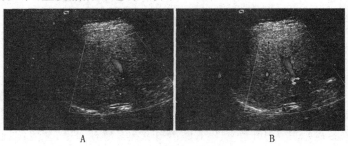

图 10-15　脂肪肝

因脂肪肝后方回声衰减，CDFI显示肝内门静脉及肝静脉血流充盈不饱满，适当降低频率有助于更清楚显示肝门静脉血流（A为3 MHz，B为1.75 MHz）

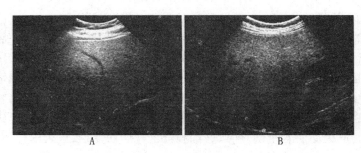

图 10-16　脂肪肝

二维超声显示肝实质前段回声增强，光点密集、明亮，呈"亮肝"改变，后段回声衰减（A）；肝脏回声与肾实质回声对比明显增强，即肝肾对比征阳性（B）

表 10-2　弥漫性脂肪肝程度的超声分型

分型	肝脏前段回声	肝脏后段回声	肝内管道及膈肌显示情况
轻度	稍增强	稍衰减	正常显示
中度	增强	衰减	显示欠佳，提高增益可显示
重度	明显增强	明显衰减	显示不清

2.非均匀性脂肪肝

非均匀性脂肪肝是由于肝脏内局限性脂肪浸润，或脂肪肝内出现局灶性脂肪沉积缺失区，该区域为正常肝组织。非均匀性脂肪肝可表现为局灶性高或低回声区，容易误认为肝脏肿瘤。

（1）二维超声。①弥漫非均匀浸润型（图10-17）：或称肝脏局灶性脂肪缺失，即肝脏绝大部分区域脂肪变，残存小片正常肝组织。声像图表现为背景肝呈脂肪肝声像，肝内出现局灶性低回声区，好发于肝脏左内叶及右前叶近胆囊区域或肝门静脉左、右支前方，也可见于尾状叶及肝右叶包膜下区域。可单发或多发,其范围不大,形态多样,多呈类圆形或不规则长条形,一般边界清晰,无包膜回声,内部回声尚均匀。②叶段浸润型(图 10-18):脂肪浸润沿叶段分布。声像表现为部分叶段呈脂肪肝表现,回声密集、增强;而另一部分叶段呈相对低回声,两者间分界明显,有"阴阳肝"之称,分界线与相应间裂吻合,线条平直,边界清楚。③局限浸润型及多灶浸润型:肝内局限性脂肪浸润。前者单发或 2~3 个,后者弥漫分布,呈局灶性致密的高回声,形态圆形或不规则,部分后方回声衰减。背景肝实质相对正常,表现为相对较低的回声区。部分局限脂肪浸润声像随时间变化较快,可在短期内消失。

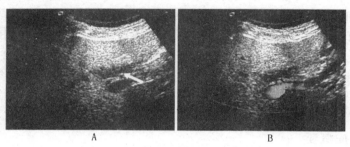

图 10-17 弥漫性非均匀浸润型

二维超声显示左肝内叶实质内肝门静脉左支前方局限性片状低回声区,边界尚清,内部回声尚均匀(A);CDFI 显示低回声区内部无血流信号(B),为弥漫非均匀浸润型脂肪肝

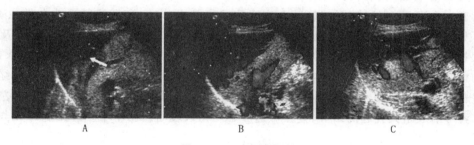

图 10-18 叶段浸润型

二维超声显示肝内部分叶段呈脂肪肝表现,回声密集、增强,而另一部分叶段呈相对低回声,两者间分界明显(A),呈"阴阳肝"改变;CDFI 显示肝内血管走行正常,血流充盈饱满(B、C),为叶段浸润型脂肪肝

(2)彩色多普勒超声:病变区域内部及周边可见正常走行肝门静脉或肝静脉分支,无明显异常血流信号。

当肝脏出现以下脂肪肝典型表现:肝实质回声弥漫增强,肝肾回声对比增强,伴深部回声衰减;肝内血管壁回声减弱,显示欠清,则脂肪肝诊断较容易,其诊断敏感性可达 85% 以上,特异性达 95%。

(三)鉴别诊断

(1)弥漫性脂肪肝应与表现为强回声的肝弥漫性病变鉴别,如慢性肝炎、肝硬化。肝硬化也可出现肝后段回声衰减,但回声多呈不均匀增粗,或呈结节状低回声,且出现肝门静脉高压表现,如肝门静脉扩张、侧支循环、脾大、腹水等。

(2)体型肥胖者因腹壁皮下脂肪较厚,可出现回声衰减,需与脂肪肝鉴别,但其衰减对肝、肾均有影响,故肝肾对比不明显;而脂肪肝则肝肾对比征阳性。

（3）非均匀性脂肪肝与肝脏肿瘤的鉴别：①表现为局灶性低回声区时（弥漫非均匀浸润型）需与肝癌鉴别；②表现为局灶性高回声区时（局限浸润型）需与高回声型血管瘤及肝癌鉴别；③表现为弥漫分布高回声区时（多灶浸润型）需与肝转移瘤鉴别。

非均匀性脂肪肝无占位效应，无包膜，病变靠近肝包膜时无向肝表面局部膨出的表现；穿行于病变区域的肝门静脉或肝静脉走行正常，无移位或变形，内部及周边未见明显异常血流信号；另外，在两个相互垂直的切面测量病变范围时，径线差别较大，表明不均匀脂肪变呈不规则片状浸润。而血管瘤边缘清晰，多呈圆形或椭圆形，内部回声呈筛网状改变，周边可见线状高回声，较大者内部可见少许低阻动脉血流信号。肝癌及转移瘤均有明显占位效应，边界较清楚，部分可见声晕，周边及内部可见较丰富高阻动脉血流信号，周边血管移位、变形、中断，肝转移瘤可出现"靶环征"等特征性改变。鉴别时应注意肝脏整体回声改变，非均匀性脂肪肝往往有脂肪肝背景，另外需要结合临床检验 AFP 结果来分析，必要时行超声造影检查，有利于明确诊断。

五、肝血吸虫病

（一）病理与临床概要

1.病理

血吸虫病是由血吸虫寄生于人体引起的寄生虫病。日本血吸虫病在我国主要流行于长江流域及其以南地区。主要病理改变是由于虫卵沉积在肝脏及结肠壁组织，引起肉芽肿和纤维化等病变。在肝脏，虫卵随肝门静脉血流达肝门静脉小分支，在汇管区形成急性虫卵结节，汇管区可见以嗜酸性粒细胞为主的细胞浸润。晚期肝门静脉分支管腔内血栓形成及肝门静脉周围大量纤维组织增生致管壁增厚，增生的纤维组织沿肝门静脉分支呈树枝状分布，形成特征性的血吸虫病性干线型肝纤维化。由于肝内肝门静脉分支阻塞及周围纤维化最终导致窦前性肝静脉高压。此外，肝门静脉阻塞还可致肝营养不良和萎缩，肝脏体积缩小，但左叶常增大。严重者可形成粗大突起的结节（直径可达 2～5 cm），表面凸凹不平。肝细胞坏死与再生现象不显著。

2.临床概要

临床表现因虫卵沉积部位、人体免疫应答水平、病期及感染度不同而有差异。一般可分为急性、慢性、晚期 3 种类型。急性期主要表现为发热、肝大与压痛、腹痛、腹泻、便血等，血嗜酸性粒细胞计数显著增多。慢性期无症状者常于粪便普查或因其他疾病就医时发现；有症状者以肝脾大或慢性腹泻为主要表现。晚期主要为肝门静脉高压的表现，如腹水、巨脾、食管静脉曲张等。

（二）超声表现

1.急性血吸虫病

（1）肝脏超声表现无明显特异性，主要表现为肝脏轻度增大，肝缘角圆钝。肝实质回声稍增高、增密，分布欠均匀。病情较重者可在汇管区旁见边界模糊的小片状低回声区。肝内管道结构清晰，走向正常，肝门静脉管壁可增厚，欠光滑。

（2）脾大。

2.慢性期血吸虫病及血吸虫性肝硬化

（1）肝形态正常或失常。可见肝右叶萎缩，左叶增大，肝缘角圆钝。

（2）肝表面呈锯齿状或凸凹不平。

（3）肝实质回声根据肝门静脉主干及其分支周围纤维组织增生程度不同而异，二维超声表现:①鳞片状回声,肝内弥漫分布纤细稍高回声带,将肝实质分割形成小鳞片状,境界不清楚,范围为3～5 cm;②斑点状强回声,在肝实质内弥漫分布大小不一的斑点状强回声,可伴声影,多为虫卵钙化所致;③网格状回声(图10-19),肝实质内见纤细或增粗的高回声带,形成大小不一的网格状回声,网格内部肝实质呈低至中等回声,范围2～5 cm,网格境界较模糊,也可境界清楚,形成近似圆形的低回声,易误诊为肝肿瘤。网格回声的高低及宽窄,反映了肝纤维化程度。

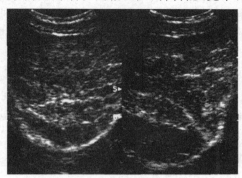

图10-19　肝血吸虫病
二维超声显示肝脏大小、形态基本正常,肝表面欠光滑,肝实质回声增粗、
分布不均匀,肝内弥漫分布条索状高回声呈网格状,肝内血管显示不清

(4)肝门静脉管壁增厚、毛糙,回声增强。肝静脉末梢变细、回声模糊或不易显示。

(5)脾大,脾静脉增宽,内径超过0.8 cm,脾实质回声均匀。

(6)腹水,病变晚期,腹腔内可探及大片液性暗区。

(7)彩色多普勒超声,肝门静脉高压时,肝门静脉、脾静脉及肠系膜上静脉不同程度扩张,血流速度减慢,侧支循环形成。

(三)鉴别诊断

1.肝炎后肝硬化

肝炎后肝硬化多为病毒性肝炎等引起,肝脏弥漫性纤维组织增生,肝细胞再生结节形成,直径多在1 cm以内,肝内回声增粗、增强,分布不均匀,可见散在分布的小结节状低回声团,边界模糊,但无血吸虫病肝纤维化时出现的"网格状回声"或"鳞片状回声",脾大程度不及血吸虫性肝硬化;而血吸虫病由血吸虫卵的损伤引起,主要累及肝内肝门静脉分支,其周围纤维组织增生,肝实质损害轻、肝内出现粗大龟壳样纹理,呈"网格状",脾大明显。

2.肝细胞癌

血吸虫性肝硬化,肝内出现较粗大的网格状高回声,分割包绕肝实质,形成低或中等回声团,可类似肝癌声像,但其病变为弥漫分布,改变扫查切面时无球体感,是假性占位病变;而结节型肝癌病灶数目可单个或多个,肿块周围常有"声晕",球体感明显,可有肝门静脉癌栓、肝门部淋巴结肿大,结合肝炎病史及甲胎蛋白检查不难鉴别。

六、肝吸虫病

(一)病理与临床概要

肝吸虫病又称华支睾吸虫病,是华支睾吸虫寄生在人体胆管系统内引起的一种疾病。此病多发生在亚洲,在我国主要流行于华南地区。因进食未煮熟的鱼虾而感染,盐腌鱼干不能杀死虫卵也可引起本病。

1.病理

由于虫体和虫卵的机械刺激和代谢排泄物毒性作用,造成胆管上皮细胞脱落,并发生腺瘤样增生,管壁增厚,管腔逐渐狭窄。虫体和虫卵阻塞引起胆汁淤积,胆管发生囊状或柱状扩张。肝细胞脂肪变性、萎缩、坏死。肝脏病变以左肝为著。胆管阻塞常继发细菌感染,导致胆管炎、胆囊炎、胆管源性肝脓肿。死虫碎片、虫卵、脱落胆管上皮细胞还可成为胆石的核心。长期机械刺激及毒性产物作用,可造成胆管上皮腺瘤样增生,有可能演变成胆管细胞癌。

2.临床概要

本病症状及病程变化差异较大。轻度感染者可无症状;中度感染者可出现食欲缺乏、消化不良、疲乏无力、肝大、肝区不适;重度感染者有腹泻、营养不良、贫血、水肿、消瘦等症,晚期可出现肝硬化、腹水、胆管细胞癌。粪便及十二指肠引流液中可发现虫卵,免疫学试验有助于本病诊断。

(二)超声表现

(1)肝脏轻度增大,以左肝为著,可能左肝管较平直,虫卵更易入侵所致。肝包膜尚光滑,重症者肝包膜可增厚并凸凹不平。

(2)肝实质回声增粗、增强,分布不均匀,可见模糊的小片状中等回声沿胆管分布(图10-20)。

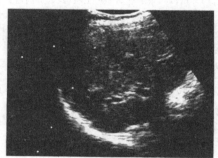

图10-20 肝吸虫病

二维超声显示肝实质回声粗乱,肝内见多个小片状稍高回声,
沿胆管走行分布,胆管壁增厚、回声增强,肝内血管显示欠清

(3)肝内胆管不同程度扩张,其腔内有强弱不一的点状回声,胆管壁增厚、回声增强,肝内小胆管扩张呈间断的等号状强回声。较多的虫体局限聚集于某一处呈较大光团回声。

(4)肝外胆管扩张、胆囊增大,扩张胆管腔及胆囊腔内可见点状及斑状弱回声,后方无声影,随体位改变可出现漂浮,胆囊壁增厚、不光滑。

(5)晚期可导致肝硬化,有脾大、腹水等表现。

(三)鉴别诊断

1.肝血吸虫病

两者声像图均表现为肝内回声增粗、增多及网格状回声改变,但肝血吸虫病一般不会有肝内小胆管间断的等号状扩张,以及胆囊与扩张的胆总管内成虫的细管状高回声。结合流行病学、临床表现及实验室检查,一般不难鉴别。

2.病毒性肝炎

病毒性肝炎与肝吸虫病临床表现相似,但前者消化道症状如食欲缺乏、厌油、恶心、腹胀等均较后者明显。急性肝炎可表现为肝大、肝实质回声减低,肝内管道结构回声增强,胆囊壁水肿、增厚,胆囊腔缩小,但无肝吸虫病肝内胆管的等号状扩张及胆囊腔内成虫的细管状高回声。

3.肝硬化

肝吸虫病晚期可引起肝硬化,其表现与胆汁淤积性肝硬化相同,主要依靠病史及实验室检查加以鉴别。

七、肝豆状核变性

(一)病理与临床概要

肝豆状核变性又称 Wilson 病,是一种常染色体隐性遗传性疾病,铜代谢障碍引起过多的铜沉积在脑、肝脏、角膜、肾等部位,引起肝硬化、脑变性病变等。主要表现为进行性加剧的肢体震颤、肌强直、构音障碍、精神症状、肝硬化及角膜色素环等。多数在儿童、青少年或青年起病。本病起病隐匿,病程进展缓慢。以肝脏为首发表现者,可有急性或慢性肝炎、肝脾大、肝硬化、脾功能亢进、腹水等表现,易误诊为其他肝病。铜过多沉积在肝脏,早期引起肝脏脂肪浸润,铜颗粒沉着呈不规则分布的岛状及溶酶体改变,继而发生肝实质坏死、软化及纤维组织增生,导致结节性肝硬化。

实验室检查的特征性改变为尿铜量增多和血清铜蓝蛋白降低,肝组织含铜量异常增高,血清铜氧化酶活性降低。

(二)超声表现

(1)早期肝脏大小、形态正常,包膜光滑,随疾病进展肝脏缩小,包膜增厚、不光滑。

(2)早期肝实质回声增粗、增强,分布不均匀,可呈强弱不等短线状或密布弧线状、树枝状回声。

(3)晚期为结节性肝硬化表现,肝实质回声不均,呈结节状改变,肝内血管显示不清,肝静脉变细、走行失常(图 10-21),门静脉频谱形态异常,肝门静脉、脾静脉扩张,血流速度减慢,肝门静脉高压声像(如附脐静脉重开)、腹水等。

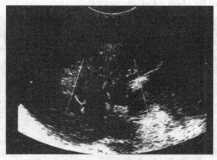

图 10-21　肝豆状核变性

二维超声显示右肝萎缩,肝表面凹凸不平,肝实质回声增粗,分布不均匀,可见散在分布等回声小结节,部分向肝外突出,边界不清,肝内血管显示不清,肝前间隙见大片液性暗区;CDFI 显示结节边缘可见短条状血流,内部无明显血流信号

(三)鉴别诊断

本病主要与急慢性肝炎、肝炎后肝硬化鉴别,主要依靠病史及实验室检查。

八、肝糖原累积病

(一)病理与临床概要

肝糖原累积病是一组罕见的隐性遗传性疾病。本病特点为糖中间代谢紊乱,由于肝脏、肌肉、脑等组织中某些糖原分解和合成酶的缺乏致糖原沉积在肝脏、肌肉、心肌、肾等组织内,引起肝脾大、血糖偏低、血脂过高等症状,多发生于幼儿和儿童期。病理:光镜下见肝细胞弥漫性疏松变性,汇管区炎症细胞浸润,少量枯否细胞增生肥大;电镜下肝细胞胞质内见大量糖原堆积及大小不等的脂滴,线粒体有浓聚现象,内质网等细胞器数量减少且有边聚现象。临床上可触及增大的肝脏表面平滑,质地较硬而无压痛。

(二)超声表现

肝脏明显增大,表面光滑,肝实质回声增密、增强,后方无明显衰减。由于声像图表现无特异性,诊断时需结合临床,确诊依靠肝穿刺活检。

九、肝淀粉样变性

(一)病理与临床概要

淀粉样变性是一种由淀粉样物质在组织细胞中沉积引起的代谢性疾病,主要累及心、肝、肾及胃肠道等器官。该病常见于中老年人,症状、体征缺乏特异性,临床上较少见而易被误诊。确诊后也常因无特异治疗方法,患者最终死于继发感染或心、肾衰竭。

肝脏受累者表现为淀粉样蛋白物质在肝窦周围间隙、间质或肝小叶中央及汇管区大量沉积,肝细胞受压萎缩。肝质地坚韧而有弹性。切面呈半透明蜡样光泽。临床表现:肝脏明显增大,表面光滑,压痛不明显。肝功能除碱性磷酸酶明显升高外,其余受损较轻。

(二)超声表现

肝脏明显增大,表面光滑,肝脏回声密实,分布均匀(图 10-22)或不均匀,脾脏亦可增大。本病声像图无特异性改变,唯一确诊方法为肝穿刺活检。

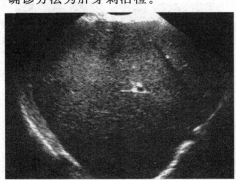

图 10-22　肝淀粉样变
二维超声显示肝明显增大,肝实质回声密集,分布均匀,后段回声无明显衰减

(王　增)

第四节 原发性肝癌

一、病理与临床表现

(一)病理

原发性肝癌以非洲东南部和东南亚为高发地区;我国多见于东南沿海,是国内三大癌症之一。好发年龄为 40~50 岁,男性明显多于女性。病因未完全明了,但流行病学和实验室研究均表明,主要与乙型肝炎病毒感染、黄曲霉毒素和饮水污染有关。1979 年我国癌变病理协作组在 Eggel 和 Nakashima 等分类基础上,结合我国的情况和经验,制定了原发性肝细胞性肝癌 (HCC) 的病理分型和诊断标准。①弥漫型:指癌组织或癌小结节弥漫分布于肝左右叶,多见于重型肝硬化后期。②块状型:癌块直径在 5 cm 以上,超过 10 cm 者为巨块型。此型有三个亚型:单块状型、融合块状型、多块状型。③结节型:癌结节最大直径不超过 5 cm。此型有三个亚型:单结节型、融合结节型、多结节型。④小癌型:单个癌结节最大直径小于 3 cm,或多个癌结节不超过 2 个,相邻两个癌结节直径之和在 3 cm 以下。

曾有学者根据肝癌的生长方式、肝病背景及生物学标准,提出一种新的大体病理分类法,主要分为两个基本类型:膨胀型和播散型。膨胀型中,癌肿边界清楚者,有纤维包膜形成,肿瘤压迫周围肝实质,该型可分为类硬化、假腺瘤及纤维硬化等 3 个亚型。播散型中,癌肿边界不清楚者,可分为类硬化和浸润两个亚型。

也有学者根据肝癌生长方式的差异并注意到肿瘤包膜、肝硬化及门静脉癌栓的情况,做了如下分类。①浸润型:肿瘤边界模糊不清,多不伴肝硬化,大小不一的病灶相互融合形成大的病灶。②膨胀型:肿瘤边界清楚,有纤维包膜,常伴肝硬化,又可分为单结节和多结节两个亚型。前者瘤界分明,伴肝硬化者有明显纤维包膜,无硬化者包膜多不明显。主瘤旁可有"卫星"结节,可侵犯门静脉系统。后者至少有 2 个以上的膨胀结节,病灶直径在 2 cm 以上。③混合型:由膨胀型原发癌灶结合包膜外与肝内转移灶的浸润型形成。肝内转移灶主要通过门静脉播散。本型亦可分为单结节和多结节两个亚型。④弥漫型:以多个小结节出现,直径 0.5~1 cm,布满全肝,互不融合,常伴肝硬化,这种癌肿主要通过门静脉在肝内播散。⑤特殊型:包括带蒂外生型肝癌和以肝门静脉癌栓为突出表现而无明确主瘤的肝癌。

组织类型:主要分为肝细胞癌、胆管细胞癌和混合型肝癌三种,后两种较少见。典型癌细胞呈多边形,边界清楚,胞浆丰富,核大,核膜厚,核仁亦很大。染色嗜碱或嗜酸。癌细胞排列呈巢状或索状,癌巢之间有丰富的血窦,癌细胞常侵入静脉在腔内形成乳头状或实质性团块。

按 Edmondson-Steiner 分类法,肝癌分化程度可分为四级:Ⅰ级为高分化,少见;Ⅱ~Ⅲ级为中等分化,最多见;Ⅳ级为低分化,少见。

另外,近年来还认识到一种肝细胞癌的特殊组织类型——纤维板层性肝癌,最早在 1976 年由 Petters 首次描述。本型多见于青年,平均年龄仅 24 岁,多发于肝左叶,有包膜,其组织表现为嗜酸性颗粒状胞浆,有穿行于癌细胞巢间的大量平行排列的板层状纤维基质。本型很少伴肝硬化或慢性乙型肝炎,预后较好。

(二)临床表现

原发性肝癌患者起病隐匿,缺乏特异性早期表现,至亚临床前期及亚临床期的中位时间可长达18个月。当患者出现不适等症状时,多属中、晚期。临床主要表现为肝区疼痛、食欲缺乏、腹胀、乏力、消瘦等。其他可有发热、腹泻、黄疸、腹水、出血倾向,以及转移至其他脏器而引起的相应症状。

二、超声影像学表现

(一)常规超声

1.形态

肝癌多呈圆形或类圆形,肿瘤较大时,可呈不规则形,并可向肝表面突起,使肝下缘等较锐的角变钝,或呈"驼峰"征改变。根据肝癌病理形态表现可分如下。

(1)结节型:肝癌相对较小,一般直径<5 cm,多为单发,亦可多发。肿瘤内部回声多不均匀或呈结节状融合,边界较清晰,可见晕圈或一纤薄的高回声带围绕(图10-23);亦可由于出血、坏死而呈混合回声型。

(2)巨块型:肝癌较大,直径常在10 cm左右,内部回声多不均质,以高低回声混合者居多,低回声者很少。肿瘤呈"结节中结节"状和内部有条状分隔,边界多不规则(图10-24)。如周边有包膜,则有晕圈而使边界清晰。另外,有些巨块型肝癌分布整个肝、段肝叶或数叶,尽管无明确边界,但肿瘤内部回声相对比较均匀,呈略低或略高回声,而周围肝硬化回声则呈不均匀状,可以资鉴别。有时在主瘤周围有散在低回声播散灶,个别巨大肿瘤可因破裂引起出血呈现无回声区。

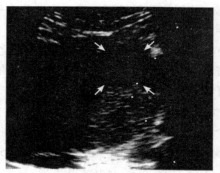

图 10-23　肝癌(结节型)

肝左叶癌,圆形,向表面突起,呈"驼峰"征

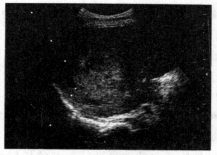

图 10-24　肝癌(巨块型)

内部高回声,呈结节中结节状

（3）弥漫型：肝内弥漫散在的细小肝癌结节，大小可数毫米至数厘米，内部回声高低不等，分布零乱，可呈斑块灶，无明确边界，如弥漫分布于整个肝脏，则很难与肝硬化鉴别，但此类患者常有门静脉癌栓形成，为诊断弥漫型肝癌提供了佐证。个别弥漫型肝癌的内部回声不均质程度较为紊乱，与肝硬化仍有所区别。

2.边界

肝癌有明显的假包膜形成时，边界往往较清晰而规则，周围见一直径 2~5 mm 的低回声圈，即晕圈，晕圈与正常组织之间可有一纤薄的光带（约 0.5 mm）；如肿瘤无明显包膜或呈浸润生长时，边界多不规则，模糊，甚至不清；而在弥漫型肝癌时，则无明确边界。

3.大小

超声能发现直径从数毫米至数十厘米不等的肝癌，其检出率主要受以下几方面影响：①肿瘤大小；②肿瘤内部回声；③肝硬化程度；④肿瘤的位置；⑤肿瘤包膜；⑥操作人员经验。

4.内部回声

根据肝癌内部回声高低分类如下。

（1）高回声型：占 30%~50%，肿瘤内部回声比周围肝组织高且不均匀，呈结节状或分叶状，有时可见结节之间有纤维分隔，少数分布尚均匀。有报道认为高回声区预示肝癌细胞脂肪变性、坏死等倾向。

（2）低回声型：占总数 15%~35%，多见于较小型肝癌中，内部回声较周围肝组织低，由密集的细小点状回声组成，分布多不均匀。较大肿瘤可呈结节状，并互相融合呈镶嵌状，并可显示低回声的"瘤中隔"。有时，在总体低回声区的中央可由少许点状高回声所点缀。低回声区常预示着肝癌细胞存活，血供丰富，很少有脂肪变性和纤维化等改变。

（3）等回声型：较少见，占 2.2%，回声与周围肝组织类似，血管分布较均匀，由于这类肿瘤多伴有较典型的晕圈，故易识别，否则易漏诊。

（4）混合回声型：占 10%左右，此类肿瘤常较大，是由多结节融合所致，多为高低回声混合，可交织混合，亦可左右排列混合，使超声某一切面呈高回声区，而另一切面呈低回声区。肿瘤内部还可出现无回声及强回声区，提示内部有不同程度出血、液化、坏死、纤维化及钙化等改变。

5.后方回声

在后方有正常肝组织存在时，肝癌后方回声常稍增高，其增高程度因肿瘤类型不同而有所不同，总体来说增高程度多比肝囊肿弱，其增高比例约占肝癌的 70%；如伴有纤维化、钙化等改变时，后方回声可轻度衰减；另外在有包膜的肝癌中，可有侧后声影等现象。

6.肝内间接征象

（1）管道压迫征象：肝癌较大时，可压迫肝静脉、门静脉、下腔静脉等，使其移位、变细，甚至"中断"，而环绕在肿瘤周围（图 10-25A）。另外，压迫肝门部或侵犯胆管内可引起肝内胆管扩张（图 10-25B）。

（2）脏器挤压征象：肿瘤压迫胆囊使其移位、变小，甚至"消失"；位于右叶脏面的巨大肝癌压迫右肾，使其下移至盆腔；肝脏膈顶部的肿瘤压迫膈肌，使膈肌抬高；左叶肿瘤可推移脾脏向上方移位，以至"消失"。

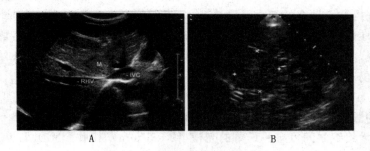

图 10-25　肝癌(管道压迫征象)

A.右肝前叶上段(S8)癌,肝静脉-下腔静脉受压(M 为肿块;RHV 为右肝静脉;IVC 为下腔静脉);B.肝左内叶癌侵犯肝门引起肝内胆管扩张

7.肝内转移征象

(1)卫星灶:在主瘤旁或较远的肝组织内,呈多个低回声不均质团块,直径<2 cm,呈圆形,可有或无晕圈,球体感强,后方回声稍增高。

(2)门静脉癌栓:有报道,在肝癌中 40%～70%出现门静脉受累,而 B 超可显示三级分支以内的癌栓,检出率较高,可达 70%。常出现在主瘤附近的门静脉,表现为门静脉内径明显增宽,最宽可达 3 cm,管壁可清晰或不清,腔内充满由中低回声密集点状强回声组成的不均质团块。如门脉主干被癌栓完全充填,则可见肝门周围有众多细小管道组成的网状团样结构,此为门静脉侧支形成所致的门脉海绵状变。另外,部分肝癌在门静脉内出现局部瘤样回声,亦为癌栓的一种征象,可为数毫米至数厘米。门脉癌栓对诊断弥漫型肝癌有一定帮助。

(3)肝静脉及下腔静脉癌栓:检出率较门静脉少,常在肝静脉主干内发现,内径不一定增宽,由低回声团块组成,常可延伸至下腔静脉,而下腔静脉癌栓多呈球状,可单个或多个,偶尔随血流有浮动感。

(4)胆管癌栓:少数患者因肿瘤侵犯胆管使肝内或肝外胆管受累,内充满实质样回声,并引起肝内胆管的扩张。

8.肝外转移征象

(1)肝门及胰腺周围淋巴结肿大:在晚期,肝癌可向肝外转移,最多处在肝门及胰腺周围出现大小不等的低回声团块,呈圆形或类圆形、部分可融合成团块,呈不规则形,严重者压迫肝门引起肝内胆管扩张。

(2)腹腔:在腹腔内有时可探测到低回声团块,肿瘤直径在 3～5 cm,有包膜,边界清,内分布不均。多位于腹壁下,可活动。个别可转移至盆腔压迫髂血管引起下肢深静脉血栓形成。在一些肝癌术后患者中,肝内可无肿瘤,但腹腔内已有转移。因此,对肝内无病灶而 AFP 持续阳性者,应进一步检查腹腔。

9.其他征象

由于我国肝癌和肝硬化联系密切,80%以上的肝癌有肝硬化征象,故声像图上肝实质回声增粗、增高、分布不均,呈线状甚至结节状,亦可有高或低回声结节,并可出现门脉高压、脾大、腹水等声像图改变。

(二)彩色多普勒

由于原发性肝癌在没有动脉栓塞前多具有较丰富的血供,因而为彩色多普勒检测提供了可靠基础。

（1）检出肝癌内的血流信号，呈现线条状、分支状、网篮状、环状、簇状等彩色血流。据报道，血流信号的检出率可达 95％，其中 98％为动脉血流信号，明显高于肝脏其他良性病变。同时，在实时状态下，肝癌内的彩色血流可呈现搏动状血流与心率一致。有时还可见彩色血流从肝癌内部延伸至门静脉的引流血管。

（2）脉冲多普勒常检出高阻力动脉血流，阻力指数（RI）和搏动指数（PI）分别大于 0.6 和 0.9，并且平均流速可呈高速型，最大可达 1 m/s 以上（图 10-26），这些表现均提示该肝内占位病变以恶性可能为大。在原发性肝癌中，有时可测及高速低阻的动脉样血流，表示肝癌内动静脉瘘存在，也有助于肝癌的诊断。

（3）彩色多普勒使肝动脉较易显示，并在肝癌中明显增宽，可达 4～5 mm，而正常仅 2～3 mm，血流速度增快（图 10-27）。

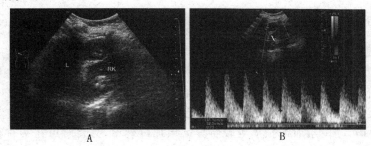

图 10-26 肝癌

A.显示肝右叶结节型癌及右肾（RK）压迹；B.PD 检测到动脉血流频谱，$V_{max}=131$ cm/s，$RI \geq 0.75$

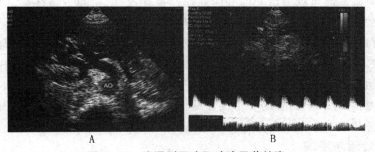

图 10-27 • 弥漫型肝癌肝动脉显著扩张

A.肝总动脉内径增宽（9 mm）；AO：腹主动脉；B.肝动脉流速增高，CW 测及最大流速 294.5 cm/s

（4）在经介入治疗（包括 TAE、乙醇注射）后，肝癌内彩色血流可明显减少甚至消失，提示疗效佳；经 TAE 治疗的病员中，动脉型彩色血流可减少甚至消失，但门静脉型的彩色血流信号可代偿增多，应引起注意。另外，如原来血流消失的病灶再出现彩色血流信号，则提示肿瘤复发。

（5）当门静脉癌栓形成时，彩色多普勒可显示门静脉属完全性或不完全性阻塞，此时，彩色多普勒显示未阻塞处（即癌栓与管壁之间隙）有条状血流通过，癌栓内亦可见线状深色或多彩血流，用脉冲多普勒能测及动脉及静脉血流，这些均提示门脉内栓子为肿瘤性。但有报道，门静脉瘤栓中其动脉血流的检出率较低，仅 18.7％。同时，在门脉完全性阻塞时，门脉旁的肝动脉血流容易显示（图 10-28）。

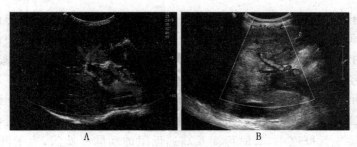

图 10-28　门静脉癌栓

A.门静脉不完全阻塞,CDFI 显示癌栓与管壁间有条状血流通过;B.门静脉完
全阻塞,门静脉充满实质性低回声,肝动脉分支增宽,显示为条状红色血流

三、鉴别诊断

(一)肝血管瘤

如肝血管瘤为网状高回声团块,边界呈"花瓣"样改变时诊断较容易,但有些肝血管瘤可出现低回声不均质、混合回声不均质及晕圈样改变。有报道其出现率分别为 15%、20%、5%,对这类患者应更全面观察,在实时状态下,观察肿瘤有无立体像等加以鉴别,同时对较大肝血管瘤可结合 CT 增强延迟扫描,同位素血池扫描等较特异征象加以确诊,必要时可在实时超声引导下肝穿活检以明确诊断。

(二)肝脓肿

由细菌性或阿米巴原虫感染引起的肝内局灶性炎性改变,呈单发或多发。较典型时,壁厚,内膜粗糙呈"虫咬"状,为无回声或不均匀回声团块,诊断较容易。然而,随着近年来抗生素的广泛应用,肝脓肿的超声和临床表现常不典型,声像图显示肝内比正常组织回声稍低的区域,分布不均匀,边界模糊,包膜较薄,用常规 B 超诊断较困难。彩色多普勒显示内部有条状彩色血流,脉冲多普勒测及动脉血流频谱,阻力指数和搏动指数分别在 0.5、0.8 左右,提示良性病变,再结合这类患者多有短暂发热病史,有助于定性诊断。另外,如感染与肝癌并存,则超声诊断困难,必须行超声引导下穿刺活检。

(三)肝内局灶脂肪浸润

肝内局灶脂肪浸润可在肝内出现高回声或低回声灶,而低回声型与肝癌更容易混淆,但这些病灶多位于肝门旁,如肝右前叶、左内叶门脉旁,内部回声较低但多均匀,在实时状态下,边界可不规则或欠清,亦可向肝实质内呈"蟹足"样延伸。彩色多普勒显示病灶内无异常动脉血流信号。也有报道认为这类低回声型更易与肝癌混淆,应加以鉴别。

(四)转移性肝癌

转移性肝癌多为低回声不均质团块,可有晕圈等改变,后方回声稍高,有侧后声影。这类病灶常为多发,并且非癌肝实质回声多无肝硬化表现,可以资鉴别。如患者有其他原发肿瘤史则更有助于诊断。

(五)胆囊癌

胆囊癌发病近年来有逐渐增多趋势,早期发现仍比较困难。其中一部分患者因肝内转移而就诊时,常在肝右叶出现局灶性低回声不均质团块,有晕圈,可向表面突起,易被误诊为原发性肝癌。操作人员在发现肝右叶癌肿且无肝硬化时,应仔细观察胆囊的情况,这类患者的胆囊因受压而变小,部分胆囊壁可不规则增厚而与右叶癌肿相连,甚至在胆囊癌实变时,可与右叶癌肿融合成一团块,胆囊隐约成一轮廓像,多伴有结石,有助于鉴别诊断。

(六)肝母细胞瘤

肝母细胞瘤常出现于婴幼儿,多为无意触摸腹部时发现。肿瘤常较大,可达 5.5～17 cm。声像图上显示肝内巨大团块,多强弱不均,并有液化和包膜,多位于肝右叶,常推移右肾,超声无特异性表现,应结合临床作出诊断。

(七)术后瘢痕

肝肿瘤切除后,手术区多有渗出、出血、纤维化及机化等一系列改变,声像图可呈不均质团块、高回声为主的团块、混合回声团块,边界多不规则、模糊,但后方均有不同程度的衰减和缺乏立体感,可以资鉴别。如手术区堵塞吸收性明胶海绵,则呈较均匀的高回声区,伴后方衰减。彩色多普勒多未能显示手术区内的彩色血流信号。

(王 增)

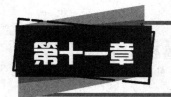

第十一章 胆道疾病超声诊断

第一节 胆 囊 炎

一、急性胆囊炎

（一）病理与临床

胆囊受细菌或病毒感染引起的胆囊肿大,胆囊壁增厚、水肿。急性胆囊炎是常见的急腹症之一,细菌感染、胆石梗阻、缺血和胰液反流是本病的主要病因。临床症状主要是右上腹部持续性疼痛,伴阵发性加剧,并有右上腹压痛和肌紧张,深压胆囊区同时让患者深吸气,可有触痛反应,即墨菲征阳性。右肋缘下可扪及肿大的胆囊,重症感染时可有轻度黄疸。

（二）声像图表现

胆囊体积增大,横径大于 4 cm,张力高,胆囊壁增厚大于 3 mm,呈"双边征"(图 11-1);胆囊腔内常探及结石回声,结石可于胆囊颈部或胆囊管处;胆囊内可见胆汁淤积形成的弥漫细点状低回声。胆囊收缩功能差或丧失。发生胆囊穿孔时可显示胆囊壁的局部膨出或缺损及周围的局限性积液。

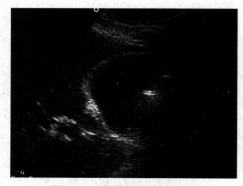

图 11-1 急性胆囊炎声像图
超声显示胆囊肿大,胆囊壁增厚

（三）鉴别诊断

对于胆囊炎,首先应寻找产生胆囊炎的原因,超声可以帮助检查是否有胆囊结石、胆囊梗阻、胆管梗阻、胆总管囊状扩张症等,以明确病因,便于诊断。胆囊增大也可见于脱水、长期禁食或低脂饮食、静脉高营养等患者,根据病史,必要时行脂餐试验可鉴别。此外,有肝硬化低蛋白血症和某些急性肝炎、肾功能不全、心功能不全等全身性疾病患者,也有胆囊壁均匀性增厚,但无胆囊增大,超声墨菲征阴性,结合病史与临床表现易与急性胆囊炎相鉴别。

二、慢性胆囊炎

(一)病理与临床

临床症状包括右上腹不适、消化不良、厌油腻,也可无自觉症状。慢性胆囊炎的临床表现多不典型,亦不明显,但大多数患者有胆绞痛史,可有腹胀、嗳气和厌食油腻等消化不良症状。有的常感右肩胛下、右季肋或右腰等处隐痛。患者右上腹肋缘下有轻压痛或压之不适感。十二指肠引流检查,胆囊胆汁内可有脓细胞。口服或静脉胆囊造影不显影或收缩功能差,或伴有结石影。

(二)声像图表现

慢性胆囊炎早期胆囊的大小、形态和收缩功能多无明显异常,有时可见胆囊壁稍增厚,欠光滑,超声一般不作出诊断。慢性胆囊炎后期胆囊腔可明显缩小(图 11-2),病情较重时胆囊壁毛糙增厚,不光滑;严重者胆囊萎缩,胆囊无回声囊腔完全消失。胆囊萎缩不合并结石者难以与周围肠管等结构相区别,导致胆囊定位困难;合并结石者仅见强回声伴后方声影。胆囊功能受损严重时,胆总管可轻度扩张。

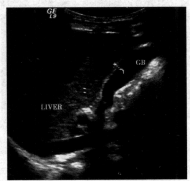

图 11-2 慢性胆囊炎声像图
胆囊体积小,壁增厚毛糙

(三)鉴别诊断

胆囊明显萎缩时需与先天性无胆囊相鉴别:慢性胆囊炎致无回声囊腔完全消失,特别是不合并胆囊结石或结石声影不明显时,易与周围肠管内气体形成的强回声混淆,以致难以辨认出胆囊的轮廓。因此先天性无胆囊患者可能被误诊为慢性胆囊炎,此时应结合病史和临床表现,多切面探查,或动态观察等方法仔细加以鉴别,减少误诊率。

(魏婷婷)

第二节 胆囊结石

一、病理与临床

胆囊结石有胆固醇结石、胆色素结石和混合性结石,在我国胆囊结石患者中以胆固醇结石最多见。胆囊结石可合并胆囊炎,且两者互为因果,部分患者最终导致胆囊缩小,囊壁增厚,腔内可充满结石。

胆囊结石患者可有右上腹不适、厌油腻等症状。结石嵌顿于胆囊管内时,可导致右上腹绞痛、发热等症状。胆绞痛是胆囊结石的典型症状,可突然发作又突然消失,疼痛开始于右上腹部,放射至后背和右肩胛下角,每次发作可持续数分钟或数小时。部分患者疼痛发作伴高热和轻度黄疸。疼痛间歇期有厌油食、腹胀、消化不良、上腹部烧灼感、呕吐等症状。查体可见右上腹部有压痛,有时可扪到充满结石的胆囊。胆囊结石超声显示率 90% 以上,诊断价值较大,是首选的检查方法。

二、声像图表现

胆囊内可见一个或多个团块状强回声,后方伴有声影,可随体位变化而移位。当结石较大时,常只能显示结石表面形成的弧形强回声,内部结构难以显示。多个结石紧密堆积时,有时不能明确显示结石数量及每个结石的具体大小(图 11-3)。特殊类型的胆囊结石如下。

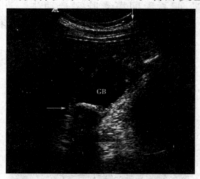

图 11-3　胆囊结石声像图
超声显示胆囊腔内见弧形强回声,后方伴声影。箭头为胆囊结石,GB 为胆囊

(一)泥沙样结石

泥沙样结石可见多个细小强回声堆积,形成沉积于胆囊后壁的带状强回声,后方伴有声影,随体位改变而移动。

(二)充满型结石

胆囊内呈弧形强回声带,后伴声影,无回声囊腔不显示,强回声带前方有时可显示胆囊壁,后方结构则完全被声影所掩盖(图 11-4)。

三、鉴别诊断

典型的胆囊结石超声诊断一般不困难。对于胆囊颈部的结石,由于缺少胆汁的衬托,使其结石强回声不明显,仅表现为胆囊肿大或颈部声影,超声必须认真仔细地检查,变换体位,如坐立位、胸膝位等,才能发现结石,并进行正确诊断。

(一)泥沙样结石需与浓缩淤积的胆汁或炎性沉积物相鉴别

泥沙样结石回声强,声影明显,随体位移动速度较快。

(二)充满型结石需与肠腔内积气相鉴别

结石后方为明显声影而非气体后方的彗星尾征,且肠腔内气体形态随时间而变化。

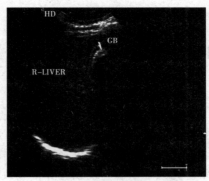

图 11-4 充满型结石声像图

超声显示胆囊腔的无回声,可见弧形强回声,后方伴声影,箭
头为胆囊结石,GB 为胆囊,R-LI VER 为右肝

（魏婷婷）

第三节 化脓性胆管炎

一、病理与临床

急性胆道感染常因肝外胆管结石所致的胆管梗阻诱发。胆管壁充血、水肿,结石在胆管内可
以移动,发生嵌顿,急性发作时可引起阻塞性黄疸和化脓性胆管炎。典型临床表现为寒战、高热、
黄疸。

二、声像图表现

胆管扩张,壁增厚,毛糙,回声增强,结构模糊,管腔内可见点状中等回声(图 11-5)。合并结
石时胆管内可见强回声,后方伴声影,肝内外胆管扩张,胆囊增大等。

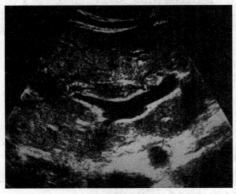

图 11-5 化脓性胆管炎声像图

超声显示肝内胆管增宽,管壁回声增强

（魏婷婷）

第四节　先天性胆管囊性扩张症

一、病理与临床

目前对该病的病因多数学者赞成先天性因素学说,包括先天性胆管上皮增殖异常、胆胰管合流异常及胆管周围神经发育异常。先天性胆管上皮发育异常导致部分管壁薄弱。胆胰管合流异常导致胰酶在胆管内激活破坏胆管上皮。胆管周围神经发育异常可导致胆管下段痉挛、胆管内压增高,促进胆管扩张。本病多由于先天性胆管壁薄弱、胆管有轻重不等的阻塞,使胆管腔内压增高,扩大形成囊肿。

关于先天性胆管囊性扩张症的临床分型,目前国际上普遍使用的是 Todani 分型法:Ⅰ 型为胆总管梭形或球形扩张;Ⅱ 型为胆总管憩室;Ⅲ 型为胆总管末端囊肿;Ⅳ a 型为肝内外胆管多发性囊肿;Ⅳ b 型为胆总管多发性囊肿;Ⅴ 型为肝内胆管单发或者多发性囊肿(即 Caroli 病)。其中以 Ⅰ 型发病率最高,占报道总病例的 90% 以上;Ⅱ、Ⅲ 型均罕见;Ⅳ、Ⅴ 型相对少见。

先天性胆管囊性扩张症有三大特征:腹痛、黄疸和肿块。但往往有此典型表现的病例并不多。

二、声像图表现

(一)先天性胆总管囊肿

胆总管扩张,呈囊状、梭形或椭圆形,常常在 1 cm 以上,特别注意本病囊状扩张的两端与胆管相通,为特征性表现,壁光滑清晰,其内回声清亮(图 11-6)。合并结石、胆汁淤积时其内可见强回声或中低回声。多无其他胆道系统异常表现,可合并肝内胆管囊性扩张。

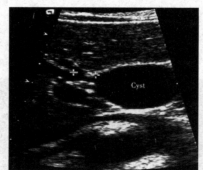

图 11-6　先天性胆总管囊状扩张声像图

超声显示肝门部无回声,与胆管相通,囊壁光滑,囊内透声较好,Cyst:胆总管囊肿

(二)肝内胆管囊性扩张症

肝内胆管囊性扩张症又称 Caroli 病,声像图表现为左、右肝内胆管节段型或弥漫型的囊性扩张,呈椭圆形或梭形,囊腔间相互连通,边缘清晰光滑。

三、鉴别诊断

先天性胆管囊性扩张以青少年女性多见。患者常常有右上腹痛、黄疸等症状。幼年时肝外胆管囊状扩张，往往无症状，可偶然在体检中被发现。

(一)需与胆总管下段结石或肿瘤等致胆道扩张相鉴别

先天性胆总管囊肿扩张的部位呈椭圆形或纺锤形，而上下段与之相连处的胆管管径相对正常，无明显扩张，正常与异常胆道分界鲜明，多不引起肝内胆管扩张。而结石或肿瘤等梗阻引起的胆管扩张常同时累及其上段肝内、外胆管，呈由粗至细的渐变型，胆囊亦可受累。

(二)需与先天性双胆囊相鉴别

先天性双胆囊一端为盲端，而先天性胆总管囊肿两端均与胆管相连，根据形态及脂餐试验等容易鉴别。

（魏婷婷）

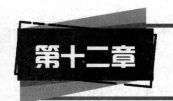

胰腺疾病超声诊断

第一节 胰 腺 炎

一、急性胰腺炎

(一)流行病学及病因

急性胰腺炎是胰酶对胰腺组织自身消化导致胰腺腺泡细胞的损伤,同时伴有局部或全身的炎症反应。严重程度可以从轻度水肿到胰周坏死感染,甚至可以导致多器官功能衰竭综合征。组织病理学上,急性胰腺炎分为急性水肿型胰腺炎和急性出血坏死型胰腺炎,前者居多,以间质充血、水肿和炎细胞浸润为主,而后者以胰腺实质坏死、血管损害、脂肪坏死为主伴炎细胞浸润。急性胰腺炎病因很多,主要发病因素为胆道疾病,尤其是胆道结石。文献报道急性胆源性胰腺炎发病率占急性胰腺炎的 15%～50%,在我国占急性胰腺炎的 60%以上。此外,感染、药物、酒精、手术及创伤、肿瘤、自身免疫因素、代谢、妊娠、遗传、特发性等也占一定比例。

(二)临床表现

急性胰腺炎的临床表现与其病情严重程度相关。以腹痛、发热、恶心、呕吐等多见,急性胆源性胰腺炎还可伴随黄疸,当出现胰腺假性囊肿或胰腺脓肿时可扪及腹部包块。Grey-Tuner 征(双侧或者单侧腰部皮肤出现蓝-绿-棕色大片不规则瘀斑)和 Cullen 征(脐周围皮肤青紫及两侧肋腹皮肤灰蓝色)少见。临床上将急性胰腺炎分为轻型胰腺炎(mild acute pancreatitis,MAP)和重症胰腺炎(severe acute pancreatitis,SAP)。前者可有极其轻微的脏器功能紊乱,但无严重腹膜炎和代谢功能紊乱,临床恢复快。后者则可出现脏器功能衰竭、代谢紊乱或合并胰腺坏死、脓肿、假性囊肿等并发症。因此,在临床上需要特别加以甄别。10%～25%的急性胰腺炎患者会并发假性囊肿,其中多数自行消退,持续存在者有导致感染、脓肿形成、胰瘘、假性动脉瘤、静脉血栓等可能性。

实验室检查约90%的急性胰腺炎血清淀粉酶升高,超过正常值 5 倍时,即可确诊为急性胰腺炎。起病后 6～12 小时血淀粉酶迅速升高,3～5 天恢复到正常。尿淀粉酶升高较晚,在病后的 12～24 小时升高,持续时间较长,一般为 1～2 周,适用于起病后较长时间未确诊者。检测血清淀粉酶是诊断急性胰腺炎最常用和最快捷、简便的方法之一。在急性胰腺炎起病后 24～72 小时血清脂肪酶开始上升,持续 5～10 天,对起病时间较长者适用。有研究发现,C 反应蛋白、白细胞计数、血清中降钙素和白细胞介素-4 可能是胰腺坏死感染的标志,能更早地反映疾病的严重程度。

266

(三)超声表现

1.体积

胰腺弥散性肿大,以前后径增大为著。

2.边界

轻型炎症时,胰腺边缘整齐,形态规则,重型时边缘不整齐,形态不规则,与周围组织分界不清。

3.实质回声

胰腺回声减低。水肿型胰腺炎实质回声呈均匀的低回声,但也有实质回声略高于正常的病例。出血坏死型胰腺炎实质回声明显不均匀,呈低回声和高回声相间的混合回声,内部可见片状无回声。

4.胰管

胰管轻度扩张或不扩张,当胰液外漏时扩张胰管可消失或减轻。

5.积液

胰腺炎时可合并积液,超声表现胰周、小网膜囊、肾前旁间隙的无回声,有时腹腔、盆腔甚至胸腔可见积液。

6.胰周

胰腺周围病变发生比例较高,超声表现为病变处见低回声,边界不清,主要见于胰腺腹侧、背侧,双肾旁间隙或肾周围,胰腺后方血管周围等。

7.假性囊肿

急性胰腺炎发病 2 周后可在胰腺内或周边形成胰腺假性囊肿,圆形或类圆形,边界较清楚,囊壁多数光滑,少数可厚薄不均、可见分隔或钙化,后方回声增强。

8.非典型者

不典型的急性胰腺炎表现为胰腺无肿大,仅腺体内局部回声减低,多见于胰头和胰尾,胰周组织回声减低,模糊不清。有时合并炎症的并发症如胰腺脓肿等,表现为胰腺正常结构消失,内部呈不均匀的混合回声。

9.血管的改变

重症胰腺炎还可以出现血管的并发症。炎症可直接侵蚀脾血管,血管内膜受损,管壁增厚,管腔狭窄,严重者可引起脾静脉血栓形成或闭塞。表现为脾静脉增宽,内见低回声,血流充盈缺损,提示脾静脉血栓形成,或胰腺后方未见脾静脉管腔及血流显示,提示脾静脉闭塞,胰腺周围和脾门区可见蜂窝状迂曲的管状结构,为五彩花色血流,提示侧支循环形成。胰腺炎还可以引起脾动脉病变,其原因可能:炎症直接侵蚀脾动脉;胰液在自我消化过程中侵蚀脾动脉;胰腺炎时脾动脉内血液因高浓度胰蛋白酶大量释放而处于高凝状态导致血栓形成。表现为脾动脉内可见低回声,血流充盈缺损。假性脾动脉瘤表现为脾动脉旁类圆形无回声区,CDFI 内部血流呈涡流,与脾动脉相通。

(四)超声造影表现

1.急性水肿型胰腺炎

超声造影后,胰腺与周围组织分界尚清晰,实质回声增强,未见明显无灌注区。

2.急性出血坏死型胰腺炎

超声造影表现为胰腺实质呈不均匀增强,可见散在灶状或片状不规则无增强区,胰腺与周围组织界限不清,表面不光滑呈毛刺状。胰周及腹膜后炎性改变及并发症,如胰周、肾旁前(后)间隙、肾周间隙积液,胰腺内或胰周假性囊肿等在超声造影表现为组织的无灌注或低灌注区。

超声造影显著提高了急性胰腺炎坏死灶的检出率。在急性胰腺炎严重度评价上也具有很高的临床价值。超声造影技术通过观察感兴趣区域内造影剂灌注的有无、强弱来判断该区域血流灌注情况,以此来区别胰腺有无坏死及坏死的程度。

(五)报告内容及注意事项

急性胰腺炎的报告包括胰腺体积、形态变化,回声的改变,胰管是否扩张,胰腺与周边组织分界是否模糊,胰周是否有积液,腹腔、胸腔是否有积液。有无假性囊肿及血管受侵等情况。

超声造影应重点描述胰腺实质增强是否均匀,是否可见无增强坏死区。超声造影还可以评价急性胰腺炎的严重程度,对急性胰腺炎的分级有重要的临床意义。是否合并无增强的假性囊肿。

还应注意胰腺炎的病因,如胆道结石等。更要注意是否有合并胰腺肿瘤的可能。年轻患者应注意是否存在胰管、胆管合流异常,胰管交界汇合处狭窄或受压可导致胰液通道梗阻,胆汁反流,引起胰腺炎。

(六)鉴别诊断

有明显声像图改变的病例,结合临床表现和血清淀粉酶、脂肪酶检查,超声可明确诊断。超声检查应注意对轻型和重型胰腺炎的鉴别诊断。轻型者胰腺常呈轻中度弥散性肿大,胰腺边缘清晰,呈均匀低回声,胰周积液少见或少量。重型者胰腺常呈严重弥漫肿大,边缘不整、模糊不清,内部回声不均匀,胰周积液多见,胸腔积液、腹水多见,肠麻痹、积气多见。

非典型胰腺炎要注意与胰腺癌的鉴别。胰腺炎病灶后方回声增强,主要原因是炎症导致的胰腺水肿或出血坏死使肿块的透声性增强,而胰腺癌的肿块后方多为回声衰减现象。胰头部局限性炎性肿块和胰头癌均可引起胰管和胆总管扩张,前者胰管呈轻中度不规则扩张,并贯穿肿块,胆总管及肝内胆管扩张不明显或仅有轻度扩张,常与胆道慢性炎症、胆石症或胰管结石并存,而胰头癌常早期侵犯压迫胆总管致肝内外胆管明显扩张,少有管壁增厚及钙化表现,胆总管下端截断或显示不规则性狭窄,肿块内见不到扩张的胰管。

假性囊肿出现时要与囊性肿瘤相鉴别。

二、慢性胰腺炎

(一)流行病学及病因

慢性胰腺炎是由于各种原因导致的胰腺局部、节段性或弥散性的慢性进行性损害,导致胰腺实质和组织和/或功能不可逆的损害,造成胰腺腺泡萎缩,胰腺纤维化、钙化、导管内结石、胰腺假性囊肿,可有不同程度的胰腺内外分泌功能障碍。其主要病理特征为间质纤维化和慢性炎细胞浸润,间质中的血管无明显破坏和增生。目前认为慢性胰腺炎是胰腺癌的一个危险因素。根据病因不同,慢性胰腺炎分为酒精性胰腺炎、胆源性胰腺炎、热带性胰腺炎、遗传性胰腺炎、自身免疫性胰腺炎和特发性胰腺炎等。慢性胰腺炎在全球不同地区发病率差异较大。西方的患病率为(10~15)/10万,发病率为每年(4~7)/10万。日本1999年的慢性胰腺炎发病率为5.77/10万。我国慢性胰腺炎发病率低于西方国家,但并不少见,且与全球一样呈上升趋势。

(二)临床表现

因病因不同,临床表现也不同,常见表现为腹痛和/或消化不良。典型者为餐后上腹痛,并可放射至左腰背部,向前屈曲位能减轻。腹痛还与酒精、药物依赖和心理等有关。腹痛原因复杂,目前确切机制尚不明确,可能与胰管或胰腺实质内压力增加、神经周围炎症、缺血、组织坏死、负反馈功能下降等有关,如若合并假性囊肿、十二指肠梗阻或胰管梗阻(狭窄、结石或继发肿瘤)等,腹痛会进一步加重。胰腺脂肪酶水平下降90%以上时会有脂肪泻、脂溶性维生素和维生素 B_{12} 缺乏及体重下降等。

当胰腺外分泌功能受损时,患者表现为腹胀、脂肪泻、吸收不良及消瘦等症状。内分泌功能受损时,患者会出现糖尿病。相关的实验室检查包括血、尿淀粉酶测定、苯替酪胺实验、苯甲酰酪氨酰对氨基苯甲酸试验、糖耐量试验、胰高血糖素测定等。慢性胰腺炎急性发作时,血淀粉酶、尿淀粉酶浓度可一过性升高。内分泌功能受损时,胰高血糖素升高,血糖升高。

(三)超声表现

1.体积

慢性胰腺炎时,胰腺体积多数缩小,少数可以正常或增大(弥散性增大或局限性增大),形态僵硬,边缘不规则。

2.回声

内部回声粗糙,多数回声增高,有时可以回声减低,内部可见实质钙化或胰管结石的斑点状强回声,是慢性胰腺炎的重要诊断指标。

3.胰管

主胰管可以不均匀扩张,直径多≥3 mm,粗细不均,典型者呈"串珠样"改变,管壁增厚毛糙,回声增强。钙化型胰腺炎常伴胰管内结石,胰管扩张较明显;梗阻型以轻中度扩张较常见。

4.假性囊肿

部分病例合并假性囊肿,可发生在胰腺内和胰周,圆形或类圆形,边界较清楚,囊壁较厚不规则,囊内可见点状回声。

5.肿块型

胰腺局部肿大,呈假肿物样低回声,形态多不规则,内部回声粗糙,可见斑点状强回声,回声可与胰腺其他部位回声相近。

(四)超声造影表现

肿块型慢性胰腺炎,常规超声表现为胰腺的局限性增大伴有不规则低回声团块。这与胰腺癌不易鉴别,而超声造影可以对两者进行鉴别诊断。肿块型胰腺炎超声造影早期表现为局灶性增强,与周围实质增强程度相似;后期廓清时间也与胰腺实质一致。这是因为肿块型胰腺炎病灶内可有不同程度的间质纤维化和炎症细胞浸润,但病灶内微血管属于正常的组织血管,且未受破坏,其数量和分布与正常胰腺实质大致相同,所以病灶的增强多与正常胰腺组织同时增强,且增强程度无明显差别。胰腺癌超声造影多表现为增强强度低于胰腺实质的低增强病灶,造影剂廓清时间早于胰腺实质。

(五)报告内容及注意事项

慢性胰腺炎的超声报告包括:①胰腺体积、形态变化,内部回声是否粗糙,是否有实质钙化和胰管结石。②主胰管是否扩张,是否有假性囊肿。

超声造影应重点描述肿块型胰腺炎的肿块与胰腺实质是否同步增强,二者增强强度是否一致,廓清时间是否一致。

有时肿块型胰腺炎与胰腺癌鉴别困难,必要时需行超声引导下穿刺活检术。

(六)鉴别诊断

慢性胰腺炎的鉴别诊断主要为肿块型胰腺炎与胰腺癌鉴别:①前者胰管呈不规则串珠样扩张,胰管扩张及周围胰腺萎缩程度不如胰腺癌明显;②前者的肿块内多发无回声,为扩张的侧支胰管或小的假性囊肿;③前者可有胰管内结石或实质内钙化;④前者胆总管狭窄为渐进性,而后者多为突然截断。

三、自身免疫性胰腺炎

(一)流行病学及病因

自身免疫性胰腺炎(autoimmune pancreatitis,AIP)是由自身免疫介导、以胰腺肿大和胰管不规则狭窄为特征的一种特殊类型的慢性胰腺炎。病理表现为胰管周围淋巴细胞和浆细胞浸润、小叶间纤维化显著的慢性炎症,免疫组化有大量 IgG_4 阳性细胞浸润,常伴有胰腺及周围闭塞性静脉炎。Sarles 等学者在 1961 年首次提出用自身免疫来解释部分慢性胰腺炎的病因。1995 年,Yoshida 等使用激素治疗一例慢性胰腺炎伴有高球蛋白血症及自身抗体的患者有效,因此采用"自身免疫性胰腺炎"命名本类疾病。目前认为 AIP 是 IgG_4 相关系统性疾病在胰腺的表现,胰腺外的其他器官也可以受累,如干燥综合征、原发性硬化性胆管炎、原发性胆汁性肝硬化等。

AIP 多见于男性,男女比例约 2:1。发病年龄范围较大,多发生在 40～70 岁人群。日本报道的患病率为 0.82/10 万,占慢性胰腺炎的 2%～6%。AIP 的病因及发病机制尚不明确。AIP 患者血清中可检测到多种异常抗原抗体及升高的 γ-球蛋白,以及激素治疗对本病有效,提示自身免疫在 AIP 发病中有重要作用。也有学者提出幽门螺旋杆菌参与激活 AIP 自身免疫过程。研究认为自身免疫性胰腺炎为一种 IgG_4 相关的系统性疾病,2 型 T 辅助细胞和 T 调节细胞介导了大部分自身免疫性胰腺炎的免疫反应。IgG 及 IgG_4 水平升高、多种自身抗体阳性及激素治疗有效反映了 AIP 发病的免疫机制。

(二)临床表现

自身免疫性胰腺炎临床表现比较复杂,可以表现为急性、慢性胰腺炎的症状,包括梗阻性黄疸、不同程度的腹痛、后背痛、乏力、体重下降、脂肪泻等,40%～90%的患者可以表现为胰腺外其他器官的症状,如泪腺唾液腺受累症状、胆管炎、胆囊炎、纵隔或腹腔淋巴结肿大、间质性肾炎、肺间质性纤维化、腹膜后纤维化、硬化性肠系膜炎、炎性肠病等,其中梗阻性黄疸可发生于 2/3 的患者。也有约 15%的患者无临床症状。50%～70%的患者合并糖尿病或糖耐量异常。实验室检查 γ-球蛋白及 IgG_4 常明显升高,血清淀粉酶及脂肪酶轻度升高,CA19-9 一般不高,当 AIP 累及胆总管或合并胆管炎时,胆红素及转氨酶可相应升高。

(三)超声表现

AIP 超声影像学表现分为弥散型(约占 70%)和局灶型(约占 30%)。

(1)胰腺形态:弥散型 AIP 呈弥散性肿大,典型表现为"腊肠样"改变。局灶型 AIP 表现为局灶性肿大,多位于胰头,可形态不规则、边界不清。

(2)胰腺回声:弥散型 AIP 胰腺弥散性回声减低,回声增粗,内部可见纤维化样高回声斑点。局灶型 AIP 胰腺局部呈肿物样低回声,回声与胰腺实质相近,彩色多普勒内可见少许血流信号。

(3)主胰管:弥散性变细或局限性狭窄,主胰管远端扩张;病变累及胆总管下段时,可出现局部陡然向心性狭窄,狭窄区较细长,胆管壁增厚,胆总管上段扩张及肝内胆管扩张。胰周可出现少量积液等。

(四)超声造影表现

弥散型 AIP 的超声造影表现为增强早期和晚期均为弥散性、中等强度的增强。局灶型 AIP 的超声造影多表现为肿物与胰腺实质同步增强、同步减退,且呈均匀增强。

(五)报告内容及注意事项

AIP 的超声报告包括:①胰腺是否有弥散性或局灶性肿大。②胰腺回声是否减低、增粗,内部是否可见高回声斑点。③主胰管是否有弥散性变细或局限性狭窄,病变是否累及胆总管。④胆总管壁是否增厚或陡然向心性狭窄,是否有远端扩张。

AIP 的超声造影应重点描述弥散型 AIP 是否为增强早期和晚期均为弥散性、中等强度的增强,局灶型 AIP 是否为病灶与胰腺实质同步增强、同步减退。

依据 AIP 的典型超声表现及超声造影同步增强同步减退的表现,同时结合血清 IgG$_4$ 升高、自身抗体阳性、伴其他器官相应病变及激素治疗效果良好等有助于 AIP 的诊断,但有时仍与胰腺癌鉴别困难,必要时需行超声引导或超声内镜引导下穿刺活检术。

(六)鉴别诊断

弥散型 AIP 通过弥散性"腊肠样"肿大、回声弥散性减低等表现,与胰腺癌鉴别较容易。局灶型 AIP 与胰腺癌鉴别较困难,胰腺癌多为蟹足样浸润生长、胰管突然截断、狭窄远端明显扩张、远端胰腺可以萎缩、肝转移灶、转移性淋巴结等。有文献报道局灶型 AIP 假肿物内的高回声斑点具有特异性,有助于鉴别 AIP 与胰腺癌,高回声斑点可能是诸多被压缩的小胰管形成。超声造影也有助于鉴别 AIP 与胰腺癌。AIP 的实验室检查(血清 IgG$_4$ 升高、自身抗体阳性)、其他器官相应病变及激素治疗效果良好均对鉴别两者有重要帮助。

四、嗜酸性胰腺炎

(一)流行病学及病因

原发性嗜酸性胰腺炎极罕见,特征为胰腺实质明显的嗜酸性粒细胞浸润。原发性嗜酸性胰腺炎全身表现有外周血嗜酸细胞升高、血清 IgE 升高及其他器官的嗜酸细胞浸润。胰腺可肿大、萎缩或出现纤维化,可出现嗜酸性静脉炎,病变可导致肿块形成或胆总管阻塞。病理学表现为胰腺组织内有大量以嗜酸性粒细胞为主的炎性细胞的浸润,同时伴有组织纤维化,弥散性胰管、腺泡和间质嗜酸性粒细胞浸润伴发嗜酸性动脉炎和静脉炎。胰腺假性囊肿可见局部高密度嗜酸性粒细胞的浸润。除原发性外,嗜酸性胰腺炎常见于寄生虫感染、胰腺肿瘤、胰腺移植排斥反应、对药物(如卡马西平)的高敏感性、中毒、牛奶过敏等。目前此病的发病机制尚不清楚,多数学者认为嗜酸性胰腺炎发病可能与机体变态反应有关。糖皮质激素治疗后,胰腺影像学和血清学异常可得到改善。

嗜酸性胰腺炎因其发病隐匿,目前多为个案报道,缺乏流行病学资料。各年龄段皆可发病,以中老年人多见,男女比例为 2∶1,既往有过敏史、哮喘病史者易患。另外,若新生儿的母亲为血糖控制不佳的糖尿病患者,该新生儿的发病风险也高于其他人群。

(二)临床表现

嗜酸性胰腺炎临床表现主要取决于嗜酸性粒细胞的浸润部位。嗜酸性粒细胞可单独浸润胰腺,亦可同时合并胃肠道和全身其他脏器的浸润,包括心脏、皮肤、淋巴结等。由于胰腺的炎性肿胀可压迫和刺激胰腺包膜引起腹部疼痛,肿胀部位不同可诱发不同部位的疼痛,以右侧较多见,可向后背放射。胰头部位的肿胀还可影响胆汁和胰酶的排泄,部分患者甚至可诱发嗜酸性胰腺炎急性发作。持续的炎性反应还可引起胰胆管损伤等,部分患者可出现黄疸、瘙痒、消化不良等症状。少部分患者还有复发恶心、呕吐等症状,严重者出现心脏和呼吸道嗜酸性粒细胞浸润,可导致死亡。

(三)超声表现

胰腺可以弥散性肿大或局限性肿大(以胰头肿大多见),回声减低,可伴胰周少量渗出。胰管全部或局部狭窄,可伴远端胰管扩张,也可出现胆管狭窄伴远端扩张。少数病例可见胰腺假性囊肿。

(四)超声造影表现

弥散型嗜酸性胰腺炎的超声造影表现为弥散性、中等强度的增强。局灶型嗜酸性胰腺炎的超声造影多表现为肿物与胰腺实质同步增强、同步减退,且呈均匀增强。

(五)报告内容及注意事项

嗜酸性胰腺炎超声报告包括:①胰腺是否弥散性或局灶性肿大,回声是否减低。②胰周是否有渗出。③主胰管和胆总管是否有狭窄及远端扩张。

超声造影应重点描述是否为同步增强、同步减退及增强强度。

嗜酸性胰腺炎的超声表现不具有特异性,与其他类型的胰腺炎表现不易鉴别。内镜逆行胰胆管造影在嗜酸性胰腺炎的诊断中占有较重要的地位,超声内镜行组织穿刺可进行诊断。

(六)鉴别诊断

主要与胰腺癌和自身免疫性胰腺炎鉴别。三者的临床症状和影像学表现较为相似。多数嗜酸性胰腺炎出现嗜酸性粒细胞增多、IgE 升高,有过敏和哮喘病史、糖皮质激素治疗有效;自身免疫性胰腺炎多出现血清 IgG_4 升高,自身抗体阳性等。另外肿瘤标志物、ERCP 检查等也有助于三者的鉴别诊断。病理组织学活检是三者诊断的金标准。

五、胰腺脓肿

(一)流行病学及病因

胰腺脓肿指来自腹腔内邻近胰腺部位的脓液积聚,可来源于胰腺局限性坏死液化继发感染,也可来自胰腺假性囊肿继发感染,是重症急性胰腺炎的严重并发症之一,通常在胰腺炎发病 4 周后形成,在重症急性胰腺炎中的发病率大约为 5%,国外报道胰腺脓肿的死亡率为 14%～54%,国内报道 12.2%～25%。脓肿好发于胰体和胰尾部,可为单腔或多腔,小者直径数厘米,大者可达 30 cm,可并发膈下脓肿、小网膜积脓和结肠坏死。传统治疗方法有经皮穿刺引流、外科手术等。

(二)临床表现

感染征象是常见的临床表现,急性胰腺炎患者若出现败血症表现,应高度警惕胰腺脓肿。胰腺脓肿可呈隐匿性或爆发性表现。患者原有症状、体征发生改变和加剧,表现为持续性心动过速、呼吸加快、肠麻痹、腹痛加剧,伴腰背部疼痛,外周血白细胞计数升高,患者有全身中毒症状,体温逐步上升,偶有胃肠道症状(恶心、呕吐及食欲缺乏等)。少数会出现糖尿病症状。上腹部或全腹压痛,脓肿较大时可触及包块。1/3～2/3 的患者可出现血清淀粉酶升高。可有肝功能损害,血清转氨酶和碱性磷酸酶升高。40%～48%的患者可出现肾功能损害,血清尿素酶及肌酐增高。35%患者有肺炎、肺不张、胸膜炎等表现。

（三）超声表现

脓肿前期，所累及的胰腺区域回声增强、增粗、不均，轮廓不清。继而转为急性期，脓肿边界模糊，中心有液性暗区。进入慢性期后，脓肿成熟，表现为胰腺周围或胰腺内无回声，边界不清，囊壁增厚不规则，无回声内部可见随体位改变而浮动的点状回声，透声较差。脓肿中检出强回声气体时有特异性诊断价值，是产气菌感染的表现。彩色多普勒显示囊壁可见血流，内部脓液无血流信号。

（四）超声造影表现

多数胰腺脓肿表现为动脉期有环状厚壁高增强，囊壁不规则，内部为无增强的液化脓腔，也可表现为蜂窝状增强，内部可见多处液化无增强区。

（五）报告内容及注意事项

胰腺脓肿的超声报告应包括脓肿形态、回声，内部是否有液化区，是否有不规则厚壁，彩色多普勒内部是否有血流，囊壁血流情况。

超声造影报告应包括是否有环状厚壁高增强或蜂窝状增强，内部是否有无增强的液化脓腔。

超声对胰腺脓肿的检出率约为70%，有时不易鉴别胰腺脓肿、积液或假性囊肿，超声引导下脓肿穿刺、细菌培养有助于诊断，手术能明确诊断。

（六）鉴别诊断

胰腺脓肿应与胰腺假性囊肿鉴别，前者有脓肿前期至脓肿形成期的病程变化过程，脓肿形成后可见不规则厚壁，边界不清，内部为无回声，透声差，有时内部可见气体样回声，患者有发热、全身中毒症状、败血症等表现。假性囊肿多数边界较清楚，囊壁多数光滑，少数可厚薄不均、可见分隔或钙化，患者有急性胰腺炎病史。

（马媛媛）

第二节 胰腺肿瘤

一、胰腺浆液性囊性肿瘤

（一）流行病学及病因

浆液性囊性肿瘤通常发生于 50～60 岁女性，最常见的是浆液性囊腺瘤（serous cystadenoma，SCA），多孤立发生，约占胰腺囊性病变的 20%；在 Von Hippel-Lindau（VHL）患者中，病变呈多灶性。多数浆液性囊性肿瘤为微囊型浆液性腺瘤，其他少见病变有大囊型、实体型、VHL 相关型等。大囊型浆液性囊性肿瘤通常位于胰头部，男性多见。研究表明，少于 5% 的 SCA 有局部浸润性，侵袭周围组织或血管，或直接延伸到胰周淋巴结；极少数病例可发生转移，表现为浆液性囊腺癌。

（二）临床表现

SCA 多见于胰腺体尾部，其大小差异较大，多为偶然发现，通常零星发生，增长缓慢。患者以腹部包块、腹胀或非特异疼痛为主要症状。症状随肿瘤增大逐渐加重，餐后为著，服药无缓解。

即使肿瘤很大，SCA 通常也是非浸润性的，挤压而不是侵犯邻近结构，因此，胆道梗阻是

SCA 的罕见并发症。

(三)超声表现

典型微囊型 SCA 可表现为分叶状囊性肿物,呈多房或蜂窝状无回声,囊壁及分隔薄,囊腔小（<2 cm）,囊内分隔向心性分布,部分病例肿块中央可探及实性回声的中央瘢痕区和钙化。彩色多普勒可探及显示囊壁、分隔及中央瘢痕内的血管分布。

胰体部囊性占位,边界清晰,呈分叶状,内可见纤细分隔。

极度微囊化的 SCA 少见,超声难以分辨其小的囊腔,二维超声类似于实体肿块的高回声或低回声病灶,边界清,透声好,瘤体后方回声增强;彩色多普勒可探及较丰富的血流信号。

大囊型浆液性囊性肿瘤胰头部多见,囊腔直径一般大于 2 cm,数量有限,也可呈单室型。

浆液性囊腺癌,临床少见,多表现为类实性血供丰富的占位,与微囊型 SCA 相似,但可转移到胃和肝或出现周围组织的浸润。

(四)超声造影表现

SCA 超声造影增强水平与胰腺实质接近,造影剂到达肿瘤后囊性结构显示更加清晰,囊壁及囊内分隔动脉期呈蜂窝状高增强,囊壁薄,几乎无乳头状隆起,静脉期呈低增强。极度微囊化的 SCA 造影表现类似于血供丰富的实体病变。

(五)报告内容及注意事项

SCA 的超声报告包括病灶的位置、大小、是否有分隔,囊腔大小,囊壁及分隔是否增厚,内壁是否光滑,是否有乳头样突起,主胰管是否扩张,是否有周边浸润现象;彩色多普勒还可显示病灶内是否有血流信号,周边血管是否有受侵征象等内容。超声造影则应重点描述病灶的边界,囊壁是否光滑,壁上有无结节状增强,囊壁、分隔及乳头状突起的增强及减退方式。

超声检查是评估及随访胰腺囊性病灶的首选方法。典型微囊型 SCA 的特点是有一个中央纤维瘢痕,这在 CT 和 MRI 中可以清楚地观察到。MRICP 能清晰地显示病变与胰管的关系。超声造影技术有时能比其他影像学检查更好地显示病变内的增强模式,观察到特征性的中央纤维瘢痕。多种影像学方法相结合更有助于判断病灶性质。

(六)鉴别诊断

1.SCA 需与其他胰腺囊性病变相鉴别

(1)黏液性囊性肿瘤:需与大囊型 SCA 相鉴别。前者患者女性为主,病变通常位于胰腺体尾部,内部结构复杂,透声差,有附壁乳头样结构。外围的蛋壳样钙化是特征性征象。

(2)胰腺假性囊肿:患者多有过胰腺炎、外伤史或手术史,囊液透声性好;囊内容物可因存在坏死组织碎片而变得回声杂乱,超声造影无增强。

(3)胰腺导管内乳头状黏液性肿瘤:患者以老年男性为主,病变声像图表现为多房囊性、囊性为主囊实性或者实性病变内见小囊腔,胰管明显扩张,病变与扩张胰管相连。

2.极度微囊型 SCA 需与以下疾病相鉴别

(1)神经内分泌肿瘤:二维超声中均表现为实体病变,超声造影、增强 CT 均表现为富血供病变,较难鉴别。MRI 和 MDCT 对其有较好的鉴别作用。此外对于功能性神经内分泌肿瘤,如胰岛细胞瘤、胃泌素瘤等,患者有高胰岛素、胃泌素相关的临床症状和血液检查表现,也可起到鉴别的作用。

(2)浆液性微囊型囊腺癌:多表现为血供丰富的类实性占位,但可转移到胃和肝或出现周围组织的浸润。

二、胰腺黏液性囊性肿瘤

(一)流行病学及病因

黏液性囊性肿瘤(mucinous cystic neoplasm,MCN)约 95% 见于女性,患者平均年龄 40～50 岁,约占所有胰腺囊性病变的 10%。2010 年 WHO 胰腺肿瘤分类对 MCN 的定义:囊性上皮性肿瘤,与胰腺导管系统不相通,可产生黏液,周围有卵巢样间质。MCN 覆盖从良性的黏液性囊腺瘤到黏液性囊性肿瘤伴相关浸润癌的系列病变,1/3 的 MCN 伴有浸润性癌。其恶性病变多为囊腺瘤恶变而来,恶变风险随体积增大而加大。肿瘤进展缓慢,恶变时间一般较长,与浸润性癌相关 MCN 患者通常比非侵袭性 MCN 患者大 5～10 岁。

(二)临床表现

MCN 的临床表现主要取决于肿瘤的大小,通常为无症状的"偶发瘤",多为胰腺体尾部大体圆形的囊性病变。MCN 很少有症状,当显著增大时可因压迫出现腹部疼痛或腹部不适等症状。

胰头部肿瘤相对少见,症状出现较早,可压迫消化道引起梗阻,压迫胆总管下段,出现肝大、胆囊肿大、梗阻性黄疸等。

胰腺黏液性囊腺癌可侵犯邻近器官组织,如胃、十二指肠、结肠等,引起相关症状。但肿瘤生长、浸润缓慢,远处脏器转移较晚。肿瘤预后与浸润性成分的位置密切相关。

(三)超声表现

MCN 可表现为类圆形或分叶状肿物,以囊性为主,整体回声较低,单腔或少腔(一般不大于 6 个囊腔),囊腔可因黏液或出血而透声性较差,呈现为不均质的低回声,囊壁厚薄不均,厚壁部分大于 2 mm,内壁欠平整,壁及分隔上可有钙化或乳头状突起。非均质的内部回声影响病变分隔及壁上突起结节的显示。彩色多普勒超声显示囊腺瘤囊壁、分隔及乳头状结构内可见少量动脉血流信号。

病变与胰管不相通,通常不会引起胰管扩张,部分患者可有胰管的轻度扩张。由于肿瘤多生长在体尾部,常不压迫胆管,肿瘤较大时才有胆道梗阻的表现。

一项关于 163 例手术切除胰腺黏液性肿瘤的研究表明,恶性病变者多直径大于 4 cm 或有乳头状突起。边界模糊,囊壁或分隔厚薄不均,囊内实性成分增多均为恶性病变的预测因素。此外,恶性病变可向邻近器官浸润性增长,引起周围淋巴结肿大。彩色多普勒超声显示实性成分血供较丰富,当肿瘤侵犯周围血管时,可出现相应的超声表现。

(四)超声造影表现

将黏液性肿瘤与非黏液性肿瘤相鉴别是诊断的重点,多数黏液性囊腺瘤/癌内部实质与周围胰腺组织同时均匀增强,内部均见囊性无增强区,动脉期增强程度等于或稍高于胰腺实质。囊腺瘤边界清晰,囊壁较厚,囊内分隔较薄,静脉期增强程度稍低于胰腺实质。囊腺癌边界模糊,囊壁较厚,囊内分隔亦较厚,壁上可见乳头状增强灶,增强消退较快,静脉期增强程度低于胰腺实质。

(五)报告内容及注意事项

MCN 的超声报告包括病灶的位置、大小、内部有无分隔,囊壁及分隔是否增厚,内壁有无实性乳头样突起及其大小和形态,主胰管是否扩张,病灶与主胰管的关系,是否有周边浸润和周围淋巴结肿大等现象;彩色多普勒还可显示病灶囊壁、分隔及突起的血供情况,周边血管是否有受侵征象等。超声造影则应重点描述病灶的边界,囊壁是否光滑,壁上有无结节状增强,囊壁、分隔及乳头状突起的增强及减退方式。

超声检查是评估及随访胰腺囊性病灶的首选方法,但囊腔内部回声可因出血或囊液流失变得复杂,影响囊内分隔及乳头样突起的显示。增强 CT 及 MRI 能全面显示病灶,CT 检查能显示 MCN 特征性的外围蛋壳样钙化。内镜超声可以近距离观察胰腺占位复杂的内部结构,如分隔及囊内乳头样突起。MRICP 能清晰地显示病变与胰管的关系。超声造影技术可消除囊内黏液、凝血块、组织碎片的影响,对囊内分隔及乳头样突起的检出率明显优于灰阶超声,有时能比其他影像学检查更好地显示病变内的增强模式。多种影像学方法相结合更有助于准确判断病灶的性质。

此外,可行超声引导下囊肿穿刺、抽吸,囊液分析可以区分肿瘤是否产生黏蛋白、有无脱落的异型恶性肿瘤细胞、囊液淀粉酶和肿瘤标志物高低等。MCN 囊液黏度大、CEA 水平升高,可与多种疾病进行鉴别。

(六)鉴别诊断

MCN 有潜在恶性风险,即使病变生长缓慢且无临床症状也有手术指征,因此需与其他胰腺非黏液性囊性病变相鉴别。

(1)胰腺浆液性肿瘤:MCN 需与大囊型胰腺浆液性肿瘤相鉴别。大囊型胰腺浆液性肿瘤患者以男性多见,无 CEA 的升高;病变多位于胰头部,囊液透声性一般较好,囊壁薄且光滑,无明显乳头状突起。

(2)胰腺假性囊肿:患者多有过胰腺炎、外伤或手术史,囊壁无乳头状突起,囊液透声性好;囊内容物可因坏死组织碎片而回声杂乱,行超声造影检查内容物无增强。

(3)胰腺包虫囊肿:包虫囊肿以肝脏多见,也可出现在胰腺内,表现为囊壁回声增高、光滑,囊内可见囊砂或子囊,无乳头状突起。

(4)胰腺导管内乳头状黏液性肿瘤:患者多为老年男性,病变声像图表现为多房囊性、囊性为主囊实性或者实性内见小囊腔,胰管明显扩张,病变与扩张胰管相连。

(5)胰腺癌或胰腺神经内分泌肿瘤囊性变:病变表现复杂多样,可行超声引导囊液抽吸,检查囊液内是否有恶性脱落细胞、黏蛋白,以及囊液 CA19-9、CEA 等指标的高低。

三、胰腺导管内乳头状黏液性肿瘤

(一)流行病学及病因

胰腺导管内乳头状黏液性肿瘤(intraductal papillary mucinous tumor or neoplasm of the pancreas,IPMN)由世界卫生组织(World Health Organization,WHO)在 1996 年正式定义,这是一类自良性腺瘤到交界性肿瘤、原位癌、浸润性腺癌逐渐演变的疾病,其特点为胰腺导管上皮肿瘤伴或不伴乳头状突起并产生大量黏液造成主胰管和/或分支胰管的囊性扩张。其病灶主要位于胰管内,产生大量黏液并滞留于胰管内,十二指肠乳头开口扩大伴胶冻样物附着。IPMN 转移浸润倾向较低,手术切除率高,预后较好。

近年来,本病发生率逐年提高,据 Furuta K 的统计,IPMN 占临床诊断的胰腺肿瘤的 7.5%,占手术切除胰腺肿瘤的 16.3%。

IPMN 病变可累及胰管的一部分或整个胰管,位于胰头者占 60%,体尾者占 40%。在临床中分为分支胰管型(50%~60%)、主胰管型(40%~50%)及混合型。分支型者 5 年癌变率约为 15%,而主胰管型者 5 年癌变率约为 60%。

（二）临床表现

IPMN 患者多为老年男性,可有程度不等的上腹不适等临床症状,部分病例还伴有或曾出现胰腺炎的症状,可能是稠厚的黏液部分或完全阻塞胰管造成的。这种慢性持续阻塞还会造成胰腺实质功能的破坏,从而出现糖尿病、脂肪泻等较严重的临床表现,多见于恶性 IPMN。IPMN 患者还可能出现黄疸,这是因为恶性者可能出现胆管浸润及胆管梗阻,而良性者也可能由于大量黏液阻塞乳头部或形成胆管窦道而阻塞胆管。部分患者无明确临床症状,通常为肿瘤分泌黏液的功能尚不活跃和/或生长部位远离胰头。

（三）超声表现

IPMN 病灶均与扩张的胰管相连或位于其内,绝大多数胰管扩张明显,但不是所有病灶超声均能显示其与导管相连。病变表现:①呈多房囊性或囊性为主的囊实性病灶突向胰腺实质;②扩张胰管内见中等回声或低回声;③病灶呈中等回声或低回声,内见少许不规则小无回声。

超声显示病灶呈分叶状囊实性结构,病灶侵及的主导管(黄色箭头)及分支导管(蓝色箭头)均明显扩张,彩超显示囊壁及附壁结节上均探及略丰富血流信号,为混合型。

彩色多普勒超声于恶性病灶内常可探及较丰富的血流信号,良性病灶内绝大多数难以探及血流信号。

经腹超声可显示胰腺内扩张的导管及其内或与其相连的囊性或囊实性病灶,为诊断及分型提供可靠的信息。主胰管宽度≥7 mm、病灶≥30 mm、有附壁结节均为恶性的预测因素。

根据影像学资料的 IPMN 分型在临床应用中尤为重要,通常认为主胰管型及混合型多为恶性,分支型恶性发生率较低(6%～51%),但当后者显示出一些可疑征象,如病灶直径>3 cm、附壁结节、主胰管直径>6 mm、细胞学检查阳性,以及出现临床症状时应考虑恶性病变的可能。

（四）超声造影表现

附壁结节的判断目前仍是 IPMN 超声诊断中的难点,主要是一些小结节与黏液结节难以区分,超声造影可显示 IPMN 内的分隔和乳头状突起的强化,对壁结节超声造影的量化分析有助于其鉴别诊断。然而其可靠的诊断还需依据肿瘤与胰管相通,超声造影对一些病例也可更好地显示病灶与主胰管的关系。

（五）报告内容及注意事项

IPMN 的超声报告包括病灶的位置、大小、内部有无实性乳头状突起,主胰管是否扩张,病灶与主胰管的关系,是否有周边浸润现象;彩色多普勒显示病灶内是否有血流信号,周边血管是否有受侵征象。

超声造影则应重点描述病灶的边界,囊壁是否规则,壁上有无结节状增强,病灶与主胰管的关系。

经腹超声和 CT 对于全面显示病灶有一定优势,但对于分支型的小囊性病灶和附壁结节的敏感性不及磁共振胰胆管显像(MRICP)和内镜超声;ERCP 虽然也是本病重要的诊断方法之一,但在部分病例中受黏液的干扰难以显示导管扩张及病灶全貌。因此,多种影像学方法相结合更有助于准确判断病灶的性质。

此外,IPMN 患者发生胰腺外肿瘤的比例较高(23.6%～32%),但与 IPMN 的良恶性无明显相关。因此,对 IPMN 患者应注意对其他脏器的全面检查。

（六）鉴别诊断

(1)IPMN 的诊断需与胰腺黏液性囊腺性肿瘤相鉴别,两者均产生大量黏液,但后者常见于围绝经期妇女,多位于胰腺体尾部,具有较厚包膜,内部有分隔,通常为大囊(>2 cm)或多囊状结构,壁及分隔上可见钙化或乳头状突起,很少与胰管相通连,囊腔可因黏液或出血而透声性较差,胰管无扩张或可见受压移位。

(2)IPMN 还需与慢性胰腺炎相鉴别,因前者常伴有胰腺炎的症状,也会出现胰腺实质萎缩及导管扩张,易误诊为慢性胰腺炎。但慢性胰腺炎很少见到囊性占位以及囊性占位与胰管相通的现象,同时,慢性胰腺炎可见胰腺实质的钙化和/或胰管内结石。

四、胰腺实性假乳头状瘤

(一)流行病学及病因

胰腺实性假乳头状瘤(solid-pseudopapillary tumor or neoplasm of the pancreas,SPTP)自1959 年由 Frantz 首次报道后,曾以胰腺乳头状囊性肿瘤、胰腺乳头状上皮肿瘤、胰腺实性乳头状上皮性肿瘤、囊实性腺泡细胞瘤等命名。为充分地描述该肿瘤的主要特征,世界卫生组织(World Health Organization,WHO)于 1996 年正式将该病命名为胰腺实性假乳头状瘤。SPTP占胰腺原发肿瘤的 0.13%～2.7%,占胰腺囊性肿瘤的 5.5%～12%。SPTP 具有明显的年龄和性别倾向,好发于年轻女性(20～30 岁)。目前,WHO 将该病中的大部分病例归于交界性或有一定恶性潜能的肿瘤,其组织学来源尚未明确。该病转移浸润倾向较低,手术切除率高,预后较好。

(二)临床表现

SPTP 的临床表现多无特异性,主要症状为中上腹不适、隐痛,部分伴恶心、呕吐。部分患者于体检时偶然发现。与其他胰腺恶性肿瘤不同,黄疸、体重减轻、胰腺炎十分少见,仅见于不到12% 的 SPTP 患者。实验室检查包括消化道常用肿瘤标志物,如 CEA、CA19-9、CA242、CA724等多在正常范围内。

(三)超声表现

胰腺实性假乳头状瘤可发生于胰腺的任何部位,但胰腺体尾较多见。肿瘤大多体积较大,形态较规则,边界较清晰,常伴出血坏死,由于出血坏死成分所占比例不一,肿块声像图可表现为囊性、囊实性或实性。SPTP 大多呈外生性生长,9%～15% 的病例会出现转移或局部侵犯。病变表现:①体积小者多以实性为主,呈低回声,边界清;②体积大者囊性坏死改变更明显,多为囊实性,部分可呈高度囊性变,仅在囊壁上残余薄层肿瘤组织。

胰腺实性假乳头状瘤可有钙化,多为粗大钙化,可发生在肿瘤的周围呈蛋壳状也可在肿瘤内部呈斑块状。肿块引起胰管及胆管扩张比例小且程度相对低。肿块多挤压周围的组织结构,而无明显侵犯。部分病灶彩色多普勒血流成像可探及肿块边缘或内部血流信号。有学者认为彩色多普勒表现与肿瘤大小、囊性变的程度、良恶性无明显联系。

(四)超声造影表现

动脉期多见造影剂不均匀充填。肿瘤的包膜呈环状增强,病灶内部呈片状等增强或低增强,部分可见分隔样强化。静脉期造影剂大多快速减退,病灶呈低增强。病灶内出血坏死的囊性区域则始终显示为无增强区。

(五)报告内容及注意事项

SPTP 的超声报告包括病灶的位置、大小、边界是否清晰,内部是否有无回声区、是否有钙化;彩色多普勒显示病灶内是否有血流信号,周边组织或血管是否有受侵征象。

超声造影则应重点描述病灶周边是否有环状强化,病灶内是否有始终无增强的区域。

胰腺为腹膜后器官,经腹部超声检查时容易受到上腹部胃肠道气体的干扰,而且 SPTP 大多呈外生性生长,部分肿瘤的定位诊断较困难。通过胃十二指肠水窗法、改变体位,或通过脾脏做透声窗观察胰腺尾部,尽可能清晰显示胰腺结构及其与周边组织的毗邻关系,以便于更准确判断肿瘤的来源。SPTP 发病率较低,目前人们对其认识仍不足,各种术前影像学检查误诊率均较高。一般对于年轻女性,具备以上超声表现者,应考虑到本病的可能。

(六)鉴别诊断

(1)SPTP 需与囊腺瘤、囊腺癌相鉴别:两者均以囊实性表现多见,相对而言,实性假乳头状瘤实性成分较多。囊腺瘤、囊腺癌多见于中老年女性,部分壁及分隔上可见乳头状突起。

(2)SPTP 还需与无功能性胰岛细胞瘤相鉴别:后者多见于中老年人,实性多见,内部回声较为均匀,钙化较少见,实质成分血流较丰富,出血囊性变者与 SPTP 鉴别较困难。

(3)部分以实性表现为主的 SPTP 需与胰腺癌相鉴别:胰腺癌肿物形态多不规则,与周围组织分界不清,较易引起胰管、胆管的扩张。鉴别要点是胰腺癌具有浸润性的生长特点。

(4)SPTP 还需与胰腺假性囊肿相鉴别:后者多有胰腺炎或外伤、手术史,声像图一般为典型囊肿表现,囊壁较厚,囊内可由于出血、感染等出现回声,类似 SPTP 的声像图表现,但囊内实际为沉积物,而并非实性成分,超声造影可提供较可靠的鉴别信息。

五、胰腺导管腺癌

(一)流行病学及病因

胰腺导管腺癌(以下简称"胰腺癌")是恶性度最高、起病隐匿的肿瘤之一。在恶性肿瘤病死率中居第 4 位,5 年生存率仅 8%。

胰腺癌的早期症状不明显,且无法确诊,大部分发现时已进入晚期,仅有 20% 的患者适合手术,可行手术切除患者的中位生存时间为 12.6 个月,未行手术切除患者的中位生存时间为 3.5 个月,因此对胰腺癌的早期诊断显得尤为重要。

(二)临床表现

早期症状不明显,且无特异性,仅表现为上腹轻度不适或隐痛。进展期胰腺癌最常见的三大症状为腹痛、黄疸和体重减轻。

1.腹痛

腹痛是胰腺癌的常见或首发症状,早期腹痛较轻或部位不明确,易被忽略,至中晚期腹痛逐渐加重且部位相对固定,常伴有持续性腰背部剧痛。

2.黄疸

黄疸是胰头癌的突出症状,约 90% 的胰头癌患者病程中出现黄疸。约半数患者以黄疸为首发症状,随黄疸进行性加深,伴皮肤瘙痒、茶色尿、陶土便。

3.体重减轻

体重减轻虽非胰腺癌的特异性表现,但其发生频率甚至略高于腹痛和黄疸,故应予以重视,特别是对不明原因的消瘦。

4.消化道症状

胰腺癌患者最常见的消化道症状是食欲减退和消化不良,患者常有恶心,呕吐和腹胀,晚期可有脂肪泻。

5.其他表现

部分胰腺癌患者有持续或间歇性低热,有时出现血栓性静脉炎。

(三)超声检查适应证

(1)上腹不适或常规体检者,需了解胰腺情况。超声检查是发现胰腺肿瘤、胰腺炎的首选检查方法。

(2)胰腺局灶性病变的定性诊断,鉴别肿块的性质。

(3)临床症状疑似胰腺肿瘤或实验室相关肿瘤标志物升高的病例。

(4)黄疸查因和不明原因的胰管扩张、胆管扩张。

(5)闭合性腹部外伤,疑存在胰腺损伤者。

(6)胰腺移植,全面评估供体血管通畅性和灌注情况,以及随访中出现的异常病变。

(7)胰腺癌局部动脉灌注化疗、局部放疗、消融治疗、注药治疗后等评价疗效。

(四)超声表现

超声要注意胰腺癌的直接征象(如:胰腺外形、轮廓及内部回声变化,胰腺内肿块)和间接征象(如:胰、胆管扩张,血管受压移位、变窄,周围脏器移位受侵犯,淋巴结转移、肝转移)。

1.胰腺大小及外形变化

胰腺大小及外形变化是影像学最易发现的征象。胰腺局限性肿大,局部膨隆,形态僵硬。

2.胰腺内肿块

小于2 cm肿块超声多表现为较均匀低回声,无包膜。随肿块增大,内部回声不均匀,可合并液化、钙化。肿块轮廓不清,形态不规则,浸润生长,后方回声衰竭。CDFI:典型胰腺癌为少血供肿瘤,少数胰腺癌病灶内部或边缘可见短条状血流。

3.胰、胆管扩张

胰腺癌在发病全过程中,60%～90%的病例出现梗阻性黄疸,胰头癌则更多,胰管全程扩张。癌灶位于胰腺体尾部时,胰管可无扩张。

4.胰周血管受压或受侵

胰周血管受侵是胰腺癌不可切除的主要原因之一。胰腺周围大血管较多,肿瘤较大或外生性生长时,相邻大血管可被推移、挤压变形,或被肿瘤包绕,甚至在管腔内见实性回声。

5.周围脏器受侵

易受侵的脏器为脾、胃、十二指肠等。脏器与胰腺之间的脂肪间隙消失,脏器表面正常高回声浆膜界面连续性中断。

6.淋巴结转移

胰周见到大于1 cm的低回声淋巴结时,应考虑区域淋巴结转移的可能。

7.肝转移

肝脏是胰腺癌最常见的转移部位,由于肝转移瘤的诊断直接影响到治疗方案的制订和对预后的估计。因此,胰腺癌超声检查时,应同时重点检查肝脏。

(五)超声造影表现

目前超声造影多使用第二代超声造影剂声诺维,即六氟化硫微泡。欧洲医学和生物学超声协会发布的超声造影指南已经明确超声造影在淋巴结、胃肠道、胰腺、脾脏及肝胆系统疾病的诊断与鉴别诊断中的价值。

与周边正常的胰腺实质相比,多数胰腺癌呈不均匀低增强,少数呈等增强。D'Onofrio等从

6个中心选择了1 439例胰腺占位性病变患者,其中实性病变1 273例,将患者超声造影结果与病理诊断比较。超声造影判断胰腺癌标准:静脉注射造影剂后病灶增强程度低于周围正常组织,结果显示超声造影诊断胰腺癌准确率为87.8%。胰腺癌病灶内的造影剂退出明显早于胰腺实质,渡越时间短于胰腺实质。这与肿瘤内部结构异常、血管迂曲及动静脉瘘形成有关。病灶内部出现液化坏死时,可出现局部造影剂充盈缺损。

(六)报告内容及注意事项

超声报告应涵盖上述胰腺癌直接及间接超声征象所涉及的方面。包括:①胰腺形态、大小、整体回声;②胰腺肿块部位、大小、内部及后方回声、边界、形态及血流情况;③胰、胆管有无扩张,判断梗阻部位;④胰周大血管及脏器有无受侵;⑤胰周、腹膜后有无肿大淋巴结;⑥肝脏有无可疑转移灶。

经腹超声具有简便易行、经济及无创等优点,常用于筛查胰腺占位性病变。然而,经腹超声存在很多局限:①绝大多数胰腺实性占位表现为低回声或者混合回声,故对于病变良、恶性鉴别诊断价值有限。②胰腺位于后腹膜腔,解剖位置深,易受胃肠道气体、肥胖等因素影响,常规超声容易漏诊小胰腺癌(特别是直径< 1 cm者),以及胰腺钩突、胰尾肿块。必要时可采取加压、改变体位或饮水,使胃充盈,以此作为声窗,改善胰腺的显示。③老年人胰腺萎缩,脂肪变性,胰腺体积小而回声高,因此,当老年人胰腺饱满,回声较低时,应予以注意。④部分胰腺癌仅表现为外形僵直或外形增大、局部膨隆,肿块与胰腺实质回声接近时,应高度重视,此时可行超声造影,并结合CT动态增强薄层扫描。⑤个别全胰腺癌可仅表现为胰腺弥散性增大、回声不均、边界不整,各部比例正常,容易漏诊。⑥胰腺癌血供较少,故彩色多普勒超声往往难以显示血流信号,但是,可以作为与其他胰腺实性占位相鉴别的手段,如胰腺神经内分泌肿瘤,因为后者多数为多血供肿瘤。

(七)鉴别诊断

1.肿块型胰腺炎

该病与胰腺癌均以胰头多见。肿块型胰腺炎典型超声表现:病灶内部为低回声,可有钙化,后方回声衰减不明显,病灶边界不清,胰管可穿过肿块,呈串珠状扩张,有时可见结石。肿块型胰腺炎超声造影动脉期表现为缓慢、弥漫增强,与周围胰腺实质增强模式及程度相似,呈"实质样"增强,静脉期造影剂退出速率与周围胰腺相似。

2.胰腺囊腺癌

当囊腺癌以实性为主时需与胰腺癌鉴别。以实性为主的囊腺癌回声较高,透声好,后方衰减不明显或增强,不伴导管扩张,病灶内血流较丰富。超声造影可见蜂窝状增强、囊壁及分隔强化或内部结节样强化。

3.胰腺神经内分泌肿瘤

胰腺神经内分泌肿瘤较少见,分为功能性与无功能性,其中以胰岛细胞瘤最常见。功能性神经内分泌肿瘤有典型的内分泌症状,但是因为肿瘤较小,经腹超声难以显示。无功能性神经内分泌肿瘤由于患者无症状,发现时肿瘤较大。神经内分泌肿瘤较小时,边界清,形态规则,内部呈较均匀低回声,病灶较大时内部回声不均,可见液化区。彩色多普勒超声显示肿瘤内部血流信号较为丰富。超声造影多表现为动脉期的高增强,静脉期的快速退出而呈轻度低增强。大的无功能性神经内分泌肿瘤因坏死和囊性变可表现为不均质高增强。

4.壶腹周围癌

由于肿瘤部位特殊,病灶较小即出现胆道梗阻,临床出现黄疸,超声表现为胆管扩张。肿瘤位于管腔内,可呈等回声或高回声。胰管无明显扩张。

5.腹膜后肿瘤

病灶位置较深,位于脾静脉后方,与胰腺分界较清晰,不伴胰、胆管扩张。

六、胰腺腺泡细胞癌

(一)流行病学及病因

胰腺腺泡细胞癌(pancreatic acinar cell carcinoma,PACC)是一种临床罕见的恶性肿瘤,来源于腺泡。虽然胰腺中 80% 以上的组织由腺泡细胞构成,仅 4% 的组织由导管上皮构成,但 PACC 的发病率远低于导管腺癌,仅占胰腺癌的 1%～2%,于 1908 年由 Brner 首次报道,发病机制尚不明确。有研究表明,可能与 microRNA 表达的改变和胰腺腺泡的瘤性转化及恶性转变相关。大约 1/3 的腺泡细胞癌中可有散在的神经内分泌细胞标志物的阳性表达,当表达超过 30% 时,则称为混合型腺泡-内分泌癌(mixed acinar endocrine carcinoma,MAED),由于其病理学和生物学行为与腺泡细胞癌相似,因此被认为是后者的一个亚型。

本病预后较差,易早期转移至局部淋巴结和肝。中位生存期约为 18 个月,1 年生存率为 57%,3 年生存率为 26%,5 年生存率为 5.9%,介于胰腺导管腺癌和胰腺神经内分泌肿瘤之间,优于导管腺癌的 4%,因此早期确诊并积极手术治疗可以改善预后。

(二)临床表现

与导管腺癌的发病高峰年龄在 60～70 岁相比,PACC 平均发病年龄相对年轻,在 50 岁左右,男性多见,男女之比为 2∶1,罕见于儿童及青少年。

临床表现多为非特异性的消化道症状。因肿瘤以膨胀性生长为主,无明显"嗜神经生长"和"围管性浸润"的特点,早期症状不明显。当肿瘤较大压迫周围器官可引起相关并发症,通常有腹痛、恶心、腹泻、体重减轻等,发生胆管梗阻及黄疸的概率较低。4%～16% 的患者可因脂肪酶的过度分泌而并发胰源性脂膜炎,表现为皮下脂肪坏死、多关节病等。

目前尚未发现 PACC 的特异性肿瘤标志物,AFP、CA19-9、CA125、CA72-4、CA50、CA242、CA15-3 和 CEA 升高的病例呈分散分布,即使肿瘤较大或已发生肝转移,CA19-9 升高亦不明显。

(三)超声表现

PACC 可发生于胰腺各部位,在胰腺导管内罕见,累及全胰腺更为少见。但好发部位研究结果各异,部分学者认为胰头部多见(占 42%～53%),胰体尾部次之(占 27%～47%);部分研究未发现确切好发部位。

多为单发,因症状不明显,通常发现时瘤体较大,7～10 cm,直径大于 10 cm 者不少见,明显大于导管腺癌的 3 cm。肿瘤以实性成分为主,较大时易出现囊性变,可伴出血坏死和钙化。肿瘤呈膨胀性生长,对周围器官常表现为压迫性改变,而非浸润性。因此肿瘤边界清晰,增强 CT 扫描时边缘可见完整或部分性包膜,与邻近组织分界清晰,MRI 上瘤胰分界面多数存在,这是由邻近组织受压及反应性纤维组织增生所致。肿瘤较少沿胰管浸润,对胰管的影响主要是外压性,故胰胆管扩张少见。彩色血流显示,多数病灶内可探及血流信号,丰富程度不等。

虽然 PACC 肿瘤有包膜,但侵袭性仍很高,50% 患者诊断时已经有区域淋巴结甚至肝转移,也可侵犯静脉发生瘤栓。

（四）超声造影表现

超声造影对于该病的认识及研究尚处于早期阶段,相关文献相对较少。2016 年 Tanyaporn 对 5 例该病患者进行超声内镜检查,发现大部分(4/5)病灶表现为逐渐增强,有别于导管腺癌的低增强模式。该病的 CT 增强模式可分富血供和乏血供 2 种类型,后者居多。因肿瘤间质为血窦样结构,肿瘤内部常伴坏死、结构异质,故呈渐进性强化,强化不均匀。富血供者坏死范围小,更易于表现为均质;乏血供者坏死更多见,更倾向于不均质。虽然强化程度低于正常胰腺,但有学者认为 PACC 的强化比导管腺癌强,这可能与肿瘤间质富含血窦以及纤维瘢痕增生较少有关。部分研究还发现延迟期肿瘤与胰腺组织强化相近,认为是由于胰腺组织在门静脉期以后强化衰减加速,而肿瘤本身持续强化的结果。

（五）报告内容及注意事项

PACC 的超声报告包括病灶的位置,大小,边界,是否有周边浸润现象;彩色多普勒显示病灶内是否有血流信号,周边血管是否有受侵征象。

PACC 侵袭性很高,50%患者诊断时已经有区域淋巴结甚至肝转移。因此在工作中还需注意对肝脏及邻近脏器、血管的仔细扫查,为临床提供更全面的信息。增强 CT 和 MRI 对淋巴结的观察有一定优势,因此,多种影像学方法相结合更有助于准确判断病灶的性质。

（六）鉴别诊断

腺泡细胞癌超声表现类似于胰腺导管腺癌、无功能神经内分泌肿瘤、实性假乳头状瘤、黏液性囊腺瘤等病,均可表现为较大肿物,伴坏死和钙化,不均匀增强。需加以鉴别。

1.导管腺癌

临床上腹痛明显,胰头多见,易侵犯胰管、胆管引起黄疸。肿瘤体积多小于 PACC,呈浸润性生长,无包膜,边界不清,内部血供少,强化程度明显低于正常胰腺组织。

2.无功能神经内分泌肿瘤

无功能神经内分泌肿瘤多见于青中年,属于富血供肿瘤,内部血流丰富。即使伴较大范围囊变、坏死区者,其实性成分动脉期仍呈明显强化。容易出现血行转移,淋巴结转移少见。动脉期明显强化的特点有别于本病。

3.实性假乳头状瘤

实性假乳头状瘤好发于年轻女性,表现为有包膜、边界清楚的肿块,一般不出现胰胆管扩张,恶性度低,较少出现转移。体积较大伴有囊变时难与本病鉴别,发病年龄及性别有一定鉴别意义。

4.黏液性囊腺瘤

黏液性囊腺瘤常见于中年妇女,随肿瘤体积增大恶性度增高,直径大于 8 cm 可考虑为恶性。通常为大囊(>2 cm)或多囊状结构,具有较厚包膜,边界清,可有分隔,囊壁光滑可见钙化,易与本病鉴别。

七、胰腺神经内分泌肿瘤

（一）流行病学及病因

胰腺神经内分泌肿瘤(pancreatic neuroendocrine tumours,pNETs),是源于胰腺多能神经内分泌干细胞的胰腺肿瘤,这些细胞多分布于胰岛,曾名为胰岛细胞瘤和胰腺内分泌肿瘤。包括高分化神经内分泌瘤(neuroendocrine tumours,NETs)和低分化神经内分泌癌(neuroendocrine carcinomas,NECs)。发病率为(0.25~0.5)/10万,逐年升高。占胰腺原发肿瘤的1%~5%,可发生在任何年龄,发病高峰年龄为30~60岁,无性别差异。

pNETs分为功能性和无功能性两大类。多数为功能性pNETs,包括胰岛素瘤、胃泌素瘤、胰高血糖素瘤、血管活性肠肽瘤,以及更罕见的生长抑素瘤、胰多肽瘤、生长激素释放激素瘤、促肾上腺皮质激素瘤等,其中胰岛素瘤最常见,其次为胃泌素瘤。各类型流行病学特点不尽相同。无功能性胰腺神经内分泌肿瘤占胰腺神经内分泌肿瘤的15%~20%,多见于青年女性。其中直径小于0.5 cm的无功能性神经内分泌肿瘤称为胰腺神经内分泌微腺瘤。目前认为除了胰腺神经内分泌微腺瘤是良性的以外,所有胰腺神经内分泌瘤都具有恶性潜能。

pNETs多为散发病例,病因不明,部分为相关性家族性综合征,如多发性内分泌腺瘤病Ⅰ型、VHL(Von Hippel-Lindau,VHL)综合征和多发性神经纤维瘤病呈聚集性。

(二)临床表现

功能性pNETs因不同细胞来源,产生主要激素不同而表现为不同的临床综合征,无功能性pNETs,血清激素水平无变化,早期无明显症状。肿瘤增大后临床上主要表现为梗阻性黄疸、胰腺炎、上腹痛、十二指肠梗阻、体重减轻和疲劳等。

(三)超声表现

本病可发生于胰腺任何部位,某些功能类型有一定分布倾向。大小不一,功能性pNETs一般较小,胰岛素瘤多为1~2 cm,胃泌素瘤也多小于2 cm。而无功能性pNETs可以长大至10 cm。

1.二维超声表现

(1)胰腺神经内分泌瘤:体积小的肿瘤,内部多呈均匀的低回声,甚至为极低回声,少数为高回声;呈圆形或椭圆形,形态规则,边界清晰;肿瘤尾侧胰管无明显扩张。肿瘤较大时,形态可不规则,内部可合并出血、囊性变,表现为形态不规则,内部回声不均,出现无回声区,偶可见到钙化形成的斑块状强回声,并可出现挤压周围脏器和血管的相关征象。肿瘤可转移到周围淋巴结和肝脏,肝脏转移病灶<1 cm为边界清晰的低回声及极低回声,病灶增大后多表现为强回声。

(2)胰腺神经内分泌癌:除了神经内分泌瘤的各种表现外,形态更加不规则,与周边分界明显不清晰,也可出现转移征象。

2.彩色多普勒超声表现

典型病灶内可探及丰富血流信号,但在小病灶和深部病灶血流探测受限。胰腺神经内分泌癌血流走向杂乱。

(四)超声造影表现

因为肿瘤的富血供,典型的超声造影表现为早期的边界清晰快速高增强或等增强。病灶较小多数为均匀增强,但病灶出现囊性变、坏死时,可表现为不均匀增强。但也有少部分肿瘤因为间质含量高,表现为低增强。

(五)报告内容及注意事项

超声报告包括病灶的位置、大小、数目、边界,内部回声是否均匀,主胰管是否扩张;彩色多普勒显示病灶内是否有血流信号,周边血管、胆管是否有受压征象,周围淋巴结是否受侵,肝脏是否有转移。

经腹超声对于病灶定位及诊断有一定帮助,但对于小病灶和深部病灶探测敏感性不及CT、内镜超声和生长抑素受体显像(somatostatin receptor scintigraphy,SRS)。因此,多种影像学方法相结合更有助于准确判断病灶的术前定位。胰腺术中超声的检出率可高达96%。

此外超声能很好地显示胆管、胰管和周围血管的受累情况,对于肝脏转移病灶的检出敏感性和特异性高(88%～95%),因此经腹超声检查可以比较全面评估pNETs,利于其定性诊断。结合临床表现有助于初步判断pNETs的类型。

(六)鉴别诊断

1.胰腺癌

胰腺癌边缘不规则,内部多呈低回声或混合回声,胰头癌多伴有胆道或胰管扩张、周围脏器或组织受压、浸润以及转移征象,超声造影多表现为低增强,与典型的pNETs不难鉴别。但pNETs出现恶性征象(或胰腺神经内分泌癌)时,二者鉴别较困难,需要结合临床信息,综合判断。

2.胰腺囊腺瘤(囊腺癌)

pNETs以实性成分为主时,较易与囊腺类肿瘤鉴别。当囊性变区域较多较大,内部呈分隔样改变时,与呈多房大囊样表现的黏液性囊腺类肿瘤较难鉴别,但神经内分泌肿瘤囊性变后分隔往往较囊腺类肿瘤分隔厚且不规则。

3.胰腺周围脏器的肿块

无功能性pNETs由于体积较大,常表现为左上腹肿块,因此需要与胃、左肾、左肾上腺和腹膜后肿瘤相鉴别。胃肿瘤位于脾静脉前方,饮水后可鉴别。左肾、肾上腺和腹膜后肿瘤位于脾静脉后方。

八、胰母细胞瘤

(一)流行病学及病因

胰母细胞瘤(pancreatoblastoma,PBL)是一种罕见的恶性胰腺上皮源性肿瘤,占所有胰腺肿瘤的0.16%～0.5%,在儿童的胰腺肿瘤中占30%～50%。由Frable等在1971年首次描述其组织学特征。肿瘤大部实性,常有包膜,质软,可有出血、坏死、钙化、囊性变,镜下可见鳞状小体和含有酶原颗粒的细胞结构。

PBL好发于亚洲人,大多发生于婴幼儿,发病中位年龄4岁,男性多于女性,偶可见于成人。PBL可以单独发生或与遗传综合征,如Beckwith-Wiedemann综合征或家族性腺瘤性息肉病综合征联合发生。

PBL的分子发病机制仍不清楚,但曾有病例报道显示,在Beckwith-Wiedemann综合征患者及家族性腺瘤性息肉病患者中,PBL可联合出现,表明其可能具有独特的分子遗传学改变,有报道称先天性囊性PBL与Beckwith-Wiedmann综合征相关是由于APC/β联蛋白信号通路的改变。染色体11p上的等位基因丢失是PBL中最常见的遗传改变,在PBL的患者中约占86%。

(二)临床表现

PBL可以发生在胰腺的任何部分,约50%的肿瘤位于胰头部。由于生长缓慢且早期无明显症状,发现时常常因体积较大而难以判断其来源。

胰腺母细胞瘤的临床表现通常是非特异性的。常见的症状和体征包括腹痛、腹部包块、体重减轻、呕吐、腹泻和贫血。当胰头部肿瘤体积较大时可压迫十二指肠及胃幽门部,导致机械性梗阻、黄疸、呕吐及胃肠道出血的发生。当肿瘤转移到腹膜时可以引起腹水。在个别病例报道中,

PBL也可引起库欣综合征和抗利尿激素分泌失调综合征。

文献报道40%～70%的PBL患者会出现血清甲胎蛋白(AFP)水平升高,因而甲胎蛋白是诊断胰腺母细胞瘤的常见肿瘤标志物。部分患者中也偶可见乳酸脱氢酶、α-1抗胰蛋白酶和CA19-9升高,其他肿瘤标志物没有显示出明显的相关性。

与成人相比,PBL在婴儿和儿童患者中具有较弱的侵袭性。PBL可局部包绕相邻血管并浸润周围器官、网膜及腹膜,肝脏是其最常见的远处转移部位,其次是区域性淋巴结和腹膜,较少见到肺、骨、后纵隔和颈淋巴结转移。

PBL的发生发展的过程较慢,可适用各种常见形式的肿瘤治疗,但手术治疗目前仍被认为是最有效的治疗方式。

(三)超声表现

PBL可发生在胰腺任何部位,好发于胰头或胰尾。体积通常较大,边界清晰,以低回声为主,回声不均,内可见出血或坏死等形成的囊性部分,体积较大者常回声混杂,部分瘤体内可见钙化。发生于胰头者应常规仔细探查胆总管。

与血管关系:可包绕邻近腹膜后大血管(如腹腔干及其分支、肠系膜上动脉等)。也可在脾静脉内形成瘤栓,并向肠系膜上静脉、门脉内延伸,伴侧支形成。有时脾静脉被瘤栓充盈,并明显增粗似瘤块样,探查时容易误认为是瘤体的一部分,因此要注意分辨。

少数巨大肿瘤可以将胰腺全部破坏,致使胰腺区域均为瘤组织占据,见不到周边残存的胰腺组织,脾静脉紧贴肿瘤后缘,可以此判断肿瘤来源于胰腺,此时也要想到PBL的可能。

(四)报告内容及注意事项

PBL的超声报告包括肿瘤大小,起源器官,肿瘤边界清晰度,肿瘤内部回声,是否存在钙化、腹水、胆管和/或胰管是否扩张,是否有局部浸润,是否包绕周围重要血管,是否存在转移灶,是否形成静脉瘤栓。

超过15%的胰腺母细胞瘤患者在诊断时存在转移,其他的患者在疾病进展过程中发生转移。肝脏是最常见的转移部位,也可发生局部淋巴结、腹膜、骨骼和肺转移瘤等。血管浸润不常见。腹水可能是肿瘤扩散的指标。因此,在超声扫查时应注意这些部位的着重扫查。

(五)鉴别诊断

当肿瘤体积较大时,且起源不易确定,此时区分胰腺母细胞瘤与其他儿科腹部肿块可能是困难的。在这种情况下,儿童患者中的鉴别诊断应包括体积较大的腹膜内或腹膜后肿块,例如神经母细胞瘤。

神经母细胞瘤常常表现为体积较大、内部回声不均、伴钙化的腹部肿块。由于该肿瘤具有尿儿茶酚胺及其代谢产物增高的特征,可根据临床信息与胰腺母细胞瘤相区分。神经母细胞瘤多位于肾上腺区,需与位于胰尾部的PBL鉴别,前者多边界清晰,呈分叶状,内部回声不均匀,在低回声区间有强回声光斑伴声影,肾脏有受压推移现象,较早发生转移。

当肿瘤明显来源胰腺时,鉴别诊断主要为胰腺的囊性及囊实性肿物,特别是当PBL发生于年龄稍长儿童,且瘤体较小、无瘤栓形成时,需与胰腺实性假乳头状瘤鉴别。

胰腺实性假乳头状瘤(SPTP)好发于年轻女性,胰腺体尾较多见。肿瘤大多体积较大,边界较清晰,常伴出血坏死,声像图多表现为囊实性或实性,可有蛋壳状或斑块状钙化。SPTP对周围组织常无明显侵犯,病灶较大时对周边组织、血管形成推挤移位,仅少数病例出现转移。

偶发于成人的病例鉴别诊断中包括胰腺导管腺癌、腺泡细胞癌、实性乳头状上皮肿瘤、腺瘤和内分泌肿瘤等。胰腺导管腺癌多发生在老年男性的胰头区,与胰腺母细胞瘤不同,其坏死、出血和钙化罕见。腺泡细胞癌类似于胰腺母细胞瘤,可以表现为体积较大、质软、分叶状、边界清晰的肿瘤,内部可发生坏死并易转移到肝脏和淋巴结,但其缺乏钙化和肺转移的倾向可能有助于与胰腺母细胞瘤相区分。

九、胰腺淋巴瘤

(一)流行病学及病因

胰腺淋巴瘤是一种较罕见的胰腺肿瘤,占胰腺恶性肿瘤的 0.16%～4.9%,病理类型多为 B 细胞非霍奇金淋巴瘤。胰腺淋巴瘤可以分为原发性和继发性两类。原发性胰腺淋巴瘤(primary pancreatic lymphoma,PPL)临床上极为少见,不到结外淋巴瘤的 2%,仅占胰腺肿瘤的 0.5%,2016 年世界卫生组织(World Health Organization,WHO)框架指南将原发性胰腺淋巴瘤定义为"起源于胰腺组织的结外淋巴瘤,可浸润毗邻淋巴结及远处转移,首发临床征象位于胰腺"。继发性胰腺淋巴瘤为全身淋巴瘤胰腺受累的表现,相对多见,尸检中其在非霍奇金淋巴瘤患者中发生率可达 30%。

(二)临床表现

PPL 多见于中老年男性,临床表现缺乏特异性,腹痛(83%)是最常见的临床症状,随后是腹部包块(54%)、体重减轻(50%)、黄疸(37%)、急性胰腺炎(12%)、小肠梗阻(12%)、腹泻(12%)等。继发性胰腺淋巴瘤在发现前其原发部位淋巴瘤诊断多已明确。

(三)超声表现

原发性胰腺淋巴瘤胰头多见,多表现为体积较大的低回声,彩色多普勒内部多无血流信号,常伴有肾静脉下方腹膜后淋巴结肿大。内镜超声(endoscopic ultrasound)是诊断 PPL 的重要工具,当内镜超声发现胰腺有体积较大的低回声、无明显胰管受累及胰管扩张、胰周淋巴结肿大等特点常提示 PPL 可能。

(四)报告内容及注意事项

超声报告主要内容包括病灶的回声、位置、大小、胰管是否扩张;彩色多普勒显示病灶内是否有血流信号,周边血管是否有受累征象等。

PPL 由于缺乏特异性临床表现且较为罕见,易误诊为胰腺癌,两者治疗方法及预后存在较大差异。内镜超声(EUS)及内镜超声引导下细针穿刺活检(endoscopic ultrasound-guided fine-needle aspiration,EUS-FNA)是诊断 PPL 较为可靠的方法。此外,CT、MRI 及 PET-CT 也是诊断 PPL 常用的影像学方法,多种影像方法的结合更有助于准确判断病灶的性质,提高 PPL 诊断率。继发性胰腺淋巴瘤结合病史及胰腺占位多不难诊断。

(五)鉴别诊断

PPL 和胰腺癌的一些临床表现及影像学特征有相似之处,但两者治疗方法及预后存在较大差异,因此鉴别诊断十分重要。PPL 肿瘤体积较大,通常无明显胰管受侵及胰管扩张表现,常伴有肾静脉下方腹膜后淋巴结肿大,而胰腺癌肿瘤体积较小,有明显胰管受侵及胰管扩张表现,且易侵入血管导致肝内转移。两者的鉴别诊断还应结合临床表现、检验结果及其他影像学检查,明确诊断需要病理学的帮助。继发性胰腺淋巴瘤为全身淋巴瘤胰腺受累的表现,胰腺出现病变通常较晚,诊断不难。

十、胰腺转移肿瘤

(一)流行病学及病因

胰腺转移肿瘤非常罕见，其发病率为 1.6%～5.9%，而超声内镜引导细针穿刺发现率为 0.7%～10.7%。

最常见的转移胰腺原发性肿瘤包括肾细胞癌（RCC）、肺癌、乳腺癌、恶性黑色素瘤、胃肠道癌、前列腺癌。此外，几乎所有的造血肿瘤都可以累及胰腺，其中非霍奇金淋巴瘤是最常见。

转移的方式：通过直接侵袭、淋巴或血行。直接侵犯胰腺实质一般来自邻近结构如十二指肠乳头，肝外胆管，胃、十二指肠、结肠的肿瘤。继发胰腺的淋巴瘤和白血病通常源自受累的胰周淋巴结，但最常见的肾细胞癌的转移途径尚不清楚。

由于独特的肠系膜淋巴引流，结肠癌最常见的转移部位是胰头下部。但绝大多数（75%）涉及多节段。

(二)临床表现

绝大多数的患者在诊断时无症状。只有当肿瘤相当大时，才会产生具体的症状，如消化道出血、消化道梗阻、腹痛或黄疸，与原发性胰腺腺癌相似。其他一般症状包括疲劳、体重减轻、腹痛。罕见的症状包括胰腺功能不全、腹部包块和胰腺炎。血清肿瘤标志物一般在正常范围内。在一项回顾性研究的 220 名患者中，27.6% 无症状，25.2% 表现黄疸，11.4% 表现腹痛。

(三)超声表现

通常无特征性的超声表现，可表现为单发、多发，或弥散性胰腺受累。较大肿瘤的病灶内可液化坏死和钙化。不伴有主胰管和胆总管扩张。

彩色多普勒可显示病灶内血流丰富，部分病灶内仅见少许血流。

(四)超声造影表现

肾细胞癌是最常见的胰腺转移肿瘤，超声造影可显示其胰腺转移病灶强化，有助于与低血供的胰腺导管腺癌相鉴别。然而肾细胞癌胰腺转移瘤的超声造影特征，并不能与胰腺内分泌肿瘤相区别。同时低血供的转移肿瘤，如肺癌、部分乳腺癌表现病灶未强化。

(五)报告内容及注意事项

胰腺转移肿瘤的超声报告包括病灶的位置、大小，病灶内部是否有坏死液化、钙化，主胰管和胆总管是否扩张、是否有周边浸润现象；彩色多普勒显示病灶内是否血流丰富，周边血管是否有受侵征象。

经腹超声虽然可清晰显示病灶，但 CT 和 MRI 可更加准确地诊断单个病灶，特别是多发病灶。例如，来源于高血供原发灶的转移肿瘤，如肾细胞癌转移癌，通常在动脉期迅速增强。在 MRI 中，转移病灶通常是低信号，T_1 加权脂肪抑制图像表现为稍低信号，T_2 加权图像上表现为稍高信号。具有与原发胰瘤相同的增强模式。较大转移可能存在 T_2 表现为高信号中心坏死和周边强化。临床诊断主要结合临床病史，最终需要活检明确诊断。

(六)鉴别诊断

大多数胰腺转移瘤无特异影像表现，但肾细胞癌、黑色素瘤和一些乳腺癌，因其高血供，常与内分泌肿瘤混淆，但能与低血供的胰腺导管腺癌相区别。

肺癌和乳腺癌的胰腺转移瘤通常表现为低血供，但当表现为多发，并无明显的胆管或胰管扩张时,应考虑肿瘤转移。此外这些病灶往往边界清楚,可与胰腺导管腺癌区别。

如没有其他明确的影像学特征,很难区分转移和原发病变,因此,原发恶性肿瘤的病史,强烈地提示转移的可能性。同时 FNA 有助于正确诊断。

(马媛媛)

第三节　胰腺非肿瘤性囊性病变

一、流行病学及病因

胰腺非肿瘤性囊性病变中,假性囊肿最常见,多继发于急性或慢性胰腺炎、胰腺外伤或手术,是胰液、渗出液和血液等聚积,刺激周围组织,继而纤维组织增生包裹而成,囊壁无上皮细胞覆盖。假性囊肿多位于胰腺的周围,少数位于胰内。

其他少见的胰腺非肿瘤性囊性病变包括先天性囊肿、潴留性囊肿、寄生虫性囊肿、淋巴上皮性囊肿和黏液性非肿瘤性囊肿等。这类囊肿囊壁来自腺管或腺泡上皮组织,一般体积较小,通常无症状,无需切除。先天性囊肿因胰腺导管、腺泡发育异常所致,多见于小儿,与遗传因素有关。潴留性囊肿由于胰腺炎症、胰管狭窄或梗阻而引起胰液在胰管内滞留而形成。胰腺寄生虫性囊肿主要为发生于胰腺的包虫囊肿,该病多见于肝,偶见于胰腺。胰腺淋巴上皮性囊肿极少见,多见于中老年男性,目前病因不明,病变通常位于胰周,内衬成熟的角化鳞状上皮,周围有独特的淋巴组织层。黏液性非肿瘤囊肿一般被覆单层柱状上皮,上皮细胞顶端富含黏液,无任何肿瘤特征,与导管不相通。

二、临床表现

胰腺假性囊肿多发生于急性胰腺炎发作 4 周以后,也可继发于慢性胰腺炎、胰腺外伤或手术。其他少见的胰腺非肿瘤性囊性病变一般无症状,多属偶然发现。部分患者可出现上腹痛、腹胀,当囊肿增大到一定程度会出现周围脏器压迫症状,如梗阻性黄疸。

三、超声表现

(一)假性囊肿

位于胰腺内部或周围,单发或 2～3 个,大小不等,呈类圆形或不规则形,囊壁较厚,可有分隔,无合并症者通常囊液清晰,合并坏死或继发感染者内部可见点片状中低回声,彩色多普勒显示囊腔内无血流信号。假性囊肿患者可能伴有胰腺炎及周边血管、组织受损等相关的影像学表现。囊肿可压迫及挤压周围器官,并与周围器官粘连,引起相应临床症状及超声表现。假性囊肿自发破裂时,患者突然腹痛,超声显示囊肿变小,壁不完整及腹水。

(二)先天性囊肿

胰腺实质内单发或多发的无回声,呈圆形或椭圆形,边界清晰,壁薄,后壁回声增强。体积小,常合并肝、肾、脾等囊肿。

(三)潴留性囊肿

胰腺实质内无回声,位于主胰管附近,多为单发,体积不大。有时超声可见囊肿与胰管相通。有时可见胰腺结石、钙化等慢性胰腺炎的超声表现。

(四)寄生虫性囊肿

如包虫性囊肿,典型者囊壁较厚、表面光滑,后方回声增强。部分囊内可见子囊和头节,声像图上头节表现为多发的团状、点状强回声,子囊可有囊中囊表现。

(五)淋巴上皮性囊肿

淋巴上皮性囊肿常位于腺体边缘的胰腺实质内,无或低回声,呈圆形,边界清晰,常为多房,后方回声稍增强。

(六)黏液性非肿瘤性囊肿

黏液性非肿瘤性囊肿多呈圆形或类圆形单个囊腔,壁薄,边界清楚,内无分隔。黏液性囊肿与黏液性囊性肿瘤有时难以鉴别诊断。

四、超声造影表现

胰腺非肿瘤性囊性病变超声造影囊腔全期无增强,囊壁和分隔光整,无增强壁结节。

五、报告内容及注意事项

超声报告应包括病灶的数目、位置、大小,描述囊壁及囊内回声。注意扫查时应细致、全面,尽可能清晰显示胰腺结构及其与周边组织的毗邻关系,避免漏诊较小的囊肿及位于胰周的假性囊肿。准确的定位诊断需仔细观察囊肿与胰腺的相对位置关系,观察深呼吸时两者是否有相对运动。

六、鉴别诊断

(1)胰腺假性囊肿需与其他胰腺非肿瘤性囊性病变相鉴别:前者有胰腺炎、胰腺外伤或手术史,囊壁较厚,囊液欠清晰;后者一般无相应临床病史,体积较小,壁薄,囊液清。

(2)胰腺非肿瘤性囊性病变需与胰外囊肿相鉴别:胰头部者应与胆总管囊肿、肝囊肿及右肾囊肿相鉴别;胰体部者应与胃内积液、网膜囊积液相鉴别。胰外囊肿包膜与胰腺被膜不相连,深呼吸时囊肿运动与胰腺运动不一致,可帮助鉴别。

(3)胰腺非肿瘤性囊性病变还需与胰腺脓肿相鉴别:后者无回声内可见随体位改变浮动的低、中、高强度的点片状回声,其壁厚、粗糙、不规则,囊液透声较差。胰腺脓肿与典型的非肿瘤性囊肿不难鉴别,但与合并感染的囊肿很难鉴别,超声引导下穿刺有助于明确诊断。

(4)囊液透声较差的胰腺非肿瘤性囊性病变需与胰腺囊腺性肿瘤相鉴别:后者囊壁厚而不规则,内部可见实质成分,部分可见壁上结节,囊液透声性较差,彩色多普勒于其实性成分内可探及较丰富的血流信号。

(马媛媛)

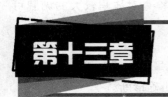

脾脏疾病超声诊断

第一节 脾先天性异常

一、副脾

副脾是指脾脏以外尚有一个或数个多余的小脾。尸检发现率10%～30%,属比较多见的先天性变异。副脾的位置多数靠近脾门、脾血管和胰尾部附近。极少数位于网膜、肠系膜、阔韧带和睾丸附近,呈圆形或椭圆形,血供通常来自脾动脉。副脾体积差异较大,通常1～2 cm,最大可达10 cm。当脾增大时,副脾也可增大,副脾不引起临床症状,偶尔由于扭转或栓塞引起急性腹痛,但是在治疗脾功能亢进而做脾切除时应考虑到副脾的存在。位于阴囊内的副脾可引起运动后左侧睾丸痛和发热期间左侧阴囊肿胀。

(一)声像图表现

位于脾门附近的副脾易于发现,呈圆形或卵圆形低回声团,边缘整齐、清晰。直径1～2 cm,似肿大的淋巴结。内部回声与脾脏相同,呈均匀的细点状回声。用高灵敏度的彩色多普勒超声检查,多数可显示副脾动脉和静脉的血流信号,并可能显示其与脾动静脉的关系(图13-1)。

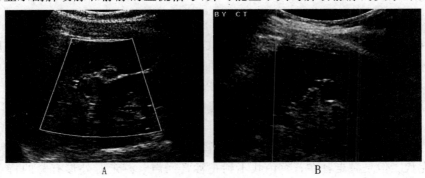

图 13-1 副脾声像图和 CDFI 表现

(二)诊断与鉴别诊断

副脾常于腹部超声检查时偶然发现。依据上述声像图表现诊断并不困难。但是应与下列疾病相鉴别。

1.脾门部淋巴结肿大

副脾与脾门部淋巴结肿大声像图较难鉴别。仔细观察后者内部回声与脾实质尚有差别,对脾门部血管可产生压迹(占位效应),有利于鉴别。彩色多普勒超声检查发现动、静脉血流信号及其与脾血管的关系也有助于鉴别。CT检查不一定有多大帮助。核素检查对体积较大的副脾可能有用。必要时,采取选择性血管造影进行鉴别。

2.腹部肿瘤

较大的副脾或在脾切除术后副脾代偿性增大,临床常误诊为胰尾、胃、肾、肾上腺或腹膜后肿物。重要的鉴别依据是显示副脾的供养血管,配合核素或CT检查以明确诊断。

3.自体脾组织植入

自体脾组织植入是脾外伤或脾术后引起脾组织植入腹膜腔所致或人为植入脾组织。副脾与植入脾声像图鉴别比较困难,常需结合病史、CT和核素检查。

二、游走脾

游走脾也称异位脾,甚为罕见,中年经产妇相对多见。主要由于脾蒂和韧带先天性过长所致。游走脾多沿腹腔左侧向下移位直至盆腔,甚至横过中线抵达对侧。游走脾容易发生扭转,半数以上患者有发作性腹痛。急性扭转的症状似肾蒂扭转或卵巢囊肿蒂扭转,严重者脾内部缺血坏死或有渗出。慢性扭转者,引起脾静脉回流受阻,出现慢性腹痛。游走脾患者多因腹部包块而就诊。包块光滑,有切迹,活动度大。急性扭转时,包块增大,有触痛。

(一)声像图表现

在脾窝处找不到脾脏声像图,而在腹腔左侧或盆腔内发现实性团块,其轮廓清楚,形状和内部回声与脾脏相似,并可显示脾门切迹和脾门血管征象。彩色多普勒检查易于显示脾门切迹处的脾动、静脉,并有可能沿脾动脉和脾静脉追溯到腹腔动脉或门静脉。游走脾合并扭转时,声像图显示脾外形增大、饱满,坏死出血者内部出现不规则低回声、无回声或混合回声区。脾和胰腺周围可能有液体无回声区;腹腔内也可出现游离液体回声。彩色多普勒显示脾内血流灌注明显减少和脾静脉迂曲扩张。脾动脉近端RI值显著增高。

(二)诊断与鉴别诊断

1.诊断

游走脾的诊断一般并不困难,必要时可做以下辅助检查:①B型超声波,左膈下正常脾脏消失,而在腹块处呈现脾脏反射。②核素扫描,如^{51}Cr标记检查,可发现腹块有同位素积聚,并见明显的腹块轮廓。③选择性腹腔动脉造影可见到肿块的血管供应来自脾动脉。④CT检查。

2.鉴别诊断

(1)腹部肿瘤:发现腹部肿瘤需要排除游走脾的可能,根据脾的位置形态和血管分布不难加以鉴别。

(2)游走肾:也可位于下腹部或骨盆腔,并有肾门切迹和进入该处的血管。扭转后产生与脾扭转相似的症状。但是游走肾在肾窝内找不到正常肾回声。游走肾外形有肾的特点,内部有集合系统强回声,利用彩色多普勒可见典型的肾脏血管分布,与游走脾截然不同。

(三)比较影像学

超声不仅能够显示游走脾的形态特征及内部回声,而且可对其血供状况进行评估。超声能够简便可靠的诊断游走脾及有无扭转等并发症。仅在严重肠气干扰和过度肥胖时,才需要进行其他影像等检查。X线检查可发现脾窝处被肠袢占据,腹部有肠管受压等局部占位征象,但不能显示肿块内部结构。核素检查通常显示该"肿物"似脾,可正常摄取核素故有诊断意义。但是,游走脾有无合并扭转则难以提供诊断依据。血管造影可明确显示脾动脉的行径、游走脾的部位,但是属于创伤性检查方法,现已很少应用。CT 检查不受气体干扰,易于显示脾窝处的脾缺失及下腹部或盆腔的脾脏,故能确切诊断游走脾。但是,在提供脾扭转的血流灌注方面,不及彩色多普勒检查。联合运用超声、CT 或核素检查,可相互补充,获得更详尽的诊断信息。

三、先天性脾缺失

先天性脾缺失,又称无脾综合征、Ivemark 综合征。它属于一种十分少见的先天性多内脏畸形综合征。患者无脾,常合并右侧双器官,可有两个右肺;肝脏位于中线,并且左叶大于右叶;腹主动脉和下腔静脉转位;还可合并心血管畸形、马蹄肾等。本病临床表现复杂,除具有呼吸、心血管功能障碍外,无脾患者常有免疫缺陷,易发生严重感染。外周血常规内见 Howell-Jolly 小体,可提示本病。

(一)声像图表现

(1)超声检查在脾窝处和腹腔内找不到脾脏声像图。

(2)常同时显示内脏位置异常,如肝脏左右对称,或左叶大于右叶及心血管畸形等。彩色多普勒显示脾动脉缺失,腹主动脉和下腔静脉在同一侧,为本病特征性征象。

(二)诊断与鉴别诊断

根据超声检查确认无脾,加上发现其他内脏和心血管畸形,可诊断无脾综合征。

无脾综合征应与脾萎缩和游走脾鉴别。

(三)比较影像学

超声检查很容易发现无脾和合并内脏畸形,它是全面评价无脾综合征的最简便和实用的方法。心血管造影显示血管畸形具有重要价值,超声心动图检查是本病的主要无损检查方法。CT 检查有助于显示肺部畸形和内脏位置异常及畸形。核素肝、脾扫描可发现对称肝和脾缺失。

四、多脾综合征

多脾综合征也是一种罕见的先天性多脏器畸形综合征。其特征为多个小脾,数目从 2～14 个,通常位于右侧,偶尔在双侧。多脾综合征常有左侧双器官,或左侧结构比右侧显著。常有两个左肺、下腔静脉肝段缺失伴奇静脉连接、胆囊闭锁、胆囊缺失、胃肠异常旋转、心血管畸形等。与无脾综合征相比,多脾综合征伴复杂心肺畸形较少,死亡率稍低。1 岁以内死亡率为50%～60%。

(一)声像图表现

(1)在脾窝处见不到正常大小的脾脏,代之以几个或数个圆形或椭圆形结节,其内部回声与正常脾脏回声相似。

(2)声像图显示内脏位置异常及心血管畸形等,特别是彩色多普勒显示下腔静脉肝段缺失,血流走向异常。

(二)诊断与鉴别诊断

根据声像图显示多个小脾加内脏异常不难作出诊断。多脾综合征应与下列疾病鉴别。

(1)副脾。

(2)自体脾组织植入:有外伤性脾破裂或脾组织种植手术史,与多脾综合征不难鉴别。

(三)比较影像学

超声对多脾综合征的诊断价值与无脾综合征一样重要。与 CT、心血管造影及核素扫描联合应用,有助于显示多脾及心血管畸形和内脏位置及结构的异常。

(苏少敏)

第二节 弥漫性脾大

一、病因与临床表现

引起弥漫性脾大的病因如下。

(1)急、慢性感染,如急慢性病毒性肝炎、传染性单核细胞增多症、伤寒、副伤寒、败血症、粟粒性结核、血吸虫病、疟疾等。

(2)充血性脾大,如肝硬化门静脉高压症、慢性充血性心力衰竭、门静脉或脾静脉炎症、狭窄或血栓形成。

(3)血液病,如急慢性白血病、淋巴瘤、溶血性贫血、真性红细胞增多症、原发性血小板减少性紫癜、骨髓纤维化、先天性溶血性黄疸等。

(4)其他病因引起的脾大,如某些结缔组织病、单核-吞噬细胞增多症、戈谢病、AIDS 等。

脾大的临床表现各异。脾脏中度以上肿大的患者一般体检都能扪及脾脏;明显肿大的患者脾脏下缘可达脐下水平。

二、声像图表现

(一)脾大的确定

一般认为,具备下列条件之一者考虑有脾大:成年男性和女性脾脏厚径分别超过 4 cm 和 3.8 cm,同时脾脏下缘超过肋缘线;长径大于 11 cm;脾面积代表值超过 25 cm^2;脾体积代表值男女分别超过240 cm^{3}和 215 cm^3。因年龄、性别、身高及营养状况不同,脾脏的正常值个人差异颇大。

根据一组调查发现,肝功能正常者的健康人群和运动员群体超声检查中,有 20%～25%脾厚超过4 cm,同时肋缘下可探到脾缘,符合超声或临床的"轻度脾大",然而经两年以上随访健康状况良好,并无其他疾病表现。可见,这类人群"轻度脾大"的真实意义值得探讨。

(二)脾大程度的判断

超声对脾大程度的判断仍然与临床传统的判断标准保持一致。

(1)脾脏轻度肿大:超声可见脾脏形态一般正常,各径线长度或面积、体积超过正常高限;在仰卧位平静吸气时,肋缘下可探及脾脏;深吸气,脾下缘在肋缘下 2～3 cm。

(2)脾脏中度肿大:声像图显示脾脏失去正常形态,各径线测值明显增加,增大比例可不一致,吸气时,脾下缘超过肋缘下 3 cm,直至平脐。脾上、下极圆钝,脾门切迹变浅。

(3)脾脏重度肿大:脾脏体积进一步增大,邻近器官受压移位。脾脏下缘超过脐水平以至抵达骨盆腔。脾门切迹消失。

(三)脾大的内部回声

脾大的内部回声与肿大的时间、程度有一定关系,而与病因关系不密切。慢性重度肿大可因脾内发生小出血灶或纤维化而回声增强。个别代谢性疾病或寄生虫病可使脾脏内部回声不均匀,出现局灶性低回声或高回声结节,但是对疾病的诊断无特异性(图13-2,图13-3)。

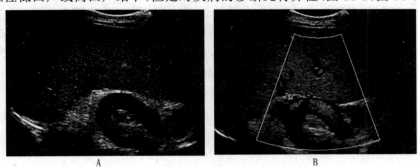

图13-2 肝硬化引起淤血性脾大声像图和 CDFI 表现
A.二维图像;B.彩色多普勒图像

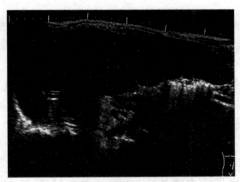

图13-3 慢性粒细胞白血病引起的巨脾
左侧肋间经过肋骨弓向前下腹壁扫查

三、诊断与鉴别诊断

对于中重度脾大,超声很容易诊断。但对个别轻度脾大,有时难以肯定。临床上超声测值超出正常高限诊断"轻度脾大"而无明显病因可寻者,较多见于职业性运动员和部分健康人群,很可能属于正常变异。因此,考虑"轻度脾大"是否有临床病理意义必须慎重。病因诊断主要依靠病史和实验室检查来确定。脾大需与以下疾病鉴别。

(一)腹膜后肿瘤

左侧腹膜后巨大肿瘤可以将脾脏向后上方推移,致使脾脏被肺组织遮盖而超声不易显示;同时,容易把肿瘤本身误认为肿大的脾脏。极个别腹膜后肿物可引起脾脏向左下腹和髂窝部移位。腹膜后肿瘤无脾脏特有的外形切迹和脾门血管结构,只要注意全面扫查,容易加以鉴别。

(二)肝左叶显著增大

肿大的肝左叶或肝左叶巨大肿瘤占据左上腹时,也可能与脾大混淆。连续扫查可以发现其为肝脏整体的延续,与肝脏无分界。其内部管状回声多,为肝内管状结构的分布。彩色多普勒显示其血供来自肝脏,与脾脏血供特点完全不同。

四、比较影像学

超声是检查脾大最为简便的方法,测量脾脏各径线极为方便。除了能很敏感地判断脾脏有无增大及其内部结构异常外,利用彩色多普勒可以对脾大和脾内病变的血流动力学作出评估,为临床提供丰富的病理和病理生理学信息,有助于诊断。CT可判断脾脏有无肿大,但比较粗略,病因诊断也十分困难且价格昂贵。核素扫描,表现为核素浓集面积增大,而在形态上无特征。MRI检查,对于脾大,尤其是充血性脾大的识别,包括发现脾门静脉扩张,有相当的帮助。而对其他原因引起的脾大,则缺乏特异性。检查费用高,不易普及也限制了MRI的应用。相比之下,超声对脾大的形态学和血流动力学的观察优于其他影像学方法。

(苏少敏)

第三节 脾 梗 死

脾梗死以往主要由于风湿性心脏病、亚急性细菌性心内膜炎、瘀血性脾大和某些血液病引起,并不多见。近些年来随着X线动脉造影和肝肿瘤等介入性诊断和治疗的发展,医源性脾梗死的发生率迅速增加。

脾梗死的梗死灶大小不等,可有数个梗死灶同时存在,或相互融合形成大片状。典型的脾梗死呈锥状,底部位于被膜面,尖端指向脾门。有时可呈不规则形。如果梗死灶较大,其中央可发生液化,在不同的断面上表现形态不同。

一、声像图表现

典型的脾梗死声像图为楔形回声减低区,底部朝向脾被膜,尖端指向脾门;也可呈靠近脾包膜的大片状非均匀性回声减低区。随着梗死时间的延长,梗死区回声逐渐增强。彩色多普勒超声有助于显示梗死区缺乏血流灌注及其形态特征。陈旧性脾梗死可使脾脏局部被膜内凹,并可见由于纤维化或钙化引起的强回声和声影(图13-4)。

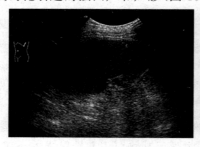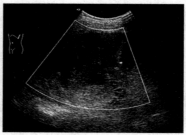

图13-4 脾梗死声像图
A.灰阶超声图像;B.彩色多普勒表现

二、诊断与鉴别诊断

典型的脾梗死声像图表现结合临床资料不难作出正确诊断。但是,声像图不典型的梗死需与脾脓肿、脾破裂出血和脾肿瘤相鉴别。常规灰阶和彩色多普勒超声诊断脾梗死的敏感性和特异性均较差,超声造影成像技术大大提高了诊断的敏感性和特异性,故可以起决定诊断的作用,而且有助于本病的鉴别诊断。

三、比较影像学

脾梗死影像学检查应首选超声和超声造影,CT 和 MRI 可作为疑难病例诊断的补充诊断手段,核素检查的目的主要是为了解脾功能情况。

(苏少敏)

第四节 脾 破 裂

脾破裂可分外伤性脾破裂和自发性脾破裂。后者比较少见,可发生于正常脾脏、白血病、血友病和其他凝血障碍或接受抗凝治疗者。必须指出,外伤性脾破裂在腹部实质性脏器的闭合性损伤中,占有首要地位。

根据损伤的范围和程度,可将脾破裂分为三种类型:①中央型脾破裂;②包膜下脾破裂;③真性脾破裂。

中央型破裂发生脾实质深方,其包膜完整,形成脾实质内血肿。包膜下血肿系脾实质周缘部破裂并在包膜下形成血肿,其包膜完整。中央型脾挫伤和包膜下脾破裂均很常见,但是临床诊断常有困难。真性脾破裂累及脾包膜,或发生腹腔内游离性出血;或出血局限于脾周围,形成脾周围血肿。此为临床比较容易识别的类型。

一、声像图表现(图 13-5)

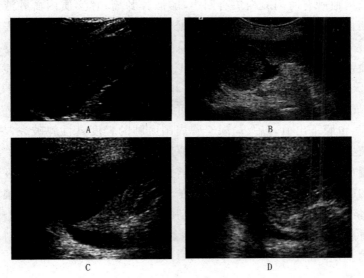

图 13-5 典型脾破裂的几种声像图类型

A.轻度脾破裂、实质内小血肿(HE)和包膜下血肿;B.典型包膜下血肿;C.实质内新鲜较大
血肿兼有包膜下、实质内小血肿;D.真性脾破裂,脾周围血肿(HE)及包膜中断

(一)中央型破裂

脾脏不同程度增大,脾包膜完整。脾实质内回声不均匀,出现单个或多个不规则回声增强和减低区代表出血。新鲜血肿回声增强,随着血凝块液化形成无回声区。

(二)包膜下破裂

以梭形或新月形包膜下血肿为特征,血肿内部呈低回声和无回声。脾实质被挤压。陈旧性包膜下出血可见血肿内出现不规则索条状或分房样强回声,代表纤维渗出和血凝块机化,血肿的内壁不光滑。

(三)真性脾破裂

常见脾包膜中断,局部脾脏轮廓不清,伴有脾实质不均匀性回声增强或减弱。利用高灵敏度的彩色多普勒可能发现出血的部位。但是小的破裂口,或脾破裂位于扫查盲区,脾脏声像图可无异常发现(直接征象阴性)。然而,真性脾破裂往往伴有程度不同的脾周围积液和游离性腹水征象,部分病例仅有脾周围积液征象。这是真性脾破裂的间接征象,具有重要临床意义。

注意事项:①常规超声诊断脾外伤的敏感性和特异性有相当大的局限性,其敏感性或检出率仅41%~66.7%;脾破裂的分级诊断的准确率也很低,如轻度脾破裂(Ⅰ、Ⅱ级分别仅为38.5%~77.8%)。对于常规脾脏超声未见异常的腹部外伤患者,发现腹腔游离积液和脾周围积液征象者,应保持警惕,密切随诊,必要时做重复超声观察。②脾外伤声像图特点:外伤后24~48小时常有显著的动态变化。例如:新鲜的脾周围血肿因有回声显示不清,液化之后则比较明显;轻度脾实质挫伤后,可发展成脾实质内血肿形成;脾内多个小血肿可以扩大融合成大的血肿,并可向脾实质周围发展成脾实质内-包膜下血肿等。

二、诊断与鉴别诊断

新鲜的脾实质内血肿有时因凝血块有回声,酷似脾肿瘤;脾实质内血肿液化完全时,和其他脾脏含液性病变相似。因此需要注意鉴别。根据外伤病史和明显的声像图表现,超声可以诊断脾破裂并试图进行分类,但需指出,现今学者们认为超声诊断腹部实质性脏器外伤,包括脾外伤在内,其敏感性和特异性均较差,远不及增强CT。脾脏超声造影新技术,可以弥补常规超声的不足,微泡造影大大提高了脾外伤诊断的敏感性和特异性,对于脾外伤的分级(分型)诊断特别有利,显著降低了常规超声的假阴性率,而且几乎可以和增强CT相媲美。

中央型脾破裂、包膜下出血,以及局限于脾周围血肿的轻度真性脾破裂,易被临床漏诊。它们是迟发性脾破裂并引起腹腔内大出血的主要原因,故值得高度警惕。

近年来微泡超声造影广泛用于腹部实质脏器包括脾脏外伤的检查和分级诊断,取得了重要进展。超声造影的敏感性和特异性接近CT检查,某些优点甚至可以和CT媲美,急诊超声造影检查操作简便、经济实用、有助于快速诊断,尽显其优越性。已有报道认为,对于某些严重脾外伤并伴有活动性出血患者,超声造影引导下经皮注射凝血药物-介入性超声微创处理,有望替代部分外科脾切除手术。

（苏少敏）

第五节 脾脏囊性病变

根据病理又可分为原发性真性囊肿与继发性假性囊肿两类。真性囊肿特点是囊的内壁有上皮细胞层覆盖,如单纯性脾囊肿、包虫囊肿、淋巴管囊肿、表皮样囊肿等;假性囊肿内壁无上皮细胞覆盖,为机化的纤维包膜,可有钙化,多继发于外伤性血肿和胰腺炎。临床上以假性囊肿相对多见,约是真性囊肿的 4 倍。

一、声像图表现

(一)单纯性脾囊肿

本病罕见。可能为脾表面间皮细胞嵌入脾内形成。多为单发性。圆形或类圆形,壁薄而光滑,内部透声好,后壁回声增强,具有典型囊肿特征(图 13-6A)。CDFI:肿物内无血流信号。

(二)脾内假性囊肿

脾内假性囊肿多数为圆形或椭圆形,囊壁回声欠光整,局部可能有钙化强回声;内部多有细点状或少量索状或碎片状回声(图 13-6B)。CDFI:肿物内无血流信号。

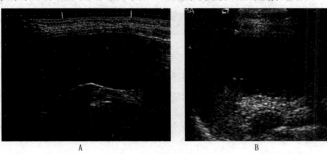

图 13-6 脾囊性肿物声像图
A.单纯脾囊肿声像图;B.外伤后假性脾囊肿

(三)淋巴管囊肿

本病实为脾内的淋巴管扩张引起。声像图呈具有多个分隔的囊肿,分隔纤细而光滑,囊壁规则或不完整,后壁回声增强。CDFI:肿物内无血流信号(图 13-7)。

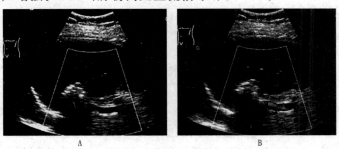

图 13-7 囊性淋巴管瘤声像图
A.灰阶超声图像;B.彩色多普勒图像

(四)表皮样囊肿

表皮样囊肿多为单发。囊壁较厚而且光滑,有时可见分叶状边缘和分隔。囊内通常呈无回声,或因囊液内含有脂质和组织碎屑,囊内可能出现细点状回声,随体位改变浮动。声像图的改变取决于囊肿内脂液性状而定(图 13-8)。CDFI:肿物内无明显血流信号。

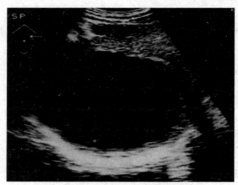

图 13-8　表皮样囊肿声像图

(五)包虫囊肿

我国西北部流行区较多见。脾脏包虫囊肿与肝包虫囊肿具有相似的声像图特征,如囊壁呈双层结构,有单房型和多房型之分;合并感染者常呈囊实混合型;陈旧性包虫囊肿可以类似实质性肿物回声并伴有囊壁钙化所致回声增强及声影。CDFI:囊性肿物内无血流信号。

二、诊断与鉴别诊断

借助于超声检查能够准确地判定脾内囊性病变,根据囊性病变的声像图特征并结合病史,可对多数囊肿的性质作出提示性诊断。脾脏假性囊肿可能有外伤史或胰腺炎病史,脾包虫患者有流行病学史和羊犬接触史,声像图具有一定的特征性,如囊壁双层回声结构等;Casoni 皮肤过敏试验及血清学检查等有助于诊断。

此外,尚需与少见的脾动脉瘤鉴别,CDFI 和频谱多普勒有助于明确诊断。其他低回声病变尚有脾脓肿、血肿、脾淋巴瘤,以及左肾上极囊肿和胰尾部巨大囊肿等,通过认真扫查,根据声像图、CDFI 并结合病史,不难加以鉴别。

超声引导穿刺抽吸需要特别慎重。超声引导穿刺抽吸、迅速减压和酒精硬化治疗脾包虫囊肿,是一项重要的革新技术,它已成功地用于脾脏棘球蚴病的诊断与治疗。操作熟练和严防囊液渗漏引起并发症是很必要的。

三、比较影像学

尽管超声学诊断脾脏囊性病变具有较高的特异性,但鉴别感染性和出血性囊肿尚有一定的困难。

CT、MRI 和核素检查均可以用于脾内囊性病变的诊断。但是在判别病变是否为囊性方面,不及超声准确。而在显示囊壁如皮样囊肿壁的细微结构方面,超声又不及 CT 和 MRI。核素检查难以发现较小的病变,也不能确定病变的囊、实性,对囊性病变的诊断价值有限。超声检查疑有实性成分或恶性病变者,需要进一步进行 CT 或 MRI 检查。

(苏少敏)

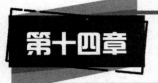

肌肉骨骼疾病超声诊断

第一节 肌 肉 疾 病

一、超声检查技术

(一)患者准备
检查前患者无需特殊准备。

(二)体位
根据实际检查的肌肉解剖位置,以最大限度显露扫查区域和患者肢体舒适为原则。如腘绳肌扫查患者采用俯卧位;而上肢肌肉的扫查,坐位即可。

(三)仪器
高频线阵探头(5～10 MHz)基本满足全身各部位肌肉病变的超声检查。臀部肌肉位置相对深在,有时需要改用凸阵探头。

(四)检查方法
(1)肌肉超声检查:要求进行连续系列扫查,即沿肌纤维方向进行长轴扫查,然后沿垂直肌纤维方向进行短轴扫查。扫查范围要涵盖整个肌肉,特别是肌内、肌腱连接处,以免漏诊小的肌肉撕裂。扫查过程中,观察肌外膜的连续性和完整性,肌纤维的走行和连续性,记录肌肉的回声。判断肌肉回声异常与否,多与对侧肌肉比较或与邻近其他肌肉比较。如果肌肉内出现结节,则需要多切面扫查,判别结节与肌肉及肌肉内部血管、神经结构的关系,记录结节在三个方位上的径线。

(2)动态观察:怀疑细小撕裂或肌疝时,可以在肌肉收缩-舒张动态活动过程中判别。

(3)CDFI检查:观察肌肉及结节内血流信号的分布和丰富程度。

二、正常超声表现与正常值

肌肉外面包被着深筋膜形成的肌外膜,呈层状强回声结构,厚度因肌肉部位不同而有所变化。肌纤维本身超声无法分辨,声像图所能显示的为肌束结构,呈低回声,受各向异性伪像干扰,其回声强弱有所变化。长轴切面各肌束彼此排列有序,并按照肌肉的解剖结构平行排列、羽状排列或半羽状排列,肌束与肌束之间由纤维脂肪隔形成断续的线状强回声;短轴切面,肌束被纤维脂肪隔分成不规则的多边形。在纤维脂肪隔内,有时可显示血管结构(图 14-1,图 14-2)。分辨率高的彩色多普勒超声仪显示肌肉内散在分布的点状、条状血流信号。

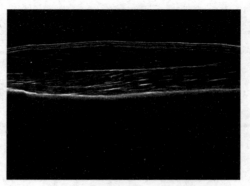

图 14-1　正常胫骨前肌长轴切面声像图

显示肌肉整体为低回声,肌肉中央可见清晰的中央腱膜强回声,周围的肌束呈羽毛状排列在腱膜两边。肌束之间的纤维脂肪隔呈断续的强回声

图 14-2　正常肌肉短轴切面声像图

显示肌束呈不规则的多边形,周围由纤细的纤维脂肪隔强回声围绕

三、常见疾病的超声诊断

(一)肌肉牵拉伤

1.诊断要点

(1)患者多有急性外伤史,如突然发力或转换体位。

(2)急性肌肉牵拉伤多累及解剖空间上跨越两个关节的肌肉,如小腿三头肌的腓肠肌内侧头、腘绳肌、股直肌等。

(3)牵拉损伤处肌肉肿胀,肌束与肌外膜或肌腱连续性中断,依据损伤的程度,局部肌肉可以表现为单纯肿胀,而无明显断裂和血肿。也可呈现部分或完全断裂,断端填充血肿(图 14-3)。如果牵拉的应力发生在肌肉与肌肉之间,形成剪切力,往往造成穿越肌肉筋膜的小血管完全断裂,此时,肌肉本身的撕裂可能并不明显,而是在肌间隙处形成大量血肿(图 14-4)。

2.鉴别诊断

肌肉牵拉伤的超声表现非常直观,结合病史,往往可以明确诊断,根据肌肉撕裂的范围还能够进行程度分级。超声诊断的困难在于明确撕裂肌肉的名称,多需要结合解剖位置,并与健侧反复比较得出。

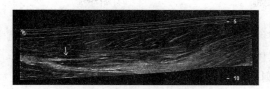

图 14-3 股二头肌牵拉伤

声像图显示局部肌肉肿胀,肌束与腱膜连接处连续性中断,并见
少量无回声(↓)。由于撕裂范围较小,并未形成明显血肿

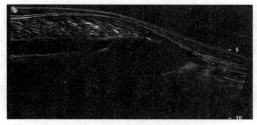

图 14-4 小腿三头肌牵拉伤

声像图显示腓肠肌内侧头局部未见明显撕裂,于腓肠
肌与比目鱼肌之间可见大量血肿形成的无回声,提示
牵拉发生在肌肉之间,大量出血聚集在肌间隙

(二)骨化性肌炎

1.诊断要点

(1)80%见于下肢及骨盆肌肉,股中间肌最常见。外伤是重要的易感因素,但部分患者外伤史不详。

(2)外伤后 3～4 周出现,骨化沿肌纤维走行方向分布,急性期局部血流信号丰富。受累肌肉局部质硬,压痛明显。

(3)骨化出现前期,声像图表现为局部肌肉结构紊乱,呈不规则的低回声。一旦骨化出现,进展迅速,呈现为肌肉内斑片状强回声,局限于肌肉损伤区域。

2.鉴别诊断

骨化性肌炎主要应与骨肿瘤鉴别,超声扫查时,应多方位调整探头,显示深方的骨皮质结构。若骨皮质连续性完整,骨膜无增厚,则可与皮质旁骨肉瘤鉴别。超声显示不清时,需要 CT 扫描进一步明确。

(秦丽平)

第二节 肌 腱 疾 病

一、超声检查技术

(一)患者准备

检查前患者无特殊准备,需暴露相应区域。

(二)体位

根据实际检查的肌腱解剖位置,以最大限度显露扫查区域和患者肢体舒适为原则。主要肌腱的超声检查应该调整肢体位置,使肌腱呈紧张状态,利于超声检查。大部分肌腱无需特殊体位即可直接扫查,部分肌腱则对体位要求较高。

下面以肩关节周围肌腱为例进行说明:患者坐于可以调节高度的旋转椅,这样只需简单的转动座椅就可以完成肩部各部分的检查。检查者先面向患者,从肩关节前面和内侧面开始,通过旋转座椅再依次检查外侧面和后面。肩关节周围肌腱超声检查主要包括肩袖和肱二头肌长头肌腱。

1.肱二头肌长头肌腱

肘关节屈曲90°,手掌面向上,上臂贴于胸壁并轻微内旋。

2.肩胛下肌腱

肘关节屈曲90°,肘部紧贴侧胸壁,肩关节外旋位,并做前臂旋后动作。

3.冈上肌腱

冈上肌腱的检查可有两种体位。第一种体位是患者上肢置于身后,屈肘,肘尖尽量指向人体后正中线,手掌贴于腰部,该体位更易于显示肌腱-肌肉连接处。第二种体位是使患者肩关节尽可能内旋,屈肘同时前臂后伸,手背紧贴对侧的后背,肘部紧贴外侧胸壁,肘窝与胸壁不留空隙。这种体位使冈上肌腱更多地移向前方,适于检查者坐于患者正对面检查。

4.冈下肌腱和小圆肌腱

受检测的手放在对侧肩上,肘部贴近胸壁,检查者坐于后方或侧方。

(三)仪器

高频线阵探头(5～10 MHz)适于全身各部位肌腱病变的超声检查。手部,特别是手背伸肌腱位置浅表且纤细,需采用更高频率探头。

(四)检查方法

(1)超声检查:要求进行连续系列扫查,即首先从相应的肌肉位置开始,探头逐渐移行至肌腱区,这样使得肌腱更加容易识别,也不容易漏诊肌肉肌腱连接处病变。扫查过程中,注意在长轴和短轴两个方向上观察肌腱的回声和结构,注意肌腱辅助结构的形态和回声异常,这些辅助结构包括腱鞘、肌腱旁滑囊、肌腱旁体以及籽骨。

(2)动态观察:在肌肉收缩-舒张动态活动过程中判别肌腱活动顺畅度,明确有无腱鞘狭窄,肌腱有无细小撕裂。此外,相应关节做内收、外展、屈曲、伸展等活动,观察关节周围肌腱的稳定性,判断肌腱有无脱位。

(3)CDFI检查:观察病变区肌腱内血流信号的分布和丰富程度。注意,评价肌腱内血流信号时,应使肌腱处于松弛状态。

二、正常超声表现与正常值

肌腱由致密的胶原纤维规则排列而成,尽管不同的肌腱形态有差异,但是肌腱内部均呈层状排列的强回声结构,短轴切面则为点状强回声结构。肌腱的各向异性伪像非常明显,表现为肌腱回声夸张性减低,扫查过程中注意随时调整探头与肌腱之间的夹角,使声束尽量垂直所观察的肌腱,此时肌腱呈现正常的强回声结构特征(图14-5,图14-6)。正常肌腱内无血流信号显示。正常肌腱的腱鞘、肌腱周围的滑囊不易显示,偶尔可见少量无回声,深度<2 mm。

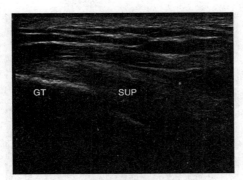

图 14-5 肌腱的各向异性伪像

冈上肌腱(SUP)长轴切面声像图,显示肌腱在肱骨大结节(GT)附着
处呈强回声,同一肌腱的后半部分(SUP)由于各向异性伪像呈低回声

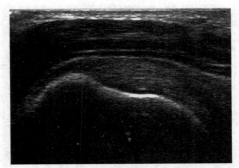

图 14-6 肌腱各向异性伪像的识别

通过调整探头与肌腱之间的角度,图 14-5 所示的肌
腱回声减低区回声增强,显示为正常的肌腱结构

人体各部位肌腱厚度正常值范围见表 14-1。

表 14-1 人体各部位肌腱厚度正常值范围

部位	厚度(mm)
髌腱	3～6
跟腱	4～6
肱二头肌长头肌腱	4～6
跖腱膜	2～3
指伸肌腱	1～1.5

三、常见疾病的超声诊断

(一)腱鞘炎

1.诊断要点

(1)发生在有腱鞘的肌腱,主要在手腕及踝关节周围的肌腱。患者多有明显的局部疼痛,狭窄性腱鞘炎伴发肌腱活动障碍。

(2)声像图显示肌腱周围的腱鞘积液,呈环形无回声环绕肌腱(图 14-7)。慢性期,腱鞘滑膜增厚,呈低至中等回声(图 14-8)。动态观察,可以显示肌腱与腱鞘之间存在阻碍滑动。

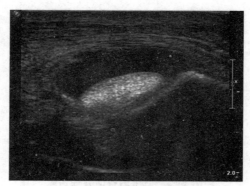

图 14-7　腱鞘炎声像图

肌腱短轴切面显示肌腱周围包绕着明显的无回声腱鞘积液

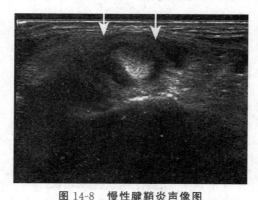

图 14-8　慢性腱鞘炎声像图

肌腱短轴切面声像图显示肌腱周围腱鞘滑膜增厚(↓),呈环形低回声包绕在肌腱周围

(3)增厚的腱鞘内血流信号增多。

2.鉴别诊断

腱鞘炎的超声诊断非常直观。超声检查中,首先要鉴别腱鞘积液与腱鞘滑膜增厚,均匀增厚的滑膜回声酷似积液,此时采用探头加压和 CDFI 检查能够明确判断。其次,超声对腱鞘炎的病因诊断并无特异性,需要结合病史。

(二)肌腱病

1.诊断要点

(1)多为慢性肌腱退行性病,随年龄增长,发病率增加,常累及肌腱末端附着处,因此亦称为肌腱末端病。

(2)体检触诊肌腱质硬,局部按压痛。

(3)灰阶超声显示肌腱局部肿胀,回声减低,内部结构不清晰或消失。肌腱内可见钙化强回声,肌腱附着处的骨表面也可伴发破坏,骨赘形成(图 14-9,图 14-10)。

(4)CDFI 显示肌腱局部血流信号增加,具有辅助诊断价值。

2.鉴别诊断

超声诊断肌腱病的基础上,主要应判别肌腱内是否存在小的撕裂,采用多切面扫查、加压扫查能够发现肌腱病可能合并的腱体内小撕裂。对于肌腱病的病因,除慢性劳损退行性变外,类风湿、痛风等都是常见病因,诊断需结合临床表现。

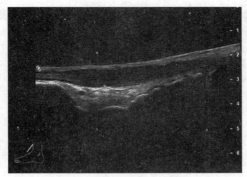

图 14-9　肌腱病声像图

胫骨前肌腱长轴切面声像图,显示肌腱明显肿胀,增厚,回声减低

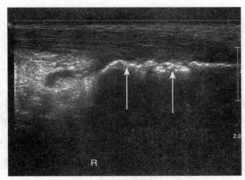

图 14-10　肌腱末端病声像图

右侧跟腱末端长轴切面声像图,显示肌腱跟骨附着处肿胀,回声
减低,箭头所示跟骨表面骨皮质合并骨质破坏

(三)肌腱撕裂

1.诊断要点

(1)青壮年好发,多有急性运动创伤史,患者多自述撕裂瞬间听到"喀"声或感觉患肢局部被
踢打。

(2)老年肌腱撕裂患者发病相对隐匿,患者多因肌腱撕裂后,肌肉挛缩形成的肿物就诊。

(3)长轴切面是判断肌腱撕裂范围的重要切面,声像图显示肌腱连续性中断,断端填充血肿、
肌腱周围脂肪等(图 14-11)。短轴切面对于发现部分撕裂非常重要。

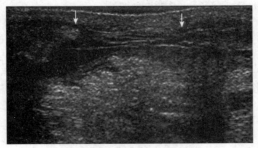

图 14-11　跟腱断裂声像图

跟腱长轴切面声像图,显示跟腱连续性中断,箭头所指为跟腱的
两断端,断端间填充不规则的无回声和条索状强回声

(4)对于肌腱断端不明显的患者,在超声实时扫查条件下进行肌腱的动态观察,如果肌腱活动连续性缺失,则支持肌腱完全性断裂。

2.鉴别诊断

主要鉴别肌腱的部分撕裂和完全撕裂,多切面扫查和动态观察是诊断的关键。

(秦丽平)

第三节 韧带疾病

一、超声检查技术

(一)患者准备

检查前患者无特殊准备。

(二)体位

根据实际检查的韧带解剖位置,以最大限度显露扫查区域和患者肢体舒适为原则。例如,膝关节的韧带主要是膝关节内、外侧副韧带。检查内侧副韧带时患者仰卧位,轻度屈膝,髋及膝关节轻度外旋,或取侧卧位检查。而检查外侧副韧带时则需要髋及膝关节轻度内旋,或取侧卧位检查。踝关节的韧带非常多,主要的几条韧带扫查体位要求包括首先患者取坐位,屈膝,足底平置于检查床。①距腓前韧带的扫查:踝关节轻度内旋,内收,使胫腓前韧带处于紧张位以利于显示。②内侧三角韧带:踝关节背屈,探头一端指向内踝下缘,另一端分别指向足舟骨、距骨和跟骨,可分别观察胫距韧带、胫跟韧带和胫舟骨韧带的长轴声像图。③跟腓韧带:踝关节内旋、内收。探头上端置于外踝骨下缘(尖部),下端轻度后斜,指向跟骨。

(三)仪器

高频线阵探头(5~10 MHz)能够满足全身各部位韧带的超声检查。

(四)检查方法

(1)超声检查:对扫查手法要求比较高,扫查过程中强调多切面扫查,同时与健侧比较。

(2)动态观察:韧带的微小撕裂,可以避免加重损伤的基础上,适当活动关节,增加关节间隙,使得细小撕裂更加明显,利用诊断。

(3)CDFI 检查:韧带损伤时血流信号往往增加。

二、正常超声表现与正常值

韧带的正常声像图表现与肌腱类似,长轴切面呈层状强回声,根据位置不同,薄厚变化很大。如膝关节内侧副韧带较薄(图 14-12),而内踝处的胫距韧带,呈肥厚的三角形(图 14-13)。

三、韧带撕裂的超声诊断

(一)诊断要点

(1)患者外伤史明确,往往同时合并其他软组织损伤。

(2)根据撕裂的程度不同,可以分为部分撕裂和完全撕裂。

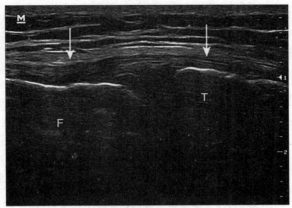

图 14-12　膝关节内侧副韧带长轴切面声像图

显示韧带贴附于股骨(F)和胫骨(T)表面,韧带呈层状强回声(↓)

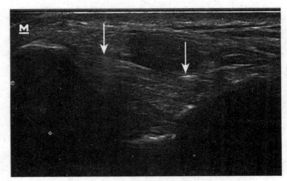

图 14-13　胫距韧带长轴切面声像图

显示韧带(↓)呈三角形的强回声结构

(3)膝关节内侧副韧带撕裂最容易诊断,声像图显示韧带肿胀,回声不均匀。不完全撕裂主要累及韧带深层,声像图表现为形态不规则,回声减低,由于出血可出现不规则的无回声(图 14-14)。当超声表现不典型时,应注意与健侧比较观察。合并股骨内侧髁撕脱骨折时,肿胀韧带内可见骨质碎片,呈强回声伴声影。完全撕裂时,韧带连续性中断,断端裂口处可见无回声积液或血肿。陈旧性内侧副韧带撕裂主要表现为韧带近端股骨附着处韧带内出现大小不等的不规则钙化强回声伴声影(图 14-15)。

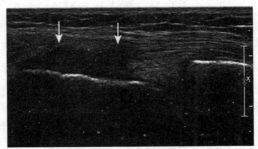

图 14-14　膝关节内侧副韧带部分撕裂

膝关节内侧副韧带部分撕裂,膝关节内侧副韧带长轴切面声像图显示韧带局部
肿胀,回声减低(↓),内部结构缺失,但韧带表面结构连续性完整,符合部分撕裂

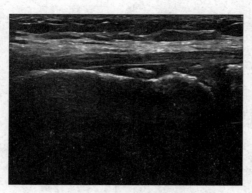

图 14-15　膝关节内侧副韧带陈旧性撕裂

膝关节内侧副韧带陈旧性撕裂,韧带长轴声像

图显示韧带无明显肿胀,但深方可见撕脱骨片

(二)鉴别诊断

韧带撕裂诊断的同时,应注意不要遗漏其他软组织的合并损伤。位置较深,关节内部的结构,可能需要 MRI 帮助明确诊断。

(秦丽平)

第四节　骨、软骨及关节疾病

一、超声检查技术

(一)患者准备

检查前患者无特殊准备,对于局部包扎敷料的患者,需祛除敷料,充分暴露。

(二)体位

根据不同关节扫查的需要和便于操作,而取不同体位。必要时采用不同角度的屈曲、内收、外展、抬高或内外旋(翻)位等。四肢关节伸直位便于长轴扫查。

(三)仪器

首选 5～10 MHz 高频线阵探头,对于深部软组织、骨及关节(如髋关节),以及关节屈侧声窗受限时可选用 3～5 MHz 凸阵探头。

(四)检查方法

检查方法采用直接扫查法。手指小关节、关节骨缘明显突起的关节,探头与皮肤间可多敷耦合剂凝胶或加垫导声垫。

骨、关节的扫查特别要求遵循一定的扫查顺序,以关节为例,除重点关注临床提出的检查要求外,还应按关节的内、外、前、后各方面有序地进行多方位分段扫查。另外,对于骨、关节周围软组织的扫查不容忽视。

二、正常超声表现与正常值

四肢关节形态、大小不同,但多数为滑膜关节,基本解剖结构一致,因此有共同的声像图表现:关节面表面被覆的透明软骨为均匀薄层低回声,完整连续、厚度一致,其厚度在成人指关节0.4~1.0 mm,膝关节、髋关节 2 mm 左右。关节面骨皮质为光滑的强回声。关节间隙或隐窝可含少量关节液呈无回声,关节囊壁为条带样高回声,其内滑膜层甚薄不易被超声显示。关节隐窝脂肪组织及关节内脂肪垫为高回声。关节周围均有各自的肌腱、韧带和肌肉包裹。

由于骨骼与周围软组织之间的强声阻抗差,超声仅能显示骨皮质,骨皮质表面的正常骨膜参与声界面形成,但不能明确辨别。骨皮质深方的髓质及髓腔内部结构不能显示。正常骨皮质连续性良好、平直光滑,呈致密的强回声带后伴声影。骨骺端膨大,表面覆盖透明软骨。

婴幼儿及青少年骨发育过程中,骨化不完全,骨化中心周围的软骨性骨骺及骺板显示为低回声,骨化区为强回声结构,表面形态可极不规则,不要误认为骨质破坏。

三、常见疾病的超声诊断

(一)关节积液与滑膜增厚

1.诊断要点

(1)滑膜关节的滑膜层受到各种原因的刺激,滑液生成与吸收平衡打破,即可出现关节积液和关节滑膜的增厚。关节积液的病因很多,主要原因可以用英文单词 CRIT 进行记忆。C 即crystal,代表痛风尿酸结晶沉积所致关节滑膜炎症;R 即 rheumatoid,代表类风湿等一大类疾病;I 即 infection,代表感染所致关节滑膜炎症,临床相对少见;T 即 trauma,代表急、慢性损伤导致的关节积液与滑膜增生。

(2)关节积液的超声检查要点是观察关节隐窝,部分正常关节隐窝可以存在少量无回声液体,但是液深在 2 mm 以内。正常滑膜无法显示,只能显示关节隐窝处的脂肪垫。主要关节积液的扫查部位:①肩关节积液液体受重力影响主要分布于肱二头肌长头腱鞘、后隐窝和腋下隐窝(图 14-16)。②肘关节由前部或后部探查积液,将肘关节保持在 45°屈曲位可使积液由关节前部间隙移至鹰嘴隐窝,利于积液的观察。③髋关节积液首先出现在关节前隐窝,即关节囊股骨颈附着处(图 14-17)。④膝关节积液多首先出现在髌上囊内,髌上囊在股四头肌腱远端的深方与股骨之间,其远段位于髌上脂肪垫与股骨周围脂肪垫之间。⑤踝关节积液主要扫查踝关节前隐窝。

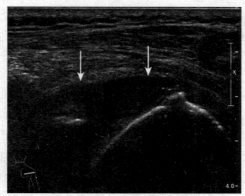

图 14-16 肩关节后隐窝积液

探头与右肩关节后隐窝处横断面声像图,显示后隐窝处明显积液,呈低回声(↓)

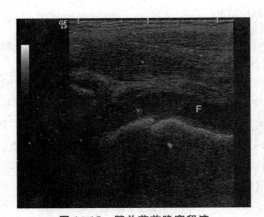

图 14-17　髋关节前隐窝积液

沿股骨颈长轴切面扫查,显示髋关节前隐窝内无回声积液(F)

(3)关节积液的声像图表现多样,可以为单纯的无回声,也可在无回声内出现条索状强回声及点状中等回声。合并出血、骨折时,液体也可呈现分层表现。

(4)增厚的关节滑膜多为中低回声,有时不易与积液鉴别。

(5)CDFI 显示增厚滑膜上的血流信号,有利于判别滑膜炎症程度。

2.鉴别诊断

(1)超声发现关节隐窝积液敏感,少量积液时,双侧对比扫查能够帮助明确。

(2)鉴别关节积液与滑膜增厚,可以采用探头加压的方法。关节积液在探头加压时,通常被挤压出探头平面,而增厚的滑膜仅仅发生少许形变。此外,CDFI 显示滑膜内的血流信号,也可与积液鉴别。

(3)对于关节积液的病因,单纯超声表现往往无法判别,需结合临床资料。必要时可行超声引导下积液抽吸,一方面减轻关节压力,缓解患者症状,另一方面可送实验室检查,明确病因。

(二)关节周围囊肿与滑囊炎

1.诊断要点

(1)关节周围囊肿在手腕、足踝区最常见,多为可触及的质韧肿物。滑囊炎在肘关节、膝关节附近较常见,创伤性滑囊炎多有外伤病史。

(2)关节周围囊肿多为外形不规则的无回声囊肿结构,边界清晰,深方有时可见细窄的窦道与关节腔相延续。内部可出现条索状强回声或点状中等回声。如果合并陈旧出血,也可酷似实性肿物。

(3)腘窝囊肿又称 Baker 囊肿,属于滑膜囊肿,为腓肠肌内侧头与半膜肌之间的滑囊积液形成,多与膝关节腔相通。成人腘窝囊肿的最常见原因是膝关节的骨关节炎,而儿童和青少年则主要为特发性青少年关节炎,一般可自愈。

无论腘窝囊肿的外形、位置及内容物如何,囊肿总有一颈部自腓肠肌内侧头与半膜肌之间突出,这是超声诊断的关键(图 14-18)。体积较大的腘窝囊肿可发生破裂,超声表现为囊肿失去圆钝饱满外形,破裂处局部凹陷,探头追踪扫查常可见液体外渗至肌肉间隙。

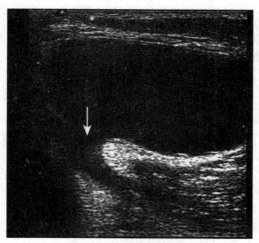

图 14-18 腘窝囊肿声像图

腘窝横断面声像图显示软组织深方囊状无回声结构,囊肿深

部可见一颈部(↓)位于腓肠肌内侧头与半膜肌腱之间

由于腘窝囊肿破裂,囊液外渗导致周围组织继发炎症反应,引起小腿肿胀、疼痛,临床表现类似急性小腿深静脉血栓形成。同时,较大腘窝囊肿压迫静脉回流又会引起深静脉血栓。因此,超声检查腘窝囊肿应常规扫查小腿深静脉。

(4)滑囊炎声像图表现为关节周围固有滑囊积液扩张,正常滑囊超声不易显示,如有少量液体,其深度<2 mm。一旦液体较多即可诊断为滑囊炎。滑囊滑膜增生时,声像图显示滑膜增厚,囊内出现多少不等的中等回声(图 14-19)。

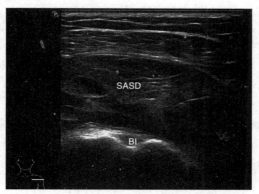

图 14-19 肩峰下三角肌下滑囊声像图

肩关节前面横断面声像图,显示肩峰下三角肌下滑囊(SASD)明显扩

张,内部充满中等回声,滑囊覆盖在肱二头肌长头腱(BI)浅方

(5)关节周围囊肿内无血流信号,滑囊炎合并滑膜增生时,往往局部血流信号丰富。

2.鉴别诊断

关节周围囊肿临床称为滑膜囊肿或腱鞘囊肿,常贴附于肌腱、肌肉或关节囊旁。一般认为滑膜囊肿源于关节囊、腱鞘、滑囊等结构,而腱鞘囊肿源于软组织的退行性变。也有理论认为关节滑囊向外疝出增大,呈囊状突出至关节附近,由于此时囊肿内表面为滑膜层,因此称为滑膜囊肿。当囊状疝出逐渐增大后,逐渐与关节滑囊脱离,内含液体则吸收浓缩,囊壁滑膜细胞退行性变,此时则形成腱鞘囊肿。病理上两者的主要区别在于滑膜囊肿囊壁上内衬滑膜上皮,囊腔内多为滑膜液;而腱鞘囊肿囊壁由纤维组织形成,无上皮被覆,腔内为无定形的黏稠胶状物。

滑囊炎的诊断主要依靠滑囊的解剖位置判断,对于引起炎症的病因,需要结合临床。

(秦丽平)

第五节　肌肉骨骼系统相关常见软组织肿物

一、超声检查技术

(一)患者准备

软组织肿物超声检查前无需特殊准备,检查时充分暴露检查部位,可先触诊获得肿物位置和深度的初步印象,以便更准确地选择适当的探头频率和扫查条件。

(二)体位

根据肿物发生部位选择不同的体位,以充分显露病变区为原则。

(三)仪器

高频线阵探头(5～10 MHz)基本上满足大多数软组织肿物的超声检查,对于手指、接近皮肤的肿物,可能需要更高频的探头,同时扫查时应过量涂抹耦合剂,增加声窗。反之,对于位置深在、体积较大的肿物,则需反复切换高频探头和低频探头,在获得肿物细微声像图特征的同时,了解肿物整体的分布情况。

(四)检查方法

软组织肿物的超声检查采用直接扫查法,除要求多切面观察病变结构外,更强调对比扫查和动态扫查:对比扫查即肿物与肿物周围正常区域比较,患侧与健侧比较;动态扫查包括探头加压观察肿物的可压缩性,改变肢体位置观察肿物的形态变化以及肢体运动过程中肿物与周围结构有无粘连。

软组织肿物的超声检查中应特别注意判断病变的局部解剖层次关系。很多软组织占位性病变具有相似的声像图表现,最终的诊断往往根据其解剖位置确定。此外,进行浅表软组织肿物内血流信号检测时,探头应尽量减少压迫,保持探头刚好和体表接触。

二、正常超声表现与正常值

软组织指体内非上皮性的、骨外组织结构的总称,但不包括各器官的支持组织和造血细胞或淋巴组织。包含了纤维组织、脂肪组织、骨骼肌、血管和淋巴管及外周神经系统。软组织涵盖范围广泛,自皮肤深方与骨之间均为软组织结构。

(一)皮下组织

皮下组织也称皮下脂肪或浅筋膜,由含有脂肪的疏松结缔组织构成。将皮肤连接于深部的深筋膜或骨。皮下组织的厚度随脂肪含量的多少而不同。声像图表现为较均匀的低回声,内部可见网状分布的线样强回声,代表结缔组织分隔。分隔走行大部分与皮肤平行或略倾斜。轻置探头,被压瘪的皮下浅静脉能够被显示,呈位于分隔内的椭圆形或长条形无回声结构。当探头频率足够高(＞12 MHz)的情况下,仔细分辨可见浅静脉旁的细小皮下神经断面结构,呈筛网状表现。正常情况下,结缔组织分隔内的淋巴管不能被显示。

(二)外周神经

外周神经纵断面声像图表现为多发的相互平行的低回声束,其内可见不连续的强回声分隔(图14-20);横断面表现为多发小圆形低回声束,周边为强回声线包绕形成网状结构(图14-21)。对应的组织学检查表明:低回声束代表神经结构中的神经纤维束,强回声线为包裹在神经纤维束周围的神经束膜。这种束状结构在大多数的外周神经均可见到,探头频率越高,其束状结构越清晰。当探头频率较低、神经受挤压(如穿越神经孔、骨纤维管等狭窄空间时)、神经位置深在或神经较纤细时,这种束状结构可变得模糊不清,甚至仅表现为带状低回声。

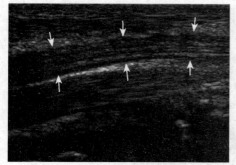 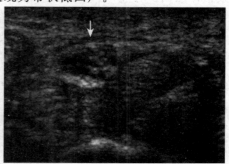

图14-20　正常神经长轴切面声像图

前臂纵断面扫查,正中神经长轴切面呈强弱回声带交替分布的带状结构

图14-21　正常神经短轴切面声像图

腕部横断面声像图,显示正中神经(↓)短轴切面,为椭圆形结构,内部回声呈筛孔样表现

三、常见疾病的超声诊断

(一)表皮样囊肿

1.诊断要点

(1)易受外伤或摩擦的部位,如臀部、肘部、胫前、注射部位。

(2)边界清晰的圆形或椭圆形低回声病变,紧邻皮肤,甚至局部表面皮肤变薄。由于表皮不断生长角化,典型者内部回声呈"洋葱皮"样排列或见环形钙化,并见裂隙状无回声(图14-22)。体积较大者可合并破裂及感染,探头加压内部可见流动征象。

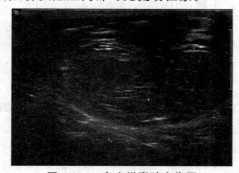

图14-22　表皮样囊肿声像图

显示脂肪浅方混合回声病变,边界清晰,内部回声欠均匀,病变浅部可见层状排列的强回声,为特征性的声像图改变

（3）合并破裂感染时,周边血流信号增加。

2.鉴别诊断

表皮样囊肿的浅表位置对于诊断非常重要。同时,囊肿无局部压痛、放射痛,可与神经源性肿物鉴别。

（二）脂肪瘤

1.诊断要点

（1）多为患者偶然发现,病程较长,按压质地较软。

（2）声像图显示为脂肪层内病变,回声以等回声为主,亦可为高回声病变。典型者瘤体内部散在条索样强回声分隔,这些分隔走行方向与皮肤一致（图 14-23）。

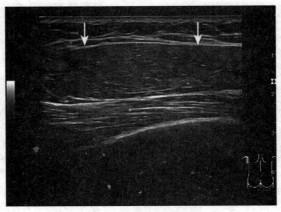

图 14-23　脂肪瘤声像图

肩胛部脂肪层内等回声病变（↓）,边界清晰

（3）大多数脂肪瘤内无血流信号。

2.鉴别诊断

需与脂肪层的血管平滑肌脂肪瘤相鉴别,后者多有局部压痛。如果瘤体内条索样回声较多,手术切除后病理结果可能回报为纤维脂肪瘤。

（三）血管瘤（血管畸形）

1.诊断要点

（1）脉管系统先天发育异常所致,瘤体随人体生长而有所增大。

（2）海绵状血管瘤最常见,可累及各种软组织,甚至骨骼。

（3）声像图显示为边界不清晰的混合回声区,内部可见多发网格样或不规则的低至无回声区,部分可见到静脉石强回声伴声影（图 14-24）。探头加压后比较,肿瘤体积明显压缩。病变处下垂受重力作用,瘤体体积增大。

（4）彩色多普勒超声常不能显示病变内血流信号。当探头反复加压动作时,瘤体内的无回声区内可见液体流动产生的彩色血流信号。

2.鉴别诊断

声像图不典型者,回声酷似实性肿物。超声造影及超声引导下穿刺活检能够明确诊断。

(四)神经来源肿瘤

1.诊断要点

(1)患者可自述按压肿物后出现放射性疼痛。

(2)声像图显示肿物为边界清楚的低回声病变,确诊的关键是瘤体的一侧或两侧可见与神经相延续(图14-25)。

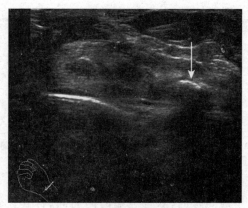

图14-24 血管瘤声像图

右侧前臂横断面声像图,显示肌肉组织深层内混合回声病变,内部可见斑块样强回声伴声影(↓)

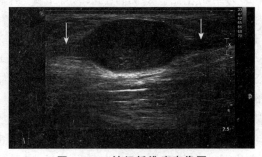

图14-25 神经纤维瘤声像图

小腿皮下脂肪层低回声结节,边界清晰,两端可见与神经相连(↓),符合神经源性肿瘤的特点

(3)部分结节 CDFI 可见较丰富血流信号。

2.鉴别诊断

神经源性肿瘤分为神经纤维瘤和神经鞘瘤,两者在声像图上不易区分。如果肿物与周围神经之间的关系显示不清,则诊断存在困难。

(秦丽平)

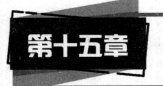

第十五章　泌尿系统疾病超声诊断

第一节　肾脏疾病

一、肾脏超声解剖

肾脏位于脊柱两旁的腹膜后间隙内,双肾上端向内前倾斜,其长轴呈"八"字形。仰卧位时,上、下端多数在第 12 胸椎与第 3 腰椎之间,右肾低于左肾 1～2 cm。正常肾脏随呼吸上下移动的幅度为 2～3 cm。右肾前面紧邻肝脏,前下部为结肠右曲,内侧为十二指肠降部。左肾前上方为胃底后壁、胰尾和脾门;中部为结肠左曲。双侧肾上端为肾上腺,后面的上部为肋膈隐窝,中下部紧贴腰肌。肾脏由外向内被肾筋膜、脂肪囊、纤维囊包绕。

肾脏的外形似蚕豆,其长径 9～12 cm,宽径 4～5 cm,厚 3～4 cm。左肾略大于右肾,但是在成人长径相差不应大于 2 cm。肾的内侧缘有一个垂直并向前内侧开放的裂,称为肾门,其内由肾血管、肾盂、淋巴管和神经通过共同组成肾蒂。肾门向内是一个较大的腔,称为肾窦。肾脏的内部结构如图 15-1。实质部分分为皮质和髓质。皮质在外层,厚 0.5～0.7 cm,部分伸入到髓质的乳头之间,称为肾柱;髓质在深层,形成 15～20 个圆锥形结构,称为肾锥体;锥体顶端突入肾窦,称为肾乳头。肾小盏边缘包绕肾乳头基部,收集来自乳头孔的尿液。2～3 个肾小盏汇合成一个肾大盏,再由肾大盏集合成漏斗状肾盂,出肾门向后下移行为输尿管。

肾动脉起始于约第 1 腰椎水平的腹主动脉,位于肾静脉的后方。右肾动脉走行于下腔静脉、胰腺头部、右肾静脉之后;左肾动脉向左下行经左肾静脉与胰腺体、尾部之后。双侧肾动脉均在抵达肾门附近处分为前、后两主支经肾门进入肾窦。前支较粗,再分为 4～5 支段动脉进入前部的肾实质;后支较细,进入后部肾实质(图 15-2)。根据其分布的区域,将肾实质分为上段、上前段、下前段、下段和后段,除后段由后支供血外,其余各段均由前支供血。段动脉进一步分为叶间动脉→弓状动脉→小叶间动脉(图 15-3)。在弓状动脉之前,肾动脉分支间几乎没有吻合支。

肾动脉进入肾门前的分支并不恒定。也有不经肾门直接入肾实质者,称副肾动脉或迷走肾动脉,其发生率为 20%～30%。副肾动脉多起源于肾动脉,也有起源于其他动脉(如腹主动脉、肾上腺上动脉等)。有时还可见到一侧双肾动脉,甚至多支副肾动脉。肾下极的副肾血管经过输尿管的前方,可压迫输尿管引起肾积水。

肾静脉位于动脉前方。左肾静脉向右沿脾静脉和胰体的后方向右穿过肠系膜上动脉根部与腹主动脉之间汇入下腔静脉,来自左睾丸/卵巢静脉、左肾上腺静脉和左膈下静脉的血流也汇入左肾静脉。右静脉于同名肾动脉后方向左行,汇入下腔静脉。右卵巢/睾丸静脉直接汇入下腔静脉。

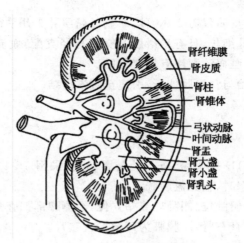

图 15-1 肾脏的内部结构

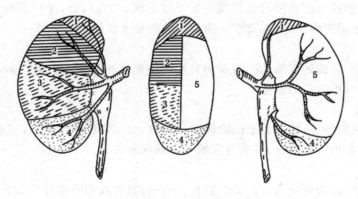

1.上段;2.上前段;3.下前段;4.下段;5.后段

图 15-2 肾段与肾动脉分布

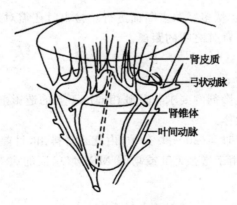

图 15-3 肾脏内部血管结构

肾脏血供异常丰富。肾脏重量仅占人体重量的 0.5%,而血流量占心排血量的20%～25%。以单位体积计算,肾脏是全身血流量最大的器官。其中又以皮质血流最多,占全肾血流量的90%～95%,达4 000～5 000 mL/(min·kg)。髓质血流量相对皮质较少,占5%～10%,外髓质约1 200 mL/(min·kg),内髓质约 250 mL/(min·kg)。血液不仅在肾实质的分布不均,流过肾实质的速度相差也很大,流过皮质仅需 2～3 秒,而流过髓质乳头几乎需 60 秒之久。造成分布不均的主要原因是髓质内小动脉细长,且有平滑肌及交感神经支配,血流阻力大,黏滞度也高。了解肾脏的血流特点,对分析肾脏血流灌注有重要帮助。

肾脏的淋巴管自肾门起始与肾静脉伴行,引流至腰淋巴结。

二、超声检查方法

(一)常规超声检查

检查肾脏一般用 3～5 MHz 探头,检查小儿与婴幼儿,采用 5～8 MHz。患者以空腹为好。在需要了解输尿管和膀胱状态时,应充盈膀胱。

患者取仰卧位,必要时取俯卧位、侧卧位或站立位,经侧腰部扫查是最常用的方法,嘱患者深吸气后屏气,以肝脏为声窗检查右肾,以脾脏为声窗检查左肾。

1.冠状断面扫查

患者仰卧位、右前或左前斜侧卧位。探头置于腋后线,纵向扫查,使声束指向内上方。可以获得肾脏最大冠状断面声像图,常在此断面测量肾脏的最大长径。

2.横断面扫查

在冠状扫查的位置,旋转探头 90°,可获得肾脏的横断面声像图。经肾门的横断面可做肾前后径、宽径和集合系统前后径的测量。

3.矢状断面扫查

患者取侧卧位或仰卧位,探头置于侧腹部肋弓下方,显示肾脏声像图后,调整探头方位,使探头与肾脏长轴平行,由内向外检查,可获得肾的一系列纵断切面。

4.斜断面扫查

患者处于任何体位,均可对肾脏作斜断扫查。其中,患者取仰卧位经后侧肋间以肝脏或脾脏作声窗扫查肾上段,经肋缘下在深吸气末扫查肾下段,取俯卧位经脊肋角扫查肾上极都是很常用的重要扫查方法。

检查肾脏,需要取不同体位从多径路多断面进行。检查时还需对探头适当加压,以最大限度地排除肠气干扰并缩短探头与肾脏之间的距离。

(二)超声造影检查

1.仪器和造影剂

肾脏超声造影对仪器和造影剂的要求与肝脏相同。不同的造影剂,稀释方法和要求各异,要严格按照制造商的说明进行操作。

超声造影剂几乎都是在短时间(20～30 分钟)内就经肾排出,目前未见超声造影对肾功能有影响的报道,故超声造影可以用于增强 CT 或增强 MRI 禁忌证的患者,特别是肾功能损害或尿道梗阻的患者。

2.肾脏超声造影方法

肾脏超声造影患者无须特殊准备。检查体位要求能够清楚显示需要观测的病变。

每例肾脏的超声造影检查必须包括常规超声(包括灰阶超声和彩色多普勒超声)的初步扫查。常规评估之后,进行超声造影。

(1)造影剂的选择和剂量:目前允许用于临床的造影剂种类很少。国内仅有声诺维一种。由于肾脏体积小而血流量大,所以造影剂的使用量要减少,通常大约使用肝脏造影剂量的一半即可以很好显示肾脏的血流灌注特征。剂量过大反而会严重影响病变细节的显示,如肿瘤假包膜、小肿瘤内部的囊性变等。

(2)注射方法:①团注法,也称弹丸式注射法,是将造影剂快速注入血管内的方法。静脉穿刺针尾部连接一个三通管,三通管一侧连接盛有 5 mL 生理盐水的注射器,另一侧连接盛有造影剂的注射器。在造影条件下,显示清楚要观察的部位或病变后,将造影剂一次快速推注入血管内,紧接着快速尾随注入生理盐水 5 mL。这种方法快速简便。②持续滴注法,将稀释好的造影剂经静脉均匀缓慢地滴注入或用输液泵匀速注入血管内。注意在滴注过程中要不断振动造影剂悬液,以免微泡沉淀。

(3)成像方法:采用何种成像方法,以使用的造影剂和观察内容而定。通常使用低 MI 实时灰阶造影成像,必要时辅以低 MI 条件下的 CDFI 或功率多普勒成像。①实时灰阶造影成像:持续发射低 MI 超声获得微泡的谐波成像,在早期皮质期、髓质期及晚期皮髓质期连续观察肾脏肿瘤的造影强化特点。②触发间隔成像:注射造影剂后,嘱患者屏住呼吸,仪器自动按预先的设置间歇发射或 ECG 同步触发 4~6 个高 MI 超声脉冲以击破微气泡,清除已经进入感兴趣区内的微泡,而后又自动进入低 MI 设置,获取感兴趣区再灌注的信息。

三、正常肾脏声像图

(一)常规超声

肾脏冠状断面呈外凸内凹的"蚕豆"形(图 15-4)。

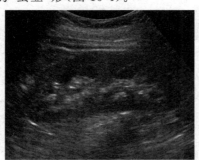

图 15-4 正常肾脏声像图

在儿童及大多数成年人,超声可以分辨出皮质和髓质。正常肾皮质由肾实质外层向内延伸到椎体之间,回声均匀,等于或低于肝脏或脾脏回声。髓质的回声低于皮质,呈顶端指向肾窦的圆锥三角形弱回声区,似果核状围绕肾窦放射状排列。扫查肾脏时由于"各向异性伪像"、脾脏或肾周脂肪的影响,上下段的实质回声可能不一致,有时被误认为回声异常。改变探头方向和位置多断面扫查容易鉴别。

肾窦为被实质包绕的椭圆形高回声结构,也称集合系统回声。宽度约占肾横断面宽度的1/2~2/3。其边界不规则,借此可以粗略判定上、中、下组肾盏的位置。肾窦内部常可见到细小的无回声结构,它可能是增宽的静脉回声,也可能为存有尿液的肾窦回声,CDFI 容易将两者鉴别。当膀胱高度充盈时,肾窦轻度扩张,但是一般不超过 1.5 cm。排尿后变窄。

肾皮质被光滑而连续的高回声线包绕,通常被看作肾纤维囊回声。在纤维囊回声之外,又有一层较厚的高回声带。此为肾脂肪囊回声。其厚度因人而异,肥胖者可达 2~3 cm,而消瘦者可能不显示。患者呼吸时,肾脂肪囊回声带与肾脏一起运动,而与肝脏、脾脏做相对运动,称为"滑动症"。

CDFI 容易显示肾内外血管,甚至肾皮质的血供也清晰可见。肾动脉可被从起始部追踪到肾门,为搏动性细管状结构,内径 0.4～0.6 cm,阻力指数在 0.6～0.8,随年龄增大而增高。动脉进入高回声的肾窦,叶间动脉垂直于肾皮质,而弓形动脉平行于肾皮质。超声造影可以清晰显示肾皮质微小动脉的血流灌注。纵向扫查时,常可显示位于下腔静脉后方呈环状的右肾动脉。有时可见副肾动脉。

双侧肾静脉伴行于肾动脉前外侧,呈条带状无回声区,上下径略大于前后径,CDFI 显示持续性低速血流。右肾静脉较短,内径 0.8～1.1 cm,容易显示其全段。于胰头钩突下方汇入下腔静脉。左肾静脉较长,而且内径较右肾静脉略粗,特别是邻近腹主动脉左侧的一段,内径可达 1.0～1.2 cm,但是在肠系膜上动脉和腹主动脉间其前后径显著小于上下径,以致此处血流速度明显增快。

新生儿肾脏声像图与儿童和成人不同,皮质和髓质的差别很明显。皮质回声更高,而髓质相对较大,回声更低。由于肾窦内脂肪较少,所以肾窦回声较低,甚至与实质回声分界模糊。通常这种回声特征在 4 个月后逐渐消失。此外,部分新生儿可能有暂时性髓质回声增强,声像图酷似肾髓质海绵肾。其原因和病理意义尚不清楚,一般 1～2 个月消失。由于胎儿小叶的痕迹,肾表面明显不光滑,呈分叶状。这些征象随年龄增长而日趋不明显,2 岁后逐渐接近成人,3～4 岁消失。但是也有少数不消失者,致使肾脏表面有明显切迹,实质呈分叶状。

(二)超声造影

经前臂静脉注射造影微泡 9 秒后肾皮质快速增强,呈均匀高回声,而肾髓质无明显增强。整个肾脏表现为高回声皮质内放射状镶嵌的弱回声髓质。集合区为弱回声内穿行的段动脉回声(图 15-5)。由于造影剂的高衰减特征和声束入射角度影响,可能使声束深方肾实质增强程度减弱或不均匀。其后,肾髓质自周边向中央逐渐增强(从 20 秒到 40 秒),于 40 秒后,皮质和髓质增强相同,整个肾实质呈较均匀的高回声(从 40 秒到 120 秒)。造影剂流出相的表现为肾髓质增强减弱,然后出现肾皮质的缓慢减弱。约 3 分钟,实质内造影剂接近全部消退。这一增强过程是因为肾髓质的肾小球血流灌注低于肾皮质(每 100 g 肾组织约 190 mL/min 比 400 mL/min)。因此,微泡注射后,可以获得肾脏皮、髓质分界清晰的早期皮质增强期、髓质增强期、肾脏皮和髓质都均匀增强的晚期,皮髓质消退期。

(三)肾脏的超声测量方法与正常值

1.测量方法

(1)长径:在肾脏最大冠状断面(通过肾门的最长和最宽断面),从上极的上缘至下极的下缘。

(2)宽径:从肾门内上缘至肾轮廓的外侧缘,注意与肾长径相垂直。

(3)肾脏厚度:在经肾门部横断面,从前缘至后缘。

(4)实质厚度:冠状断面的中部,从肾窦的外缘至肾实质的外缘。

(5)肾盂前后径:在短轴断面测量肾盂的前后径。膀胱排空后小于 1 cm。

(6)肾窦宽径从肾窦高回声的内侧缘到外侧缘。肾门部横断面似"马蹄"形。此断面应显示肾门结构,并使显示的前后径(厚度)和宽径最小。测量肾脏厚度应从前缘至后缘。

2.正常值

正常人肾脏超声测量的参考值:①男性成人,肾长径(10.7±1.2) cm,宽径(5.5±0.9) cm,厚径(4.4±0.9) cm,实质厚(1.1～1.8) cm。②女性成人,肾长径(10.3±1.3) cm,宽径(5.3±1.0 cm),厚径(4.1±0.8) cm,实质厚(1.1～1.6) cm。左肾略大于右肾,但是长径相差小于

1.5 cm。③小儿,肾脏长径随年龄增长而变化,其正常值为出生时(4.0～5.0)cm,1 岁(5.5～6.5) cm,5 岁(7.5～8.5) cm,10 岁(8.5～10.0) cm。

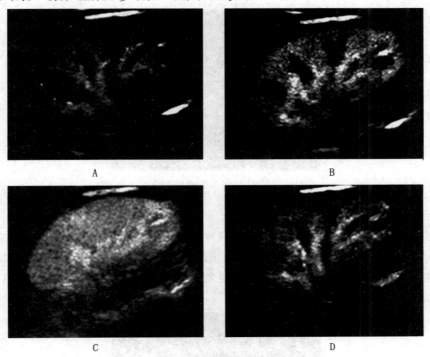

图 15-5　正常肾脏造影表现
A.早期皮质增强期;B.皮质增强期;C.髓质增强期;D.消退期

肾脏体积可以用公式 V＝1/2(长×宽×厚)估测。出生时约 20 cm³;1 岁约 30 cm³;18 岁约 155 cm³。

由于经长轴和短轴测量都可出现误差,所以各个方向的测量值均不很准确。肾脏长径、宽径容易低估,而厚度容易高估。

正常肾血管阻力较小,肾动脉主干、叶间动脉和弓形动脉均可见较高的舒张期血流。正常成人肾动脉多普勒测值:①主肾动脉血流峰值 50～150 cm/s。②舒张末期血流速度＜50 cm/s。③加速度＞300 cm/s。④加速时间＜80 毫秒。⑤主肾动脉血流峰值/主动脉血流峰值＜3。⑥肾内动脉阻力指数＜0.7(与年龄有关)。

四、肾脏正常变异声像图

肾脏先天性变异在泌尿系统疾病中占有较大比例。部分可能酷似肿瘤,有学者称其为"假肿瘤"。熟悉其声像图表现对鉴别诊断有重要帮助。

(一)肥大肾柱

突入肾窦的等回声结构,与正常肾皮质无分界,回声与实质回声一致,与肾窦分界清晰,大小一般不超过 3 cm。彩色多普勒和能量多普勒显示其血供与正常肾组织一致,无横向或方向小动脉穿入。超声造影该结构与肾皮质增强时相与强度相同。

(二)驼峰肾

单驼峰征是肾脏常见的一种变异,与肥大肾柱相反,声像图表现为左肾外侧缘实质的局限性向外隆起,回声与肾实质相同(图15-6),血流灌注特征与毗邻的肾实质相似,与肾脏的肿块容易鉴别。

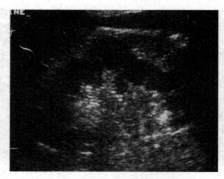

图 15-6　驼峰肾

(三)结合部实质缺损

结合部实质缺损也称永存性肾胚胎分叶、肾叶融合线。常位于肾实质的上前段,表现为线状或三角形高回声结构(图15-7)。结合部实质缺损是由胚胎时期肾小叶连接处的肾窦延伸所致,它们同病理性损害的鉴别要点是位置特殊,并且通过一个被称为肾内隔膜的高回声线同中央部的肾窦相延续。

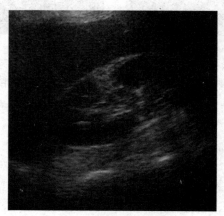

图 15-7　肾实质结合部缺损

(四)分叶肾和肾叶畸形

胎儿期肾实质呈分叶状,在5岁前消失。若到成人仍保留肾分叶痕迹,称分叶肾。分叶肾是一种常见变异,易被误认为是慢性感染所致的肾脏瘢痕形成。两者的鉴别点在于前者肾脏表面的切迹不会像肾瘢痕那样覆盖到髓质锥体上面,而是仅仅覆盖在肾锥体之间,其下方的髓质和皮质是正常的。

肾叶畸形常见于肾旋转不良时肾叶的融合异常。当肾叶过分突向外周时,肾表面局部隆起,形成一个假瘤样结节(图15-8)。声像图显示肾窦回声区内与肾实质无分界且回声一致的团块,CDFI显示团块两侧有叶间动脉,皮髓质间有弓状动脉。

分叶肾和肾叶畸形一般无临床表现,偶尔有血尿者,极易误认为肾肿瘤。超声造影可以显示与肾实质同步一致的灌注,以明确诊断。

（五）肾窦脂肪沉积

肾窦由纤维结缔组织、脂肪、淋巴管和血管组成,正常声像图显示为椭圆形高回声结构。肾窦大量脂肪沉积可使肾窦回声增强,范围增大。常见于老年人。

（六）肾外肾盂和分支肾盂

通常情况下,肾盂是位于肾窦内的三角形结构。肾外肾盂往往部分或者全部超出肾脏的边界,声像图上显示肾脏中部囊性区域(图15-9)。当患者由仰卧位转为俯卧位时,扩大的肾外肾盂往往能够缩小。

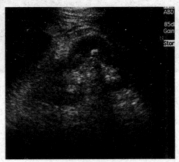

图 15-8　成人分叶肾伴肾叶畸形

左肾表面结合部实质缺损伴肾叶畸形,畸形肾叶内有结石,酷似肿瘤

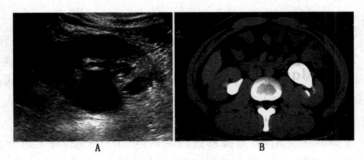

图 15-9　肾外肾盂

A.声像图显示左肾门部无回声区,肾盏扩张;B.同侧 CT 显示肾盂位于肾外,明显扩张

五、常见疾病

（一）肾弥漫性病变

1.病理与临床

肾弥漫性病变是指各种原因造成的肾脏炎性、非肿瘤性病变,主要是肾实质的损害。急性期病变包括急性肾小球肾炎、过敏性紫癜、药物或毒物引起的中毒性肾小球肾炎等,主要的病理变化为肾实质充血、肿胀、炎症细胞的浸润,肾脏常有不同程度的增大。慢性期病变包括慢性肾小球肾炎、慢性肾盂肾炎、高血压肾病、狼疮肾、糖尿病肾病等,疾病早期病理变化多样,但后期病理变化比较一致,均为肾毛细血管腔逐渐狭窄、闭塞,引起肾小球缺血、萎缩、硬化,肾小管、肾单位也随之萎缩,间质纤维化,肾实质明显变薄,肾脏小而硬。临床可表现为蛋白尿、血尿、水肿、高血压等,后期可发展为肾功能不全以致肾衰竭。

2.声像图表现

病变早期声像图无明显变化;当肾脏有充血、水肿时,双肾肿大,肾实质(锥体更明显)回声减低,低于脾脏回声,肾实质增厚;当结缔组织增生明显时,肾实质回声增强,双肾可稍大或缩小,也可在正常范围内;当病变以萎缩、纤维化为主时,双肾缩小,肾实质回声增强、变薄,皮髓质分界不清,结构紊乱(图15-10)。

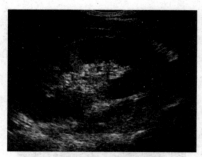

图15-10　肾弥漫性病变声像图

图示病变肾脏,肾实质回声增强

3.鉴别诊断

本病需与先天性肾发育不良鉴别,前者多双侧发病,肾结构有改变;而后者常单侧发病,以肾缩小为主,肾结构正常。

(二)肾囊肿

1.病理与临床

肾囊肿分为皮质囊肿、肾盂旁囊肿、肾盂源性囊肿、肾髓质囊肿等。各种肾脏囊性病变的发病机制有所不同,可发生于皮质、髓质或皮髓质连接处。本病多无临床症状,囊肿较大时,侧腰部胀痛,可引起压迫症状;囊肿合并感染时,除局部胀痛外,尚有发热等感染症状;肾盂旁囊肿引起肾脏梗阻时还可引起肾积水,影响肾功能,也可继发肾性高血压,有时可引起血尿。

2.声像图表现

孤立性肾囊肿多数发生在单侧,呈圆形或椭圆形,位于肾皮质,较大者常向肾表面隆起、凸出,内部为无回声,壁薄、光滑,后方回声增强;多发性肾囊肿肾内可见多个呈圆形或椭圆形无回声,亦来自肾皮质,声像图表现与孤立性肾囊肿相同,较大者常向肾表面隆起(图15-11)。

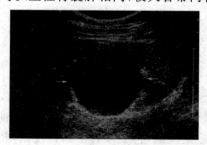

图15-11　孤立性肾囊肿声像图

箭头所示为肾囊肿,内部为无回声,壁薄、光滑,后方回声增强

3.鉴别诊断

本病应与多囊肾鉴别。前者肾脏多为局限性增大,可单侧或双侧发生,囊肿之间能够显示正常肾实质回声;而后者肾脏为普遍性增大,累及双侧,囊肿间无正常肾实质结构回声,且常合并多囊肝。

（三）多囊肾

1.病理与临床

多囊肾是一种常见的先天性遗传性疾病,可分为成人型和婴儿型。其发展缓慢,病情较轻者无明显症状,病情较重者主要临床表现有腰腹部胀痛、恶心、呕吐、间歇性血尿和季肋部触及肿块等,晚期随肾功能减退可出现尿毒症症状。

2.声像图表现

（1）肾轮廓增大,形态失常。

（2）肾实质内显示无数大小不等的无回声,呈弥漫性分布,互不相通。

（3）未能显示正常的肾实质。

（4）肾动脉血流阻力指数明显增高（图15-12）。

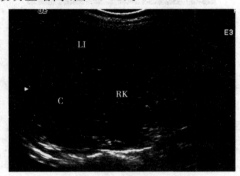

图 15-12　多囊肾声像图

肾脏增大,实质内间无数大小不等的无回声,呈弥漫性分布,互不相通（LI 为肝脏;C 为囊肿;RK 为右肾）

3.鉴别诊断

参见"肾囊肿"。

（四）孤立肾

1.病理与临床

孤立肾为单侧肾缺如,是肾脏先天性发育异常。患者往往无明显不适。

2.声像图表现

（1）单侧肾脏明显较正常均值大,但形态和结构未见明显异常。

（2）对侧正常肾脏位置、腹部、盆腔均未能发现肾脏结构。

3.鉴别诊断

本病诊断需慎重,须排除肾异位、游走肾、肾萎缩或肾发育不全。

（五）马蹄肾

1.病理与临床

马蹄肾又称蹄铁形肾,本病有 90％为肾脏下极相连,形状像马蹄而得名。本病由胚胎早期两侧肾胚基在两脐动脉之间融合在一起而导致,融合部分称为峡部,由肾实质或结缔组织构成。其肾盂因受肾融合的限制,不能正常旋转,输尿管越过融合部前面下行,由于引流不畅,易出现积水、感染和结石,也易并发膀胱输尿管反流。患者可无任何症状,在体检中偶然被发现。或可出现肾盂积水、尿路感染或结石,因脐周痛、胃肠不适和下腹部肿块而就诊。

2.声像图表现

超声显示肾脏增大增长,形态失常,向内下走行,双肾下极横跨腹主动脉和下腔静脉前方而连成一体。肾皮髓质分界清,结构清。CDFI:肾内血流分布未见明显异常(图 15-13)。

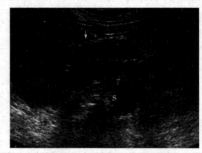

图 15-13　马蹄肾声像图

箭头所示为双肾下极融合后横跨脊柱处(S:脊柱)

3.鉴别诊断

本病属先天性异常中比较常见的一种,声像图比较典型,容易诊断。马蹄肾需与腹膜后纤维化或腹膜后肿物相鉴别。马蹄肾虽亦位于腹膜后,但仔细观察其内可见肾窦回声,不包裹血管。而后两者内部无肾窦回声,腹膜后纤维化常包裹血管而生长,不难鉴别。

(六)肾积水

1.病理与临床

肾积水发生于尿路梗阻后,多由上尿路梗阻性疾病所致,常见原因为先天性肾盂输尿管连接部狭窄、输尿管结石等;长期的下尿路梗阻性疾病也可导致肾积水,如前列腺增生、神经源性膀胱功能障碍等。主要临床表现为肾区胀痛,腹部可触及囊性肿块。不同的梗阻病因,可产生相应的临床表现与体征。

2.声像图表现

(1)肾窦回声分离,其间出现无回声,且无回声相互连通。

(2)如合并输尿管积水,则无回声与输尿管相连通。

(3)轻度肾积水,肾实质及肾外形无明显改变。中度以上肾积水,肾脏明显增大。重度肾积水,肾实质受压变薄(图 15-14)。

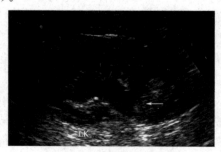

图 15-14　左肾积水声像图

箭头所示为扩张的肾盂肾盏(LK:左肾)

3.鉴别诊断

(1)需与正常肾盂相鉴别:大量饮水、膀胱充盈及有关药物可引起肾盂、肾盏的生理性分离,但生理性分离一般不超过 1.5 cm,且解除有关影响因素后可恢复正常。

(2)严重的肾积水需与多发性肾囊肿或多囊肾相鉴别:前者无回声相互连通,而后两者无回声相互不连通。

(七)血管平滑肌脂肪瘤

1.病理与临床

肾血管平滑肌脂肪瘤多见于女性,以单侧肾发病为主,双侧肾发病多伴有结节性硬化。肿瘤无包膜,呈圆形或类圆形。多无临床症状。较大的肿瘤常有内部出血,当肿瘤出血时,患者会突发急性腹痛、腰部肿块、血尿和低热,严重时会发生休克。

2.声像图表现

(1)可分两种类型:一种为边界清晰的圆形高回声,内部回声不均,后方回声无明显衰减。另一种呈洋葱切面样图像,由高、低回声相间的杂乱回声构成,边缘不规则,呈毛刺样改变。

(2)肿瘤较小时,肾外形无明显改变。较大的肿瘤常使肾脏变形,肾窦偏移(图 15-15)。

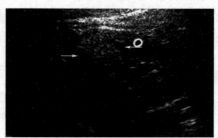

图 15-15　肾血管平滑肌脂肪瘤声像图

3.鉴别诊断

本病主要应与肾癌相鉴别。血管平滑肌脂肪瘤一般较肾细胞癌回声更强,周边呈毛刺样改变,且内部回声可以不均匀,一般无出血、坏死等囊性区域,血供不丰富;而肾癌边界常清晰,内部常有出血、坏死等囊性区域,血供较为丰富。

(八)肾细胞癌

1.病理与临床

肾细胞癌简称肾癌,好发年龄为中老年人,男性多于女性,多为透明细胞癌,起源于肾小管上皮细胞,可发生于肾实质的任何部位,但以上、下极为多见,少数侵及全肾;左、右肾发病机会均等,双侧病变占1‰~2‰。早期肾癌可无明显临床症状和体征。血尿为肾癌的主要临床表现,多数为无痛性血尿。生长在肾周边部或向外发展的癌肿,出现血尿时间较晚,往往不易及时发现。晚期肾癌有发热、消瘦等恶病质症状。

2.声像图表现

(1)肾内出现占位性病灶,呈圆形或椭圆形,边界清晰,但晚期肾癌向周围浸润时,边界常不清晰。

(2)肿瘤内部回声多变,较小的肾癌以低回声或高回声为主,中等大小的肾癌多呈低回声,较大的肿瘤以混合性回声、等回声或低回声为主(图 15-16)。

(3)依据生长方向和发生部位不同,肾癌可压迫肾窦或侵犯肾窦或肾包膜。

(4)肾癌晚期,可侵犯或随血行转移至肾静脉和下腔静脉,表现为静脉内径增宽,内有低回声。

3.鉴别诊断

超声作为一种常规的影像学探查手段，能较好地发现小的肾占位，再结合增强 CT 等检测手段，能够较早地发现和诊断那些无症状的小肾癌。在探查中，应注意以下情况。

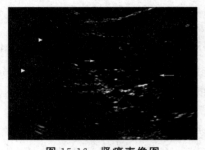

图 15-16　肾癌声像图

箭头所示为肾癌，内部回声不均，呈椭圆形，边界清晰

(1)与肥大的肾柱鉴别：由于等回声型肾癌与正常肾实质回声相近，当肿瘤边界不清时，可被误诊为肥大的肾柱。一般来说，肥大的肾柱与肾皮质回声相同，且与肾皮质相延续，CDFI 显示内部可见正常血管穿行。

(2)与血管平滑肌脂肪瘤鉴别：见"血管平滑肌脂肪瘤"。

(3)与单纯肾囊肿鉴别：文献报道非典型肾囊肿(壁不规则或增厚、囊内有回声、有钙化、后方回声增强效应减弱等)中有 42% 为肿瘤，所以对于不典型肾囊性肿块，仔细观察其内部回声特点及囊壁情况有助于作出正确判断。

(九)肾盂癌

1.病理与临床

肾盂癌是发生在肾盂或肾盏上皮的一种肿瘤，约占所有肾肿瘤的 10%，主要为肾移行细胞癌，左、右肾发病率无明显差异，双侧同时发生者，占 2%～4%。本病多发生于 40 岁以后的中老年人，男性多于女性，单发或多发，也可与输尿管、膀胱等多部位并发。有 70%～90% 的患者临床表现为无痛性、间歇性、肉眼全程血尿，少数患者因肿瘤阻塞肾盂输尿管交界处后可引起腰部不适、隐痛及胀痛，偶可因凝血块或肿瘤脱落物引起肾绞痛，因肿瘤长大或梗阻引起积水出现腰部包块者少见，尚有少部分患者有尿路刺激症状。晚期患者出现贫血及恶病质。

2.声像图表现

典型超声表现为肾窦内的实性低回声区，部分肾窦强回声中断或扩张，或直接看到分离的输尿管、肾盂内有不规则实性肿物存在。CDFI：血流不丰富(图 15-17)。

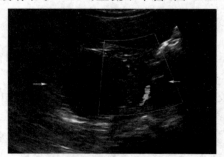

图 15-17　肾盂癌彩色多普勒声像图

箭头所示为肾盂癌，CDFI 周边和内部见血流信号。肾盂癌旁可见呈无回声的扩张肾盂

3.鉴别诊断

肾盂癌小于1 cm或呈浸润性生长的扁平状肿瘤时,超声探查难以发现,当超声探查阴性时,并不能排除肾盂癌,还应做其他进一步探查。超声诊断肾盂癌,敏感性较差,但是患者有血尿时,超声探查具有辅助诊断的作用。肾盂癌需与肾盂腔内血凝块鉴别,后者为扩张的无回声暗区内形成不规则低回声光团,与肾盂肿瘤十分相似,但在患者体位变动时可有移位,而肾盂癌不会因为患者体位变动而发生位置变化。

(十)肾结石

1.病理与临床

肾结石是泌尿外科的常见疾病,是由于患者代谢障碍、饮水过少等,尿液中的矿物质结晶沉积在肾盂、肾盏内。根据结石成分的不同,肾结石可分草酸钙结石、磷酸钙结石、尿酸(尿酸盐)结石、磷酸铵镁结石、胱氨酸结石及嘌呤结石六类。大多数结石可混合两种或两种以上的成分。腰痛和血尿是肾结石的主要症状,且常在活动后发作或加重。腰痛多为钝痛或绞痛,并沿患侧输尿管向下放射。合并感染时,血尿和脓尿可同时发生。

2.声像图表现

肾结石的典型声像图为强回声团,其后方伴声影,结石周围有尿液形成的无回声带。但其声像图表现也因结石的大小、成分、形态和部位而有一些变化。有的结石后方声影可能较弱或无明显声影,有的结石可随体位改变而移动。如结石引起梗阻,可出现肾盂或肾盏扩张(图15-18)。

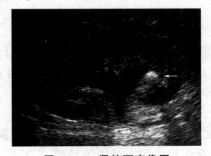

图 15-18　肾结石声像图

箭头所示为肾窦区扩张的下盏内的结石,呈团状强回声,后方有声影

3.鉴别诊断

肾结石的声像图表现较为复杂,应与肾窦灶性纤维化、肾内钙化灶鉴别。后两者病变不是位于肾盂或肾盏内,不随体位改变移动,其周围无尿液形成的无回声带。

（田路路）

第二节　膀　胱　疾　病

膀胱为储存尿液的囊性器官,适于超声检查,其形态、大小及毗邻关系随尿液充盈量的多少而变化。膀胱充盈时呈类圆形或三角形,上端为顶部,呈尖角状指向前上方,膀胱顶下方膨大部分为膀胱体,体的下部为膀胱底,较宽,此处可见两侧输尿管开口,其与尿道内口连接的三角形区域构成膀胱三角区,它是膀胱肿瘤的好发部位。

一、膀胱正常解剖位置及毗邻

膀胱为贮尿器官,其大小、形状、位置及壁的厚薄随充盈程度和其相邻器官的关系而有所不同。膀胱空虚时成锥体形,膀胱充盈时呈椭圆形或近圆形。膀胱底的下方为膀胱颈部,尿道内口位于该处,它是膀胱声像图正中矢状断面的重要标志。

成人膀胱位于盆腔内耻骨联合后方。充盈的膀胱贴近腹壁,膀胱上面由腹膜覆盖,自其顶部后上方反折,在男性形成膀胱直肠陷窝,女性则形成膀胱子宫陷窝。膀胱后方两侧有输尿管。男性膀胱后下方有两侧精囊、输尿管及其壶腹部、前列腺;女性膀胱后下方与子宫颈和阴道相邻。

膀胱壁由肌层、黏膜下层和黏膜层构成,外表面为薄层疏松结缔组织。肌层有三层平滑肌组成,在尿道内口处构成膀胱括约肌。膀胱底部有一三角区,该三角区尖向下、续接尿道内口,底部两端有输尿管的开口,此处无黏膜下层,表面平滑,称为膀胱三角,为肿瘤和结核的好发部位。

二、超声检查技术

(一)仪器

膀胱检查所用探头主要有两类。

1.腹部检查探头

目前常用的是线阵、凸阵及扇扫探头,三种探头频率可以是 3.5 MHz 和 5.0 MHz。其中线阵探头扫查面广,但要求膀胱充盈量多;扇扫探头灵活,远场宽,对膀胱颈部及侧壁检查效果好,但近场视野狭窄;而凸阵探头弥补了两者的缺点,是经腹壁扫查膀胱的最佳选择。这些探头也可用于经会阴部扫查膀胱,但以凸阵探头较好。

2.腔内检查探头

有经直肠的单平面及双平面扫查探头,还有尿道插入扫查膀胱的探头。经直肠单平面扫查探头有纵断面或横断面,其中纵断面扫查探头对膀胱颈部、三角区、后尿道及与前列腺、精囊、直肠毗邻关系显示较清楚,横断面扫查探头对膀胱侧壁显示的更好。双平面探头是纵断面和横断面扫查的组合。经尿道探头频率一般为 5～7.5 MHz,甚至有 20 MHz 微导管超声探头,显示膀胱壁有无病变,图像更清晰,层次分明,有利于对膀胱肿瘤进行分期,但经尿道检查有一定痛苦。

(二)检查前的准备

1.经下腹壁超声扫查

患者必须充盈膀胱,必要时插导尿管注入 300～500 mL 生理盐水充盈膀胱。经会阴部扫查时适度充盈膀胱,检查时取仰卧位,必要时取左侧卧位。

2.经直肠超声扫查

排空大便,适度充盈膀胱,检查时取膀胱截石位或左侧卧位。

3.经尿道超声扫查

与膀胱镜检查操作类似,有尿道感染者慎用,检查体位同膀胱镜检查体位。

(三)扫查方法

1.经腹壁扫查法

患者仰卧位,充盈膀胱可作纵断面、横断面或斜断面多切面扫查,必要时可左、右侧卧位扫查,注意观察膀胱壁及腔内的异常表现。

2.经会阴部扫查

多在男性使用,取截石位,探头置于阴囊根部与肛门口之间作纵、横断面扫查。由于探头距离膀胱颈部位置近,稍加压探头,对显示膀胱颈部、前列腺、精囊及后尿道膀胱层次更清楚。

3.腔内探头扫查法

经直肠探头扫查时取左侧卧位、经尿道探头扫查时取截石位,均可显示清楚膀胱壁及膀胱腔内的异常回声,有利于膀胱肿瘤的分期。

(四)膀胱超声检查中的测量方法

1.膀胱容量及残余尿量的测量

膀胱容量指膀胱充盈状态时膀胱内容积,膀胱残余尿量为排尿后仍留在膀胱内的尿液量,正常人膀胱容量为 $350\sim500$ mL,残余尿量少于 10 mL。计算膀胱容量和残余尿量的超声测定选取经腹壁测量,公式如下。

(1)$V=5PH$:V 为膀胱容量,P 为膀胱横断面的最大面积,H 为膀胱颈至膀胱顶的距离,有学者用此法测定 31 例正常人,平均误差为 18.7%。

(2)$V=10\times(d1\times d2)$:V 为膀胱容量,d1、d2 分别代表膀胱横断面的最大左右径及前后径。有学者经对 100 例正常人测定误差为 $0\sim44\%$。

(3)$V=1/2abc$:V 为膀胱容量或残余量,a、b、c 分别为膀胱的纵、横、前后三个径,有学者用此公式对 26 例患者测定值与导尿量误差仅 $5\sim10$ mL。

2.膀胱内径的测量

取膀胱最大横断面测量膀胱腔最大前后径和左右径。取膀胱最大纵断面测量膀胱腔最大上下径,测量时取膀胱内缘至内缘测值。膀胱壁厚度是从浆膜层外缘至黏膜层内缘厚度。经会阴部或直肠扫查可测定后尿道内径。

(五)三维超声在膀胱检查中的应用

三维超声是近几年超声发展的主要方向之一,在心脏的应用上具有很大的成功。在腹部三维超声领域中由于膀胱内充满液体,透声性极佳尤其适用三维超声成像,为临床医师提供了膀胱及内部肿瘤立体结构与相邻结构的立体关系,弥补了二维超声的不足。能充分显示感兴趣病变区域,它可根据临床医师的要求对图像进行多方位的切割,可由前向后、由左至右、由上至下多方位观察膀胱壁及肿瘤的整体结构,肿瘤与膀胱壁的空间位置关系及肿瘤基底面与肿瘤表面的情况,可为外科医师安排手术提供参考信息。可用于病变的体积测量,特别对形态不规则病灶,明显优于二维超声。但三维超声也存在一些不足之处,主要是二维超声成像是三维超声成像的基础,如果二维超声成像质量不好就影响三维重建的质量,病灶与周围组织反差较小时其三维重建质量较差。而且三维成像的速度较慢,对细微结构分辨力不够理想。

三、正常膀胱超声表现

(一)正常膀胱声像图

充盈正常的膀胱,内部呈均匀的无回声区,膀胱壁为完整光滑的回声带,各处膀胱壁厚度一致,膀胱壁的任一局限性增厚都可能是异常的。膀胱横切面在耻骨联合以上显示圆形或椭圆形,在小骨盆腔内略呈四方形;纵切面略呈钝三角。实时超声观察膀胱时,三角区可观察到输尿管口喷尿现象。排尿后,正常膀胱腔内无回声应基本消失。

(二)膀胱厚度正常值

膀胱体积由于充盈尿量的不同而异,膀胱形态横切面观察应基本对称,膀胱壁充盈时正常厚度一般小于 4 mm。

四、异常膀胱病因分析

(一)大膀胱

大膀胱指膀胱容量超过正常者,包括:①前列腺肥大;②男性尿道狭窄;③男性尿道结石;④女性尿道损伤、狭窄;⑤新生儿尿道瓣或尿道隔;⑥某些患者的膀胱膨出。

(二)小膀胱

小膀胱包括:①慢性膀胱炎反复发作可引起膀胱缩小;②膀胱结核性病变可引起单侧或整个膀胱壁厚、膀胱腔缩小;③少见的呈浸润生长的新生物、有肿瘤时膀胱壁常不对称;④恶性病变的手术或放疗引起;⑤晚期血吸虫病由于钙化、壁纤维化可致膀胱缩小。

(三)局限性膀胱壁增厚

局限性膀胱壁增厚包括:①不充分充盈所致的膀胱折叠;②肿瘤、无蒂或息肉状的肿瘤;③结核或血吸虫病结节(肉芽肿);④小儿对血吸虫病感染的急性反应;⑤外伤引起的血肿。

(四)弥漫性膀胱壁增厚

弥漫性膀胱壁增厚包括:①男性患者,前列腺梗阻;②严重的慢性感染,如膀胱炎、结核;③小儿膀胱壁极厚常因尿道瓣或尿道隔引起阻塞造成;④神经源性膀胱;⑤少见的膀胱浸润生长的肿瘤;⑥血吸虫病:由于膀胱壁的钙化、纤维化引起壁增厚且回声增强。

五、常见疾病

(一)膀胱结石

1.病理与临床

膀胱结石可分为原发性与继发性。原发性膀胱结石多由于营养不良或低蛋白饮食所致,多见于儿童。继发性膀胱结石多由上尿路小结石下降并停滞于膀胱内形成,其主要病因有尿路梗阻、感染、膀胱异物、代谢性疾病等,多见于男性。我国膀胱结石多为草酸钙、磷酸盐和尿酸盐的混合结石。主要临床表现为排尿时尿流中断、尿痛、尿急、尿频和血尿等。

2.声像图表现

在膀胱内探及团状强回声伴后方声影,多位于后壁,且团状强回声随体位改变而移动。超声对膀胱结石较易诊断,但小于 3 mm 的小结石易被遗漏,应引起注意(图 15-19)。

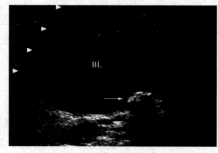

图 15-19　膀胱结石声像图

箭头所示为膀胱结石,呈团状强回声,后方有声影(BL:膀胱)

3.鉴别诊断

应与膀胱肿瘤相鉴别。当膀胱肿瘤合并钙化时,易将肿瘤误诊为结石,此时 CDFI 若能探及肿瘤内的血管,则有助于作出明确诊断。对于随体位改变而位置不发生变化的"结石",应高度警惕肿瘤合并结石的可能。

此外还应与输尿管口结石及输尿管囊肿内结石相鉴别,只要注意观察,此两者不难作出正确诊断。

(二)膀胱肿瘤

1.病理与临床

膀胱肿瘤是泌尿系最常见的肿瘤,分为上皮性和非上皮性两类。上皮性肿瘤占 95%～98%,其中最常见的是移行上皮乳头状癌,少数为鳞癌和腺癌。其病因可能与尿液中某些代谢产物的刺激、慢性炎症等有关。好发于 40～60 岁男性。临床表现为间歇性或持续性无痛性全程肉眼血尿。当有血块或肿瘤堵塞尿道口时,可出现排尿不畅或发生尿潴留。多数晚期患者会出现尿频、尿急、尿痛等尿路刺激症状。当肿瘤引起尿路梗阻时,可有肾积水。

2.声像图表现

膀胱内可探及乳头状或菜花样低回声,有蒂或较宽基底与膀胱壁相连,体位改变时可见其在尿液中漂动,但不能脱离基底部而在膀胱内滚动。膀胱壁局限性增厚,依浸润程度不同,膀胱壁连续性中断于不同深度。基底较宽者有时以浸润膀胱壁为主,突入腔内部分较少,浸润肌层较早,膀胱壁回声杂乱,失去正常结构。肿瘤多发生于三角区,其次为两侧壁(图 15-20)。CDFI 常可在肿瘤基底部探及肿瘤血管。

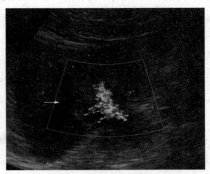

图 15-20 膀胱癌彩色多普勒声像图

箭头所示为膀胱壁上的实性占位,呈菜花样突起,基底部较宽。CDFI:肿块内可探及较丰富的动、静脉血流信号

3.鉴别诊断

(1)当膀胱肿瘤发生钙化时应与膀胱结石相鉴别。

(2)膀胱底部癌常侵犯前列腺,反之前列腺癌亦常侵犯膀胱,肿瘤较小时依其发生部位不难鉴别,但当肿瘤较大时,鉴别较难,经直肠探查常有助于区分。

(3)此外肥大的前列腺常向膀胱内突入,易误诊为膀胱肿瘤,应注意鉴别。

(三)膀胱憩室

1.病理与临床

膀胱憩室是指膀胱壁自分离的逼尿肌之间向外呈袋状膨出而形成的囊状物,其与膀胱内腔之间有孔道相通,称为憩室口,多发生于膀胱三角区周围。膀胱憩室分为先天性和后天性,一般认为无论是先天性憩室还是后天性憩室,其发生均与先天性膀胱肌层发育局限性薄弱、下尿路长期梗阻使膀胱内压力长期增高等因素有关。膀胱憩室主要症状为二次排尿和尿液浑浊,合并感染时有排尿刺激症状,合并肿瘤或结石时,可有血尿。

2.声像图表现

膀胱周围探及圆形或椭圆形的无回声区,并通过缺口与膀胱相连通。该无回声区壁薄,边界清晰,排尿后可变小,多见于后壁及两侧壁。依据彩色血流信号可观察到其与膀胱之间的液体相互流通。当合并感染,无回声内可有点状强回声,憩室底部可有沉积物。此外憩室内可合并结石或肿瘤(图 15-21)。

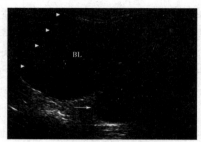

图 15-21 膀胱憩室声像图
箭头所示为膀胱憩室,呈无回声,与膀胱相通(BL:膀胱)

3.鉴别诊断

本病应与膀胱周围其他囊性病变如盆腔囊肿及输尿管囊肿相鉴别。膀胱憩室与膀胱相连通,且大小随膀胱充盈度不同而改变,依据其典型特点不难与其他病变相鉴别。

(四)膀胱凝血块

1.病理与临床

膀胱凝血块是指各种病因导致的膀胱内壁出血形成的实性团块。常见的病因有急性炎症、慢性炎症、结石、肿瘤及外伤等。临床主要表现为血尿伴膀胱刺激症状。

2.声像图表现

膀胱内探及形态各异、大小不等的低或中强回声团块,与膀胱壁分界明显。团块边界不规整,内部回声不均,且随体位改变而移动,CDFI 显示其内无血流信号。

3.鉴别诊断

膀胱内凝血块依据其典型声像图表现不难诊断,应注意与膀胱肿瘤相鉴别。

(田路路)

第三节 输尿管疾病

一、输尿管超声解剖

输尿管是一对细长肌性的管状器官,上端起于肾盂,下端止于膀胱三角区。长 20～34 cm。其管径粗细不均,为 0.5～0.7 cm。输尿管全长分为腹段(上段)、盆段(中段)和膀胱壁段(下段)。

腹段起自肾盂输尿管连接部,沿腰大肌前面下行,止于跨越髂总动脉处。盆段自总动脉前方,向下后内侧移行,并经盆底的结缔组织直达膀胱后壁。膀胱壁段斜穿膀胱壁,在膀胱后方向下内侧移行,止于膀胱三角区的输尿管嵴外侧端——输尿管口处。

每侧输尿管有三个狭窄处,其内径为 2 mm 左右,即第一狭窄位于肾盂和输尿管移行处;第二狭窄位于越过髂总动脉或髂外动脉处;第三狭窄为膀胱壁内侧。狭窄部是结石阻塞的常见位置(图 15-22)。

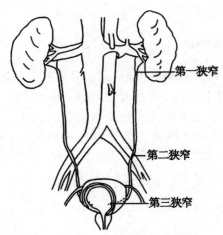

第一狭窄

第二狭窄

第三狭窄

图 15-22 输尿管的三个狭窄处

二、输尿管超声检查技术

探头频率多用 3.5～5 MHz,在保证扫查足够深度的情况下,尽可能使用高频率探头,以提高分辨力。应在膀胱充盈后检查,并尽量避免肠气干扰。检查方法有以下三种途径。

(一)经腹壁检查

仰卧位或侧卧位。显示肾门后,追踪显示输尿管至盆部。亦可分别在下腔静脉或腹主动脉外侧1～2 cm处寻找扩张的腹段输尿管,向下追踪盆部输尿管。第二狭窄部在两侧髂总动脉末端及髂外动脉前方寻找。以充盈膀胱作为透声窗,能显示膀胱壁段和两侧输尿管口。检查过程中着重观察结石易存留处,即输尿管的三个生理狭窄部。输尿管肿瘤或转移性肿瘤压迫可发生在输尿管的任何部位,因此,重点应在扩张的输尿管中断处仔细寻找。

(二)经背部检查

俯卧位。显示扩张积水的肾盂,然后显示肾盂输尿管连接部,若该部输尿管也扩张积水,则向下作滑行扫查,追踪扫查至腹段输尿管。检查过程中,重点观察输尿管第一狭窄部有无病变。

(三)经直肠或经阴道检查

中度充盈膀胱,向前外侧倾斜扫查显示膀胱三角区,寻找输尿管开口,然后调整扫查平面,以显示输尿管盆段的下端。

膀胱高度充盈后检查,有助于提高输尿管梗阻性病变的显示率。

对输尿管膀胱壁段病变的检查,可因膀胱无回声区后方回声过强,可能掩盖病变的回声。适当抑制远场增益,探头适当加压扫查特别重要。但对体型较瘦的患者过分加压可以使扩张的输尿管压瘪,以致不能显示。

三、正常输尿管声像图

正常输尿管内径狭小，超声不易显示。对瘦体型或肾外型肾盂者，有时可显示肾盂输尿管连接部。嘱受检者膀胱充盈后检查，以膀胱作为透声窗，可显示输尿管膀胱壁段。声像图所见该两处输尿管均呈回声较强的纤细管状结构，其内径一般不超过 5 mm，管壁清晰、光滑，内为细条带形无回声区。

四、输尿管基本病变声像图

几乎所有的输尿管疾病都可引起尿液引流阻碍。导致肾盂和近端输尿管扩张。扩张的输尿管呈无回声管状结构，壁薄而光滑。这一征象很容易被发现。因此，它既是输尿管病变的主要间接征象，又是寻找病变的向导。扩张的末端为病变所在部位。结石表现为管腔内的强回声团，管壁回声正常；肿瘤表现为局限性软组织团块或管壁不规则增厚；炎性狭窄表现为管壁均匀性增厚。

五、常见疾病

（一）输尿管结石

1.病理与临床

90％以上输尿管结石为肾结石降入输尿管，原发于输尿管的结石很少见，除非存在输尿管梗阻病变。临床上通常表现为腰部出现阵发性绞痛或钝痛，常伴有不同程度的血尿。由于输尿管结石大都来自肾，故痛点会随结石的移动而向下移动。

2.声像图表现

肾盂、输尿管扩张，扩张的输尿管中断处，其内可探及圆形、椭圆形或弧形强回声，后方有声影，与输尿管管壁分界清楚。当结石较小或质地较疏松时，后方可无声影（图 15-23）。

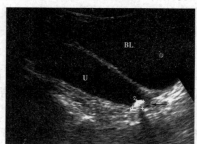

图 15-23　输尿管结石声像图

箭头所示为扩张的输尿管内的结石，呈团状强回声，后方有声影（U 为输尿管；BL 为膀胱）

3.鉴别诊断

典型的输尿管结石超声较易诊断，不典型的输尿管结石应注意与输尿管肿瘤相鉴别。输尿管肿瘤患者常有无痛性血尿发生，肿瘤回声较结石低，有些患者以输尿管管壁不规则增厚为特点，肿瘤与输尿管管壁分界不清，肿瘤较大时，对周围组织有浸润。

（二）输尿管囊肿

1.病理与临床

输尿管囊肿又称输尿管膨出，是指具有膀胱黏膜的下输尿管囊性扩张，致输尿管底部膨胀引起,囊肿外覆膀胱黏膜,内衬输尿管上皮,中间为肌纤维和结缔组织。输尿管囊肿轻者常无明显症状,重者出现下尿路梗阻症状,如排尿不畅等。输尿管梗阻可引起肾功能损坏,甚至导致尿毒症的发生。合并感染时有脓尿、血尿、尿频、尿急、尿痛等症状。

2.声像图表现

在膀胱三角区可探及圆形或椭圆形无回声区,壁薄而光滑,其大小随输尿管蠕动有节律性变化,可合并同则输尿管和肾盂不同程度的扩张。囊肿内合并结石时出现相应的声像图表现(图 15-24)。

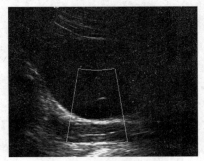

图 15-24　输尿管囊肿声像图

3.鉴别诊断

一般情况,超声依据其典型的声像图表现对本病能作出正确判断。需注意与输尿管脱垂和输尿管憩室相鉴别。

(三)输尿管肿瘤

1.病理与临床

原发性输尿管肿瘤在临床上较少见,约占尿路上皮性肿瘤的 1%,以移行细胞癌为多,好发于 41～82 岁的男性患者,约有 3/4 发生于输尿管下段。输尿管癌具有多中心性,即容易合并肾盂癌和膀胱癌,输尿管本身也可呈多发肿瘤状态。早期多无症状,患者常因无痛性血尿来就诊。

2.声像图表现

当病变较小、未引起尿路梗阻时,超声很难发现病变所在。当肿瘤引起输尿管梗阻时,梗阻处输尿管管壁不均匀性增厚、变形,有僵硬感。肿瘤常为低回声或稍强回声,梗阻处以上肾盂输尿管扩张(图 15-25)。CDFI 有时可显示肿瘤内有血流信号。

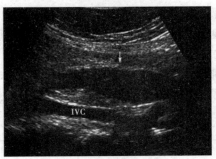

图 15-25　输尿管癌声像图

箭头所示为输尿管上段的实性占位,呈低回声(IVC:下腔静脉)

（田路路）

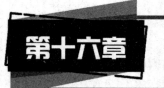

第十六章　男性生殖系统疾病超声诊断

第一节　前列腺疾病

一、前列腺增生症

（一）病理

前列腺的结构随着年龄不断发生变化。约从 45 岁开始，位于腺泡内的上皮组织开始消失，整个前列腺开始退化，但位于尿道周围的腺体开始增生，增生的腺体压迫外腺。至 80 岁时这种组织学增生可高达 90％以上。增生的前列腺由腺体、平滑肌和间质组成，但常以某种成分为主形成不同的病理类型，可以呈分叶状或结节状，也有部分前列腺以纤维组织增生为主，质地变硬，但腺体并不大。

（二）临床表现

初期临床症状表现为夜尿增多、尿频、尿急，继之出现尿程短、尿线细，排尿等待、排尿时间延长和尿潴留。尿流率测定最大尿流率小于 15 mL/s，可合并感染、结石、膀胱憩室等并发症。肛指检查前列腺体积增大、质地变硬、可触及增生结节。其重量较正常的 20 g 左右可有成倍增加，但临床症状与前列腺体积并不平行。前列腺特异性抗原（prostate specific antigen，PSA）可有轻度升高。

（三）声像图表现

（1）前列腺体积增大、形态饱满。通常以横径超过 4 cm，纵径超过 3 cm，前后径超过 2 cm 为标准。形态由板栗形逐步变圆，边界规则、包膜可增厚但光滑无中断现象，可为对称性增大或以某侧移行区增生为著。内、外腺比例异常，内腺增大，外腺受压变薄，内外腺比例大于 1.5：1。可用前列腺重量来确定是否存在前列腺增生。由于前列腺的比重在 1.00～1.05，因此，前列腺重量基本等于其体积（cm³）。前列腺的重量计算公式：重量＝体积＝0.5233×横径×纵径×前后径。

（2）部分患者前列腺肥大明显向膀胱内凸出，和膀胱三角区肿瘤鉴别点在于此处膀胱壁连续（图 16-1）。

（3）前列腺内部回声均匀、稍强，内腺回声不均，可呈结节样改变，增生结节多呈等回声或强回声。

（4）实质内，特别是内、外腺之间常出现点状或斑状强回声，可呈弧形排列，是前列腺结石的表现。

（5）增生腺体内腺管扩张，呈"蜂窝样"改变，腺体内还常见多发性小囊肿，这是腺体退行性变，腺管内液体潴留所致。

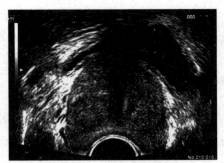

图 16-1　前列腺增生超声图像

增生的移行区前列腺组织突入膀胱内

(6)尿道受增生结节压迫时,经直肠超声可显示其走行扭曲。

(7)CDFI 与正常组织比较,增生结节的供血增加,内腺可以见到较丰富的血流,脉冲多普勒显示这些血流是阻力较低的动脉血流频谱,即高舒张期血流频谱。

(8)继发性改变:①膀胱壁增厚,内壁凹凸不平,可见多个小隆起,和膀胱占位的鉴别在于改变方向扫查时呈条状。②膀胱憩室,表现为膀胱壁局限性外凸的无回声区,可以是单个或多个、圆形或类圆形,并与膀胱腔相通,当排空小便时憩室腔随膀胱体积缩小也变小,憩室腔内可以出现结石或占位性病变,鉴别点在于结石可随体位改变而移动,占位性病变不会随体位改变而移动。③膀胱结石,长期尿道梗阻、尿潴留可出现膀胱结石。④膀胱内残余尿量增多或尿潴留、双侧肾盂积水等征象。

(四)鉴别诊断

根据上述超声征象诊断前列腺增生症的准确性很高,此病需要与前列腺癌、前列腺炎及膀胱肿瘤鉴别。

1.前列腺癌

前列腺增生多发生在内腺,呈圆形弥漫性、对称性增大,包膜完整。前列腺癌多发生在外腺,表现为低回声结节。当肿瘤较大时,前列腺形态异常,两侧不对称,包膜变形。少数前列腺增生结节与前列腺癌结节比较类似,需要穿刺才能明确诊断。

2.前列腺炎

根据前列腺炎的内部回声及边缘的表现,可较准确地鉴别前列腺增生症与前列腺炎。前列腺炎者前列腺体积轻度增大,实质回声降低、不均匀,而前列腺增生的内部回声以增强为主。

3.膀胱肿瘤

当前列腺内腺增生突入膀胱时,回声酷似膀胱肿瘤,易误诊为膀胱肿瘤。但前列腺增生的病史较长,以排尿困难为主,后者病程较短,以血尿为主。膀胱肿瘤表面不光滑,基底向前列腺浸润生长,彩色多普勒显示血流从膀胱基底部进入瘤体。

二、前列腺炎

前列腺炎可以发生在各个年龄段,多见于中青年男子。因前列腺导管系统开口于后尿道,而且各开口的方向不同,易被感染,故炎症多开始于腺管。病因:由尿道炎引起的上行性感染;尿道内留置导尿管引起的医源性感染;邻近器官的炎症,如直肠、结肠、下尿路的感染通过淋巴管引起前列腺炎。此外,性行为频繁、盆腔充血等均可诱发前列腺炎。

（一）病理

临床上按其病程可分为急性和慢性。急性前列腺炎腺体充血水肿，腺管和周围间质内炎细胞浸润，严重者可形成脓肿。炎症迁延不愈则发展为慢性前列腺炎，最后导致纤维组织增生，前列腺体积缩小，部分患者纤维化累及后尿道，使膀胱颈硬化。

（二）临床表现

多数患者无明显症状，临床表现多较轻微，较重者可出现全身感染征象、发热、尿路刺激症状、会阴区胀痛、前列腺触痛明显。前列腺液化验及细菌培养有助于诊断前列腺炎。

（三）声像图表现

一般情况下，无论是急性前列腺炎还是慢性前列腺炎，声像图特征都不明显，只有部分患者出现下列声像图改变（图 16-2）。

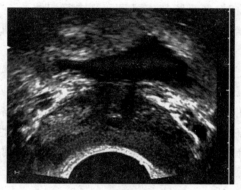

图 16-2　前列腺炎超声图像

（1）前列腺内部回声不均，急性炎症主要以低回声为主，当有脓肿时甚至出现无回声区，形态不规则，边界不清楚。慢性炎症实质内可见增强的小钙化灶，回声以偏强回声为主。病变反复发作者，内部回声甚至呈结节状。

（2）前列腺周围间隙在炎性渗出明显时可出现间隙状少量积液，累及精囊时，精囊稍增宽，边缘模糊。

（3）部分患者出现尿道周围低回声晕环。

（4）CDFI 急性前列腺炎或慢性前列腺炎急性发作时，部分患者的前列腺内会出现血流信号增加，PW 会显示高速（收缩期血流速度增高）低阻的血流频谱。局灶性前列腺炎，特别是急性炎症，可显示局部血流信号异常增多，这种血流类型与前列腺癌相似。慢性前列腺炎的血流信号可以增多或变化不明显。

三、前列腺癌

在欧美国家前列腺癌占男性恶性肿瘤发病率的首位。随着医疗保健水平逐步提高和前列腺检查手段的增多，我国前列腺癌的发病率正呈明显升高趋势。PSA 检查和经直肠前列腺超声检查的推广，使早期诊断前列腺癌成为可能，对于提高患者的生存率具有重要的临床意义。

（一）病理

前列腺癌 95％为腺癌，其余为移行细胞癌、鳞癌和肉瘤。80％发生于外腺，20％发生于内腺。病理组织学 30％为结节型,50％为结节浸润型,20％呈浸润型,肿瘤细胞不形成明显的结节,而是混杂在增生的前列腺组织内,影像学上常难以辨别,需要超声引导下穿刺活检才能确诊。多数癌肿质地坚硬,形成单个或多个小结节。前列腺癌好发转移的器官为骨,还可侵犯射精管、精囊、膀胱颈、输尿管及后尿道。

(二)临床表现

临床上将前列腺癌分为 3 种类型。①潜伏型:无明显临床表现,仅在行组织病理检查时发现,无远处转移。②隐匿型:肿瘤较小,无明显临床症状,但可能有远处转移。③临床型:临床症状和体征均较明显,可出现明显的局部浸润和盆腔淋巴转移,精囊常受侵犯,骨转移亦多见。

(三)声像图表现

由于经腹壁、经会阴前列腺检查的探头频率低,超声难以发现较早期的前列腺癌。因此,本节所涉及内容主要是经直肠超声检查前列腺癌的征象。

(1)部位大多数前列腺癌发生于外腺,发生在移行区的内腺癌仅占 20％。当外腺发现异常回声病灶应高度怀疑前列腺癌(图 16-3)。

(2)浸润型前列腺癌腺体回声弥漫性减低、不均匀(图 16-4)。结节型前列腺癌 60％为低回声,20％为等回声,另有 20％呈高回声。癌结节回声的高低可能与下列因素有关。①肿瘤的大小:通常较小病灶多呈低回声。②癌的分化程度与分期:分化程度越低且早期病变则其回声越低。③有无结晶或钙盐沉积。④是否有坏死、出血、液化和纤维化:通常组织成分越复杂回声越强。

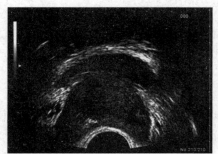

图 16-3 前列腺癌超声图像

右侧外腺见一低回声结节,穿刺
活检后组织学证实为前列腺癌

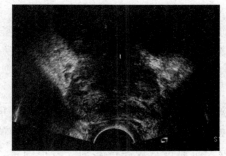

图 16-4 浸润型前列腺癌超声图像

前列腺结构紊乱,内外腺分界不清,
穿刺活检后组织学证实为前列腺癌

(3)前列腺包膜不规则,连续性中断,可呈锯齿样改变。

(4)前列腺癌组织可凸向膀胱,容易与膀胱癌相混淆。

(5)由于前列腺癌浸润范围的不均匀性,前列腺可出现非对称性增大。

(6)CDFI 癌结节内血流可以分为弥漫型、局限型和周围型。癌结节的血流信号多较丰富。病灶内血流信号不是前列腺癌所特有,其他良性病变也可出现。

(7)精囊、膀胱颈部、直肠等邻近组织受累,盆腔淋巴结肿大。

(8)肿块造成尿路梗阻后可以出现肾盂积水、膀胱小梁或憩室形成、尿潴留等。

(四)其他检查

1.实验室检查

PSA 是前列腺上皮细胞产生的糖蛋白,是目前检测前列腺癌最敏感的实验室检查指标,总 PSA 正常值小于 4 ng/mL。引起 PSA 增高常见的病理原因:①前列腺癌。②良性前列腺增生。

③炎症。④梗死。另外,某些因素会引起前列腺 PSA 非病理升高,如直肠指诊、前列腺按摩等。若患者PSA＞20 ng/mL 被认为是前列腺癌的高危人群。前列腺癌患者血清酸性磷酸酶通常升高。

2.直肠指诊

若病灶较表浅可通过直肠指诊触及,触诊时应注意病灶的大小、质地、位置(左、右)等。

3.其他影像学

经直肠超声对前列腺癌的早期发现和诊断起到了积极作用,能发现 60％～80％ 的前列腺癌。但超声对盆腔淋巴结的显示能力不足,前列腺癌的术前临床分期多须依靠 CT、MRI。

4.经直肠超声前列腺穿刺活检

早期确诊前列腺癌要通过经直肠超声引导下穿刺活检。活检前患者需行清洁灌肠和口服预防性抗生素。器材为自动活检枪和 18 G 的穿刺针。通常采用六区系统穿刺活检。对短期内血清 PSA 水平明显升高的患者穿刺活检为阴性者并不能除外前列腺癌,可动态观察,必要时行重复穿刺活检。有学者主张增加活检针数、行多达 13 点的穿刺活检,增加针数虽能提高诊断的阳性率,但并发症的发生率较高。报道的穿刺后并发症包括血尿、血便、血精和精囊炎。该技术具有以下优点:能够快速完成取材,取材部位高度可靠,可为病理诊断提供足够量的组织标本,可在门诊进行,无须住院,安全,术后并发症少。

(五)鉴别诊断

1.前列腺增生

前列腺增生多发生在移行区,前列腺癌多发生在外腺,但是外腺也可出现良性增生结节。发生于移行区的癌结节通常伴有增生结节,常规超声难以区分移行区癌和移行区增生。因此,鉴别诊断需要前列腺穿刺活检。

2.膀胱肿瘤

膀胱底部癌可侵入前列腺使之增大变形,前列腺癌也可侵犯膀胱,向膀胱突入生长。当前列腺癌较小时可以发现癌肿多数自腺体外后侧向前延伸,而膀胱癌则自膀胱向腺体内侵犯。但当肿瘤较大时通过常规超声鉴别二者很困难,需要借助于膀胱镜检查及前列腺穿刺活检后的组织学检查帮助明确诊断。

四、前列腺脓肿

前列腺脓肿患者常有全身症状,直肠指诊发现前列腺肿块有剧烈压痛,可有波动感。超声检查前列腺内有低回声区,边界不清晰,形态欠规则。

五、前列腺囊肿

前列腺囊肿临床较为常见,可分为先天性和后天性两种。前者包括苗勒管囊肿和前列腺小囊肿,是副中肾管未完全蜕化的残迹;后者包括射精管囊肿和前列腺潴留囊肿(图 16-5,图 16-6)。射精管囊肿多因结石阻塞,精液潴留所致,前列腺潴留囊肿好发于前列腺增生时,是一种退行性变。小的囊肿不出现症状,无临床意义。大的前列腺囊肿可压迫尿道及射精管,出现梗阻症状。

苗勒管囊肿和前列腺小囊肿位于腺体中央、尿道后方,呈梭形无回声区,内部透声好,尖端指向尿道,探头加压后囊肿的形态无改变。射精管囊肿位置多偏向一侧,该侧的射精管内常可见小结石,探头加压后囊液可部分退入精囊内。前列腺潴留囊肿一般较小,经腹壁超声受分辨力所限,常难以显示。较大的前列腺潴留囊肿可压迫尿道或向膀胱内凸出。

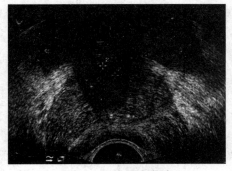

图 16-5　前列腺囊肿

大小约 0.8 cm×0.7 cm

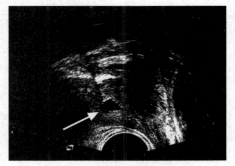

图 16-6　前列腺苗勒管囊肿

箭头所示处为内外腺之间苗勒管囊肿

六、前列腺结石

前列腺结石通常为前列腺炎、前列腺增生的继发改变。前列腺结石的声像图可分为以下4 种类型。①散在小结石型:结石大小 1~2 mm,无明显声影,经腹超声检查难以探及。②弧形结石型:结石出现在内外腺交界处。③成堆小结石型。④单个大结石型。

前列腺结石一般无症状,发生在射精管内的结石能够阻塞射精管,使其囊状扩张。结石的类型可对疾病起提示作用,弧形结石者可提示前列腺增生(图 16-7),散在小结石常为慢性前列腺炎改变。

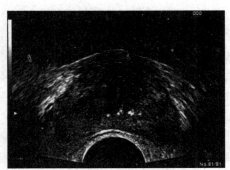

图 16-7　前列腺结石

强回声为内外腺之间结石

七、前列腺结核

前列腺结核常与泌尿生殖系结核或其他脏器结核同时存在。早期症状不明显,晚期由于前列腺组织破坏而出现血精、血尿、射精疼痛、精量减少、排尿困难等,超声可显示病变呈单发、多发或呈弥漫性改变,形态不规则,以低回声为主,不均匀,甚至出现液性回声,边界多不清楚,这些征象缺乏特异性,可误诊为前列腺炎或前列腺脓肿。因此,需要多种检查和综合分析方可明确诊断。

(韩丽姣)

第二节 精囊疾病

一、先天性精囊腺缺如

(一)病理与临床

先天性精囊腺缺如是一种先天性附性腺发育异常,是男性不育症的重要病因之一。由于精囊和输精管都是由中肾管分化而来,因此先天性精囊腺缺如常合并输精管发育不全或输精管异位开口。

(二)声像图表现

先天性精囊腺缺如可表现为单侧或双侧缺如。经直肠超声检查可发现前列腺后外方两侧或单侧无正常精囊腺结构。先天性精囊腺缺如合并其他泌尿生殖系统发育异常时,可出现相应的表现。经腹超声效果较差。

(三)鉴别诊断

先天性精囊腺缺如的诊断需与精囊腺发育不良鉴别。扫查时易将前列腺周围的条形软组织或软组织间隙错认为精囊腺,应加以鉴别。

二、精囊腺炎

(一)病理与临床

精囊腺与前列腺均共同开口于后尿道,因而精囊腺炎主要是由尿道或前列腺的炎症蔓延而致,少数为血行感染。急性炎症时,精囊腺黏膜充血水肿,若病情进展可形成脓肿,甚至可破溃到精囊腺周围软组织。慢性精囊腺炎多为急性精囊腺炎迁延所致。精囊腺炎的常见临床表现为血精、会阴部不适及尿路刺激症状等。

(二)声像图表现

急性精囊腺炎时,精囊腺增大较明显,厚径可大于 1.5 cm。精囊壁毛糙、模糊不清。囊内呈无回声,其间有散在点状强回声。慢性精囊腺炎时,精囊腺的增大程度较急性期轻。囊壁粗糙、增厚,囊内可见密集点状回声。

(三)鉴别诊断

结合临床表现,精囊腺炎的超声诊断一般并不困难。但应指出,为数不少的慢性精囊腺炎的声像图可无明显异常,仅依靠声像图不易诊断。

三、精囊腺囊肿

(一)病理与临床

精囊腺囊肿分为先天性与继发性两种。先天性囊肿为中肾管发育异常所致,很少见。好发于中壮年,多为单侧单房型。体积可以很大致膀胱受压。患者临床多表现为排尿困难、射精痛、血精或血尿等症状。继发性囊肿多源于炎症或前列腺手术所致的射精管梗阻,可伴发男性不育。患者通常无临床症状,但有的患者会出现射精后会阴痛、血尿、尿频、尿痛等症状。

(二)声像图表现

精囊腺囊肿多位于一侧精囊腺。囊肿形态呈圆形或椭圆形,内部为无回声区,合并出血时可见点状回声漂浮(图16-8)。囊肿常占据精囊腺的大部分或全部区域。囊壁多数菲薄,少数可薄厚不均。也可见多房性精囊腺囊肿。囊肿后方回声增强。

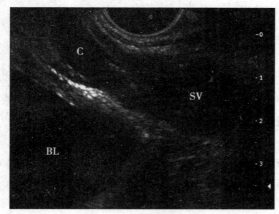

图 16-8　精囊腺囊肿

图示一侧精囊腺内见无回声区,位于精囊腺的一端,无回声内壁光滑,
腔内见较多细小点状回声(C 为精囊腺囊肿;SV 为精囊腺;BL 为膀胱)

(三)鉴别诊断

精囊腺囊肿的声像图具有特征性,易于诊断。但是需要注意与其他来源囊肿鉴别,必要时可行尿路造影或膀胱镜检查。

四、精囊腺肿瘤

(一)病理与临床

原发性精囊腺肿瘤较为罕见,多为腺癌。继发性精囊腺肿瘤多由前列腺癌、膀胱癌及直肠癌蔓延而来,也可见于其他脏器恶性肿瘤的转移。

(二)声像图表现

精囊腺肿瘤的声像图表现为精囊腺增大、外形失常,其内可见形态不规则、内部回声不均的结节或肿块样回声。若为前列腺或膀胱肿瘤累及精囊腺,可见原部位占位且精囊腺肿瘤与原发肿瘤相延续。

(三)鉴别诊断

原发精囊腺肿瘤较罕见,超声发现精囊腺肿瘤后,需首先除外前列腺癌、膀胱癌的直接浸润或转移性肿瘤。其中以前列腺癌累及精囊腺者最为常见。另外,当超声显示前列腺、膀胱或直肠肿瘤后,若同时显示精囊腺增大,外形不规则,囊内回声不均,并可见回声不均肿块,其与邻近脏器分界不清时,需考虑转移性精囊腺肿瘤的可能。

（韩丽姣）

第三节　阴囊和睾丸疾病

一、鞘膜积液

鞘膜积液是临床上比较常见的疾病,常见原因有感染、损伤、肿瘤,以及心、肾等全身性疾病。根据发病的部位不同可分为几种,睾丸鞘膜积液是指超过正常量的积液分布在睾丸周围的鞘膜内。精索鞘膜积液是指精索鞘状突部分局限性积液。

(一)声像图表现

(1)睾丸鞘膜积液表现为阴囊内可见无回声区围绕在睾丸周边,睾丸形态大小尚正常,无回声区内部可以较清晰的显示附睾头部。婴儿时期的鞘膜积液双侧性的多见,随着小儿生长动态观察可逐渐消退。

(2)精索鞘膜积液表现为精索所在处出现椭圆形无回声区,边缘光滑,内未见光团或光点回声。

(3)交通性鞘膜积液表现为鞘膜积液无回声区向上与腹腔相通,向下与睾丸鞘膜相通。如果积液变浑浊、血性、乳糜状往往表明睾丸、附睾或精索有病变,多属继发性积液。

(二)临床意义

超声很容易显示增大的阴囊内的液体,容易区别于睾丸肿大或疝内容物所致的阴囊肿大。

二、隐睾

睾丸在胎儿期由腹膜后下降入阴囊,若在下降过程中停留在任何不正常的部位称为隐睾。常见部位腹股沟管及其内、外环、腹膜后等。新生儿有 3%～14%睾丸未下降,但多在一周岁内自然下降至阴囊内。青春期睾丸尚未下降者则无自然下降的可能,未下降的睾丸常发育不全,体积小而软。隐睾患者睾丸肿瘤发病率比正常睾丸者高 10～40 倍。

声像图表现:隐睾随睾丸所在的位置不同,其声像图表现也有不同。腹股沟型隐睾主要表现在患侧阴囊内未见睾丸图像,而在腹股沟管或其内、外环处可见一椭圆的低回声区,边界清楚、边缘光滑,内部回声均匀,加压时有酸痛感区别于淋巴结大。还要注意小儿睾丸在寒冷、恐怖刺激时提睾肌收缩将睾丸自阴囊内上提,不要误为隐睾,同时当隐睾合并斜疝时不要漏掉隐睾。

腹腔型隐睾由于其位置较深易受气体干扰影响检查效果。检查时应充盈膀胱,在其周围尤其膀胱上后方处扫查显示隐睾,其次在肾脏下方、腰大肌前方等处均要仔细扫查。隐睾为一低回声区,边界尚清,内部低回声均匀,不活动,图像稳定存在(图 16-9)。

三、附睾淤积症

精液囊肿多发于中年人,发病原因可能与输精管部分阻塞精液积聚所形成,是阴囊常见的囊性病变。附睾淤积症为男性输精管阻断术后附睾管扩张淤滞的结果,较少见,较轻,由于管壁常有肉芽组织增生所以壁较厚。

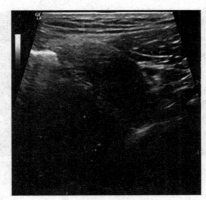

图 16-9　隐睾声像图
可见睾丸位于髂动脉周边

声像图表现：精液囊肿为附睾头部有卵圆形小无回声区，边界清晰，内壁光滑，后方回声增强。附睾淤积症表现为附睾增大，尾部出现内壁不光滑的无回声区，壁稍厚。

四、睾丸肿瘤

(一)分型

睾丸肿瘤分生殖细胞性和非生殖细胞性两大类，其中绝大多数为生殖细胞性肿瘤。恶性睾丸肿瘤占男性恶性肿瘤的 1%，每年每 10 万人中有 0.9～1.8 人发病，好发年龄在 20～40 岁年龄组。

1.生殖细胞性睾丸肿瘤

约 95% 为恶性，主要见于青壮年，以精原细胞瘤最多见占 47.7%，胚胎癌占 20%～25%，绒毛膜上皮癌占 1%～3%，畸胎瘤占 5%～9% 和其他混合性肿瘤。睾丸肿瘤可以经淋巴管和血行转移至腹膜后区及肝、肾、肺、骨骼。

2.非生殖细胞性肿瘤

少见，包括纤维瘤及肉瘤、平滑肌瘤及肉瘤、横纹肌瘤及肉瘤、淋巴瘤、血管瘤等。如果双侧睾丸同时发生肿瘤可以由白血病累及睾丸所致。

(二)临床症状与体征

(1)睾丸无痛性肿物，睾丸结节大多数为偶然发病，触诊睾丸质地硬，如果内有出血或梗阻时则有疼痛。

(2)由于精子原因的不孕症，有男性乳房发育症。

(3)腰背疼痛和其他相应症状如咳嗽、胸痛。

(4)急性疼痛，如睾丸扭转。

(三)声像图表现

1.精原细胞瘤

二维超声显示睾丸增大，边界规则或不规则，睾丸内部肿块可以呈局限性病变或弥散性病变，局限性病变多见。睾丸内可见局限性低回声或等回声区结节，边界欠规则，光点分布欠均，周围还可见正常睾丸组织回声(图 16-10)；弥漫性者睾丸体积增大，内部回声强弱不均，光点粗大(图 16-11)。腹膜后区及腹股沟区可见淋巴结肿大，呈单个或多个低回声区，圆形或类圆形，边界尚清，部分可融合成块状，内部回声尚均匀，内未见光斑回声。

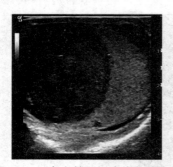

图 16-10　睾丸精元细胞瘤灰阶图像
肿瘤呈圆形低回声区

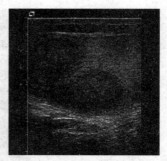

图 16-11　多发性睾丸精原细胞瘤灰阶图像
病灶呈低回声区

彩色多普勒超声检查见睾丸内肿块内部血流信号丰富,可呈分支状或呈短线状,血管分支多,粗细不均,未见明显静脉伴行。频谱多普勒显示肿块周边及内部丰富的血流信号绝大多数为动脉血流频谱,血流速度快。

2.胚胎癌

睾丸形态失常呈不规则增大或呈分叶状,表面不平、内部回声不均匀,低回声和稍强回声混合存在。彩色多普勒显示肿块内部血流信号丰富,呈动脉频谱。腹膜后区及腹股沟区可见淋巴结肿大,呈单个或多个低回声区,圆形或类圆形,边界尚清,部分可融合成块状,内部回声尚均匀,内未见光斑回声。

3.畸胎瘤

睾丸内部回声强弱不均,有不规则强光团,后伴声影,内部是由骨骼、牙齿、毛发混合而成,其周边还可见不规则无回声区(图 16-12)。值得注意的是睾丸内的囊肿,如其周围有实质性成分则应警惕畸胎癌或胚胎癌。

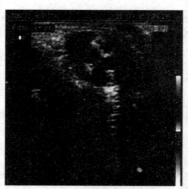

图 16-12　睾丸畸胎瘤灰阶图像
瘤内可见不规则强回声及无回声区

4.其他肿瘤

(1)畸胎癌:睾丸内部表现实质性肿块,回声强弱不均,并可侵犯周围阴囊壁。

(2)绒毛膜上皮癌:睾丸内部弥漫分布的点状回声,与残存的睾丸实质或周围组织回声分界不清楚,彩色多普勒显示血流信号丰富。

(3)淋巴瘤:睾丸内部回声明显减低尚均匀,边界可以规则或不规则,彩色多普勒血流信号不丰富。白血病侵犯睾丸可以侵犯到双侧睾丸致双侧睾丸回声减低、体积增大,弥漫性分布不均匀,不能分辨残存睾丸组织。腹膜后区及腹股沟区可见淋巴结肿大,呈单个或多个低回声区,圆形或类圆形,边界清楚,部分可融合成块状,内部回声均匀,内未见光斑回声。

(四)诊断与鉴别诊断

超声显示睾丸肿大,内部可见实质性肿块,呈低回声、等回声或强回声,腹膜后区及腹股沟区可见淋巴结肿大,就要考虑睾丸肿瘤。若肿块呈实质性低回声,较均匀,界限清楚,应首先考虑为精原细胞瘤。而淋巴瘤回声更低,可多发,边界不规则。睾丸肿块形态不规则、回声稍强者以胚胎癌更多见,畸胎瘤或畸胎癌多以混合回声为主。睾丸肿瘤患者检测血中微量激素可以帮助诊断,常用有甲胎蛋白(AFP)、绒毛膜促性腺激素(HCG),帮助早期诊断及鉴别诊断。

五、急性睾丸炎

急性睾丸炎可以是急性非特异性睾丸炎和急性腮腺炎睾丸炎。前者为一般性细菌性感染,而后者是病毒引起,临床表现为急性感染症状,发烧、睾丸疼痛和触痛明显,化验血白细胞计数增多。

声像图表现:睾丸体积增大,内部回声密集、回声减低,可见小片状甚至大片状更低回声区,形态不规则,边缘可清晰或不清晰,周边可见少量无回声区围绕。彩色多普勒显示睾丸内血流信号丰富,表现为血管内径增宽,数目增多,彩色血流明亮,动静脉血流伴行,动脉血流速度提高甚至达 50 cm/s。在临床工作中我们也发现并非所有的炎症血流速度会加快,有时也可显示血流减少的现象。其可能的原因为睾丸内部炎性肿胀导致睾丸内部张力增大压迫睾丸动静脉血流,以及肿大的附睾和水肿的精索压迫睾丸动脉。

六、睾丸扭转

睾丸扭转又称精索扭转而致睾丸血液循环障碍,引起睾丸缺血或坏死,在临床上并非罕见,但其诊断有一定困难。在睾丸扭转后 4～6 小时得到治疗,几乎全部睾丸可以存活,6～12 小时得到治疗的尚有 72% 睾丸可以存活,10～12 小时得到治疗的,仅能存活 10%～20%。睾丸扭转24 小时后均发生坏死,所以及时明确诊断后手术治疗是本病的关键。临床有急性剧烈疼痛,阴囊肿胀,单纯依靠病史及其体检往往不能明确诊断,需要阴囊探查术。在二维声像图上睾丸扭转与急性睾丸炎表现类似,需要结合 CDFI 对睾丸内血流的观察作出诊断。

声像图表现:早期睾丸肿大,后期因缺血可致睾丸缩小,内部回声增强、不均匀、光点粗大,睾丸周边可见少量无回声区。睾丸上极的上方可见扭转的蒂形成的异常回声区,表现为形态不规则,内部回声杂乱,形容呈"麻花征"(图 16-13～图 16-16)。彩色多普勒显示睾丸内血流根据扭转的不同病理阶段具有以下几种表现:早期扭转或不完全扭转(<360°)时,由于静脉回流受阻而动脉轻度受挤压血供未完全中断,此时主要是血流信号明显减少;以后睾丸内部动、静脉血流信号完全消失,慢性扭转者同时睾丸体积也缩小,实质呈低回声、不均匀,可伴有钙化点;如果睾丸扭转后松解,缺血的睾丸血供突然增多,血流信号明显增加,频谱多普勒显示为舒张期血流增加,血流阻力降低;此外还可见到一种情况表现为睾丸内部无血流信号,而睾丸周边组织有血流信号增多,它来自提睾肌动脉的分支扩张形成的侧支循环供应睾丸周围组织。

睾丸扭转的超声诊断需要二维声像图结合 CDFI 及脉冲多普勒,才能使睾丸扭转诊断率大大提高。国外文献报道超声诊断睾丸扭转的灵敏度为 88%,特异性为 100%。但是睾丸扭转要与急性睾丸炎区别,首先睾丸扭转发生更快更急,其次 CDFI 检查其血流信号消失或先减少后消失,而睾丸炎则是血流信号增加。在诊断睾丸扭转时尤其是在进行 CDFI 检查时为了避免出现假阴性要注意以下几点:检查时要将阴囊适当撑托,避免血液灌注量的增加;检查者手法要轻柔,要左右对比扫查;注意双侧睾丸对比扫查,避免仪器调节不当造成假阴性。

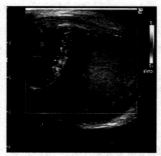

图 16-13　睾丸扭转彩色多普勒血流图

睾丸实质及其上方可见扭转的蒂,睾丸内部未见血流信号

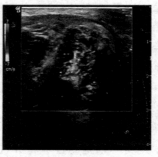

图 16-14　睾丸扭转灰阶图像(一)

上方蒂的横断面呈明显不均的回声

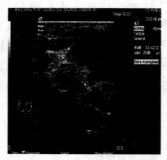

图 16-15　睾丸扭转灰阶图像(二)

睾丸内部回声不均及其上方蒂的回声

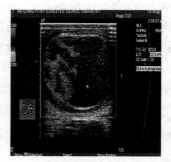

图 16-16　睾丸扭转致睾丸坏死灰阶图像

睾丸内部回声明显强弱不均

七、睾丸裂伤

一般发生在外伤以后,血流积聚在睾丸内疼痛剧烈,阴囊表面重者青紫、肿大。声像图表现为睾丸形态欠正常,睾丸裂伤表面光带不连续、回声中断甚至局限性缺损。睾丸内部回声不均匀,出现不规则无回声区,内有细小光点,睾丸周边可见无回声区。睾丸血肿则表现在睾丸内部可见圆形或不规则的无回声区,内可有细小光点回声(图 16-17)。

八、附睾炎

附睾炎是阴囊内常见的一种炎症,多发生在青年人,常继发于后尿道感染,如尿道器械检查、持续导尿管,尿道狭窄等原因。急性附睾炎常伴有急性睾丸炎。临床主要表现为阴囊疼痛、坠胀感、附睾肿大、触痛,急性期治疗不及时、不彻底演变成慢性。症状持续时间长,附睾肿胀,表面不平甚至有硬结。声像图表现如下。

(一)急性附睾炎

常单侧或双侧附睾体积增大呈长条状,边缘不光滑,内部回声减低,不均匀。若脓肿形成则局部可见一无回声区,形态不规则,边缘不光滑,内部有细小光点回声。附睾尾部正常时不易显示,但附睾炎时尾部增大易显示。合并鞘膜积液时无回声区围绕在睾丸、附睾周围。彩色多普勒显示附睾周边及内部有较多的点状或短线状血流信号,以动脉血流信号为主,血流速度加快。

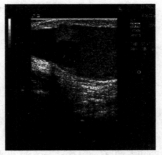

图 16-17 睾丸外伤致内部血肿形成灰阶图像

睾丸内可见无回声区

(二)慢性附睾炎

附睾体积肿大或缩小,内部回声不均匀,增强间有低回声区,边界不清晰,彩色血流显示增多不明显。

九、急性精索炎

精索由附睾尾部移行而来,通过腹股沟管进入腹腔内,阴囊内这一段长约 40 mm,内含输精管、精索内动脉和精索静脉。急性附睾炎时精索常伴有炎症,表现为精索明显增粗,其内回声明显不均匀,血管明显扩张迂曲。CDFI 显示为彩色血流丰富以静脉为主,精索内动脉血流加快,频谱为低阻频谱。

十、附睾结核

附睾结核多由前列腺、精囊结核蔓延所致,可以是全身性结核的一部分,也是附睾常见的疾病。当结核杆菌侵犯附睾以后,随着病情的进展和转归不同,继而形成结核结节、纤维化、干酪样坏死及钙质沉积钙化甚至骨化,以上病变为超声检查提供了诊断基础。

声像图表现:附睾体积增大,尾部较明显,形态欠规则,内部回声强弱不均,病灶区域纤维化形成点、线状强回声,干酪样坏死及钙化灶形成边界不规则的局限性结节,内部有强回声光斑后方伴有声影。

诊断附睾结核需要声像图结合临床综合分析判断,并要注意和慢性附睾炎鉴别。前者可以有泌尿系结核病史如肾结核、前列腺结核、精囊结核等,一般病程较长,触诊输精管上出现串珠样结节,后者可以有急性睾丸炎或附睾炎病史。此外附睾结核还要与附睾精液囊肿及附睾精子肉芽肿区别,精液囊肿为一圆形无回声暗区,精子肉芽肿虽呈低回声但无结核病史且多发于阴囊外伤后。

十一、腹股沟斜疝

腹股沟斜疝是从腹股沟管内环突出,向前内下斜行经过腹股沟管再经外环进入阴囊内,不同于直疝,后者不进入阴囊。临床以男性占大多数,男女发病率之比为 1.5∶1,表现患处局限性隆起、胀痛可回纳、嵌顿后则不能回纳、有压痛,疝内容物以小肠多见,其次还有结肠、盲肠、阑尾、大网膜等。

(一)声像图表现

疝内容物经内环、腹股沟管、皮下环至阴囊局部形成异常回声区,纵切呈条状,横切呈圆形,边界尚清。内部回声若为肠管则可见肠内容物气体、肠腔液体并可见肠管活动,若为大网膜则呈强回声混杂不均匀,疝囊内多可见液性无回声区。

(二)鉴别诊断

1.睾丸鞘膜积液

阴囊内可见边界清晰、内部回声均匀的睾丸图像,周围有无回声围绕而不是杂乱回声区。

2.睾丸肿瘤

睾丸肿瘤病变侵犯广泛时,内部回声杂乱不均,但一般尚能找到病变与睾丸的联系,而且睾丸肿块不能向上呈条状延续。

十二、精索静脉曲张

精索静脉曲张是男性不育症的常见病因之一。以往该病诊断主要依赖一般物理检查及X线造影检查,后者具有一定的创伤性。由于男性外生殖器官位居浅表,利用高频探头可以清晰显示病变图像,同时利用彩色多普勒检查又能观察血流状态,提高了诊断的准确性。

正常精索静脉的声像图表现:正常情况下精索静脉内径小于 2 mm,沿精索走行,较平直,CDFI 可以显示蓝色或红色血流或显示不清晰,Valsalva 动作时无反流出现,频谱多普勒有持续低平充填式频谱。当有精索静脉曲张时表现为睾丸和附睾上方精索周围有多个条状或圆形管状暗区即为扩张迂曲的精索静脉。扩张的静脉管径多数在 2.5~4 mm,迂曲扩张的静脉呈团状与周围阴囊、睾丸等组织界限欠清晰,站立位时部分病例迂曲扩张静脉丛下垂达睾丸下方呈团状。彩色多普勒观察曲张静脉走行迂曲、管径增宽,彩色血流为间断红、蓝色交替的血流信号,站立位和 Valsalva 动作时反流加重,反流持续时间较长,大于或等于 800 毫秒可作为亚临床型或临床型精索静脉曲张的诊断标准。

根据 CDFI 表现,精索静脉曲张可分为 3 级。①Ⅰ级:静脉轻度迂曲,内径稍增宽,平卧位,站立位平静呼吸时无反流,Valsalva 试验有反流;②Ⅱ级:静脉迂曲加重,内径更宽,平卧时无反流,站立位平静呼吸时有反流;③Ⅲ级:静脉迂曲更明显,内径更宽,平卧位平静呼吸时有反流。CDFI 诊断精索静脉曲张程度的标准与临床分级标准的诊断结果基本相似。

亚临床精索静脉曲张通常是指精索静脉检测有血液反流,而手法检查不能发现曲张静脉丛,它在男性不育症中发病率 20%~80%,是继发性不育的重要因素。诊断可以依据超声检测 3 支以上的精索静脉,其中一支内径>3 mm 或腹压增高时静脉内径>3 mm,伴有自发性或 Valsalva 动作时有反流,可做出超声诊断。

十三、阳痿

阳痿又称勃起障碍,是临床男性学中比较常见的疾病,形成的原因是多方面的,可以是心理的、神经的,也可以是药物、炎症、外伤或手术引起的,还可以是血管性病变等原因。影像检查主要用在对血管性阳痿的检查,以往主要依赖海绵体造影和阴部内动脉造影来观察阴茎血管的结构和功能,但也存在着一定的问题,应用彩色多普勒超声检查阴茎血管可取得重要的结果。

(一)检查方法

将探头置于阴茎背侧根部作横切和纵切扫查,在横切面图上阴茎海绵体周围有一圈回声较强的包膜为阴茎白膜,由白膜延伸的阴茎隔将左、右阴茎海绵体隔开,海绵体动脉位于阴茎海绵体中央或稍偏于阴茎隔。纵切面上,阴茎海绵体呈一低回声或中等回声的结构,分布均匀,周边为回声较强的白膜。阴茎勃起时,阴茎海绵体的回声降低、分布均匀、两侧对称。阴茎背动脉位于阴茎背侧,走行于深筋膜与阴茎海绵体白膜之间,紧靠正中的阴背深静脉,左右对称分布。

近几年,国内外学者将罂粟碱注射到阴茎海绵体内并进行超声多普勒研究,认为较之阴茎松软时的单纯多普勒分析有两大优点:第一,罂粟碱引起阴茎海绵体窦和动脉平滑肌扩张,排除了在阴茎海绵体松软状态下测量阴茎血流所固有的许多可变因素;第二,由于阴茎海绵体动脉在松软时处于弯曲状态,多普勒信号受血流角度的影响,在勃起状态时,这些影响减小。有学者曾用硝酸甘油制成的软膏涂搽在阴茎表面观察阴茎海绵体血管,取得较好效果。

(二)评价阴茎血管功能的观察指标

1.动脉收缩期峰值血流速度(PS)

阴茎勃起时,海绵体动脉扩张、充血,海绵体间隙增大,阴茎静脉回流减少,这是阴茎正常勃起的血流动力学基础。有阴茎动脉功能不全的阳痿患者 PS 均比正常对照组要低,一般正常 PS 各家有不同报道,多数学者认为 PS<35 cm/s 即为海绵体动脉异常。

2.舒张末期血流速度增加(ED)

正常勃起情况下,海绵体动脉持续充血呈高阻力型血流,ED 应很低,多数认为应<5 cm/s。当 ED>5 cm/s,通过造影检查显示阴茎海绵体动脉充盈良好,而阴茎背静脉存在静脉瘘,此时患者虽有勃起,但勃起不硬或不能持久。

3.阻力指数

正常人阴茎海绵体动脉呈高阻力血流,RI 平均值为 0.99,RI 值下降(<0.8)时应考虑静脉瘘的诊断。

(韩丽姣)

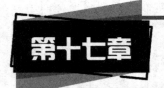

第十七章 女性生殖系统疾病超声诊断

第一节 子宫疾病

一、子宫先天性发育异常

子宫先天性发育异常是生殖器官发育异常中最常见的,临床意义亦比较大。

(一)病理与临床

女性生殖器官在胚胎发育过程中,若受到某些内在或外来因素的影响,两侧副中肾管在演化过程的不同阶段停止发育,形成各种子宫发育异常。副中肾管发育不全所致异常包括先天性无子宫、始基子宫、子宫发育不良或幼稚子宫、单角子宫、残角子宫等;副中肾管融合障碍所致异常包括双子宫、双角子宫;副中肾管融合后中隔吸收受阻所致异常为纵隔子宫。女性生殖系发育异常多于青春期后发现,患者常因原发性闭经、周期性腹痛、自然流产等就医。

(二)声像图表现

1.先天性无子宫

在充盈的膀胱后做纵向、横向扫查,均不能显示子宫的声像图。常合并先天性无阴道,不能探及阴道回声;双侧卵巢可显示正常。

2.始基子宫

在充盈的膀胱后方探及条索状呈低回声的肌性结构,长径<2 cm,难辨宫体宫颈结构,无宫腔线和内膜回声。常不能探及阴道回声,双侧卵巢可显示正常。

3.子宫发育不良

子宫发育不良又称幼稚子宫。表现为青春期后妇女子宫的各径线均小于正常,宫体前后径<2 cm,宫颈相对较长,宫体与宫颈的长径之比≤1。可显示宫腔线和内膜回声,内膜较薄。

4.单角子宫

单角子宫的二维超声表现常不明显,有时可见子宫向一侧稍弯曲,宫底横切面显示子宫横径偏小,仅见一侧宫角;三维超声上对诊断帮助较大,在三维成像的子宫冠状切面上仅可见一个宫角,并向一侧略弯曲(图 17-1)。

5.残角子宫

(1)无内膜型残角子宫的声像图表现:盆腔内见一发育正常子宫,其一侧可见一低回声包块,回声与子宫肌层相似,但与宫颈不相连,需与浆膜下肌瘤相鉴别。

（2）有内膜相通型残角子宫声像图表现：子宫一侧见与子宫相连的低回声包块，中央可见内膜回声（图 17-2）。

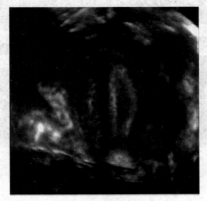

图 17-1　单角子宫

三维超声成像显示左侧宫角缺如，仅见右侧宫角

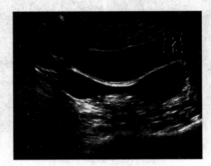

图 17-2　残角子宫

图像显示附件区见一实性低回声包块与子宫相连，其中心可见内膜回声

（3）有内膜不相通型残角子宫，月经初潮后即形成残角子宫腔积血，表现为子宫一侧见中心为无回声的囊实性包块。

6.双子宫

在动态纵向及斜向扫查时可见两个完全分开的独立子宫回声，均有完整的内膜、肌层和浆膜层。横切面观察尤为清楚，见两个子宫体完全分开，之间有深的凹陷，内部均可见内膜回声。两个子宫大小相近或其中之一稍大。常可探及两个宫颈管及阴道的回声（图 17-3）。

7.双角子宫

子宫外形异常，见两个分开的宫角，即子宫上段完全分开，子宫下段仍部分融合；子宫横切面观察，可见子宫底部增宽，中间凹陷呈 Y 形；子宫腔内膜回声也呈 Y 形。三维超声获得的子宫冠状切面显示宫底部凹陷，见两个分开的宫角，整个子宫外形呈 Y 形，内膜形态也呈 Y 形。

8.纵隔子宫

子宫底部横径稍增宽，连续横切面扫查显示宫腔中部见从宫腔下段至宫底处逐渐增厚的低回声带，将子宫内膜分隔开来。三维超声获得的子宫冠状切面显示宫底形态正常，内膜呈 V 形（完全性纵隔子宫）或 Y 形（不完全性纵隔子宫）。三维超声不仅可以清晰显示宫腔中的纵隔长度，鉴别完全性与不完全性纵隔子宫，而且还可以显示纵隔的形态、厚度等（图 17-4）。

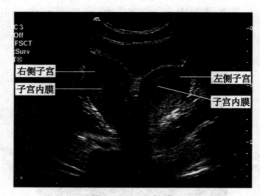

图 17-3　双子宫

图像显示两个独立完整的子宫

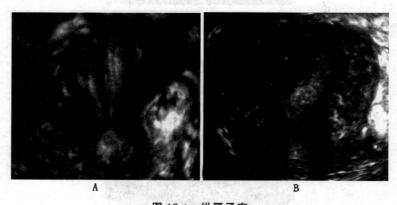

图 17-4　纵隔子宫

A.完全性纵隔子宫;B.不完全性纵隔子宫

(三)鉴别诊断

残角子宫应与浆膜下肌瘤、卵巢实性肿瘤、宫外孕包块等相鉴别。双角子宫应注意与部分性纵隔子宫相鉴别,前者子宫外形及宫腔内膜回声均呈 Y 形;后者宫腔内膜回声呈 Y 形,但子宫外形正常。

二、子宫腺肌症

(一)病理与临床

子宫腺肌症是指子宫内膜腺体及间质侵入子宫肌层,是子宫内膜异位症最常见的形式之一,多发生在 30～50 岁妇女。其发病机制尚未完全阐明。异位的子宫内膜弥散于子宫肌壁(以后壁多见),在性激素作用下发生周期性少量出血,在局部形成微小囊腔,肌纤维弥漫性反应性增生。大体病理上,于肌层组织内见增粗的肌纤维和微囊腔。局灶性的子宫腺肌症病灶称为子宫腺肌瘤。

子宫腺肌症的主要临床表现为痛经进行性加重,经期延长及月经量多。妇科检查时扪及增大而质硬的子宫。

(二)声像图表现

声像图表现如图 17-5。

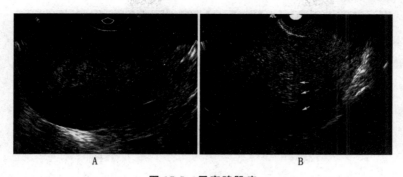

图 17-5 子宫腺肌症

A.子宫前壁肌层弥漫增厚,回声不均,可见条索状及片状中强
回声,间以蜂窝状小低回声区;B.箭头示栅栏状细线样声影

(1)子宫增大,形态饱满,前后壁肌层多不对称性增厚,后壁肌层增厚较前壁多见;或仅表现为后壁或前壁的明显增厚。

(2)受累肌层回声增强、明显不均,见紊乱的点状或条索状强回声,间以蜂窝状小低回声区,有时也可见散在的小无回声区,仅数毫米。

(3)肌层内及子宫后方常伴有栅栏状细线样的声影。

(4)腺肌瘤时,可见肌层内局灶性中低回声区,单发多见,边界不清,周边无包膜回声及声晕,内部见点条状血流信号。

(5)可伴发卵巢巧克力囊肿。

(三)鉴别诊断

局灶性的子宫腺肌瘤需与子宫肌瘤相鉴别。子宫肌瘤周边有假包膜,边界清楚,周边可见环绕或半环绕的血流信号。

三、子宫肌瘤

(一)病理与临床

子宫肌瘤是女性生殖器最常见的良性肿瘤,由子宫平滑肌组织增生而成。多见于中年妇女。大多数患者无明显症状,仅是在妇科检查时偶然发现。根据生长部位的不同分为肌壁间肌瘤、浆膜下肌瘤及黏膜下肌瘤。子宫肌瘤的临床症状与肌瘤的生长部位、生长速度、大小等有关。主要症状包括:①月经改变,如月经周期缩短、经量增多、经期延长。②压迫症状,如尿频、排尿障碍、便秘等。③疼痛,肌瘤本身不引起疼痛,一般最常见的症状是下腹坠胀、腰背酸痛等。④阴道分泌物增多。⑤贫血。

(二)声像图表现

子宫肌瘤的声像图表现各异,取决于肌瘤的大小、部位和生长时间长短。

1.子宫的形态和大小

肌瘤为多发或位于子宫表面时,子宫体积增大、形态失常;有蒂的浆膜下肌瘤有时可清楚地观察到肌瘤与子宫相连的蒂(图 17-6A);单发的小肌瘤位于肌层内,子宫形态和大小无明显异常。

2.宫腔线的位置

宫腔线可因肌瘤的压迫变形、移位,黏膜下肌瘤时内膜基底处可见内膜线中断,宫腔内见低回声或中等回声区(图 17-6B)。

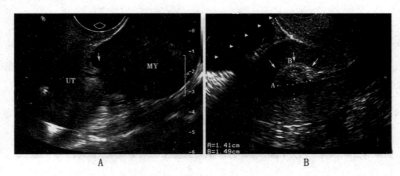

图 17-6　子宫肌瘤

A.子宫左侧实性低回声包块,箭头所指为其与子宫相连的蒂部;B.子
宫黏膜下肌瘤子宫后壁内膜下方见 1.5 cm×1.8 cm×1.4 cm 低回
声,约 50％的体积突向宫腔,其前方可见内膜受压弯曲(箭头所示)

3.肌瘤的回声特征

子宫肌瘤声像图以低回声为主,根据平滑肌组织及纤维组织的构成和排列不同,其回声分布有所差异。以平滑肌组织成分为主的肌瘤,回声低,后方可有声衰减;纤维组织增多时,肌瘤的回声相对增强;肌瘤较大时可发生囊性变,出现回声明显不均区域及无回声区。若肌瘤有钙化时,钙化部分呈强回声带,肌瘤内见灶状、团块状、半环状或环状强回声区,后方伴声影,肌瘤钙化更多见于绝经后。较大的肌瘤内部可呈旋涡状回声,并伴有不同程度的后方衰减。

4.彩色多普勒血流

血流信号多分布在肌瘤病灶的周边区域,病灶周边的假包膜区域常见环状或半环状血流,包绕肌瘤。

(三)鉴别诊断

1.需与子宫黏膜下肌瘤和子宫内膜息肉相鉴别

子宫黏膜下肌瘤多为低回声,基底处可见内膜线中断。子宫内膜息肉多为中强回声,基底处内膜连续性无中断。

2.需与卵巢肿瘤相鉴别

子宫浆膜下肌瘤突出于子宫表面,应与卵巢实性肿瘤鉴别。鉴别要点在于观察包块是否与子宫相连,包块血流来源及包块同侧是否可见正常卵巢。

四、子宫内膜增生

(一)病理与临床

子宫内膜增生症是由于子宫内膜受雌激素持续作用而无孕激素拮抗,发生不同程度的增生性改变,多见于青春期和更年期。大体病理见子宫内膜呈灰白色或淡黄色,表面平坦或呈息肉状突起,可伴有水肿,切面有时可见扩张腺体形成的腔隙。根据子宫内膜增殖的程度分为单纯型、复杂型和不典型增生。临床最常见的症状是月经紊乱、经期延长或不规则阴道出血,可伴贫血。

(二)声像图表现

(1)内膜增厚。育龄妇女的子宫内膜厚度超过 15 mm,绝经妇女的内膜厚度超过 5 mm。

(2)宫腔线清晰。

(3)内膜回声偏强,回声均匀或不均匀。

（4）服用三苯氧胺的患者，增厚的内膜中常可见到小囊状无回声区（图 17-7）。

（5）血流信号轻度增加或无明显异常。

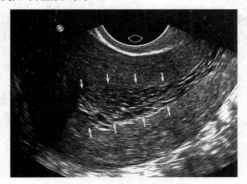

图 17-7　子宫内膜囊性增生

子宫内膜增厚，与子宫肌层分界清晰（箭头所示），内可见多个小囊状无回声区

（三）鉴别诊断

子宫内膜癌：多发生于绝经后的妇女，常有阴道不规则出血。超声检查发现宫腔内局限性或弥漫性中强回声，形态不规则，与子宫肌层分界不清，肌层局部变薄。CDFI 显示其内部可见丰富血流信号，血流形态及分布不规则，可探及低阻动脉频谱。需要注意的是，早期的内膜癌与内膜增生在声像图上很难鉴别。因此，对于有阴道不规则出血的绝经后妇女，应行诊断性刮宫以明确诊断。

五、子宫内膜息肉

（一）病理与临床

子宫内膜息肉是由内膜腺体及间质组成的肿块，向宫腔突出，是妇科常见的一种宫腔良性病变。子宫内膜息肉形成的原因，可能与炎症、内分泌紊乱，特别是体内雌激素水平过高有关。单发较小的息肉一般无临床症状，多发息肉或较大的息肉可引起月经过多、月经不规则、经间出血（月经间期出血）或绝经后出血等症状。

（二）声像图表现

声像图表现如图 17-8。

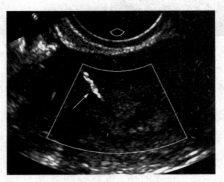

图 17-8　子宫内膜息肉

宫腔内见一形态规则边界清晰的中强回声，CDFI 显示一条状滋养血流穿入其内（箭头所示）

（1）宫腔内见一个或多个团状中高回声区，形态规则，边界清晰。

（2）病灶处宫腔线分开并弯曲。

（3）内部回声较均匀，少数伴囊性变者内部可见蜂窝状小无回声区。

（4）CDFI可见滋养血管自蒂部伸入病灶中心区域内。

（三）鉴别诊断

1.子宫内膜癌

子宫内膜癌多发生于绝经后的妇女，常有阴道不规则出血。超声检查发现宫腔内局限性或弥漫性中强回声，形态不规则，边界不清，病灶内部可见较丰富血流信号。

2.黏膜下肌瘤

黏膜下肌瘤多为低回声，基底处内膜线中断。

六、子宫颈癌

（一）病理与临床

子宫颈癌是女性生殖系统常见的恶性肿瘤之一，发病年龄以40～50岁多见，近些年呈现年轻化趋势。子宫颈癌的组织发生可能来源于子宫颈阴道部或移行带的鳞状上皮或子宫颈管黏膜柱状上皮。子宫颈癌80％～95％为鳞状细胞癌，其次为腺癌。浸润型宫颈癌肉眼观主要表现为内生浸润型、溃疡型或外生乳头、菜花型。子宫颈癌的主要扩散途径为直接蔓延和经淋巴道转移，向两侧可侵犯或压迫输尿管而引起肾盂积水。宫颈癌浸润范围的判断对治疗方式的选择具有重要意义。子宫颈癌的主要症状为阴道分泌物增多、接触性出血或阴道不规则出血。

（二）声像图表现

超声不能识别和诊断早期宫颈癌，子宫颈刮片细胞学检查是发现宫颈癌前病变和早期宫颈癌的主要方法。浸润性宫颈癌声像图表现如下（图17-9）。

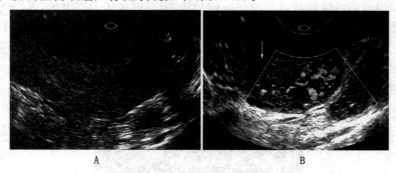

A   B

图17-9　宫颈癌

宫颈后唇低回声（A），边界不清，彩色多普勒显示其内丰富血流信号（箭头所示），病理证实为宫颈癌

（1）宫颈结构紊乱，可见低回声区病灶。

（2）内生浸润型和溃疡型病灶常边界不清，外生型病灶则多边界清。

（3）CDFI显示病灶内见丰富血流信号。

（4）宫旁浸润时，宫旁结构不清，呈低回声，与宫颈病灶相延续。

（5）肿瘤引起宫颈狭窄时，可见宫腔积液；肿瘤向宫旁浸润至输尿管下段受累，或肿瘤压迫输尿管时，可见一侧或双侧肾积水。

(三)鉴别诊断

与宫颈肌瘤相鉴别:多无明显临床症状,超声表现为宫颈内低回声占位,形态规则,圆形或椭圆形,边界清晰,回声不均,血流信号较稀疏,沿周边分布。

七、子宫内膜癌

(一)病理与临床

子宫内膜癌是女性生殖道常见的肿瘤之一,多发生在 50~65 岁的绝经后妇女。子宫内膜癌的发病一般认为与雌激素对子宫内膜的长期持续刺激有关,镜下最常见的病理类型为子宫内膜样腺癌。临床症状主要为阴道不规则出血或绝经后阴道出血、白带增多等。

(二)声像图表现

声像图表现如图 17-10。

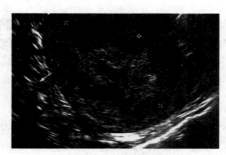

图 17-10　子宫内膜癌

宫腔线消失,宫腔内充满中等回声,局部与子宫肌层分界不清,子
宫肌层变薄(箭头所示),病理证实为子宫内膜癌伴深肌层浸润

(1)子宫内膜不均匀增厚:当育龄期妇女的内膜厚度>15 mm,绝经后妇女的内膜厚度>5 mm时,应视为内膜增厚。内膜厚度不均匀,形态不规则。

(2)大多数的内膜癌表现为弥漫性或局限性不规则的中等回声,少数可以是低回声。

(3)肿瘤浸润肌层时,增厚的内膜与肌层间的低回声分界消失,肌层局部变薄。

(4)宫腔内有积液、积脓时,可见无回声区或无回声区内有点状回声。

(5)彩色多普勒显示肿瘤病灶周边及内部有较多的点状或迂曲条状彩色血流信号,呈低阻型动脉频谱。

(三)鉴别诊断

子宫内膜癌需与良性子宫内膜病变相鉴别。子宫内膜增生时,内膜呈均匀性增厚,与子宫肌层分界清晰,血流不丰富。子宫内膜息肉表现为局限性中强回声,形态规则,边界清晰,中心部可见条状滋养血流。但内膜癌与局灶性内膜增生及部分表现不典型的内膜息肉在超声上仍较难鉴别,需通过诊断性刮宫获得病理诊断。

八、子宫肉瘤

(一)病理与临床

子宫肉瘤是一种罕见的高度恶性的女性生殖器肿瘤,来源于子宫肌层或肌层内结缔组织。子宫肉瘤组织学成分复杂,包括子宫平滑肌、内膜间质、结缔组织、上皮或非上皮等成分。分类繁多,且分类仍未统一。根据不同的组织发生来源主要分为平滑肌肉瘤、内膜间质肉瘤和恶性苗勒管混合瘤。子宫肉瘤好发于围绝经期妇女,最常见的症状是不规则阴道流血,部分患者自诉下腹部包块在短时间内迅速长大。

(二)声像图表现

(1)子宫肌层或盆腔单发巨大占位:病灶位于子宫肌层,使子宫不规则增大,或取代子宫肌层结构,显示为盆腔占位。平均直径>8 cm,多呈分叶状或不规则形态,边界不清。

(2)常见的病灶内部回声呈不均匀中、低回声或不均质混合回声,内部失去旋涡状的典型平滑肌瘤样回声,可见不规则无回声区。

(3)肿瘤内部、周边血流信号显著增多,流速增快,血管形态不规则,排列紊乱,管径粗细不均。

(4)可探及高速低阻动脉频谱。

(三)鉴别诊断

子宫肉瘤主要与子宫肌瘤相鉴别,内部回声及血流丰富程度是鉴别重点。体积较大的子宫肌瘤内部回声呈旋涡状,周边可见环状或半环状血流信号,形态规则。

九、宫腔妊娠物残留

(一)病理与临床

宫腔妊娠物残留是早、中期流产后的常见并发症,是指妊娠终止后妊娠物没有完全排出,仍有部分残留在宫腔,清宫后病理检查可见绒毛。临床表现为流产后不规则或持续阴道流血。

(二)声像图表现

(1)部分宫腔线模糊或不连续。

(2)宫腔可探及团块状中高回声,以宫腔近宫角处多见,大小为1~3 cm,形态不规则,边界欠清,内部回声不均。

(3)CDFI 显示中高回声内部及其附着处肌层探及较丰富血流信号,可探及低阻动脉血流。

(三)鉴别诊断

1.内膜息肉

声像图也表现为中强回声,但回声均匀,边界清晰,蒂部可见条状滋养血流,血流不丰富。

2.妊娠滋养细胞肿瘤

该类肿瘤临床表现及实验室检查与妊娠物残留有交叉。声像图表现的鉴别要点是病灶位置及血流情况,妊娠物残留的病灶位于宫腔,附着处肌层血流可较丰富,但走行规则;妊娠滋养细胞肿瘤病灶侵犯肌层,血流极其丰富且紊乱。

十、宫角妊娠

(一)病理与临床

目前,关于宫角妊娠的准确定义尚有异议,本节所讨论的宫角妊娠是指胚胎种植在走行于子宫角部的输卵管间质部的异位妊娠,即输卵管间质部妊娠。而非宫腔角部妊娠(即偏心性宫腔妊娠)。宫角妊娠发生率占所有异位妊娠的1%~2%。临床表现为停经后不规则阴道出血及下腹痛,诊断不及时者可能发生子宫角破裂,造成失血性休克甚至危及生命的严重后果。

(二)声像图表现

宫角妊娠声像图表现可分为孕囊型及包块型。孕囊型较易诊断,超声可见妊娠囊明显偏于宫角一侧,周边无蜕膜环绕,与宫腔蜕膜之间可见肌层回声。包块型宫角妊娠见于一次或多次宫角妊娠清宫后的患者或宫角妊娠胚胎发育不良时。包块型宫角妊娠的声像图表现如下(图 17-11)。

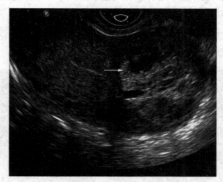

图 17-11 宫角妊娠

左侧宫角膨隆外突,可见 3.8 c m×3.2 cm 混合回声包块(箭头),
边界清晰,内回声不均。病理证实为左子宫角凝血、坏死物及破
碎的平滑肌组织呈现慢性炎性病变,其中可见退变的绒毛

(1)子宫略饱满,未清宫者内膜稍增厚,已行清宫者内膜可不厚。

(2)子宫底部横切面上可见一侧宫角增大,明显外突。

(3)一侧宫角处可见混合回声包块,以中低回声为主,内部及周边可见不规则无回声区,包块形态较规则,边界尚清。

(4)包块周边探及丰富血流信号,可探及低阻动脉血流。病灶同侧子宫动脉增粗,阻力指数降低。

(三)鉴别诊断

包块型宫角妊娠需与妊娠滋养细胞肿瘤相鉴别,包块位置、边界及血流特点是鉴别要点。宫角妊娠包块位于子宫角部,包块与子宫肌层分界较清楚,血流以周边分布为主;妊娠滋养细胞肿瘤可发生于子宫肌层的任何部位,大部分病灶与子宫肌层分界不清,血流信号丰富且极其紊乱。

十一、瘢痕妊娠

(一)病理与临床

瘢痕妊娠是指胚胎种植于子宫前壁下段剖宫产瘢痕处。近年来,随着剖宫产率的上升,其发生率也逐渐上升。瘢痕妊娠的临床表现包括停经后不规则阴道出血及下腹痛,部分患者为早孕常规超声检查时偶然发现。

(二)声像图表现

瘢痕妊娠的声像图表现可分为孕囊型及包块型;孕囊型又分为瘢痕处孕囊型及宫腔下段孕囊型。

孕囊型的声像图表现包括:①瘢痕处孕囊全部或部分位于子宫前壁瘢痕处肌层内(图 17-12A)。②CDFI于孕囊周围可探及滋养层低阻血流。③瘢痕处的肌层明显变薄。④宫腔下段孕囊型表现为孕囊大部分位于宫腔下段甚或宫腔中上段,少部分位于瘢痕处,孕囊常变形,如拉长、成角等(图 17-12B)。⑤瘢痕处孕囊型较易诊断,而宫腔下段孕囊型由于孕囊大部分位于宫腔下段甚或宫腔中上段,少部分位于瘢痕处,易误诊。需引起足够重视。

包块型瘢痕妊娠常见于瘢痕妊娠误诊为宫内妊娠进行一次或多次清宫后的患者。其声像图表现如下(图 17-12C):①子宫前壁下段处可见混合回声包块,以中低回声为主,内部可见不规则无回声区,包块形态多较规则,边界清或不清。②包块向子宫前方膀胱方向突出。③包块周边探及丰富血流信号,可探及低阻动脉血流。

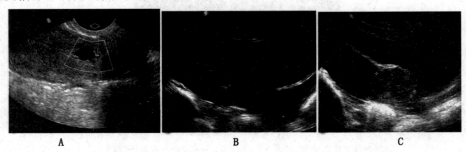

图 17-12 瘢痕妊娠

A.瘢痕妊娠孕囊型:孕囊型大部分位于子宫前壁瘢痕处肌层内;B.瘢痕妊娠
孕囊型:孕囊大部分位于宫腔中下段,少部分位于瘢痕处,前壁下段肌层明显
变薄;C.瘢痕妊娠包块型:子宫前壁下段处可见混合回声包块,边界较清晰

(三)鉴别诊断

包块型瘢痕妊娠需与妊娠滋养细胞肿瘤相鉴别,包块位置、边界、血流特点及临床资料是鉴别要点。瘢痕妊娠包块位于子宫前壁下段,包块与子宫肌层分界较清楚,血流以周边分布为主。妊娠滋养细胞肿瘤可发生于子宫肌层的任何部位,大部分病灶与子宫肌层分界不清,血流信号丰富且极其紊乱,且临床上常有 HCG 值的明显升高等。

十二、葡萄胎

(一)病理与临床

葡萄胎亦称水泡状胎块,是指妊娠后胎盘绒毛滋养细胞异常增生,终末绒毛转变成水泡;水泡间相连成串,形如葡萄而得名。葡萄胎分为完全性葡萄胎和部分性葡萄胎两类,其中大多数为完全性葡萄胎,且具较高的恶变率,少数为部分性葡萄胎,恶变罕见。葡萄胎的真正发病原因不明。临床表现包括停经后阴道流血,子宫异常增大、变软等。目前多数患者为在无临床症状时,因停经常规行超声检查而诊断。

(二)声像图表现

(1)子宫增大,宫腔扩张,肌层变薄。

(2)宫腔内充满混合回声,以中等回声为主,其内弥漫分布大小不等的小囊状无回声,与子宫肌层分界尚清。

(3)宫腔积血征象:宫腔内可见不规则液性暗区或低回声。

(4)部分可合并双侧卵巢的黄素化囊肿。

(三)鉴别诊断

葡萄胎声像图具有特征性,较易诊断。但仅依据声像图表现较难区分完全性葡萄胎和部分性葡萄胎,需依靠清宫后的病理诊断确诊。

十三、侵蚀性葡萄胎

(一)病理与临床

侵蚀性葡萄胎是指葡萄胎组织侵入子宫肌层内,少数转移至子宫外,因具恶性肿瘤行为而命名。侵蚀性葡萄胎来自良性葡萄胎,多数在葡萄胎清除后6个月内发生。临床表现为葡萄胎清除后阴道不规则出血,子宫复旧延迟,HCG下降不满意或升高。

(二)声像图表现

声像图表现如图17-13。

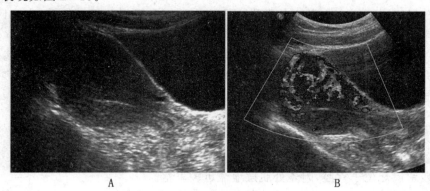

图17-13 侵蚀性葡萄胎

A.子宫前壁增厚,肌层回声不均;B.CDFI其内见异常丰富的血流信号,部分区域血流紊乱

(1)子宫增大,肌层回声不均。

(2)子宫肌层内见不规则中等回声或低回声区,内部回声不均,可见裂隙状或不规则状无回声区,病灶区与正常肌层分界不清。部分体积较大者病灶内部可见多个小囊状无回声区。病灶处正常肌层变薄,部分病灶可穿破浆膜层。

(3)CDFI显示子宫肌层及宫旁血流信号增加,病灶周边探及丰富而紊乱的血流信号,病灶内部裂隙状无回声内充满血流信号,体积较大者病灶内部的小囊状无回声内无血流。频谱多普勒显示病灶侧子宫动脉阻力指数减低,病灶周边及内部血窦内均可探及低阻动脉血流。

(4)部分可合并双侧卵巢黄素化囊肿。

(三)鉴别诊断

1.妊娠物残留

妊娠物残留病灶位于宫腔,附着处肌层血流可较丰富。

2.包块型宫角妊娠

宫角妊娠包块位于子宫角部位,包块与子宫肌层分界较清楚,血流以周边分布为主。妊娠滋养细胞肿瘤可发生于子宫肌层的任何部位,大部分病灶与子宫肌层分界不清,血流信号丰富且极其紊乱。

十四、绒毛膜癌

(一)病理与临床

绒毛膜癌是一种高度恶性肿瘤,早期就可通过血行转移至全身,破坏组织及器官,引起出血坏死。妊娠绒癌可继发于葡萄胎,也可以发生于流产或足月产后。临床表现为不规则阴道出血,以及其转移灶的相应临床表现,并伴有 HCG 显著升高。组织学上绒癌与一般癌肿有很大区别,绒癌没有固有的结缔组织性间质细胞,也没有固有的血管。镜下见增生的滋养细胞和合体滋养细胞侵犯子宫肌层和血管。在癌灶中心部,往往找不到癌细胞,为大量出血坏死。边缘部可见成团滋养细胞,但不能找到绒毛结构。

(二)声像图表现

(1)子宫增大,肌层回声不均。

(2)子宫肌层内见不规则中等回声或低回声区,内部回声不均,可见不规则无回声区,病灶区与正常肌层分界不清。部分体积较大或化疗后的病灶可与肌层分界较清晰,内部回声较均匀。病灶后方回声增强。病灶处正常肌层变薄,部分病灶可穿破浆膜层。

(3)CDFI 显示子宫肌层及宫旁血流信号增加,病灶周边探及丰富紊乱血流,病灶内部不规则无回声内充满紊乱的血流信号,体积较大者病灶中心部分可无明确血流。频谱多普勒显示病灶侧子宫动脉阻力指数减低,病灶周边及内部血窦内可探及低阻动脉血流。

(4)部分可合并双侧卵巢黄素化囊肿。

(三)鉴别诊断

1.妊娠物残留

妊娠物残留病灶位于宫腔,附着处肌层血流可较丰富。

2.包块型宫角妊娠

宫角妊娠包块位于子宫角部,包块与子宫肌层分界较清楚,血流以周边分布为主。妊娠滋养细胞肿瘤可发生于子宫肌层的任何部位,血流信号丰富且极其紊乱。

十五、宫内节育器

(一)病理与临床

我国约 70% 的妇女选用宫内节育器(intrauterine device,IUD)作为避孕方法,约占世界 UD 避孕总数的 80%。IUD 一般是采用防腐塑料或金属制成,部分 IUD 附加有避孕药物(如可释放出女性激素或吲哚美辛等)。目前,国内外现有的 IUD 有 30～40 种,我国临床常用的 IUD 形态各异,有 T 形、V 形、γ 形、宫型等 10 余种形态。

(二)声像图表现

正常 IUD 位置为近宫底的宫腔中上部内,其下缘在宫颈内口之上。经阴道超声较经腹超声能更清晰地显示子宫腔与 IUD 的关系及各类型 IUD 的形态。

(1)IUD 的共同特点为强回声区,但不同类型的 IUD 回声水平不同。含金属的 IUD 回声最强,后方伴有彗星尾征或伴有声影;而塑料材质 IUD 回声强度稍减弱,无明显彗星尾征及声影。

(2)宫内节育器位置下移表现:IUD 未位于宫腔的中上部,IUD 上缘不贴近宫腔底部,其上方可见子宫内膜线回声,IUD 下缘达宫颈内口以下(图 17-14)。

(3)宫内节育器肌层嵌顿表现:IUD 位置偏于一侧;IUD 周边未见内膜回声,可见肌层环绕。

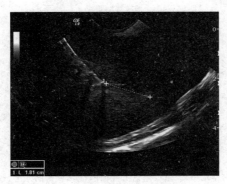

图 17-14　宫内节育器位置下移

宫内节育器主要位于宫腔下段,上端距离宫腔底部约 1.8 cm

（卢伟荣）

第二节　卵 巢 疾 病

卵巢疾病主要包括卵巢瘤样病变和卵巢肿瘤。

卵巢瘤样病变又称卵巢非赘生性囊肿,包括卵巢生理性囊肿、黄素化囊肿、多囊卵巢综合征和卵巢子宫内膜异位症。

卵巢肿瘤种类繁多,根据其来源可分为上皮性肿瘤、性索间质肿瘤、生殖细胞肿瘤和转移性肿瘤。其中主要良性肿瘤包括卵巢浆液性/黏液性囊腺瘤、卵巢成熟性畸胎瘤、卵巢泡膜细胞瘤-纤维瘤。主要恶性肿瘤包括卵巢浆液性/黏液性囊腺癌、卵巢子宫内膜样癌、卵巢透明细胞癌、卵巢颗粒细胞瘤、卵巢未成熟畸胎瘤、卵巢无性细胞瘤、内胚窦瘤和卵巢转移癌。

各类卵巢肿瘤均可并发肿瘤蒂扭转,出现妇科急腹症。

一、卵巢生理性囊肿(滤泡囊肿、黄体囊肿)

(一)病理与临床

本病常见于生育年龄段妇女,通常无症状,少数病例可出现一侧下腹部隐痛。多数生理性囊肿可在1～3 个月自行消失,无须特殊治疗。滤泡囊肿是最常见的卵巢单纯性囊肿,为卵泡发育至成熟卵泡大小时不破裂,且其内液体继续积聚所致,囊内液体清亮透明,直径一般小于5 cm,偶可达 7～8 cm,甚至10 cm。一般无症状,多在 4～6 周逐渐消失。正常排卵后形成的黄体直径一般为 1.5 cm 左右。当黄体腔内积聚较多液体或卵泡壁破裂引起出血量较多而潴留于黄体腔内,形成直径达 2.5 cm 以上的囊肿时,称为黄体囊肿,也有称黄体血肿、出血性黄体囊肿等。黄体囊肿的直径可达到 4 cm 左右,一般不超过5 cm,偶可达 10 cm。较大的黄体囊肿破裂时可出现腹痛、腹膜刺激征等急腹症症状,是妇科较常见的急腹症之一。

(二)声像图表现

1.滤泡囊肿

于一侧卵巢内见无回声区,壁薄而光滑,后方回声增强,一侧或周边可见少许卵巢回声(图 17-15)。

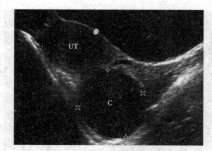

图 17-15　卵巢滤泡囊肿
纵切面显示子宫(UT)左后方无回声(C),壁薄而光滑、透声好

2.黄体囊肿

其超声表现在不同病例中变化较大,与囊内出血量的多少、残余卵泡液的多少及机化血块的大小和形成时间长短等相关。早期急性出血可表现为强回声,可能被误认为实性肿物;此后囊内血液机化形成不规则中低或中高回声;后期血块溶解时可以见到低回声网状结构。囊肿壁塌陷时则形成类圆形实性中等或中高回声。CDFI 表现为囊肿周边有环绕血流,频谱呈低阻型。而囊内包括机化的血块等则均不显示血流信号(图 17-16)。

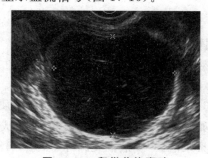

图 17-16　卵巢黄体囊肿
卵巢内见混合回声,类圆形,内见网状中等回声

(三)鉴别诊断

(1)黄体囊肿的超声表现多样,应与卵巢肿瘤相鉴别。囊壁上有血块附着时,可能被误认为是卵巢囊性肿瘤壁上的乳头;囊内较多急性出血或囊肿壁塌陷时可能被误认为是卵巢实性肿瘤或卵巢子宫内膜异位囊肿。鉴别要点包括:①滤泡囊肿和黄体囊肿为单侧、单发囊肿,多于1~3 个月自行消失;而巧克力囊肿可多发、双侧,不会自行消失。随诊复查,可帮助两者的鉴别。②黄体囊肿周边有环绕血流信号,走行规则,频谱呈低阻型,内部未见血流信号,而卵巢实性肿瘤的实性成分内可见血流信号,必要时进行微泡超声造影剂的超声造影检查,有助于明确诊断。

(2)黄体囊肿破裂需与宫外孕破裂相鉴别,前者常发生在月经周期的后半段,表现为一侧卵巢增大、结构模糊,卵巢内见不规则囊性包块。后者多有停经史,超声表现为一侧附件区包块,多位于卵巢与子宫之间,形态不规则,双侧卵巢均可见。

二、黄素化囊肿

(一)病理与临床

黄素化囊肿见于促排卵治疗时出现的卵巢过度刺激综合征(外源性 HCG 过高)患者和滋养

细胞疾病(内源性 HCG 过高)患者。临床症状表现为恶心、呕吐等,严重者可伴有胸腔积液、腹水,出现胸闷、腹胀症状。卵巢过度刺激综合征患者停促排卵药物后囊肿缩小、症状逐渐消失;滋养细胞肿瘤患者化疗后 HCG 水平下降、囊肿也随之缩小。

(二)声像图表现

卵巢过度刺激综合征患者双侧卵巢呈对称性或不对称性增大,内见多个卵泡回声,体积较正常卵泡大;另子宫直肠陷凹可见少量至中等量的积液。滋养细胞肿瘤的黄素化囊肿可出现在单侧,囊肿数目通常并不多。

(三)鉴别诊断

此类疾病的诊断主要依靠病史和声像图特点,多数情况下容易诊断。当因黄素化囊肿而增大的卵巢发生扭转时,患者可出现一侧下腹部剧痛等急腹症症状,此时需与其他妇科急诊相鉴别,如卵巢黄体囊肿破裂、宫外孕破裂、卵巢畸胎瘤扭转等。根据其声像图特点并结合病史,可资鉴别。

三、多囊卵巢综合征

(一)病理与临床

多囊卵巢综合征由于女性内分泌功能紊乱导致生殖功能障碍、糖代谢异常,体内雄激素增多,卵泡不能发育成熟,无排卵。临床表现为月经稀发或闭经、不孕、多毛、肥胖、胰岛素抵抗等。本病常见于青春期女性,关于其发病机制至今尚不十分清楚。大体病理上,60%~70%的多囊卵巢综合征患者表现为双侧卵巢对称性增大,少数病例卵巢无增大或仅单侧增大;切面显示卵巢白膜明显增厚,白膜下排列多个卵泡,数个至数十个不等,直径 0.2~0.6 cm。

(二)声像图表现

典型病例中,子宫略小于正常水平;双侧卵巢增大,长径大于 4 cm,卵泡数目增多,最大切面卵泡数≥10 个,沿卵巢周边分布(图 17-17);卵泡直径较小,平均在 5 mm 左右,无优势卵泡;卵巢髓质部分增多、回声增强。不典型病例中,卵巢体积可在正常范围内,或仅一侧卵巢体积增大,卵泡数目、大小和分布特点同上,超声发现卵巢的卵泡数目增多时,应提示卵巢的卵泡数目增多或卵巢多囊样改变,临床需注意除外多囊卵巢综合征。

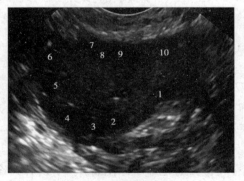

图 17-17 多囊卵巢综合征

卵巢内可见多个小卵泡,沿卵巢周边分布(数字标示 1~10 为卵泡)

(三)鉴别诊断

根据其临床表现、实验室激素水平检测结果,结合超声声像图特点,不难对本病做出判断。

但仍应注意与其他因素引起的卵巢多囊性改变相鉴别,如慢性盆腔炎时卵巢的多囊性改变等。

四、卵巢子宫内膜异位症

(一)病理与临床

卵巢子宫内膜异位症是指具有生长功能的子宫内膜组织异位到卵巢上,与子宫腔内膜一样发生周期性的增殖、分泌和出血所致的囊肿,临床上本病又称"巧克力囊肿",简称巧囊。巧克力囊肿是子宫内膜异位症最常见的类型之一。卵巢子宫内膜异位症的发生学说包括子宫内膜种植、体腔上皮化生、转移等,其中以种植学说得到最为广泛认同,认为子宫内膜及间质组织细胞随月经血通过输卵管逆流进入盆腔,种植到卵巢和盆腔腹膜上,经过反复增生、出血形成囊肿,囊内液通常呈暗褐色、黏稠。由于子宫内膜异位症导致盆腔粘连,卵巢可固定于盆壁或子宫后方。临床表现主要有继发性、渐进性加重的痛经和不孕,部分患者痛经于月经来潮前即出现,来潮后2～3天即缓解;部分患者还有月经失调的表现。约有25%的患者可无任何症状。卵巢内异症囊肿破裂或合并急性感染时亦可引起急腹症。

(二)声像图表现

子宫内膜异位症的声像图表现多样,典型的子宫内膜异位囊肿特点包括以下几点。

(1)囊肿内充满均匀的点状低回声。

(2)有时囊内可见不规则中等回声或网状回声,为出血机化表现(图17-18)。

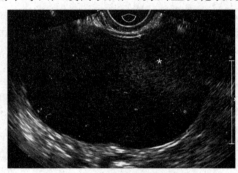

图 17-18　卵巢子宫内膜异位症
病变内见均匀点状低回声,一侧可见不规则中等回声(＊)

(3)囊肿壁较厚。有时一侧卵巢内出现多个囊肿,聚集而形成一个较大的多房性囊肿,之间有厚的分隔。

(4)1/3～1/2 的病例呈双侧性发生,囊肿出现于双侧卵巢。

(5)含有巧克力囊肿的卵巢与周围组织粘连,可固定于子宫的后方。

(6)CDFI:囊肿壁上可探及少许血流信号。

(三)鉴别诊断

卵巢子宫内膜异位症虽有较特异的超声声像图特点,多数病例诊断并不困难。但少数不典型病例的卵巢内异症囊肿内血液完全机化,可出现实性不规则的中等或中高回声,或出现厚薄不均的网状分隔,应注意与卵巢肿瘤、卵巢黄体囊肿等相鉴别。CDFI 肿物内部是否探及血流信号是鉴别诊断的关键,巧克力囊肿内不论是否存在实性回声均不出现血流信号;鉴别困难时,可行静脉超声造影检查明确肿物内血供情况,对鉴别诊断帮助很大。经腹超声检查时,应注意调高仪器 2D 增益,使用仪器的谐波功能或观察囊内有无密集的点状低回声,以与卵巢的滤泡囊肿相鉴别。

五、卵巢冠囊肿

(一)病理与临床

卵巢冠囊肿并不直接来自卵巢,而是来源于卵巢系膜里的中肾管。以生育年龄妇女多见,通常囊肿直径在 3～5 cm,但也可像卵巢囊腺瘤一样大。少数情况下,囊肿合并囊内出血;极少数情况下,囊内有分隔。囊肿体积较小时患者通常无明显不适症状,当囊肿长大到一定程度时,患者可出现腹部隆起、腹胀或一侧下腹隐痛的症状;当其合并囊肿蒂扭转时,则出现急性腹痛等症状。

(二)声像图表现

卵巢冠囊肿表现为一侧附件区的囊性肿物,壁薄、透声好,最主要的特点是同侧卵巢形态完整,位于其旁(图 17-19)。

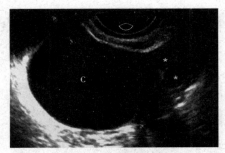

图 17-19　卵巢冠囊肿
卵巢的一侧可见薄壁无回声(C),类圆形,内部无分隔,
透声好,其旁可见卵巢回声(＊:卵巢内的卵泡)

(三)鉴别诊断

本病应与卵巢生理性囊肿和卵巢内异症囊肿等相鉴别,能够观察到卵巢的完整结构位于其旁是鉴别的关键。

六、卵巢囊腺瘤

(一)病理与临床

卵巢囊腺瘤是最常见的卵巢良性肿瘤之一,分为浆液性囊腺瘤和黏液性囊腺瘤。浆液性肿瘤大体病理上为囊性肿物,大多单侧发生,直径 1～20 cm,单房或多房;囊内壁及外壁均光滑,多数囊内含清亮的浆液,少数也可能含较黏稠液;囊内壁有乳头者为乳头状囊腺瘤。黏液性囊腺瘤大体病理上为囊性肿物,多呈圆形、体积巨大;表面光滑,切面常为多房性,囊壁薄而光滑,有时因房过密而呈实性。囊腔内充满胶冻样黏稠液,但少数囊内为浆液性液;较少出现乳头。卵巢囊腺瘤早期体积小,多无症状。中等大的肿瘤常引起腹胀不适。巨大的肿瘤占据盆、腹腔出现压迫症状,腹部隆起,可触及肿块。合并感染时出现腹水、发热、腹痛等症状。黏液性囊腺瘤可发生破裂,种植于腹膜上形成腹膜黏液瘤病,肿瘤体积巨大,压迫但不侵犯实质脏器。

(二)声像图表现

浆液性和黏液性囊腺瘤超声特点有所不同。

（1）浆液性囊腺瘤：中等大小，外形呈规则的类圆形，表面光滑，内部呈单房或多房囊性，分隔薄而规则，囊内透声好。浆液性乳头囊腺瘤囊内见单个或多个内生性和/或外生性乳头，乳头形态较为规则（图 17-20）；CDFI 乳头内可见血流信号。少数病例发生于卵巢冠，仍可见部分正常卵巢组织的回声。

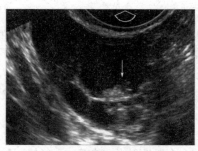

图 17-20 卵巢浆液性乳头状囊腺瘤

卵巢内见无回声，内含网状分隔，隔上可见多个乳头样中高回声（箭头所指为乳头）

（2）黏液性囊腺瘤：常为单侧发生，常呈多房性囊肿，体积通常较大，直径可达 15～30 cm；分隔较多而厚（图 17-21），内部可见散在的点状回声，为黏液性肿瘤的特征性表现；本病较少出现乳头。

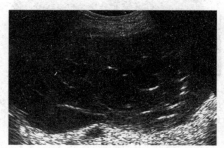

图 17-21 卵巢黏液性乳头状囊腺瘤

附件区见多房性无回声，大小约 20 cm×18 cm×9.0 cm，内含较密集的网状分隔，内部可见散在的点状回声

（3）腹膜黏液瘤病表现为腹腔内见多个病灶，回声表现与单发病变相似，分隔更多、囊腔更小。

（4）交界性囊腺瘤的表现与上述相似，但乳头可能更多、更大，CDFI 可能显示乳头上较丰富血流信号。

（三）鉴别诊断

注意与卵巢生理性囊肿、卵巢子宫内膜异位症、输卵管积水及炎性包块等疾病相鉴别。

七、卵巢囊腺癌

（一）病理与临床

卵巢囊腺癌是卵巢原发的上皮性恶性肿瘤，包括浆液性囊腺癌和黏液性囊腺癌，其中浆液性囊腺癌是最常见的卵巢恶性肿瘤。浆液性囊腺癌肿瘤平均直径 10～15 cm，切面为囊实性，以形成囊腔和乳头为特征，有多数糟脆的乳头和实性结节，囊内容为浆液性或浑浊血性液；黏液性囊腺癌切面呈多房性,囊腔多而密集,囊内壁可见乳头及实性区,囊液为黏稠黏液或血性液,但有约1/4囊内为浆液性液。组织学可分为高、中、低分化三级。卵巢囊腺癌患者早期多无明显症状。出现症状时往往已届晚期,迅速出现腹胀、腹痛、腹部肿块及腹水。预后较差。目前筛查卵巢肿瘤的主要方法是盆腔超声和肿瘤标志物 CA125 的检测,两者联合应用,可提高诊断准确性。

(二)声像图表现

(1)肿物通常体积巨大,外形不规则。

(2)可双侧发生,双侧等大或一侧大而另一侧小。

(3)肿物表现为混合回声,常为一个巨大的肿物内部可见低回声及无回声与分隔。当肿物以低回声为主时,低回声内部明显不均匀、不规则(图 17-22)。以囊性成分为主时,肿瘤内可见多个厚薄不均、不规则的分隔,并可见乳头样中等或中高回声,数目多、体积大、形态不规则,乳头内有圆形无回声区域。囊内有时可见充满细密光点。黏液性囊腺癌超声表现与浆液性囊腺癌相似,不同的是黏液性囊腺癌的无回声区内常见充满密集或稀疏点状回声,为黏液的回声。

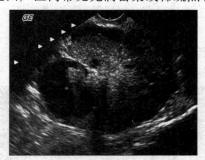

图 17-22 卵巢浆液性乳头状囊腺癌
附件区可见巨大混合回声,形态不规则,内部以不规则中等回声为主,间以不规则无回声区

(4)CDFI:分隔、乳头及肿瘤内低回声区可见较丰富条状血流信号,频谱呈低阻型(RI<0.5)。

(5)常合并腹水。

(三)鉴别诊断

超声检查通常难以在术前确定卵巢恶性病变的病理类型,主要的鉴别诊断包括良性病变与恶性病变的鉴别、卵巢肿瘤与炎性包块的鉴别。鉴别要点如下。

(1)二维形态:①有实性成分的单房或多房囊肿,乳头数目较多、不规则时要考虑到恶性病变。②以实性为主的囊实性病变,或回声不均匀的实性肿瘤则大多为恶性。恶性肿瘤较大时形态不规则、边界欠清、内部回声明显不均,可见厚薄不均的分隔,多合并腹水。③良性肿瘤多表现为囊性或以囊性为主的混合性包块,如单房囊肿、无实性成分或乳头,或多房囊肿,有分隔,但无实性成分或乳头,且分隔薄而均匀时,一般为良性;有乳头但数目少且规则,也多为良性。④盆腔炎性包块的二维及 CDFI 特征与卵巢恶性肿瘤有不少相似之处,是超声鉴别诊断的难点。通过仔细观察输卵管炎症的腊肠样回声,以及是否有正常的卵巢回声结构是鉴别诊断的关键,若在附件区域或病灶内见到正常卵巢结构,则首先考虑为炎性病变。当然,盆腔炎症明显累及卵巢(如输卵管-卵巢脓肿)时,单凭超声表现是很难确定的,必须密切结合临床病史、症状及体征进行综合判断。

(2)CDFI 对卵巢肿瘤良恶性鉴别的帮助也是肯定的。恶性肿瘤由于其大量新生血管及动静脉瘘形成、血管管壁缺乏平滑肌,CDFI 可见丰富血流信号,动脉血流多呈低阻型,多数学者认为 RI<0.4 可作为诊断恶性卵巢肿瘤的 RI 阈值。

因卵巢肿瘤组织学的种类繁多,除典型的畸胎瘤、浆液性囊性瘤和黏液性囊腺瘤外,超声检查通常无法判断其组织学类型。根据卵巢肿物二维声像图上的形态学特点,可以对一部分肿瘤的性质做出良恶性鉴别。但是非赘生性囊肿合并出血、不典型的卵巢子宫内膜异位症囊肿及盆腔炎性疾病时声像图变异很大,给良恶性肿瘤的鉴别诊断带来困难。

八、卵巢子宫内膜样癌

(一)病理与临床

卵巢子宫内膜样癌为卵巢上皮来源恶性肿瘤,大体病理上,肿物为囊实性或大部分为实性,直径为10~20 cm,囊内可有乳头状突起。部分肿瘤为双侧性。镜下组织结构与子宫内膜癌极相似。临床表现包括盆腔包块、腹胀、腹痛、不规则阴道出血、腹水等。本病可能为子宫内膜异位囊肿恶变,也可与子宫内膜癌并发,因此当发现囊实性类似囊腺癌的肿块时,若有内膜异位症病史,或同时发现子宫内膜癌,应注意卵巢子宫内膜样癌的可能性。

(二)声像图表现

本病声像图特点类似卵巢乳头状囊腺癌,呈以中等回声为主的混合回声,或无回声内见多个乳头状中等回声或形态不规则的中等回声(图 17-23)。

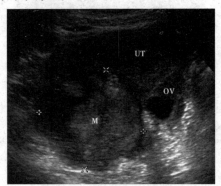

图 17-23　卵巢子宫内膜样癌

附件区可见混合回声包块,部分边界不清、形态欠规则,内见不规则中高回声(M 为肿物;UT 为子宫;OV 为另一侧的卵巢)

(三)鉴别诊断

见卵巢囊腺癌。

九、卵巢颗粒细胞瘤

(一)病理与临床

卵巢颗粒细胞瘤为低度恶性卵巢肿瘤,是性索间质肿瘤的主要类型之一;约75%的肿瘤分泌雌激素。自然病程较长,有易复发的特点。大体病理上,肿瘤大小不等,圆形、卵圆形或分叶状,表面光滑;切面实性或囊实性,可有灶性出血或坏死;少数颗粒细胞瘤以囊性为主,内充满淡黄色液体,大体病理上似囊腺瘤。颗粒细胞瘤可分为成人型及幼年型,成人型约占95%,而幼年型约占5%。幼年型患者可出现性早熟症状。成人患者好发年龄为40~50岁妇女及绝经后妇女,主要临床症状包括月经紊乱、月经过多、经期延长或闭经,绝经后阴道不规则出血;高水平雌激素的长期刺激使子宫内膜增生,或出现息肉甚至癌变,还会出现子宫肌瘤等。其他临床症状包括盆腔包块、腹胀、腹痛等。

(二)声像图表现

(1)颗粒细胞瘤可以为实性、囊实性或囊性,因而声像图表现呈多样性。小者以实性不均质低回声为主,后方无明显声衰减。大者可因出血、坏死、囊性变而呈囊实性或囊性,可有多个分隔而呈多房囊实型,有时表现为实性包块中见蜂窝状无回声区;囊性为的主包块可表现为多房性甚或大的单房性囊肿。在彩色多普勒超声下,由于颗粒细胞瘤产生雌激素,使瘤体内部血管扩张明显,多数肿瘤实性部分和分隔上可检出较丰富血流信号。

(2)子宫:肿瘤产生的雌激素可导致子宫内膜增生、息肉甚至内膜癌表现。

(三)鉴别诊断

实性卵巢颗粒细胞瘤需与浆膜下子宫肌瘤鉴别;多房囊实性者需与其他卵巢肿瘤如浆液性囊腺癌、黏液性囊腺瘤/癌等相鉴别;囊肿型颗粒细胞瘤内含清亮液体回声且壁薄,需与囊腺瘤甚或卵巢单纯性囊肿鉴别。鉴别困难时,需密切结合临床资料综合判断。

十、卵泡膜细胞瘤与卵巢纤维瘤

(一)病理与临床

卵泡膜细胞瘤和卵巢纤维瘤均为性索间质肿瘤,为良性肿瘤。前者可与颗粒细胞瘤合并存在,分泌雌激素,出现子宫内膜增生症、月经不规律或绝经后出血等相关症状。后者不分泌激素,但有时并发腹水或胸腔积液,此时称 Meigs 综合征。卵泡膜细胞瘤与卵巢纤维瘤常混合存在,故有泡膜纤维瘤之称。病理检查发现前者由短梭形细胞构成,细胞质富含脂质,类似卵巢卵泡膜内层细胞;后者瘤细胞呈梭形、编织状排列,内含大量胶原纤维。卵泡膜细胞瘤好发于绝经前后,约 65% 发生在绝经后;卵巢纤维瘤也多发于中老年妇女。卵泡膜细胞瘤的临床症状包括月经紊乱、绝经后阴道出血等雌激素分泌引起的症状及腹部包块等。卵巢纤维瘤的主要临床症状包括腹痛、腹部包块及由于肿瘤压迫引起的泌尿系统症状等。卵巢纤维瘤多为中等大小、光滑活动、质实而沉,很容易扭转而发生急性腹痛。也有相当的病例并没有临床症状,于体检及其他手术时发现,或因急性扭转始来就诊。

(二)声像图表现

两者均为单侧实性肿物,肿物类圆形、边界清晰,内部回声均匀或不均匀。泡膜细胞瘤表现为中高或中低水平回声区,透声性尚好,后方回声可轻度增强(图 17-24)。彩色多普勒超声可见散在血流信号。少数病例呈囊实性表现。卵巢纤维瘤特点为圆形或椭圆形低回声区(回声水平多较子宫肌瘤更低),边界轮廓清晰,常伴后方衰减,此时后方边界不清(图 17-25)。有时难与带蒂的子宫浆膜下肌瘤或阔韧带肌瘤鉴别。

(三)鉴别诊断

应与浆膜下子宫肌瘤、卵巢囊肿等相鉴别。多数情况下可以发现浆膜下肌瘤与子宫相连的蒂,鉴别较易;不能观察到蒂时,若见双侧完整、正常的卵巢结构,则有助判断为浆膜下子宫肌瘤。若同侧的卵巢未显示或不完整,则卵巢纤维瘤可能性大。少数质地致密的纤维瘤,声像图上回声极低,尤其经腹扫查时可表现为类似无回声样的包块,可能误诊为卵巢囊肿,经阴道超声仔细观察囊肿后方回声增强的特征及病灶内有否血流信号可帮助明确诊断。

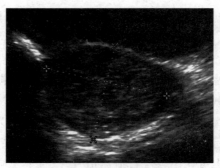

图 17-24　卵泡膜细胞瘤图像

病变呈混合回声,类圆形、边界清晰,内见中等回声及少许无回声

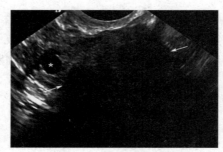

图 17-25　卵巢纤维瘤图像

病变呈低回声(箭头),后方回声衰减,其旁可见卵巢回声(＊:卵泡)

十一、成熟性畸胎瘤(皮样囊肿)

(一)病理与临床

成熟性畸胎瘤即良性畸胎瘤,肿瘤以外胚层来源的皮肤附件成分构成的囊性畸胎瘤为多,故又称皮样囊肿,是最常见的卵巢良性肿瘤之一。大体病理上,肿瘤最小的仅 1 cm,最大可达 30 cm或充满腹腔,双侧性占 8％～24％;肿瘤为圆形或卵圆形,包膜完整光滑;切面单房或多房。囊内含黄色皮脂样物和毛发等。囊壁内常有一个或数个乳头或头结节。头结节常为脂肪、骨、软骨,有时可见到一个或数个完好的牙齿。成熟性畸胎瘤可发生在任何年龄,但 80％～90％为生育年龄妇女。通常无临床症状,多在盆腔检查或影像检查时发现。肿瘤大者可及腹部包块。并发症有扭转、破裂和继发感染。由于肿瘤成分多样、密度不一,易发生蒂扭转,扭转和破裂均可导致急腹症发生。

(二)声像图表现

由于本病组织成分多样,其声像图表现也多种多样,诊断主要依靠以下特征性表现(图 17-26)。

(1)为类圆形混合回声,边界较清晰,外形规则。

(2)内部可见散在点状、短线样强回声(落雪征),为毛发的回声。

(3)内有多发强回声光团后伴声影,其组织学类型为毛发和油脂,有时几乎充满整个囊腔,易被误认为肠道气体造成漏诊。

(4)脂-液分层征,高回声油脂密度小而浮在上层、含有毛发和上皮碎屑的液性成分密度大而沉于底层。两者之间出现分界线,此界线于患者发生体位变化时(平卧、站立和俯卧等)随之变化。

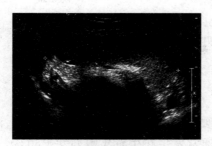

图 17-26 卵巢成熟性畸胎瘤图像

腹盆腔巨大混合回声,内部可见点状回声、线状回声、无回声及强回声光团后伴声影

(5)囊壁上可见强回声,后方声影明显,此为壁立结节征,其成分为骨骼或牙齿。

(6)杂乱结构征:肿瘤内因同时含有多种不同成分而同时出现落雪征、强光团和脂液分层征象。

(三)鉴别诊断

成熟性畸胎瘤的声像图表现较典型,鉴别较易。但仍需与巧克力囊肿、黄体囊肿、肠管等相鉴别。畸胎瘤内密集点状回声的回声水平常高于巧克力囊肿,且常见有后方声影的团状强回声;黄体囊肿囊内回声水平较畸胎瘤低。特别需要注意的是与肠管及肠道胀气相鉴别,应仔细观察肠管蠕动,必要时嘱患者排便后复查。此外,还应注意有无畸胎瘤恶变及畸胎瘤复发。

十二、未成熟畸胎瘤和成熟性畸胎瘤恶变

(一)病理与临床

少见的卵巢恶性肿瘤,好发于儿童和青年女性。成熟性畸胎瘤恶变发生率为1%～2%,主要发生于年龄较大妇女。可出现血 AFP 升高。大体病理上,大多数肿瘤为单侧性巨大肿物。瘤体包含三个胚层来源的组织。未成熟畸胎瘤中除三胚层来的成熟组织外还有未成熟组织,最常见的成分是神经上皮。肿瘤多数呈囊实性,实性部分质软,肿瘤可自行破裂或在手术中撕裂。可见毛发、骨、软骨、黑色脉络膜及脑组织等,但牙齿少见。未成熟畸胎瘤多见于年轻患者,平均年龄为17～19 岁。常见症状为腹部包块、腹痛等;因腹腔种植率高,60%有腹水。血清 AFP 可升高。

(二)声像图表现

肿瘤结构杂乱,以囊实性表现为主,声像图与其他卵巢癌无特征性差异(图 17-27)。有时可见伴声影的团状强回声。

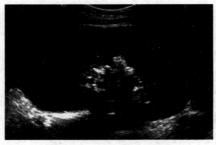

图 17-27 未成熟畸胎瘤

盆腹腔巨大混合回声,边界尚清、外形欠规则,内可见不规则中高回声、分隔及无回声

（三）鉴别诊断

本病超声表现与其他原发卵巢癌相似,鉴别依靠病理。

十三、卵巢转移癌

（一）病理与临床

卵巢转移癌的原发部位主要是胃和结肠,其次还有乳腺、肺、泌尿道、淋巴瘤、生殖器官(子宫、阴道、宫颈、对侧卵巢等)。通常发生在生育年龄妇女。60％～80％为双侧发生。库肯勃瘤(Krukenburg's Tumor)特指内部含有"印戒"细胞的卵巢转移性腺癌,原发于胃肠道,肿瘤呈双侧性、中等大小,多保持卵巢原状或呈肾形。一般与周围组织无粘连,切面实性、胶质样、多伴腹水。镜下见典型的印戒细胞,能产生黏液;周围是结缔组织或黏液瘤性间质。本病预后差。

（二）声像图表现

双侧卵巢增大,但多保持原有形状,有时外缘不规则呈结节状,有清晰轮廓。为以实性成分为主的实性包块,或间以囊性成分的囊实性包块(图 17-28),内部呈中高等或低回声,后方回声可衰减;CDFI 显示瘤内血流丰富。常伴腹水。

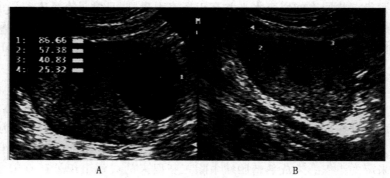

图 17-28　卵巢库肯勃瘤
右侧(A)及左侧(B)附件区混合回声,边界尚清,均呈类圆形、以中等回声为主

（三）鉴别诊断

卵巢原发肿瘤和继发肿瘤的鉴别相当重要,因为两者的临床治疗方式和预后有很大差别。本病的主要特点是双侧、以实性为主、具有一定的活动度的附件区肿物。若患者有消化道、乳腺等部位的恶性肿瘤病史或有不适症状,应考虑到转移性卵巢癌的可能。

十四、卵巢肿瘤蒂扭转

（一）病理与临床

卵巢肿瘤蒂扭转是常见的妇科急腹症,单侧常见。卵巢畸胎瘤、卵巢冠囊肿及卵巢过度刺激综合征等是造成扭转的常见病因,卵巢体积增大导致其蒂部相对变细而使卵巢易发生扭转;正常卵巢发生扭转少见。蒂由输卵管、卵巢固有韧带和骨盆漏斗韧带组成。急性扭转发生后,静脉、淋巴回流受阻,瘤内有出血,瘤体急剧增大,可导致卵巢发生坏死。慢性扭转症状不明显,间歇性或不完全扭转时,卵巢明显水肿。急性扭转的典型症状是突然发生一侧下腹剧痛,常伴恶心呕吐甚至休克。妇科检查可触及张力较大的肿块,压痛以瘤蒂处最为剧烈。卵巢蒂扭转一经确诊应立即手术。

(二)声像图表现

卵巢蒂扭转的声像图表现取决于扭转发生的时间、扭转的程度(完全性扭转、不完全性扭转)、伴发的肿瘤或卵巢内出血的情况,所以在扭转的早期声像图无特征性表现,往往给早期诊断带来困难。典型的病例声像图特征包括以下几点(图 17-29)。

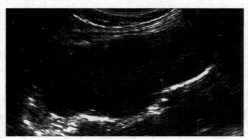

图 17-29 卵巢刺激综合征合并卵巢蒂扭转

患者曾行 IVF-EP,后行减胎术。患侧卵巢增大(卡尺之间),边界尚清,
形态不规则,内部多个低-无回声,边界模糊;卵巢实质回声普遍减低

(1)扭转的卵巢多位于子宫的上方、靠近中线的部位。

(2)扭转的卵巢体积弥漫性增大,并包含一个或多个出血性坏死导致的低回声或中等回声区。

(3)在蒂部有时可以见到低回声的缠绕的血管结构,由多普勒检查可以沿卵巢韧带和漏斗韧带显示卵巢血供,如果检测到高阻动脉或动静脉血流缺失,可以帮助超声做出特异性诊断。

(4)非特异性表现:附件区无回声、混合回声,壁厚,内部有出血,盆腔积液。

(三)鉴别诊断

本病多出现于妇科急诊患者,临床症状对于诊断非常有帮助。超声医师往往由于卵巢的肿瘤性疾病容易为超声所观察到,而忽略本病的存在导致漏诊。因此,应提高对本病的认识。

(卢伟荣)

第三节 盆腔疾病

一、盆腔炎性疾病

(一)病理与临床

盆腔炎性疾病(pelvic inflammatory disease,PID)的主要途径是上行性感染,微生物由阴道和宫颈向上蔓延,经过子宫内膜感染输卵管黏膜。微生物培养标本中发现的病原菌通常是多种的,包括淋球菌、沙眼衣原体及需氧细菌和厌氧细菌。而且,病原菌的种类和数量取决于获取标本时疾病所处的不同发展阶段。子宫内膜炎常常是急性盆腔炎的一部分,炎症导致宫颈粘连闭塞后可发生宫腔积脓。病变进一步发展形成输卵管炎,是最常见、最具代表性的一类盆腔炎性疾病。病灶多位于子宫后方或阔韧带后叶与肠管间粘连处。典型症状为下腹疼痛伴发热,可以出现膀胱或直肠刺激症状。如果炎症累及卵巢并形成脓肿时,则称为输卵管-卵巢脓肿。单独的卵巢脓肿极少见。炎症消退后产生纤维粘连,造成输卵管伞端闭锁,输卵管内液体积聚,形成输卵管积水,输卵管卵巢脓肿可演变为输卵管卵巢积水。结核性盆腔炎往往继发于身体其他部位的结核,其中,输卵管结核占90%,并且多为双侧性。

(二)声像图表现

(1)子宫内膜炎的声像图无特异性表现,往往仅有非特异性的内膜增厚、不规则或有少量的宫腔积液。

(2)卵巢、输卵管病变在疾病的早期声像图表现可以完全正常。诊断必须结合临床。

(3)宫腔积脓时的超声检查可见宫腔扩张,根据感染和出血程度的不同,液体的回声不同。发现宫腔积脓后,应考虑宫颈口闭塞的原因,寻找有无占位性病变。

(4)典型的输卵管积水或积脓(图17-30):输卵管积水形成梭形或腊肠形的无回声区,内见不完整分隔(输卵管皱襞),积脓时无回声区内见点状低回声,或呈低回声表现,大小粗细在不同病例间差异较大。包块壁由输卵管形成,壁的厚薄在急慢性炎症表现不同,一般急性期输卵管壁增厚,边界不清;慢性期壁薄。有时沿着扩张的输卵管可以追踪到子宫角区域。

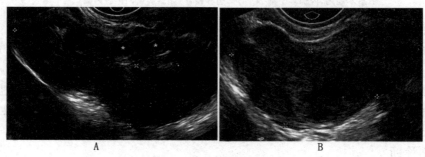

图 17-30　输卵管炎症、积水

A.附件区混合回声呈腊肠样,内有不完整分隔,卵巢位于其一侧;

B.同一患者附件区混合回声,内见低回声及不规则无回声区(＊:卵泡)

(5)输卵管、卵巢脓肿时,附件区见多房囊性混合回声区,囊肿壁增厚,壁上可见多个结节样强回声突起,大小均匀,内有光点及中等回声光团,为脓液、细胞碎片和结缔组织产生的回声;包块与周围组织粘连;子宫直肠陷凹可见积液。图像与卵巢浆液性肿瘤相似。

(三)鉴别诊断

1.需与卵巢瘤样病变鉴别

黄体囊肿随诊可见变化(缩小或消失);巧克力囊肿内见细小密集的点状回声。而输卵管积水未累及卵巢时可探及正常卵巢回声,这一点对鉴别诊断很重要。应仔细观察两侧卵巢回声、囊性包块内有无不完整分隔等,以明确输卵管积水的诊断。

2.需与卵巢肿瘤鉴别

输卵管卵巢炎、输卵管卵巢脓肿等均表现为非特异性的囊实性包块,且有盆腔炎性疾病时CA125也可以升高,因此临床及超声上与卵巢肿瘤鉴别比较困难。若包块内或其旁见到正常卵巢回声,则炎性包块可能性很大;另外,双侧性囊实性包块,尤其是可见卵巢样结构时,为炎性包块。但是在某些病例中,特别是缺乏盆腔炎性疾病临床症状时,输卵管卵巢炎、输卵管卵巢脓肿的声像图表现不易与肿瘤,特别是有时与恶性肿瘤鉴别不易,需行穿刺或腹腔镜手术检查明确诊断。

二、异位妊娠

(一)病理与临床

孕卵在子宫腔以外着床发育称为异位妊娠,又称宫外孕。以输卵管妊娠最为多见,约占异位妊娠的 95%,其中又以输卵管壶腹部妊娠最多见。异位妊娠的临床症状包括停经、阴道淋漓出血、腹痛和附件区包块等。尿 HCG 呈阳性及血 HCG 升高。异位妊娠破裂造成腹腔内出血时,可并发出血性休克,延误处理可危及患者生命。其他异位妊娠约占异位妊娠的 5%,包括宫角妊娠、剖宫产瘢痕妊娠、卵巢妊娠、残角子宫妊娠、腹腔妊娠等,其中宫角妊娠和剖宫产瘢痕妊娠不在此节涉及,本节主要描述输卵管壶腹部妊娠的声像图特点和诊断。

(二)声像图表现

(1)子宫腔内未见孕囊,子宫内膜增厚,有时宫腔内可出现假孕囊征(单环状无回声)。

(2)输卵管壶腹部妊娠的病灶多位于子宫与卵巢之间。根据妊娠囊是否破裂可分为孕囊型和包块型两种。孕囊型表现为附件区厚壁囊性回声,有面包圈征,内见胎芽及胎心搏动或未见胎芽及胎心搏动;包块型宫外孕无面包圈征,表现为附件区包块,依据破裂出血时间长短、出血量大小可表现为不均匀中低/中等/中高回声包块,内部回声不均(图 17-31)。

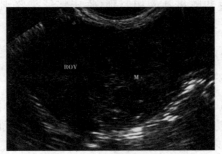

图 17-31 输卵管妊娠
右侧卵巢(ROV)与子宫之间中高回声光团(M)

(3)输卵管妊娠破裂时,附件区可见形态不规则的中高回声包块,边界模糊,可将卵巢包绕其中。子宫直肠窝、子宫前方及双侧宫旁均可出现积液,内含细密点状回声。

(4)CDFI:多能够显示异位妊娠病灶周边环绕血流。

(三)鉴别诊断

宫外孕具有典型的妊娠囊特征时容易明确诊断。破裂出血型宫外孕呈不均匀回声包块,且有急腹症表现,应与黄体囊肿破裂、卵巢肿瘤蒂扭转等相鉴别。黄体囊肿破裂出血时,患者有腹痛和内出血的症状,附件区可出现不均匀中低回声包块伴子宫直肠凹内积液,临床症状及声像图表现与异位妊娠相似,但其包块位于卵巢内,有助鉴别。宫外孕合并黄体囊肿破裂出血时,鉴别困难。

三、原发性输卵管癌

(一)病理与临床

原发性输卵管癌罕见,多发生于绝经后老年女性。单侧多见,输卵管呈结节状或腊肠样增大,切面见灰白色乳头状或菜花样肿物,镜下特征为腺癌。本病早期无特异性症状,进展期出现输卵管癌三联症,即阴道排液、腹痛、盆腔包块。阴道排液是特征性症状,呈间歇性,多为浆液性、黄色、无臭液体,有时为血性液体,阴道排液前可出现一侧下腹部疼痛。

(二)声像图表现

肿物位于宫旁附件区,呈囊实性混合回声,多为腊肠形或类圆形,内见不规则实性中等或中低回声,有时可见乳头状回声;子宫宫腔可见积液。CDFI:于实性成分内可见血流信号(图 17-32)。

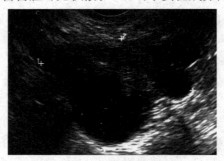

图 17-32　原发性输卵管癌

(三)鉴别诊断

本病应与输卵管炎性包块和卵巢肿瘤相鉴别,临床特征是鉴别的有力帮助。但鉴别较困难,诊断依靠手术病理获得。

四、盆腔静脉淤血综合征

(一)病理与临床

盆腔静脉淤血综合征(pelvic congestion syndrome,PCS)可分为原发性和继发性两类,原发性 PCS 是指由于卵巢静脉瓣功能障碍导致卵巢静脉、宫旁静脉扩张迂曲、流速减低,Valsalva 动作时可见反流引起的一系列不适综合征,主要有盆腔慢性钝痛、压迫感和沉重感等。继发性 PCS 是由于静脉以外因素造成的静脉扩张迂曲,病因包括:胡桃夹现象和盆腔血供增多等,后者包括炎症、多次妊娠和较大子宫肌瘤等;输卵管结扎术也是引起 PCS 的原因之一。

(二)声像图表现

超声显示盆腔静脉扩张呈串珠状、蚯蚓状、湖泊样无回声区,内径 5～10 mm(图 17-33);静脉流速低,Valsalva 动作时可出现反向血流信号;可伴有子宫肌层弓形静脉扩张。

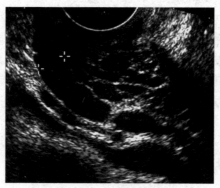

图 17-33　盆腔静脉淤血综合征
宫旁可见迂曲的静脉丛回声,呈湖泊样或串珠状,最宽 0.78 cm,内见细密光点

（三）鉴别诊断

主要与包裹性积液相鉴别，CDFI 特征结合 Valsalva 动作表现可明确诊断。

五、盆腔包裹性积液

（一）病理与临床

常见于盆腔炎性疾病、卵巢子宫内膜异位症、盆腹腔手术或创伤后，囊肿周边有间皮细胞围绕，囊肿的直径可达 20 cm，囊内液体可以是无色透明，也可以是血性的。患者出现下腹疼痛，并可扪及肿块，囊肿合并感染时有发热。包裹性积液手术治疗后复发率高，可达 30%～50%。

（二）声像图表现

常见表现为无回声区，形态欠规则，张力低，有时内部可见纤细的分隔；有时无回声区内可以见到形态正常的卵巢或输卵管伞端，居于一侧（图 17-34）。

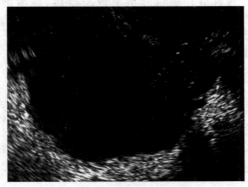

图 17-34 盆腔包裹性积液

一侧附件无回声区，形态欠规则，张力低，内可见输卵管伞端被包绕其中

（三）鉴别诊断

（1）卵巢冠囊肿：也在囊肿旁见到正常卵巢，应与包裹性积液相鉴别。卵巢冠囊肿的形态多为圆形或椭圆形，有一定张力，有助鉴别。

（2）淋巴囊肿：患者有手术史，进行淋巴结清扫手术后易出现淋巴囊肿，淋巴囊肿为圆形或椭圆形囊肿，且有特定的发生部位，即双侧的髂血管旁，而包裹性积液可发生在盆腔不同部位。

六、盆腔手术后血肿或脓肿形成

（一）病理与临床

盆腔手术后患者出现血红蛋白进行性下降或不明原因的发热时，应考虑有无活动性出血或脓肿形成。此时超声检查的主要目的是判断有无血肿、脓肿及其部位。出血可以发生在腹膜内、腹膜外（如筋膜下）、腹壁内，所以超声检查的部位应包括腹壁手术切口处和膀胱前方。

（二）声像图表现

1.血肿

（1）筋膜下血肿：往往发生在腹直肌的深面，位于腹膜外，为无回声包块内部有点状强回声，或因血块收缩而呈囊实性包块。出血进一步增多时，包块向下延伸可达耻骨后。

（2）膀胱反折处血肿：往往发生在剖宫产术后，包块位于膀胱后方、子宫下段手术切口附近。出血进一步增多时，包块在两侧阔韧带内延伸。

2.脓肿

血肿可继发感染形成脓肿。可在超声引导下穿刺抽液等，既是诊断也是治疗。

3.肾积水

血肿或脓肿压迫输尿管，可引起同侧肾积水。手术损伤也可造成同侧肾积水。超声可帮助判断肾积水的程度和原因。

（三）鉴别诊断

患者有明确手术史，术后出现血红蛋白进行性下降、发热等临床症状，结合超声检查显示腹水、混合回声包块、同侧肾积水等，诊断并不困难。需鉴别的疾病包括手术未能切除的肿物、腹腔肿大的淋巴结、淋巴囊肿等。综合分析声像图特点、血清学检验及临床症状是鉴别的关键。

七、盆腔手术后淋巴囊肿

（一）病理与临床

本病为妇科恶性肿瘤淋巴清扫术后的并发症之一，由于淋巴管手术结扎而造成淋巴液回流障碍形成潴留性囊肿，一般发生于术后1周，单侧或者双侧均可发生，多位于双侧髂窝区域、髂血管旁及腹股沟区域。较小的未经治疗可自行缓慢消失，较大囊肿产生压迫症状或炎症、出血，引起发热、腹痛，需要治疗，可于超声引导下进行囊肿穿刺引流。

（二）声像图表现

位于髂血管旁的无回声区，体积变化较大。内部回声多为透声好的无回声，合并出血和炎症反应时出现内部透声性差、可见细密点状低回声，少数病例囊内见部分薄的分隔。CDFI：内部未见血流信号。

（三）鉴别诊断

本病应与包裹性积液、复发肿瘤和淋巴结肿大相鉴别，根据其特殊部位、内部回声特点较易鉴别。

八、妇科恶性肿瘤术后盆腔复发病灶

（一）病理与临床

妇科恶性肿瘤的恶性程度普遍较高，手术后不乏复发病例。其中卵巢癌的复发可位于腹腔脏器、肠系膜和大网膜表面，而阴道残端并不一定出现病灶，检查时应当进行全面的全腹腔扫查。而宫颈癌、子宫内膜癌及子宫肉瘤等的复发病灶主要位于阴道残端，其形态不规则，内部回声特点与原发病相似。临床症状包括下腹胀痛、腰痛、腹部扪及包块。部分患者可无明显自觉症状。

（二）声像图特点

不同组织学类型肿瘤的复发病灶具有不同的声像图特点，浆液性乳头状癌的复发病灶呈囊实性（图17-35），而肉瘤的复发病灶可呈完全实性的病灶（图17-36）。CDFI：实性成分内常常出现较丰富血流信号。

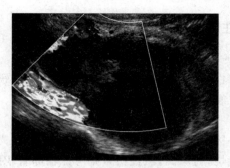

图 17-35　卵巢浆液性乳头状癌术后复发病灶

患者为低分化卵巢浆液性乳头状癌 3c 期分期术后 6 年,发现腹部包块及 CA125 升高来检查。图中可见混合回声,形态不规则,内可见乳头状中等回声及无回声。CDFI:于中等回声内可见点状血流信号

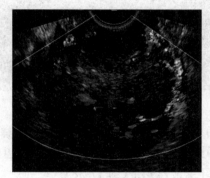

图 17-36　子宫肉瘤复发病灶

患者因子宫肉瘤两次手术,子宫、双侧附件已切除,腹痛并发现腹部包块半年来检查,图中可见盆腔中低回声,边界尚清,形态不规则;CDFI:内见条状分支血流信号

(三)鉴别诊断

囊实性病变应与盆腔术后包裹性积液或血肿相鉴别,结合临床特征、血液检查等手段可以帮助鉴别。实性病变应与盆腔淋巴结肿大相鉴别,CDFI 特点和病变部位有助于鉴别。

(王春燕)

第四节　输卵管疾病

一、子宫输卵管声学造影

正常输卵管不易显示,输卵管声学造影可用来诊断不孕症,显示输卵管通畅与否,输卵管积水及输卵管肿瘤等。

方法:在月经干净 3～8 天,适当充盈膀胱,在超声仪器监控下,按常规输卵管通水方法,将通水管放入宫腔内,再用 3% 过氧化氢 8～10 mL 通过通水管缓缓注入宫腔内,同时用超声仪器观察过氧化氢气泡沿输卵管腔移动情况,注意是否从输卵管伞端溢出,此时患者即感觉腹部不适。

二、输卵管积水及炎性肿块

(一)病理

输卵管积水是由于炎症(性病、结核、细菌感染等)致使伞端闭锁,管腔内渗出物聚集而成,管腔膨胀,形成"腊肠状"。急性感染也可形成输卵管积脓。

(二)超声表现

输卵管积水:显示在附件区"腊肠样"液性暗区,清亮,囊壁薄,光滑。卵巢常可显示。如果液性暗区内有细小光点,又有发烧,血象高,脓性白带则考虑输卵管积脓(图17-37)。

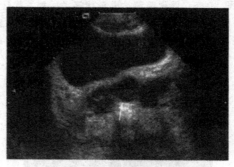

图17-37 输卵管积水声像图

附件炎性肿块:由输卵管卵巢炎症引起渗出,纤维化增生包绕肠管、大网膜及子宫形成。超声显示不规则液性暗区,可延伸到子宫两旁及子宫直肠陷凹处,边界可清晰,亦可不规则,周围有肠管气体包绕。液性暗区内有纤维素样光带(图17-38)。

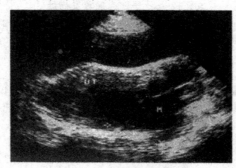

图17-38 附件炎性肿块声像图

(三)临床价值

输卵管积水、积脓及附件炎性肿块,均可因部位不同而图像有区别,可结合临床作出诊断。单纯附件炎性肿块在临床及图像上无特异性,故不能诊断。

三、原发性输卵管癌

(一)病理

原发性输卵管癌多见于绝经前后,与不孕症及慢性输卵管炎症有关。典型症状为无任何不适的阴道大量排液,早期为清亮液体,晚期为血性。因少见,极易误诊。输卵管癌多为腺癌,常为单侧,好发于壶腹部,病变起自输卵管黏膜层,输卵管增粗呈腊肠形或梨形,实性,大小不等,常与周围组织、网膜、肠管粘连,形成肿块。早期不易诊断。

（二）超声表现

一侧附件区呈实性腊肠形或梨形肿块,与子宫紧连,向盆侧壁延伸及对侧转移,子宫常增大,边界毛糙,分界不清。伴腹腔液性暗区。如有网膜及腹膜转移,可出现小结节或下腹部实性肿块。

（三）临床价值

原发性输卵管癌较卵巢肿瘤更不易早期发现,不仅是检查手段无法早期发现,其临床症状易被忽略,一旦发现均已是晚期,预后极差,故定期体检,做阴道、宫颈涂片极为重要。

（王春燕）

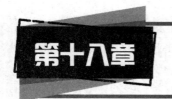

第十八章　产科疾病超声诊断

第一节　异位妊娠

当孕卵在子宫体腔以外的部位着床发育,称为异位妊娠,着床在子宫以外的部位,也称为宫外孕。包括输卵管妊娠、卵巢妊娠、宫角妊娠、宫颈妊娠、腹腔妊娠、残角子宫妊娠、剖宫产瘢痕妊娠等。

一、病因及病理

各种原因引起的输卵管功能性或器质性病变,如慢性输卵管炎、输卵管发育不全、发育异常、输卵管手术后和盆腔子宫内膜异位症等,使受精卵经过输卵管时受到阻碍、时间延长,不能按时将受精卵运送到宫腔而在输卵管内种植着床。宫内放置节育器后也可能引起慢性输卵管炎。一侧的卵巢排卵后未向同侧输卵管移行而向对侧移行,称孕卵游走。移行时间的延长使孕卵发育到着床阶段时仍未抵达宫腔,便就地着床,引起了输卵管妊娠、腹腔妊娠、对侧卵巢妊娠等。

病理上,输卵管妊娠最为常见。其中,尤以输卵管壶腹部居多,壶腹部约占70%,其次是峡部约占22%,伞部及间质部约5%。

孕卵着床于输卵管后,由于输卵管黏膜不能形成完整的蜕膜层,孕卵的滋养层便直接侵蚀输卵管肌层和肌层微血管,引起局部出血。输卵管管壁薄弱,管腔狭小,不能适应胚胎的生长发育,发展到了一定程度即可发生输卵管妊娠流产或输卵管妊娠破裂。

输卵管妊娠流产是指妊娠囊向管腔突出并突破包膜,妊娠囊与管壁分离,落入管腔,经输卵管逆蠕动排至腹腔。输卵管妊娠流产有完全及不完全两种,完全流产时腹腔内出血不多,不完全流产时由于滋养细胞继续侵蚀管壁形成反复出血。由于输卵管肌层的收缩力较差,开放的血管不易止血,盆腔内形成血肿。偶尔,输卵管妊娠流产至腹腔内后,胚胎仍然存活,绒毛组织附着于腹盆腔内的其他器官重新种植而获得营养,胚胎继续生长,最终形成腹腔妊娠。

输卵管妊娠破裂是指妊娠囊向管壁方向侵蚀肌层及浆膜,最后穿通浆膜而破裂,往往出血量很大。若短时间内大量出血患者则可迅速陷入休克状态;若反复出血则在盆腔内形成血肿。血肿可机化吸收,亦可继发感染化脓。

壶腹部妊娠当以流产为多见,一般发生在妊娠第8~12周。峡部妊娠因管腔狭小,多发生破裂,而且时间较早,大多数在妊娠第6周左右出现体征。间质部妊娠与宫角妊娠的部位相当接近,且相对少见,但后果很严重,其结局几乎都是破裂。由于该处肌层较厚,故破裂较迟,多在妊娠4个月时发生。又因周围血供丰富,故破裂后出血甚多,往往在极短时间内发生致命性腹腔内出血。

剖宫产瘢痕妊娠破裂的机会极高,可发生在任何孕周。

二、临床表现及检查

宫外孕临床表现主要有停经、腹痛及阴道流血。早期宫外孕可能无症状,一般腹痛及阴道流血多发生在妊娠6～8周。输卵管妊娠流产、破裂等都可引起腹痛,还可伴恶心、呕吐、肛门坠胀感等。腹腔内急性大量出血往往由宫外孕破裂造成,血容量的急剧减少可引起昏厥,甚至休克。患者可有阴道流血,但一般不很多。有时虽然宫外孕已破裂,腹腔内出血也很多,但阴道内流血仍为少量,与内出血量及症状不成比例。

妇科检查子宫饱满,但小于停经周数。宫颈举痛明显,一侧附件可触及软包块。腹盆腔内出血时,腹肌紧张,附件触痛明显,子宫有漂浮感,移动性浊音阳性。出血较多时患者呈贫血貌,大量出血时面色苍白,表现出休克症状。

三、诊断

目前,超声是诊断宫外孕的主要方法,声像图上,宫外孕的特征有以下几种。

(一)宫腔空虚

宫腔内未见妊娠囊,内膜较厚。经阴道超声一般在末次月经后5周就能见到宫内妊娠囊,尽管此时还不能见到妊娠囊中的胚芽和胎心搏动。但若见到卵黄囊,就可以肯定宫内妊娠的诊断(自然妊娠者宫内、宫外同时妊娠的机会极小)。宫外孕时子宫内膜呈蜕膜样反应,有时高分泌型的内膜可分泌少量液体积聚在宫腔内,或是宫腔内存有少量血液,此时声像图上也可显现一小囊状结构,称假妊娠囊。有报道,异位妊娠时,宫腔内假妊娠囊的出现率高达10％～12％及13％～48％。真假妊娠囊的鉴别要点:真妊娠囊位于子宫内膜内,假妊娠囊位于宫腔内;真妊娠囊周围有发育良好的绒毛,呈"双环征",假妊娠囊的囊壁是子宫内膜,无典型双环征;真妊娠囊为独立的囊,与颈管不通,假妊娠囊是游离液体,其形态常取决于宫腔的形态,有时可一直延续至颈管内。然而,有时真、假妊娠的鉴别仍不容易,尤其是较小的假妊娠囊。

(二)附件包块

子宫外、附件处、卵巢旁发现包块回声,多数为混合性包块。如果异位妊娠尚未发生流产或破裂,有时在包块内能见到妊娠囊,甚至卵黄囊、胚芽及胎心搏动。有学者描述输卵管妊娠的妊娠囊呈"甜圈圈"(donut)样,其特征是较厚的中强回声环围绕着一个小的无回声区,有一定的立体感。若输卵管妊娠流产或破裂,混合性包块往往较大,包块内主要是血块、流产或破裂后的妊娠组织,以及输卵管、卵巢结构。输卵管妊娠的附件包块经阴道超声检查比经腹超声检查更易观察。宫外孕包块的径线常很不一致,在早期未流产未破裂病例中包块可小至仅1 cm左右。当大量血块与附件交织在一起时,包块可达10 cm以上。

间质部妊娠或宫角妊娠时胚囊多位于一侧宫角处,表现为妊娠囊远离宫腔,妊娠囊与宫腔之间有肌层相隔,有时肌层内的弓状动脉也能清晰显示。但是妊娠囊周围的子宫肌层则很薄。

(三)盆腹腔游离液体

异位妊娠流产或破裂后,血液积聚在盆腹腔内。声像图上可见子宫直肠陷凹游离液体。若出血量较多,子宫及包块周围出现大量游离液体,患者仰卧位时,游离液体出现在腹腔内。

有报道,86％的宫外孕患者第一次超声检查就能作出明确诊断,经过一次或多次超声检查

95％的宫外孕患者都能获得检出。超声诊断异位妊娠的特异性为99.7％。另一组一次或数次经阴道超声检查,诊断异位妊娠的敏感性可达100％,特异性98.2％,阳性预测值98％,阴性预测值100％。其中,未破裂宫外孕占66％,其内见胎心搏动的宫外孕占23％。可见,超声是发现及诊断宫外孕的极好手段,但也常常需要一次以上的复查。

腹腔镜下超声可以发现极早期的异位妊娠。有报道,利用腹腔镜超声探头(7.5 MHz),成功诊断出了非常早期的输卵管壶腹部妊娠。

血 β-HCG 是辅助诊断宫外孕的一个有效方法。虽然大多数病例经超声检查,特别是经阴道超声检查可清楚地识别宫内妊娠或宫外妊娠,但还有一小部分患者超声检查后既不能肯定宫内妊娠,也不能排除宫外妊娠。这些患者中多数孕周界于 4～6 周,有学者称这段时期为"妊娠盲区"。处于这段时期有时超声不能识别和作出妊娠诊断。而血 β-HCG 定量分析可相对准确地判断孕龄。停经 4～6 周超声宫内未见妊娠囊,妊娠试验阳性、血 β-HCG ＞750 mIU/mL、有腹痛、阴道流血者,须高度怀疑异位妊娠,尤其是当超声提示可疑有附件肿块存在时。早期宫内妊娠流产,妊娠囊变形塌陷时声像图也难以识别,24 小时后重复 β-HCG 定量测定,如果测值呈上升趋势并超过 750 mIU/mL,不管超声是否见到异位妊娠,都应当考虑进行腹腔镜检查。这里需要指出,很多即将流产的宫内妊娠 β-HCG 可呈下降趋势,少数异位妊娠 β-HCG 也呈下降趋势,这可能与种植在输卵管内的妊娠囊绒毛发育不良,或与输卵管妊娠流产型(胚胎死亡)有关。

血孕酮有时也用来判断异位妊娠。与正常妊娠相比,宫外孕患者和异常妊娠患者的血孕酮水平明显偏低。正常妊娠者以孕酮值 20 ng/mL(63 nmol/L)或以上作为标准,其敏感性为92％,特异性为84％。血孕酮测定对鉴别正常妊娠和有并发症的妊娠,其阳性预测值为90％,阴性预测值为87％。若用血孕酮值低于 15 ng/mL(47.25 nmol/L)作为界限,所有异位妊娠患者(28 例)血孕酮都低于 15 ng/mL(47.25 nmol/L),所有正常宫内妊娠者都高于 15 ng/mL(47.25 nmol/L),大部分都高于 20 ng/mL(63 nmol/L)。94％的异常宫内妊娠者血孕酮含量界于 15～20 ng/mL(47.25～63 nmol/L)。

子宫直肠陷凹游离液体是诊断宫外孕的一个标志。输卵管妊娠流产或破裂时,血液积聚在盆腹腔内,最容易积聚的部位是子宫直肠陷凹。有学者注意到异位妊娠中,81％的患者可检测到子宫直肠陷凹积液。然而,正常宫内妊娠者中也有 22％可以检出到子宫直肠陷凹积液。阴道后穹隆穿刺抽取子宫直肠陷凹内游离液体可证实其是否为不凝固血液,将有助于作出异位妊娠的诊断和鉴别诊断。

腹腔镜目前已被广泛用来诊断及治疗异位妊娠。腹腔镜下可直接观察输卵管是否增粗肿大,盆腔内有无不凝固血液,卵巢等盆腔脏器是否正常。同时,对很多超声已诊断的异位妊娠病例,也可在腹腔镜下进行手术治疗,如输卵管切开去除妊娠物或输卵管切除术等。

四、鉴别诊断

异位妊娠时的宫内假妊娠囊要与宫内妊娠的真妊娠囊相鉴别。前面已经提到鉴别方法是观察囊的位置、有无双环征、囊的形态结构。但是,当宫内妊娠流产时,妊娠囊也会失去张力、双环征不明显等,此时鉴别有一定困难。

异位妊娠的附件包块或附件包块合并子宫直肠陷凹积液,要与其他非异位妊娠如卵巢内卵泡、卵巢肿瘤、盆腔炎性包块和黄体破裂等的附件包块相鉴别。后者临床表现及声像图酷似异位妊娠破裂。仔细询问病史、测定血 β-HCG 含量可以协助作出诊断与鉴别诊断。但在急性内出血时,腹腔镜是一项快速诊断及治疗的方法。

有时,宫内妊娠早孕的妊娠囊偏于宫腔一侧,甚至偏于宫角处,与间质部妊娠或宫角妊娠相似。鉴别要点是妊娠囊内侧与子宫内膜紧贴,之间无肌层相隔(图 18-1)。

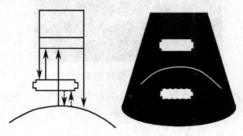

图 18-1 宫内早孕

停经 6 周,妊娠囊位于宫腔偏左宫角处

五、预后

异位妊娠若早发现早处理,预后均很好。处理方法:可以在腹腔镜下或剖腹手术中切开输卵管,刮除妊娠物或行输卵管切除术。有时,早期未流产未破裂的输卵管妊娠,或宫角妊娠、剖宫产瘢痕妊娠及宫颈妊娠,也可全身应用甲氨蝶呤(MTX),配合超声监视下向妊娠囊内或胚体内注射氯化钾或 MTX,但一般仅用于血 β-HCG 偏低,估计胚胎已经死亡的病例。之后,还必须密切随访超声及血 β-HCG,观察有无异位妊娠破裂的迹象。保守治疗成功与否与操作技术、术后观察治疗经验密切相关。

宫外孕破裂大量内出血若不及时手术,患者将很快进入休克状态,严重者可以致死,故及时诊断迅速处理非常重要。

陈旧性宫外孕患者如无明显腹痛症状,血 β-HCG 下降至正常,月经恢复正常,则无须特殊处理,仅需定期随访包块吸收情况。

(魏林青)

第二节 胎盘异常

一、胎盘大小异常

(一)胎盘过小

胎盘过小是指成熟胎盘厚度小于 2.5 cm,见于 FGR、染色体异常、严重的宫内感染、糖尿病、羊水过多等。胎盘变薄或过小,羊水过多时常可见胎盘受压呈很薄一层。FGR 者胎盘多显示小于正常。

(二)胎盘过大

胎盘过大是指成熟胎盘厚度大于 5.0 cm(图 18-2)。分为两类:①非均质型见于水泡状胎块、三倍体、胎盘出血、间质发育不良等。②均质型见于糖尿病、贫血、水肿、感染、非整倍体等。

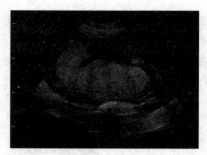

图 18-2　胎盘过大

胎盘增厚与母亲糖尿病、贫血、水肿、胎盘出血、宫内感染、肿瘤、畸胎瘤、染色体异常有关

(三)胎盘水肿

胎盘厚度＞5 cm,见于 Rh 血型不合和非免疫性胎儿水肿(图 18-3)。

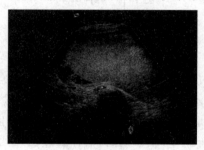

图 18-3　胎盘水肿

二、胎盘形状异常

(一)副胎盘

发生率 3%,在离主胎盘的周边一段距离的胎膜内,有一个或数个胎盘小叶发育(图 18-4)。副胎盘与主胎盘之间有胎儿来源的血管相连。跨过宫颈内口到对侧的副胎盘可能出现血管前置。

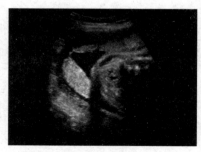

图 18-4　副胎盘

(二)轮廓胎盘

胎盘子面比母面小,子面周边由双折的羊膜和绒毛膜形成环。大血管中断于环的边缘(图 18-5)。轮廓状胎盘与胎盘早剥、早产、FGR、围产儿死亡增加有关。副胎盘、轮廓状胎盘可增加胎儿死亡和母亲出血的危险。

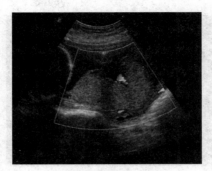

图 18-5　轮廓状胎盘

三、其他类型胎盘异常

(一)前置胎盘

1.检查方法

前置胎盘是晚期妊娠出血的常见原因之一,中孕期发生率为 5%,而足月为0.5%,一般在晚孕期经腹部二维超声检查可明确诊断。检查前要求孕妇适度充盈膀胱,超声诊断通过观察胎盘与宫颈内口的关系来做诊断,以子宫颈内口与胎盘最低点为准,测量宫颈内口与胎盘下界之间的距离。

超声诊断前置胎盘准确性较高,但也有假阳性或假阴性。妊娠中期因胎盘分布相对较大,子宫下段又未完全形成,容易造成胎盘低置假象。膀胱充盈过度可致假阳性。胎盘附着在子宫后壁时也常使探查困难,用手轻轻将胎儿头向上推,可能有助于观察。此外,子宫下段肌瘤或子宫下段收缩时,常被误诊为前置胎盘。建议中晚期孕妇应当有一次胎盘检查,对严重的前置胎盘应密切随访。

2.前置胎盘的分型

据胎盘下缘与子宫内口关系分 3 型。

(1)完全性前置胎盘(中央性前置胎盘):胎盘完全覆盖子宫颈内口(图 18-6)。

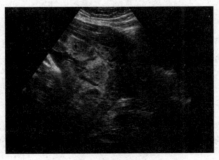

图 18-6　完全性前置胎盘

(2)部分性前置胎盘:胎盘部分覆盖子宫颈内口(图 18-7)。

(3)边缘性前置胎盘:胎盘下缘达子宫颈内口(图 18-8)。

(4)低置胎盘:胎盘下缘距离宫颈内口 3 cm 以内者,还有学者认为胎盘下缘距宫颈口 2 cm 以内者(图 18-9)。

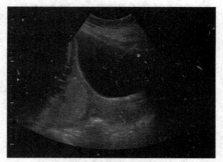

图 18-7　部分性前置胎盘

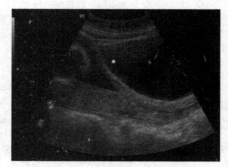

图 18-8　边缘性前置胎盘

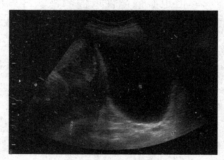

图 18-9　低置胎盘

（二）血管前置

指胎膜血管位于胎儿先露前方跨越宫颈内口或接近宫颈内口，是绒毛的异常发育所致。发生率为1/5 000～1/2 000。

（三）胎盘早剥

1.定义

晚期胎盘早剥的发生率为 0.5％～1.3％。植入位置正常的胎盘在胎儿娩出前部分或全部从子宫壁剥离。

2.分型

分为显性（胎盘剥离血液经阴道流出）、隐性（胎盘剥离血液积聚在子宫和胎盘之间）、混合性（出血多时积聚在子宫和胎盘之间的血液冲开胎盘边缘外流）三种。根据剥离面积分型：①轻度，外出血为主，剥离面＜1/3，多见于分娩期；②重度，以隐性、混合性为主，剥离面＞1/3，同时有较大的血肿。

3.超声表现

胎盘早剥时胎盘后方可出现不规则暗区,其大小、形态视出血及发病缓急和时间长短而异,表现多种多样。声像图表现为正常胎盘与子宫肌层之间均匀一致低回声网状结构消失,胎盘及子宫肌壁间出现不规则无回声或低回声,或局部增厚(图18-10、图18-11)。

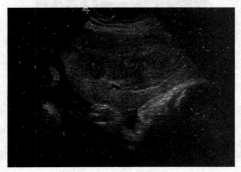

图 18-10 胎盘早剥

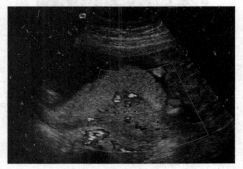

图 18-11 子宫收缩

异常回声范围的大小与剥离程度有关,若大部分或全部剥离,则胎盘增厚明显。少量小范围出血可在胎盘后形成出血灶。轻度的胎盘早剥,由于剥离面小,出血量少,超声检查易出现假阴性。局部底蜕膜回声增强,呈眉线样改变,为胎盘早剥的早期征象;胎盘与宫壁之间出现局限性无回声或低回声区,为胎盘早剥的典型声像;胎盘非均质增厚是胎盘早剥的明显图像;当二维图像不典型或诊断困难时,可采用彩色多普勒显像及频谱探查帮助诊断(胎盘后方血流信号消失);无明显原因的胎儿脐动脉血流异常可能是胎盘早剥直接迹象,需提高警惕。

超声在胎盘早剥的诊断中也存在一定的局限性,胎盘早剥诊断困难,且常易与胎盘后的静脉丛、血管扩张等相混,有时变性的肌瘤也可致误诊。应结合临床情况分析,也可用彩色多普勒探测血流帮助诊断。

(四)胎盘植入

发生率为(1～500)/70 000 妊娠。既往有剖宫产史;前壁胎盘合并前置胎盘时应警惕。

超声表现:胎盘植入声像可表现为在胎盘与子宫浆膜、膀胱壁之间看不到低回声带或只有极薄层回声带,胎盘后方子宫肌层消失或变薄≤2 mm;子宫与膀胱壁的强回声线变薄、不规则或中断;胎盘组织的强回声超越过了子宫浆膜,甚至侵入邻近器官如膀胱壁;胎盘内常存在多个无回声腔"硬干酪"(图18-12)。

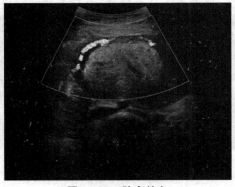

图 18-12 胎盘植入

(五)胎盘血肿

胎盘血肿分为羊膜下、绒毛下、胎盘内、胎盘后的血肿(图 18-13、图 18-14)。

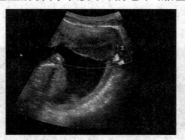

图 18-13　胎盘内血肿

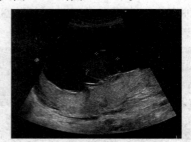

图 18-14　胎盘羊膜下积血

(六)胎盘内绒毛膜下血池

10%～15%的妊娠合并胎盘内绒毛膜下血池(图 18-15)。正常中、晚期妊娠时胎盘内常见形态各异的无回声区或低回声区,原因各异,可为正常胎盘内血窦。胎盘实质小叶内无回声为螺旋动脉射血的部位,边缘为血窦,中心血窦可较大延伸到基底,与胎盘或胎儿异常无关,当受累范围增大,影响胎儿发育时有意义。如果很明显直径大于 3 cm,或 5 个以上的胎盘内无回声灶可能与 Rh 血型不合,或母体 AFP 升高有关。

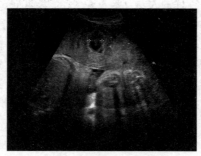

图 18-15　胎盘内绒毛膜下血池

(七)胎盘肿瘤

胎盘肿瘤常见的为绒毛膜血管瘤,多呈实性、边界清楚的肿块,可位于胎盘内任何部位,但多向羊膜腔突出(图 18-16)。有的可合并羊水过多或 AFP 升高,肿瘤较大者可致胎儿发育不良。其他如畸胎瘤多呈半囊半实性,极为罕见。乳腺癌、黑色素瘤等也可转移至胎盘内。

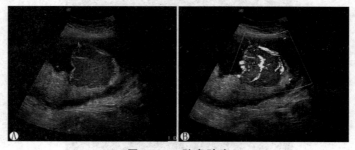

图 18-16　胎盘肿瘤

A.胎盘内绒毛膜血管瘤;B.胎盘内绒毛膜血管瘤

（魏林青）

第三节 脐带异常

一、单脐动脉

正常脐带内有一条脐静脉及两条脐动脉。单脐动脉(single umbilical artery,SUA)是指脐动脉只有一条,是脐带异常中最常见的一种。发生率约为1%,其中左侧缺失约占70%,右侧缺失占30%。

单脐动脉可以是单发性的,但也可合并其他部位的畸形。合并的畸形多为泌尿道及心血管畸形,如肾盂积水、马蹄肾、多囊性肾发育不良、单侧肾缺如、膀胱输尿管反流、法洛四联症、左心发育不良、主动脉缩窄、三尖瓣闭锁、室间隔缺损、心内膜垫缺损等。消化道、中枢神经系统、呼吸道畸形及染色体异常(多为18-三体综合征、13-三体综合征、染色体易位)也较为常见。单脐动脉合并畸形的病例中染色体异常占23%,而且大部分为左脐动脉缺失。

除了合并胎儿畸形及染色体异常,单脐动脉病例中早产、胎儿生长受限、胎儿死亡的发生率也高于正常。

声像图特征是在脐带横断面仅见到两个管腔,其中较大的一个为脐静脉,另一个稍小的为脐动脉(图18-17、图18-18、图18-19)。与正常脐动脉相比,单脐动脉的管腔稍大,可能是因为集中了本来应该两条脐动脉所容纳的血量。在脐带长轴断面观上,正常时所见的一条脐静脉与两条脐动脉相互缠绕的结构,变成了一条脐静脉与一条脐动脉相间(图18-20、图18-21)。在盆腔膀胱水平横切面上能鉴别缺失的脐动脉方位,正常情况下膀胱左右各见一条脐动脉(图18-22),而单脐动脉者仅见一侧显示脐动脉,另一侧缺如(图18-23、图18-24)。如果合并胎儿畸形,超声也能显示相应的畸形改变。有学者发现,单脐动脉脐带内华通胶减少,胎儿异常的概率增高。偶尔,脐动脉在发出胎体时有两条,但在中途两条脐动脉融合成一条,近胎盘端成了单脐动脉脐带。单脐动脉的多普勒测定显示血管阻力与正常相似。

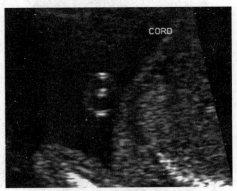

图 18-17 单脐动脉(一)

妊娠 20$^+$ 周,脐带横断面显示只有两个血管管腔

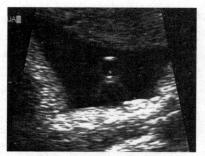

图 18-18　单脐动脉(二)

妊娠 37+ 周,脐带横切面显示只有两个血管管腔,较大的一个为脐静脉(下方),较小的一个为脐动脉(上方)

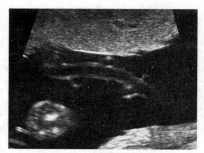

图 18-19　单脐动脉(三)

妊娠 21+ 周,脐带纵切面观,见一条脐动脉围绕脐静脉旋转

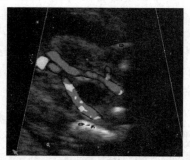

图 18-20　盆腔内脐动脉

盆腔横切面观,正常脐动脉位于膀胱两侧,向前向上行走,经过腹壁脐孔进入脐带

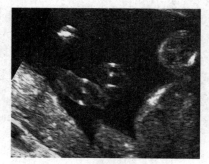

图 18-21　单脐动脉(四)

妊娠 20+ 周,脐带横切面观仅见两个血管管腔

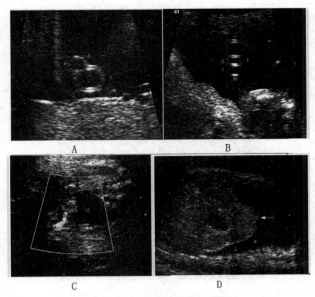

图 18-22 "部分性"单脐动脉

A.脐带近胎盘端仅见一条脐动脉(A)及一条脐静脉(V);B.同一病例,脐带近胎儿端声
像图显示两条脐动脉(A)及一条脐静脉(V);C.同一病例,盆腔彩超示膀胱(BL)两侧均
有脐动脉回声;D.同一病例,声像图显示膈膨升(箭头)及胸腔积液(箭头所在位置)

有学者报道,在孕中期胎儿畸形筛选超声时对单脐动脉检出的敏感性为 36%,特异性为 99%,阳性预测值为 32%,阴性预测值为 99%。

单纯性单脐动脉预后良好。合并畸形者预后视畸形情况而定。常规超声发现单脐动脉,应仔细检查其他各个器官。若合并畸形或见染色体异常标记(如颈项软组织层增厚、鼻骨缺失等),应建议抽羊水除外染色体异常。

二、脐带肿块

脐带肿块不常见,但可有以下几种:脐带真结或假结、脐带血肿、脐带假囊肿、尿囊囊肿、脐带赘生物等。

脐带真、假结是由于胎儿在宫腔内运动时形成脐带打结,一旦拉紧(胎动或临产后胎体下降),胎儿死亡率很高。脐带血肿的原因可能是机械因素,如外伤、牵拉、脐带绕颈绕身过紧或先天性脐静脉壁薄弱,引起脐静脉破裂,胎儿死亡率也很高。脐带假囊肿是指局部脐带增粗,呈囊肿样改变,但并不是脐肠系膜及尿囊的遗迹,被认为可能与局部华通胶退行性变或水肿、液体积聚有关。20%以上的脐带假囊肿合并染色体异常,其中尤以 18-三体综合征为常见。尿囊囊肿是胚胎发育过程中,尿液积聚在尿囊内形成的囊肿,可与膀胱相通或不相通。即使是较大的尿囊囊肿,一般也不影响脐带的血液循环。脐带赘生物极少见,可有血管肌瘤、肌肉瘤、畸胎瘤、血管瘤等。

通常,脐带真、假结超声很难观察到,因为超声是切面成像,脐带在宫腔内行走迂回弯曲,方向不定;也常常被胎体所遮挡。只有当孕妇诉说胎动少或胎心监护(NST、CTG)异常疑及有脐带问题时,超声检查者才会刻意去寻找脐带有无打结。此时可能发现一团缠绕较紧的脐带,反复观察始终不见散开。然而,观察到这一现象也只能是高度怀疑,最终诊断要靠产后检查脐带。脐带血肿声像图表现为脐带内混合性或囊性包块状结构,如果出血不止,该包块可有进行性增大改变。脐带假囊肿则显示为局部脐带增粗,假囊肿边界清晰或欠清晰、无张力,有些内部有稀疏点状回声(图18-23、图18-24、图18-25)。若合并胎儿畸形,超声也能见到相应的表现,多见于18-三体综合征。尿囊囊肿为脐带根部边界清晰、圆形或椭圆形、有一定张力的囊肿,内部无回声。与膀胱相通的尿囊囊肿会随膀胱的排空或充盈而缩小或增大,有时还能见到两者之间的交通通道。脐带赘生物则是脐带上的实质性肿块。

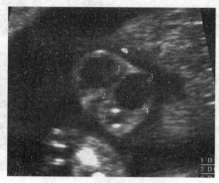

图 18-23　脐带假囊肿(一)

妊娠 20⁺ 周,脐带横切面观显示两个低回声圆形结构(测量键),其下方三个横切面的小管腔为脐动脉与脐静脉。该处的脐带直径显著增大

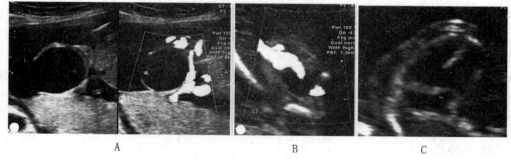

A　　　　　　　　　　B　　　　　　　　C

图 18-24　脐带假囊肿(二)

A.妊娠 20⁺ 周,脐带横切面观,见一较大脐带假囊肿,脐带血管位于囊肿一侧;B.同一病例,胎儿盆腔彩超显示膀胱右侧脐动脉缺失;C.同一病例,胎儿心脏四腔心观,见大型室间隔缺损

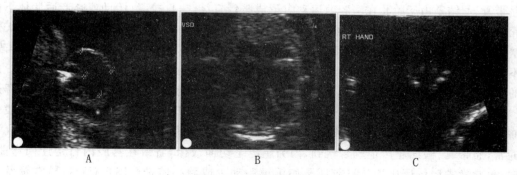

A　　　　　　　　　　B　　　　　　　　C

图 18-25　脐带假囊肿(三)

A.妊娠 25⁺ 周,示脐带假囊肿(测量键);B.同一病例,胎儿室间隔缺损;C.同一病例,手指重叠。本例无染色体核型检查,但从声像图表现分析,18-三体综合征可能性极大

脐带打结一旦拉紧,胎儿死亡率很高。如果超声怀疑脐带打结,应密切随访 NST、CTG,根据孕周决定是否立即娩出胎儿。进行性增大的脐带血肿若不及时分娩,胎儿死亡率也很高。发现有脐带假囊肿时,要特别仔细检查胎儿是否合并畸形,而对合并畸形者应进行染色体检查。通常,尿囊囊肿的预后均较好。

三、脐静脉扩张

脐静脉扩张本身不是一种疾病,而是一个症状,一种超声所见。脐带内脐静脉,有时包括肝内脐静脉可发生扩张,其管径大于正常。此现象常见于胎儿严重贫血(α-地中海贫血纯合子、ABO 溶血、Rh 溶血等)、胎儿血容量过大(双胎输血综合征中的受血儿、胎盘绒毛膜血管瘤)等病症。

α-地中海贫血纯合子、严重 ABO 溶血及 Rh 溶血等都是因为胎儿严重贫血、组织缺氧、血液稀释、血容量增加,引起心力衰竭而继发脐静脉扩张。双胎输血综合征中的受血儿,因接受了过多的血液,血容量的增加造成心脏不胜负荷。胎盘绒毛膜血管瘤则是因为发生微血管内溶血、胎母出血及大量胎儿胎盘血流使回心血量增加引发心力衰竭。

脐静脉扩张很容易在声像图上被观察到,无论在脐带纵切面或横断面上均可见到脐静脉充盈,管径明显大于正常测值。正常时,妊娠 20 周左右的脐静脉横径小于 5 mm;晚期妊娠的脐静脉小于 8 mm。如果脐静脉扩张合并胎儿水肿、胸腔积液等,超声也能显示相应图像(图 18-26、图 18-27)。双胎输血综合征则会发现羊膜腔不等大,一胎过小另一胎过大。绒毛膜血管瘤患者胎盘内可见到实质实性肿块。有时,脐带内的脐静脉管径正常,而腹腔内脐静脉扩张,较常见的部位是刚进入腹腔的那段脐静脉(图 18-28、图 18-29)。

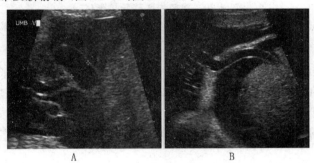

图 18-26 脐静脉扩张(一)

A.妊娠 31⁺周,α-地中海贫血纯合子,脐静脉明显扩张(9.9 mm);B.同一病例,同时发现胎体水肿和胎儿腹水,脐静脉经过脐孔进入腹腔后先经过腹水再进入肝脏

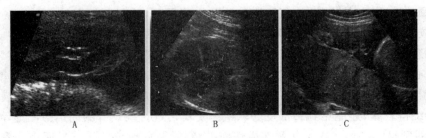

图 18-27 脐静脉扩张(二)

A.妊娠 31⁺周,α-地中海贫血纯合子,脐静脉明显扩张(9.4 mm);B.同一病例,心胸比率明显增大(58%);C.同一病例,胎盘增厚(59 mm)

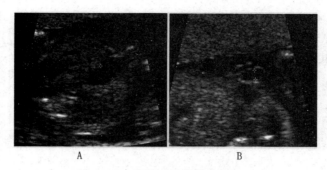

图 18-28　腹腔内脐静脉扩张(一)

A.妊娠 20$^+$ 周,腹围平面略低,显示腹腔内脐静脉扩张
(8.4 mm);B.同一病例,脐带内脐静脉宽度正常(4.2 mm)

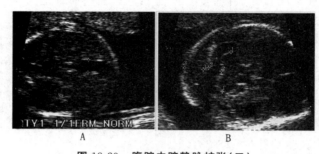

图 18-29　腹腔内脐静脉扩张(二)

A.妊娠 21$^+$ 周,腹腔内脐静脉轻度扩张(6.2 mm);B.同一病例,颈项软
组织层增厚(9.8 mm)。染色体检查证实为唐氏综合征

　　脐静脉扩张的预后视合并疾病的严重程度而定。超声发现脐静脉扩张应特别注意检查胎儿有无畸形、水肿、腹水和胎盘有无包块等。必要时应选择适当的实验室检查,包括胎儿脐血穿刺以确定是否存在合并上述疾病。

　　单纯腹腔内脐静脉扩张大部分预后良好,但有报道,少数宫内死亡或产科不良结局。

四、脐带绕颈

　　脐带绕颈是很常见的一种现象,发生率为 15.8%～34%。绕颈的脐带可以一圈、两圈、三圈,甚至四圈。

　　脐带绕颈一至两圈,较松的,一般不影响胎儿血液循环,不引起胎儿缺血缺氧。但绕颈两圈以上且缠绕较紧时,一旦临产胎头下降,脐带会因此而拉得更紧,造成脐带血流减少,胎儿缺血缺氧,发生胎儿窘迫,甚至死亡。有研究发现,产时胎心异常的病例中脐带绕颈占 17%,羊水胎粪污染、异常胎心心动描计(CTG)、阴道分娩助产(产钳、头吸)、低 Apgar 评分的发生率明显升高。

　　脐带绕颈的超声诊断并不困难。当作胎儿颈部纵切面观时,声像图可见脐带横断面位于胎儿颈部,如果绕得较紧,还能见到颈部皮肤软组织受压切迹。绕颈一圈的声像图显示脐带横断面呈"U"形,两圈则呈"W"形。在胎儿颈部横切面上,有时能见到长条状脐带回声。彩超检查可以更清晰地显示胎儿颈部周围环绕的脐带彩色血流信号。

　　对于超声发现脐带绕颈的处理,学术界的意见不完全一致。有学者认为,脐带绕颈会增加胎儿窘迫的风险率,因此,建议一旦超声发现,就应通知孕妇,密切随访,必要时改变产科处理方案(如选择剖宫产结束妊娠)。但也有学者认为一旦通知孕妇或予以报告,会引起孕妇不必要的紧张,也可能会增加不必要的产科干涉,引起剖宫产率上升。晚孕期只要按常规进行产科监护、孕妇自数胎动、定期胎心率监护等,就能及时发现脐带缠绕过紧或受压。

五、脐带先露及脐血管前置

脐带先露是指脐带低于胎儿的先露部。如果胎膜破裂,脐带进一步脱出于胎先露之下或脱出于阴道内,称为脐带脱垂,对胎儿危害极大。球拍状胎盘若脐带连接于胎盘下缘,就有可能发生脐带先露。脐血管前置是指脐带附着在胎膜上,即帆状胎盘,裸露的脐血管通过羊膜与绒毛膜之间进入胎盘,当这些血管穿过子宫下段或跨过子宫颈内口时,称脐血管前置。如果胎膜破裂造成经过该处的脐血管破裂,对胎儿的危害是极大的。双叶胎盘、多叶胎盘、副胎盘、胎盘低置等都可能造成脐血管前置。

脐带先露的原因包括头盆不称、胎位异常、脐带过长及破膜时脐带滑落。临产后的宫缩、胎先露下降,脐带受压于先露部与骨盆之间,很快引起胎儿缺氧、胎心率改变,甚至胎儿死亡(脐带血循环阻断超过8分钟,即可发生胎死宫内)。

脐血管前置的病例临产后前置的血管被胎先露压迫时,可致循环受阻而发生胎儿宫内窘迫。一旦胎膜破裂撕裂了脐血管,临床上可出现无痛性阴道流血、胎心不规则或心搏停止。脐带帆状附着或球拍状胎盘破膜后还可出现脐带脱垂。

脐带先露时超声可见脐带位于胎先露下方,脐血管前置若不注意较易漏诊,彩超能显示前置的脐血管及其走向,因此,彩超检查有助于明确诊断。脐血管前置易合并低置胎盘、副胎盘及脐带先露等。有学者建议,每位孕妇在妊娠20周左右时都应检查胎盘、脐带与胎盘的连接部位,以及早发现脐带帆状附着、副胎盘等情况,跟踪脐血管走向,明确有无脐血管前置。孕周越大,超声越难发现脐带与胎盘的连接部位。

脐带先露及脐血管前置一旦发生脐带受压、脱垂或脐血管破裂,情况都很紧急,若不及时抢救,胎儿死亡率极高。因此,临产前超声发现脐带先露或脐血管前置,应密切监护胎心情况。如已足月或近足月,应以剖宫产结束妊娠。

(魏林青)

第四节 羊水异常

一、羊水过多

当最深羊水平段≥8 cm或羊水指数≥25 cm时即可诊断为羊水过多。凡可造成羊水产生过多或羊水吸收障碍的任何因素,都可导致羊水过多。消化道梗阻如食管闭锁、十二指肠狭窄或闭锁、小肠狭窄或闭锁等,使羊水吞咽量减少;口腔异常如严重唇裂腭裂、口腔寄生胎(畸胎瘤)等造成羊水吞咽障碍;中枢神经系统异常包括某些染色体异常,可引起中枢性吞咽障碍;开放性神经管缺陷,如脑膜脊膜裸露,使渗出液增加;肺部病变、胸腔占位、纵隔移位、胸腔狭小、胸腔积液、横膈抬高都可因压迫食管而减少羊水的吞咽;宫腔感染早期羊膜渗出增加也可出现暂时性羊水过多;各种原因引起的心脏过度负荷,如α-地中海贫血纯合子、双胎输血综合征的受血儿因肾脏血流量增加而排尿增加、糖尿病孕妇的胎儿可能因血糖过高产生宫内多尿;母儿血型不合时胎儿贫血及绒毛水肿,影响液体交换,也可产生羊水过多。但是,有时羊水过多的原因不明。

除了子宫大于孕周,子宫张力高外,声像图上可见大片羊水池,测量最深羊水平段(deepest vertical pool,DVP)或羊水指数(amniotic fluid index,AFI)大于正常值。同时,一部分病例还可能见到相应的结构异常,或发现羊水过多的原因(图 18-30～图 18-34)。但另一部分胎儿畸形可能难以被超声发现,如腭裂、下消化道梗阻、中枢性吞咽障碍、染色体异常等。另外,羊水过多的病例在声像图上胎儿往往沉搁在大片羊水池的底部,胎儿远离探头,使显像清晰度下降。

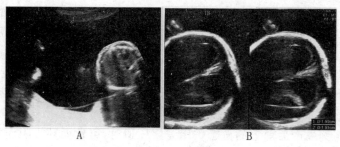

图 18-30　羊水过多(一)

A.单绒毛膜囊双羊膜囊双胎妊娠,妊娠 25⁺ 周,其中一胎羊水过多,最大平面深度 83 mm;B.同一病例,胎儿双侧脑室明显扩张

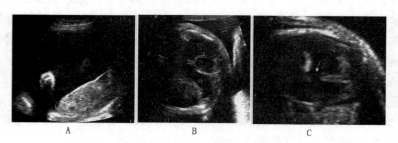

图 18-31　羊水过多(二)

A.羊水最大平面深度 96 mm;B.同一病例,胸腔横切面观,见胃泡位于左侧胸腔内(ST),心脏被推向右侧(H)。为左侧膈疝;C.同一病例,侧面四腔心观显示室间隔缺损(箭头所示)

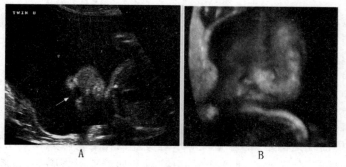

图 18-32　羊水过多(三)

A.妊娠 27⁺ 周,胎儿口部冠状切面观,显示上唇右侧连续性中断(箭头所示),同时显示羊水过多;B.同一病例,胎儿面部三维表面成像,右侧唇裂清晰可见

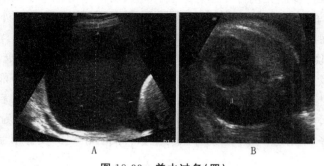

图 18-33　羊水过多(四)

A.妊娠 30$^+$周,羊水最大平面深度 140 mm;B.同一病例,右侧胸腔内见积液

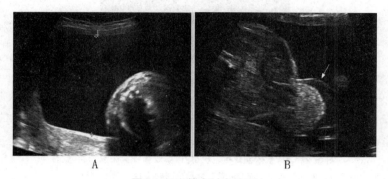

图 18-34　羊水过多(五)

A.妊娠 25$^+$周,羊水最大平面深度 89 mm;B.同一病例,腹部脐孔水平横切
面观,见脐膨出(箭头所示)。产后诊断为 Pierre Robin 综合征

　　羊水过多合并胎儿畸形或存在其他产科异常的处理原则根据各具体情况而定。继续妊娠者为预防子宫张力过高而早产,可在超声监视下定期做羊水减量术,其他需要特别内科处理的病症,如糖尿病孕妇血糖的控制问题等也不能忽视。此外,临产后应预防破膜时羊水突然大量流出,导致子宫腔压力迅速减低而发生胎盘早剥。

二、羊水过少

　　当最深羊水平段≤3 cm 或羊水指数(AFI)≤5 cm 时,可认为是羊水过少。凡羊水产生受阻或羊水去路加速,都可出现羊水过少。有报道,11.1％的羊水过少病例存在先天性胎儿畸形,包括双肾缺如、胎儿型多囊肾、双侧多囊性肾发育不良、双侧囊性发育不良肾等,这些畸形都使肾脏产生尿液大大减少或无尿液产生,往往出现严重羊水过少;双输尿管梗阻或尿道梗阻使尿液无法排出也可发生羊水过少;有些胎儿异常如染色体异常,可能同时伴有羊膜发育异常或功能异常导致羊水产生减少;还有可能是羊膜薄弱羊水渗漏至胚外体腔,使羊膜腔内羊水减少。另外,在55.6％的病例中可见胎儿生长受限(fetal growth restriction,FGR)。FGR 胎儿由于肾血流量减少,尿液产生也减少。过期妊娠时因胎盘老化,胎盘缺血引起胎儿缺氧和肾血流量减少;胎儿宫内死亡,则不再产生羊水,原有的羊水又被慢慢吸收。约10％的病例见于胎膜早破,大量羊水外漏宫内羊水显著减少。

　　已知妊娠期胎儿吸入适量羊水有助于胎肺的膨胀和发育。羊水过少时,胎儿面部前方可能缺少羊水池,严重羊水过少胎儿胸部受压,影响肺膨胀,肺泡也因无羊水刺激而发育受到抑制,引致肺发育不全。严重羊水过少胎儿在宫内长期受压,体位强直,还可出现外界机械压迫性畸形,如骨骼肢体的畸形、面部因受到挤压而出现的特殊面容(Potter 面容)。

羊水过少者声像图显示羊水少或无羊水。严重羊水过少时胎儿与胎盘、宫壁紧贴,体位强直且长期无改变,胎动极少或无胎动。由于胎儿躯干、肢体挤成一团,使超声能见度大大降低,很难观察清楚胎儿解剖结构细节,有时需在超声引导下羊膜腔内注射生理盐水后,再进行畸形筛选检查。若合并胎儿畸形,超声可能发现相应畸形(图 18-35～图 18-38)。若为胎儿生长受限,除了胎儿径线小于正常,多普勒超声显示脐动脉阻力指数升高。出现肺发育不良时,超声测量肺径线也可显示小于正常。

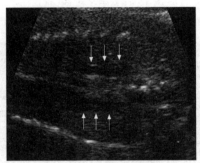

图 18-35 羊水过少(一)

妊娠 23$^+$周,胎体近脊柱冠状切面观,双侧肾区未显示正常肾脏,见双侧肾上腺平躺(箭头所示),同时发现严重羊水过少

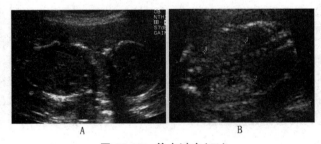

A   B

图 18-36 羊水过少(二)

A.妊娠 21$^+$周,严重羊水过少;B.同一病例,双侧肾脏冠状切面观,示双肾偏大,回声增强

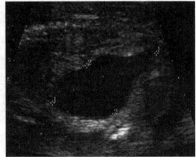

图 18-37 羊水过少(三)

妊娠 19$^+$周,三绒毛膜囊三胎妊娠,胎儿 C 羊水过少,膀胱明显增大(测量键)。新生儿死亡,尸检证实尿道后瓣膜

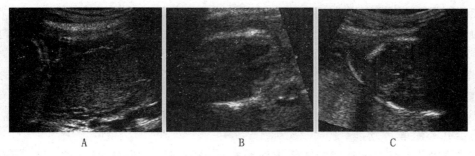

图 18-38　羊水过少(四)

A.妊娠 23⁺周,羊水过少合并胎盘增厚;B.同一病例,胸部四腔心观平面,显示心脏明显增大,心胸比例 0.82;C.同一病例,颈项软组织层增厚11.8 mm。胎儿 DNA 检查证实 α-地中海贫血纯合子

羊水过少发生越早则预后越差,严重羊水过少产后新生儿常因肺发育不全、呼吸窘迫综合征而死亡。羊水过少合并的畸形越严重,预后也越差,如双肾缺如、胎儿型多囊肾、双侧多囊性肾发育不良等本身就是致死型畸形。羊水过少合并严重胎儿生长受限及新生儿死亡率都有明显增高。同样,羊水过少临产后极易发生胎儿宫内窘迫和新生儿窒息。胎膜早破有时细菌从破口进入羊膜腔引起宫腔感染,处理也很棘手。因此,一旦发现羊水过少,首先要明确有无合并畸形,寻找羊水过少的原因。对检出的合并畸形按畸形处理原则处理,FGR 者若胎儿有生存机会应在促使肺成熟治疗后尽早娩出胎儿,必要时予以剖宫产,胎膜早破者不宜等待太久,除非有迹象显示羊膜破口被修复(阴道不再流水、羊膜腔内羊水量增加),才能在定期随访下继续妊娠。

(魏林青)

第五节　胎儿心功能异常

一、概述

(一)胎儿心功能评价

胎儿超声心动图不仅能够发现胎儿心脏畸形,而且在评价胎儿心脏功能方面具有不可替代的作用。胎儿心功能不全是高危妊娠胎儿宫内死亡的重要原因之一。一些妊娠期合并症、并发症及胎儿自身因素均可导致胎儿心功能异常。如妊娠期糖尿病、胎儿心律失常、心脏畸形、先天性膈疝等心外畸形,以及胎儿贫血、双胎输血综合征等。早期发现胎儿心脏功能异常,对指导临床确定产前的护理方案、及时采取有必要的保护及治疗措施均有很大帮助,对优生优育具有重要意义。

评价胎儿心脏功能的方法主要源于成人超声心动图,包括 M 型超声、二维超声、三维或四维超声、彩色及频谱多普勒超声,由于这些技术的原理、方法不同,其临床应用的价值及局限性亦有一定差别。

由于胎儿心脏在解剖结构和血液循环方面存在很多和成人心脏的不同之处，因此，在胎儿期对心功能的评价更为复杂。首先，因在解剖结构上卵圆孔和动脉导管持续开放，使得胎儿期的心排血量为体循环和肺循环联合输出量、胎儿的心脏收缩和舒张功能相互影响。其次，由于胎儿肺循环具有高阻力、低血流量的特点，胎儿期肺动脉压始终高于主动脉压，右心室后负荷高于左心室，心脏做功呈右心优势型。最后，随着孕期的进展，胎儿心室顺应性及外周阻力亦随之发生改变，胎儿心脏功能在整个妊娠期是一个动态变化过程。因此，对胎儿心脏功能的评估需结合不同时期胎儿心脏的生理特点加以综合评价。

(二)胎儿心脏收缩功能

目前评价胎儿心脏收缩功能的主要方法包括采用 M 型、二维、三维、四维超声观察室壁运动、测量心腔内径大小；多普勒结合二维超声测量房室瓣及半月瓣血流速度、动脉直径大小计算心功能参数。

1.心排血量

心排血量(cardiac output，CO)为每搏量(stroke volume，SV)与心率(heart rate，HR)乘积，即：$CO=SV×HR$。左、右心室每搏量的计算为分别测量主动脉和肺动脉血流速度和管腔内径，根据公式 $SV=VTI×π×(d/2)^2$(注：d 为主动脉或肺动脉直径)。SV 也可通过 M 型超声测量左、右心室舒张末期和收缩末期内径后根据仪器所具备公式自动算出。多数基于二维或 M 型超声研究表明胎儿期左、右心排血量随着孕周的增加而增长，但右心排血量高于左心，右心排血量占整个心排血量的 2/3。而近年采用四维时间-空间关联成像(spatiotemporal image correlation，STIC)和虚拟器官计算机辅助分析(virtual organ computer-aided analysis，VOCAL)的研究提出：胎儿期右心室舒张期和收缩期的容量均高于左心室，但左右心室之间的每搏量和心排血量无明显差别。不同的研究方法和结果不尽相同，胎儿左右心排血量的差异还有待于进一步研究证实。基于胎儿期为左右心联合供血的特点，采用左右心室联合输出量(combined ventricular output，CCO)较为合理。计算公式：$CCO=RVCO+LVCO$。CCO 正常范围：$400\sim500$ mL/(kg·min)，平均 425 mL/(kg·min)。

2.射血分数(ejection fraction，EF)和缩短分数(shortening fraction，SF)

采用 M 型或二维超声在四腔心切面测量心室舒张末期内径(EDD)和收缩末期内径(ESD)，仪器根据公式：$EF=SV/EDV$ 可自动得出 EF 值。胎儿心腔内径较小，M 型方法通常高估心室容积，所得 EF 值较高，因此 EF 值并不能真正反映胎儿心脏功能。缩短分数计算公式：$SF=EDD-ESD/EDD$。SF 应用较 EF 更为广泛。SF 在中孕期较为稳定，左、右心室 SF 值约为 31%。Huhta 报道胎儿期心功能正常时 SF 值大于 28%。因其为无心电图引导下的单平面测量，以及切面的获得受胎位影响等因素，并非所有研究对象都可检测到，应用有一定限制。

(三)胎儿心脏舒张功能

胎儿心脏舒张功能评价主要通过频谱多普勒超声检测房室瓣口、静脉系统的频谱形态和组织多普勒技术评价心肌运动进行分析。

胎儿期房室瓣口舒张期血流频谱呈双相波：心室舒张早期 E 峰和心室舒张晚期(心房收缩)A 峰。由于胎儿的心肌僵硬度较高，心房的收缩功能对心室充盈具有更加重要意义，整个孕期表现为 E/A 比值<1。随着孕周的增长，E/A 比值随之增加，由妊娠早期的 $0.53±0.05$ 增加至妊娠晚期 $0.70±0.02$。随着孕周增长 E/A 比值增加，表明心肌顺应性不断完善，胎盘血管阻力降低。正常二尖瓣口血流频谱为双峰，三尖瓣血流频谱可为双峰也可表现为单峰。当双侧房室瓣口血流频谱均为单相波改变时，表明心脏舒张明显受限。另外胎儿心动过速时表现为 E 峰、

A 峰融合,呈单峰。

胎儿静脉血流能够客观、非特异性的用于评价心脏功能。对静脉系统频谱波形的分析主要包括:近心水平的静脉导管、下腔静脉、肝静脉、肺静脉;远心水平的腹内段脐静脉。与心房紧密相关的近心端静脉血流频谱正常均表现为多相血流波形。远心端脐静脉表现为无波动性的、低阻力连续静脉频谱波形(图 18-39)。当上述静脉系统波形异常时,表明胎儿心脏舒张或收缩功能异常、心脏后负荷增加(图 18-40)。

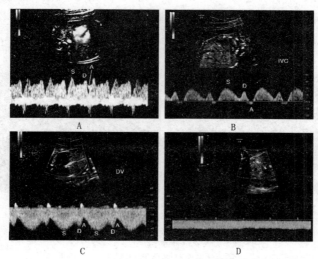

图 18-39 胎儿近心端及远心端静脉血流频谱

A.肺静脉血流频谱;B.下腔静脉血流频谱;C.静脉导管血流频谱;D.脐静脉(腹内段)血流频谱。IVC 为下腔静脉;DV 为静脉导管

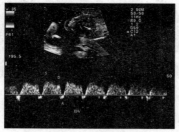

DV 为静脉导管;S 为收缩期峰值;D 为舒张早期峰值;A 为舒张晚期峰值

图 18-40 静脉导管频谱异常,静脉导管舒张晚期 A 波倒置

(四)Tei 指数对胎儿心脏功能综合评价

Tei 指数不受心腔几何形态改变和心率的影响,是一项检测心功能异常的敏感指标。胎儿心脏收缩和舒张功能处于一个动态发展、相互关联的过程,心功能异常时两者相互影响,因此综合评价两者比较合理。Tei 指数=(ICT+IRT)/ET(注:ICT 为心室等容收缩时间,IRT 为心室等容舒张时间,ET 为心室射血时间)。以频谱多普勒取二尖瓣、三尖瓣、主动脉、肺动脉的血流频谱代入公式进行计算(图 18-41)。Tei 指数在整个孕周中保持相对稳定范围内,各孕期间无明显差别,正常 Tei 指数<0.50,Tei 指数>0.60 为异常。

二、临床所见

胎儿超声心动图检查所见：胎儿心脏位置正常，心脏比例增大：心脏横径 41 mm，胸廓横径 56 mm。心内膜回声增强。房室比例正常，室壁厚度正常，运动幅度减低。M 型超声测左、右心室射血分数分别为 20% 和 30%。心脏十字交叉存在，三尖瓣增厚，回声增强。CDFI：收缩期三尖瓣房侧见大量反流信号，TRV_{max} 为 308 cm/s。二尖瓣房侧见少量反流信号。大动脉连接关系及比例正常，动脉导管正常。心包腔内探及液性暗区，最深处为 2.5 mm。

超声提示：胎儿心脏比例增大；左、右心功能减低；三尖瓣反流（重度）；二尖瓣反流（轻度）；心包积液（少量）（图 18-42～图 18-44）。

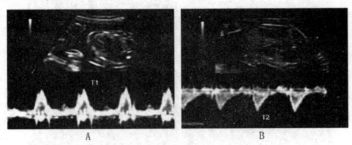

图 18-41　右心室 MPI 计算方法

A.三尖瓣血流频谱；B.肺动脉血流频谱。T_1 为两个三尖瓣血流频谱间期；T_2 为肺动脉射血时间；$MPI(RV) = (T_1 - T_2)/T_2$

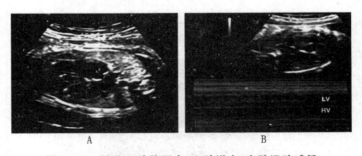

图 18-42　胎儿心功能不全：心脏增大、室壁运动减低

A.二维超声显示心脏与胸腔比例明显增大；B.M 型超声显示左、右心室壁运动减低。RV 为右心室；LV 为左心室

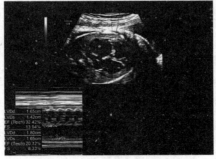

图 18-43　胎儿心功能不全

左、右心室射血分数减低，M 型超声测量左心室射血分数 32%，右心室射血分数 20%

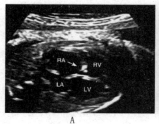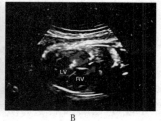

A   B

图 18-44 胎儿心功能不全:三尖瓣大量反流,二尖瓣少量反流

A.四腔心切面显示三尖瓣叶增厚、回声增强(箭头所示);B.CDFI显示收缩期三尖瓣大量反流
信号,二尖瓣少量反流信号。LV为左心室;RV为右心室;LA为左心房;RA为右心房

三、超声诊断要点

胎儿心功能不全是组织灌注不足或高充盈压下维持排出量的状态。早期识别胎儿心功能不全对及时进行宫内干预、采取合理分娩方案等至关重要。目前,可用于评价胎儿心功能的方法较多。虽然在二维和彩色多普勒超声表现正常时,医师并不对每个胎儿都进行心功能评价,但当胎儿出现病理结构或血流动力学异常时,应选择性的采用相关评价方法对胎儿心脏功能进行评估。每种心功能的评价方法均有各自优点和局限性,互相间不能完全取代。

胎儿心功能可受心脏以外因素或本身结构异常的影响,如心脏前、后负荷的增加,心肌病变,心律失常等。心脏前负荷增加时见于产生高输出量性心力衰竭的动-静脉畸形、静脉导管缺如、双胎反向动脉灌注综合征(TRAP)、双胎输血综合征(TTTS);也可见于 Ebsteins 畸形和三尖瓣发育异常产生的三尖瓣反流。后负荷增加主要见于腹主动脉狭窄和尿路梗阻、动脉导管提前闭合、主动脉缩窄、肺动脉狭窄或闭锁,以及胎儿宫内发育迟缓(IUGR)等。在上述因素存在时,应对胎儿心功能进行详细评价。

胎儿心功能不全除包括心室收缩或舒张功能减低,以下征象的出现也表明胎儿心力衰竭:心脏扩大、房室瓣反流、静脉血流频谱异常、心脏输出量重新分配(大脑中动脉舒张期血流速度增快和搏动指数减低、脐动脉舒张期血流消失或呈反向波)、胎儿水肿。

测定胎儿心功能的准确性受很多因素的影响,如超声诊断仪器的因素、对胎儿心脏较成人心脏测量距离的增加、无心电图引导、胎儿活动、较快的心率等。另外检查者自身经验和技术也是不可忽视的因素。尽管胎儿超声心动图在评价心功能方面存在以上的局限性,但随着超声分辨率的提高和医师对评价方法的不断探索,对胎儿心功能评价的认识将会更加深入。

(魏林青)

第六节 胎儿心脏房间隔缺损

一、概述

(一)定义

房间隔缺损(atrial septal defect,ASD)是胚胎发育期房间隔发育不全导致的残留缺损,形成左、右心房间血流相交通的心脏畸形。ASD 是最常见的先天性心脏病之一，由于胎儿期特殊血流循环状态，房间隔是开放状态，无法诊断出生后 ASD，但可以根据一些解剖发育特点对生后的ASD 进行预测。

（二）胚胎发育

房间隔由继发隔和原发隔组成。胚胎发育至第 4～6 周时，在原始心房顶部出现一薄弱、新月形的膜性结构即原发房间隔，由房间隔顶部向下方的心内膜垫部位发育，位于原发房间隔与心内膜垫之间的交通即为原发孔，若此部位始终不能完全融合，即为原发孔型 ASD。当原发隔与心内膜垫完全融合时，原发孔随之消失。在原发隔与心内膜垫融合之前，在原发隔房间隔上会出现多发的小穿孔，这些穿孔融合后则形成继发孔。继发房间隔也是一个呈新月形的膜性结构，位于原发隔的右侧，由房顶部向心内膜垫发育。当继发隔向心内膜垫处生长时，继发隔会遮盖继发孔。新月形的继发隔下缘始终不与心内膜垫完全融合，此处形成的交通口为卵圆孔。原发隔顶部会吸收，下部则形成卵圆孔瓣遮盖卵圆孔。继发孔型 ASD 通常是由于卵圆孔瓣过短、原发隔吸收过多或继发房间隔发育不充分引起的。静脉窦型 ASD 发生是围绕上、下腔静脉的静脉窦右角发育异常，导致该部位的缺损引起的。冠状静脉窦型 ASD 是由于冠状静脉窦发育不全，冠状静脉窦壁远端缺损，引起左心房与右心房间通过冠状静脉窦相交通（图 18-45）。

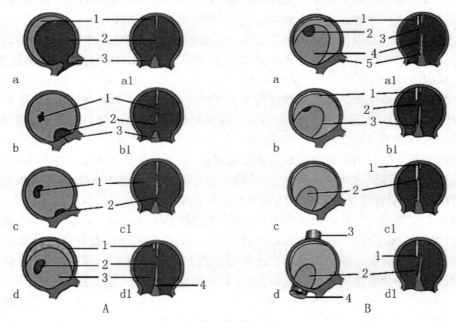

图 18-45　房间隔胚胎发育示意图

A、B：分别为从右心房面（侧方）和前后方向观察房间隔。A.a-a1 为原发隔开始发育。1 为原发隔；2 为原发孔；3 为背侧心内膜垫。A.b-b1：原发隔逐渐向融合的心内膜垫处生长、发育。1 为继发孔形成；2 为原发孔；3 为心内膜垫融合。A.c-c1：原发隔几乎与心内膜垫融合。1 为继发孔；2 为原发孔。A.d-d1：原发孔闭合，同时继发隔开始发育。B.a-a1：继发隔发育。1 为继发隔（上缘）；2 为继发孔；3 为卵圆孔；4 为卵圆孔瓣（原发隔）；5 为继发隔（下缘）。B.b-b1：继发隔覆盖卵圆孔。1 为继发隔（上缘）；2 为卵圆孔；3 为继发隔（下缘）。B.c-c1：继发隔不断发育，覆盖卵圆孔，使卵圆孔闭合。1 为退化的原发隔；2 为继发隔发育使卵圆孔闭合。B.d-d1：下腔静脉与卵圆孔瓣之间关系。1 为卵圆孔开放；2 为卵圆孔瓣；3 为上腔静脉；4 为下腔静脉

（三）病理解剖与分型

根据房间隔缺损的胚胎发育形成特点、发生部位、发病率，以及缺损的大小，可将房间隔缺损分为四种类型：Ⅰ孔型（原发孔型）、Ⅱ孔型（继发孔型）、静脉窦型、冠状静脉窦型（无顶冠状静脉窦综合征）。静脉窦型缺损可分为下腔型和上腔型（图 18-46）。

（四）发病率、合并畸形

Ⅱ孔中央型 ASD 最常见，为房间隔中央卵圆窝部位缺损，占所有 ASD 的 80%。Ⅰ孔型 ASD 发病率仅次于Ⅱ孔型 ASD，是指胚胎发育期原发隔缺损，紧邻房室瓣，呈新月状，虽然Ⅰ孔型ASD 可单独发生，但更多见于合并房室瓣畸形，即部分型房室间隔缺损（房室通道缺损）也称为部分型心内膜垫缺损。典型静脉窦型 ASD 发病率较低，占 ASD 的 10%～15%。上腔静脉型 ASD 位于房间隔后上方、紧邻上腔静脉入口处的下部，因此上腔静脉通常横跨于缺损处，引起上腔静脉血流同时汇入左、右心房。此型缺损距离右上肺静脉非常接近，易引起右肺静脉异位引流。下腔型 ASD 一般缺损较大，位于下腔静脉开口处，多伴有右下肺静脉畸形引流。冠状静脉窦型 ASD 发病率十分低，缺损常位于冠状静脉窦，在右心房入口处，因冠状静脉窦壁的缺损，使冠状静脉窦与左心房相通，其内血容量增多，冠状静脉窦扩张。当缺损巨大、房间隔缺损＞50% 的房间隔组织或房间隔几乎完全缺如时形成单心房。

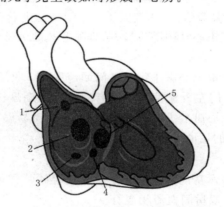

图 18-46 房间隔缺损解剖分型示意图

图中数字对应房间隔缺损解剖类型：1 为上腔静脉型缺损；2 为中央型缺损；3 为下腔静脉型缺损；4 为冠状静脉窦型缺损；5 为原发孔型缺损

ASD 经常伴发其他心血管畸形，主要包括部分型肺静脉畸形引流、室间隔缺损、二尖瓣脱垂、主动脉缩窄和肺动脉狭窄等。

由于胎儿期卵圆孔持续开放，大多数的卵圆孔，尤其是直径较大时，能否会在出生后闭合在产前很难预测，因此原则上Ⅱ孔型 ASD 不能在出生前诊断。但对于卵圆孔直径大于 8 mm 且伴有卵圆活瓣较短小、活动幅度受限的胎儿可提示卵圆孔直径偏大，提示出生后存在Ⅱ孔型 ASD 可能性较大。安贞医院何怡华课题组刘琳报道：不同孕周的卵圆孔直径（FO）和卵圆孔直径与主动脉直径比（FO/AO）可预测出生后发生 ASD 的可能。采用 FO 和 FO/AO 预测产后 ASD 的 ROC 曲线分析显示：孕 18～22 周，FO 与 FO/AO 分界点为 5.02 mm、1.28；23～26 周分界点为 5.15 mm、1.40；孕 27～30 周分界点为 6.55 mm、1.32；孕 31～34 周分界点为 8.55 mm、1.33；孕 35～40 周分界点为 7.90 mm、1.22。应用卵圆孔与主动脉直径之比（FO/AO）可预测出生后 ASD 的发生，当 FO/AO＞1.4 时，高度预示出生后发生 ASD。胎儿期可对Ⅰ孔型 ASD 和巨大型 ASD 形成的功能单心房作出明确诊断。

另外胎儿期可见到部分病例表现为房间隔膨出瘤:房间隔卵圆窝部位或整个房间隔薄弱,无正常的卵圆孔与继发孔相交错、遮盖的解剖结构,左心房内无卵圆孔瓣飘动。瘤体部形成一个或多个小孔,由于右心房压高于左心房,使房间隔中部向左心房侧膨出。当瘤体较大时,可突向左心室流入道。

二、超声诊断要点

胎儿期不能对Ⅱ孔型 ASD 及静脉窦型 ASD 作出明确诊断,但可提示卵圆孔直径过大;对Ⅰ孔型ASD 和单心房可明确诊断。

(一)卵圆孔过大

卵圆孔直径的测量应选择在超声声束方向与房间隔相互垂直的胎儿横位四腔心切面或双心房切面上进行。在可清晰地显示卵圆瓣后,冻结图像,在其开放幅度最大时候进行测量。目前认为,卵圆孔直径大于 8 mm,并伴有卵圆孔瓣发育短小或消失、活动幅度小,或卵圆瓣较长但活动幅度过大,卵圆瓣向左心房侧膨出的深度＞左心房直径的50％时,提示卵圆孔直径过大。有文献报道,不同孕周胎儿卵圆孔大小随孕周增加,应参考不同数值。FO/AO 值随着孕周的增加变化不明显,可作为一个较好的参考值,如比值大于 1.4 则考虑生后存在 ASD 可能性非常大。应建议孕妇在胎儿出生后进行超声心动图随诊检查,排除Ⅱ孔型 ASD。

(二)Ⅰ孔型 ASD

四腔心切面显示房间隔下部与心脏十字交叉间回声中断。收缩期可见双侧房室瓣呈线状插入。CDFI:可显示缺损部位右向左分流信号。当有双侧房室瓣反流时,多提示合并房室瓣发育异常。注意当扫查的切面偏向心脏后方时,出现冠状静脉窦时易误认为是Ⅰ孔型 ASD。应在出现明确的二尖瓣、三尖瓣开放的切面上观察Ⅰ孔型 ASD。

(三)单心房

四腔心切面或双房切面显示房间隔几乎完全缺失仅存残片样回声,或完全未发育,左、右心房间形成一共同心房。CDFI:双房间血流相混合。

(四)房间隔膨胀瘤

四腔心切面显示房间隔卵圆孔与继发孔相互交错、遮盖的结构消失,无卵圆瓣飘动。房间隔中部向左心房侧呈瘤样膨出。当瘤体较大时,可突向左心室流入道。右心房明显大于左心房,右心室可轻度增大。CDFI:膨出瘤的中部或上、下端可见一束或多束细小右向左分流信号。

三、预后

单纯 ASD 预后良好,可通过外科手术或内科介入封堵治愈。单心房多伴有其他心血管畸形,手术难度大,风险高,产前诊断后应向孕妇阐明。Ⅰ孔型 ASD 患儿,如不伴有严重房室瓣畸形,手术治疗后预后良好。但由于胎儿期对二尖瓣裂、三尖瓣发育不全的程度二维超声难以明确诊断,而房室间压差较小,房室瓣口的反流程度与出生后不同,因此,胎儿超声心动图难以准确评估房室瓣发育异常的程度,因此,需向孕妇解释病情,如其希望继续孕育,应对其进行定期随访,监测胎儿心脏结构及心功能的变化。并建议对胎儿进行染色体检查,以排除唐氏综合征等。房间隔膨胀瘤多存在房间隔缺损,缺损较大时,在胎儿期起到卵圆孔和继发孔的作用,不影响胎儿病理生理。若缺损较小时,使右心房向左心房的分流受限,易引起右心容量负荷增加,右心房室扩大,甚至发生右心力衰竭。因此,需密切随诊观察直至出生。出生后有较大房间隔缺损的患儿自然闭合可能性较小,可考虑选择适当时机进行手术治疗。

（魏林青）

第七节　胎儿心脏室间隔缺损

一、概述

（一）定义

室间隔缺损(ventricular septal defect,VSD)是胚胎时期心脏室间隔部位发育不全形成异常通道导致缺损,在左、右心室之间出现异常分流的先天性心脏病。室间隔缺损是最常见的先天性心脏病。室间隔缺损约为先天性心脏病总数 20%,它可单独存在,也可是某种复杂心脏畸形的组成部分。本节内容只叙述单纯性室间隔缺损的胎儿超声心动图诊断。

（二）胚胎发育

胚胎发育的第 4～5 周,在原始心管中出现一条矢状走形的肌肉嵴,称为室间隔嵴,此嵴是构成左、右心室的原始分界,中间的圆形孔洞为第一室间孔(图 18-47)。室间隔嵴向上生长,形成室间隔的光滑部,其前后端分别与房室前后端心内膜垫融合。下方随着心室内壁的海绵样吸收,向下加深形成室间隔的小梁化部。与此同时,圆锥部的两条圆锥嵴互相对合形成圆锥间隔,即漏斗部室间隔,漏斗部室间隔与肌部室间隔相融合,使第一室间孔后缘消失,称为第二室间孔(图 18-48)。室间隔的漏斗部与室间隔的光滑部构成室间孔的上缘及前缘,房室管的上(前)下(后)心内膜垫汇合后形成中心心内膜垫(即心室十字交叉结构)将房室管分为左、右心房室孔,并形成室间孔的后缘,此后肌部室间隔、漏斗部室间隔及中心心内膜垫共同生长靠拢形成一完整的环,即第三室间孔(图 18-49),最后在胚胎发育第 7 周由室间孔四周发出的膜样组织将室间孔闭合,即称为室间隔的膜部,至此室间隔已发育完成。

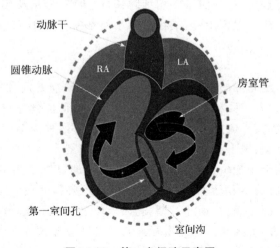

图 18-47　第一室间孔示意图

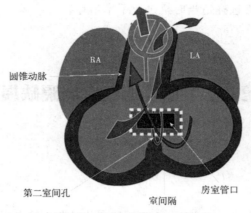

图 18-48　第二室间孔示意图

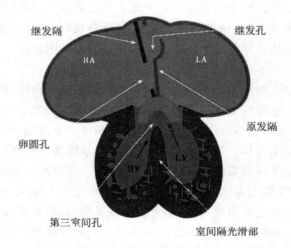

图 18-49　第三室间孔示意图

在心室间分隔发育过程中,任何因素影响细胞移行、增殖、分化及死亡,均可使参与形成室间隔的各种胚胎组织发育停滞或发育不良,或在肌部小梁部室间隔形成过程中吸收过多能使相应的室间隔部位导致缺损。

(三)病理分型

室间隔缺损可发生于室间隔的任何部位,因此,室间隔缺损的病理类型较多,其分类及命名方法尚未完全统一,多数学者主张将室间隔缺损根据其缺损部位分为膜周部缺损、漏斗部缺损和肌部缺损三类,再根据临床实际应用情况将膜周部和漏斗部两种类型分出 5 个亚型,即分别为膜周型、单纯膜部型、隔瓣下型、嵴下型、嵴内型、干下型、肌部型。

室间隔缺损通常发生于 4 个位置,已有很多学者对其加以描述和定义。对室间隔缺损的命名尽管意见不一,但依据胚胎学和解剖学命名原则仍属经典和存在一定共识。Ⅰ型 VSD:也称为圆锥隔型、室上嵴上型、漏斗隔型、动脉下型,起因于球干发育不良,常为圆形,位于右心室流出道漏斗部,肺动脉瓣正下方,上缘与主动脉右冠瓣直接相连。缺损上方常无肌性组织,是肺动脉瓣环和主动脉瓣环间的纤维条带。缺损的下缘是肌性的,处于室上嵴内或上方。偶尔Ⅰ型 VSD

周缘全是肌性,又称为流出道肌性 VSD,如果有主动脉瓣叶脱入 VSD 会导致主动脉瓣关闭不全。传导束离缺损边缘较远,在西方国家发生率小于 10%,在亚洲法洛四联症占 VSD 的 10%。Ⅱ型 VSD:即最常见的膜旁 VSD,命名来源于缺损近室间隔膜部。这里需要指出的是"膜部缺损"和"膜周缺损"的含义分别为"在膜部"和"围绕膜部",用词上均有一定的不确切性。Ⅱ型 VSD 位于室上嵴的后下方,上缘邻近主动脉瓣右冠瓣和无冠瓣,向下延伸至肌嵴和圆锥乳头肌,传导束走行于其后下缘,右侧邻近三尖瓣隔瓣。Ⅲ型 VSD:即房室通道型或流入道型 VSD,意指缺损位于室间隔流入道和三尖瓣隔瓣后下方,缺损上缘延伸至隔瓣瓣环或之间有细肌束隔开,一般认为是由于胚胎期心内膜垫发育停止所致。传导束位于缺损下缘,术中有损伤的危险。Ⅳ型 VSD:即肌型 VSD,位于室间隔小梁部,可单发或多发。由于 VSD 的边缘处于不同的平面,形状不一,手术时较难暴露。

(四)发病率、合并畸形

室间隔缺损是最常见的先天性心脏病之一,发病率常居首位,占全部先天性心脏病患者的 20%~30%,约占出生人口的 0.2%,没有明显的性别差异。

室间隔缺损多数为单纯性,也可与一些复杂先天性心脏病合并存在,合并畸形包括法洛四联症、共同动脉干、心内膜垫缺损、完全型或矫正型大动脉转位、肺动脉闭锁、心室双出口、主动脉缩窄、房间隔缺损、动脉导管未闭、肺动脉瓣下狭窄、主动脉瓣下狭窄和二尖瓣狭窄等。

二、临床所见

超声是根据声像图室间隔连续线中断作出室间隔缺损诊断的。流入道或近流入道的膜周室缺在声像图上表现:在心尖四腔心观或心底四腔心观上显示室间隔近心内膜垫处出现回声中断改变。由于超声的界面效应,在缺损处呈现一强回声反光点(图 18-50)。该声像图表现在心尖四腔心观比心底四腔心观更清晰,因为后一平面的显示易受胎儿脊柱、肋骨、肩胛骨等遮挡和干扰。对于近流出道的膜周室缺,在四腔心平面上往往不易被显示,必须在左心室流出道(即左心长轴平面)上仔细观察并寻找室间隔至流出道的连线有无中断(图 18-51、图 18-52)。彩色超声有助于室缺的诊断,可见彩色血流经过缺损部位或左向右或右向左分流(图 18-53),多为双向分流。然而,由于受超声仪分辨率的限制,单纯室缺的漏诊率很高,尤其是那些位于流出道处小的膜周缺损或肌部室缺,二维声像图上难以显示,有时彩色分流也不明显,如果不合并其他心内或心外畸形,极易漏诊。有文献报道,其漏诊率高达 75%~100%。

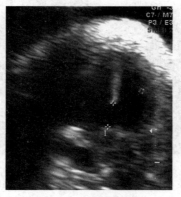

图 18-50　室间隔缺损

妊娠 34+周,心尖四腔心观,显示室间隔膜周连续性中断 7.4 mm。染色体检查证实为 18-三体综合征

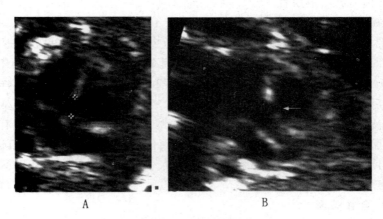

图 18-51　室间隔缺损

A.妊娠 20+周,心尖四腔心观,室间隔膜周连续性中断 3.5 mm;B.同一病例,左心室流出道平面,显示室间隔至升主动脉的连线中断(箭头所示)。产后心超未见明显室间隔缺损

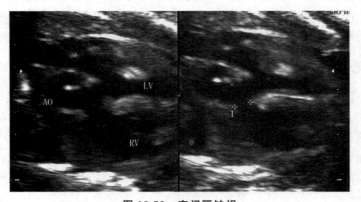

图 18-52　室间隔缺损

妊娠 32+周,左心室流出道平面,显示室间隔至升主动脉的连线
中断 3.5 mm。LV 为左心室;RV 为右心室;AO 为主动脉

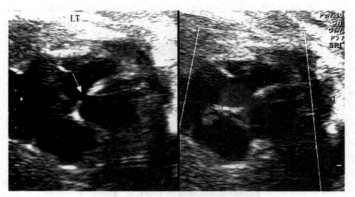

图 18-53　室间隔缺损

妊娠 28+周,侧面四腔心观,显示室间隔膜周及肌部交界处连续性中断(箭头所示),
彩超显示左向右分流。LT:胎儿左侧。染色体检查证实正常核型,46,XY

大型的肌部室缺声像图表现为肌部室间隔回声中断和缺损(图18-54),但有时也可能表现为室间隔不规则增厚,其表面失去光滑平整的心内膜回声;室间隔内部回声不均,甚至出现回声紊乱或低回声区(图18-55)。如果存在左右心室分流,超声显示室间隔随心脏搏动而左右摆动,彩超能观察到不同心动周期时段内方向相反的分流血流信号。小型多发性肌部室缺产前漏诊率极高。

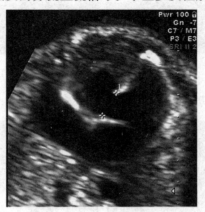

图18-54 室间隔膜部及肌部缺损
妊娠27⁺周,心尖四腔心观,显示室间隔膜部及部分肌部缺损6.0 mm

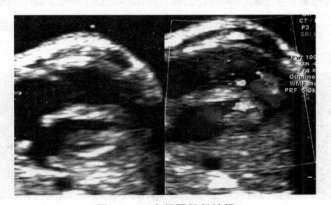

图18-55 室间隔肌部缺损
妊娠24＋周,侧面四腔心观,左侧图像上隐约可见室间隔近心尖部欠规
则,回声低,右侧图像彩色超声显示血流通过近心尖部的室间隔

由于室间隔缺损常常合并心内其他部位畸形及心外畸形,所以仔细观察整个心脏及胎儿全身结构尤为重要。这些畸形包括法洛四联症、大血管错位、右心室双流出道、二尖瓣关闭、主动脉缩窄、三尖瓣关闭不全、肺动脉闭锁和房室通道等。心外畸形可有中枢神经系统、泌尿系统、消化系统等的畸形。

三、超声诊断要点

(一)二维超声切面对胎儿单纯性室间隔缺损分型定位(图18-56～图18-59)

包括:①采用标准四腔心切面定位隔瓣后室间隔缺损及流入道肌部室间隔缺损;②左心室流出道切面定位膜部、膜周部室间隔缺损及流出道肌部室间隔缺损;③右心室流出道切面定位干下室间隔缺损;④大动脉短轴切面定位嵴下、嵴内室间隔缺损。

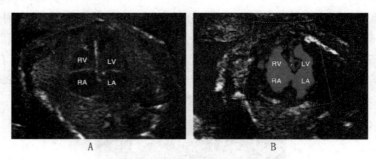

图 18-56　胎儿超声心动图四腔心切面

A.二维显像；B.彩色多普勒显像。LA 为左心房；LV 为左心室；RA 为右心房；RV 为右心室

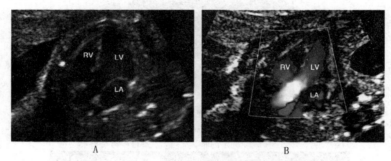

图 18-57　胎儿超声心动图左心室流出道切面

A.二维显像；B.彩色多普勒显像。LA 为左心房；LV 为左心室；RV 为右心室

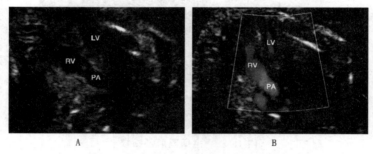

图 18-58　胎儿超声心动图右心室流出道切面

A.二维显像；B.彩色多普勒显像。LV 为左心室；RV 为右心室；PA 为肺动脉

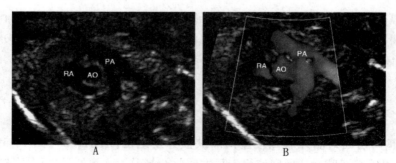

图 18-59　胎儿超声心动图大动脉短轴切面

A.二维显像；B.彩色多普勒显像。RA 为右心房；AO 为主动脉；PA 为肺动脉

(二)二维超声心动图对胎儿单纯性室间隔缺损分型定位诊断标准

(1)膜周型:单纯性室间隔缺损膜部室间隔可能部分存在,构成缺损的后下缘,也可能完全缺如,紧邻三尖瓣隔瓣,累及范围较大,常可累及肌部间隔的一部分,可在超声心动图的左心室流出道切面、大动脉短轴切面、心尖五腔心切面定位膜周部室间隔缺损;

(2)单纯膜部型:临床上单纯膜部型室间隔缺损非常少见,缺损局限于膜部室间隔,范围较小,在超声心动图大动脉短轴、左心室长轴、心尖五腔心切面定位膜部室间隔缺损;

(3)隔瓣下型:缺损大部分位于三尖瓣隔叶下方,三尖瓣隔瓣附着处构成缺损的上缘,距主动脉壁较远,位于流入道,可在超声心动图的标准心尖四腔心切面定位隔瓣下型室间隔缺损;

(4)嵴下型:缺损位于室上嵴的下方,与三尖瓣隔瓣之间有室间隔组织,在超声心动图的大动脉短轴切面上定位,显示缺损位于9~11点,断端回声增强;

(5)嵴内型:缺损位于室上嵴之内,缺损口周围有肌肉组织,在超声心动图大动脉短轴切面上定位,显示缺损位于12点位置;

(6)干下型:缺损位于肺动脉瓣下,在超声心动图大动脉短轴切面及右心室流出道切面上定位,在大动脉短轴切面上,缺损位于12~1点;

(7)肌部型:缺损位于心尖部和调节束后方的心肌组织内,位置较低,显示切面为心尖四腔心切面,心尖五腔心切面,左心室短轴切面及左心室长轴切面。二维声像图多难以显示其室间隔回声中断征象,而彩色多普勒血流成像可显示2~3 mm小的室间隔缺损,在双心室短轴切面可以更好地观察。

(三)胎儿单纯性室间隔缺损定量诊断方法

室间隔缺损的面积大小与肺循环相对阻力是室间隔缺损胎儿出生后血流动力学与病理生理改变的关键因素。①室间隔缺损直径近似主动脉瓣环直径或缺损面积>0.1 cm/m² 体表面积诊断为大室间隔缺损,缺损大小对于左向右分流已无限制作用,为非限制性室间隔缺损;②室间隔缺损直径<1/3 主动脉瓣环直径或缺损面积<0.1 cm/m² 体表面积诊断为小室间隔缺损,缺损大小对左向右分流起限制作用,为限制性室间隔缺损。

四、鉴别诊断及预后

(一)鉴别诊断

室间隔缺损不易与其他心脏畸形相混淆。但在心尖四腔心平面上,室间隔回声与超声声束平行,近心内膜垫处的室间隔较薄,超声的侧壁效应使该处回声失落,酷似缺损改变(图18-60),真正的室缺在缺损处显示有一强回声光点,这在鉴别诊断中尤为重要。另外,左心室流出道膜部也常常因探头角度关系造成回声失落,调整探头声束可显示连续的室间隔流出道膜部(图18-61)。

(二)预后

前面已经叙述了室间隔缺损产后的疾病转归情况。单纯小型室缺预后很好,产后大部分婴儿无症状。一组大样本的观察提示46%的室缺宫内自行关闭,23%的室缺一年内自行关闭,31%持续存在。仅一部分大型室缺因充血性心力衰竭而需要手术治疗。也有少数因心排血量不足,引起脑缺氧而导致癫痫发作或心律失常,如束支传导阻滞等。

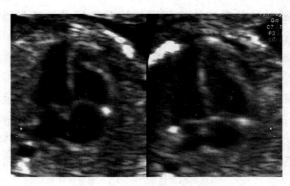

图 18-60　假性室间隔缺损

妊娠 20⁺ 周，心尖四腔心观，左侧图像显示室间隔膜周似连续性中断；
右侧图像为调整探头角度后，显示室间隔完整

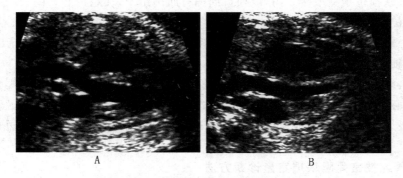

A   B

图 18-61　假性室间隔缺损及主动脉骑跨

A.左心长轴切面因回声失落使室间隔主动脉壁的连线出现回声中断，犹如室间隔缺及主动脉骑
跨；B.同一胎儿，调整声束方向后获得标准左心长轴平面，显示正常的室间隔及左心室流出道

　　产前超声发现室间隔缺损者，除了仔细检查整个心脏及心外结构外，还应建议做染色体检查。继续妊娠者产科处理无特殊，大型室缺或合并其他心内心外异常者分娩时应有小儿心脏科医师在场，以便处理可能发生的紧急情况。

（魏林青）

第八节　胎儿心脏房室间隔缺损

一、概述

（一）定义

　　房室间隔缺损（atrioventricular septal defect，AVSD）是以房室瓣周围的间隔组织缺损及房室瓣发育异常为特征的一组先天性心血管畸形，由心脏胚胎发育期心内膜垫的不完全发育和房室间隔的不完全发育所致，亦称为心内膜垫缺损（ECD）或房室通道缺损。

（二）胚胎发育

胚胎发育第四周末，原始心管的背、腹两侧分别向管腔内突出，形成一对隆起，即前、后心内膜垫，两隆起相对继续向腔内生长，融合形成中间隔，将房室管分为左、右两侧房室管。心内膜垫向上生长参与构成原发隔，封闭原发孔；向下参与构成室间隔膜部，封闭室间孔；向左形成二尖瓣，向右形成三尖瓣。胚胎早期各种因素会导致心内膜垫发育异常，由于异常所发生的时间和受累组织结构不同，而产生一系列不同类型的病理改变。

（三）病理分型

AVSD 根据病变程度不同分为部分型、过渡型、完全型、中间型四种（图 18-62）。

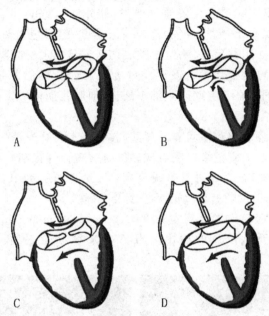

图 18-62　房室间隔缺损病理分型示意图

部分型：二尖瓣和三尖瓣的瓣环是分开的，常见的形式包括原发隔缺损和二尖瓣前叶裂。

过渡型：是部分型中的一个特殊类型，二尖瓣和三尖瓣的瓣环也是分开的，除了包括原发隔缺损和二尖瓣前叶裂外，还有小的膜部室间隔缺损。

完全型：包括大的室间隔及原发孔房间隔的缺损，共同房室瓣及房室环，共同房室瓣跨在缺损的室间隔上，Rastelli 根据前桥瓣形态及其腱索附着点分为 A、B、C 三个亚型：A 型，前桥瓣的腱索附着在室间隔嵴上，能有效地分为"两瓣"，即左上桥瓣完全在左心室，右上桥瓣完全在右心室；B 型，左前桥瓣发出腱索附着在室间隔右心室面；C 型，前桥瓣悬浮在室间隔上，没有腱索附着。

中间型：是完全型中的一个特殊类型，其共同房室瓣由一个舌样组织连接两个桥瓣分为左右两个瓣口，形成中间型。

（四）发病率、合并畸形

AVSD 约占活产新生儿的 3.6/10 000，占所有先天性心脏畸形的 2% 左右，有 40%～45% 的唐氏综合征患儿有先天性心脏病，其中，大约有 40% 为 AVSD，常为完全型。完全型 AVSD 也出现于患有遗传性内脏异位的患者（无脾综合征比多脾综合征更常见）。性别比例大约相等，或是女性稍多见。遗传性资料显示,孕妇既往分娩 1 胎 AVSD 患儿,下次妊娠再发风险 2.5%;孕妇既往分娩两胎 AVSD 患儿,下次妊娠再发风险 8%;如胎儿母亲为 AVSD,妊娠发生风险 6%;如胎儿父亲为 AVSD,妊娠发生风险 1.5%。

二、超声诊断要点

AVSD 根据病变程度及病理分型不同,其胎儿超声心动图表现不尽相同。

(一)部分型 AVSD

胎儿部分型 AVSD 的超声心动图表现:房间隔原发隔缺失,二尖瓣和三尖瓣位于同一水平,收缩期形成一条直线,房室瓣附着点位置差异消失,部分型 AVSD 可合并二尖瓣前叶和三尖瓣隔叶裂,胎儿期二维超声观察瓣叶裂直接征象有一定难度,但彩色血流多普勒显示二尖瓣和/或三尖瓣瓣根处反流有提示作用。另外,垂位四腔心切面容易出现房间隔的假性回声失落,应用斜位或横位四腔心切面观察可避免伪像的发生。过渡型 AVSD 的胎儿超声心动图表现基本同部分型 AVSD,在其基础上同时合并室间隔膜部小缺损,但胎儿期检出较困难。

(二)完全型 AVSD

四腔心切面显示房间隔下部和室间隔上部共同缺失,十字交叉消失,左、右心房室瓣异常,形成一个较大的房室通道。叠加彩色多普勒血流显像时表现为舒张期心腔中央四个心腔血流信号相互混合交通,收缩期大部分病例合并房室瓣反流。完全型 AVSD 在四腔心切面的特征性表现使胎儿期 AVSD 的产前超声诊断有较高的灵敏度及准确性。

Machlitt A 等发现 AVSD 的胎儿房室长度比(atrioventricular length ratio,AVLR)增加(正常值0.5),这一表现有助于 AVSD 的检出。当 AVLR 截断值超过 0.6,时 83% 的胎儿患有 AVSD,假阳性率为 5.7%(图 18-63)。

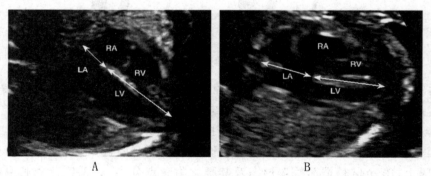

图 18-63 正常胎儿及房室间隔缺损胎儿的房室长度比(AVLR)

A.正常胎儿 AVLR,约为 0.5;B.房室间隔缺损胎儿的 AVLR 增加。LV 为左心室;RV 为右心室;LA 为左心房;RA 为右心房

三、鉴别诊断

(一)完全型 AVSD

完全型 AVSD 在四腔心切面有特征表现,胎儿期较容易诊断,有时需与大的继发孔 ASD、大的膜周部 VSD、单心室等鉴别,主要鉴别点在于 AVSD 的十字交叉消失,而其他疾病均存在中心纤维体,房室瓣附着点位置差异仍然存在,因此,产前超声鉴别诊断不难。但是应多切面观察,避

免因假性回声失落而造成假阳性。

(二)部分型 AVSD

部分型 AVSD 胎儿期诊断容易漏诊和误诊,注意与增宽的冠状静脉窦(CS)鉴别,鉴别关键点在于冠状静脉窦位置更靠后,原发隔位置略靠前。当扫查切面靠后时,易将冠状静脉窦右心房开口误认为是 I 孔房间隔缺失,此时注意观察是完全显示二尖瓣的启闭还是仅显示为二尖瓣瓣环。若显示为瓣环,则说明扫查切面靠后,回声缺失有可能是冠状静脉窦的右心房开口;反之,若完全显示二尖瓣的启闭,这时紧邻房室瓣环的房间隔缺失则为 I 孔房间隔缺损。对于增宽的CS,还应排除永存左上腔静脉(LSVC)或肺静脉异位引流入 CS。

(三)过渡型 AVSD

完全型 AVSD 与部分型 AVSD 的鉴别比较容易,但过渡型 AVSD 与中间型 AVSD 的鉴别比较困难,尽管两者都有一孔房间隔缺损及室间隔缺损,但过渡型两个瓣环,两个瓣口;中间型是一个瓣环,两个瓣口,并且室间隔缺损相对较大。

四、预后

胎儿 AVSD 在母体内能够存活,如不合并其他畸形,心脏大小及左右心比例正常。出生后的预后取决于房、室间隔缺损的大小及房室瓣膜受累程度,以及是否合并其他畸形。完全型AVSD 需尽早修复,修复应该选择在出生后 6 个月之内,不可逆性的肺血管阻力性疾病产生之前。对于有症状的婴儿,外科手术的选择包括姑息性肺动脉环缩术,以及心脏畸形的完全修复,包括一个或两个补片修补房间隔缺损(ASD)和室间隔缺损(VSD),双侧房室瓣的构建,但是术后易残留房室瓣反流,应对孕妇及家属进行告知。

(魏林青)

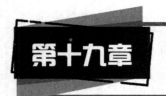

第十九章　介入性超声诊断

第一节　甲状腺穿刺活检

近年来,甲状腺结节的发病率和检出率逐渐升高,其中绝大多数结节为良性,仅有7%～15%的结节为恶性。不同病理类型的甲状腺结节的临床处理和预后均不同,因此,术前评估甲状腺结节的良恶性尤为重要。超声检查作为甲状腺疾病的首选检查方法,依据声像图特征可对结节的恶性风险程度进行评估,但是仍有部分甲状腺结节良恶性鉴别诊断存在困难,超声引导下甲状腺穿刺活检仍然是鉴别甲状腺结节良恶性的首选技术,不仅提高了甲状腺癌术前的诊断准确率,对术后复发及淋巴结转移的诊断也至关重要。甲状腺穿刺活检主要包括细针穿刺抽吸细胞学检查(fine needle aspiration biopsy,FNAB)及组织学检查(core needle biopsy,CNB)。

一、超声引导下 FNAB

(一)目的

对甲状腺结节或颈部淋巴结进行定性诊断,指导临床治疗方案。

(二)适应证

(1)最大径≥1 cm 的结节、具有可疑恶性的超声征象。

(2)最大径≥1.5 cm 的等回声/高回声实性结节,或实性部分呈偏心分布的囊实性结节。

(3)最大径≥2 cm 的海绵状囊实性结节。

(4)最大径<1 cm 的结节,具有可疑恶性超声征象,患者有甲状腺癌的高危因素或要求进一步诊断和治疗。

(5)甲状腺弥漫散在分布的钙化灶。

(6)高度怀疑甲状腺癌转移的颈部淋巴结。

(7)甲状腺癌外科手术后可疑复发病灶。

(三)禁忌证

1.绝对禁忌证

(1)患者不合作。

(2)原因不明的出血病史。

(3)出血倾向,活化部分凝血活酶时间高于正常上限 10 秒,凝血酶原时间高于正常上限 3～5 秒,纤维蛋白原小于 1 g/L,血小板计数<50 000/mm³(50×10⁹/L),且聚集功能差,经临床会诊不能进行穿刺活检。

(4)近期应用抗凝血药物。

(5)严重高血压[收缩压＞24.0 kPa(180 mmHg)]者。

(6)超声引导下不能确定穿刺安全路径。

2.相对禁忌证

穿刺点局部皮肤感染者。

(四)操作前准备

(1)完善血常规、凝血功能及血清检查(血清至少包括乙肝、丙肝、梅毒、艾滋病)。

(2)了解超声检查结果,明确靶结节的位置、大小、数量、与周围组织的关系,确定安全穿刺路径。

(3)穿刺前可进行超声造影检查。完全无增强的结节为良性,无需穿刺活检;有增强的结节,可针对造影可疑区域进行穿刺活检。

(4)超声仪器:甲状腺超声检查或穿刺引导首选配有高频线阵探头的高质量超声诊断仪。

(5)穿刺用品应备齐,包括无菌穿刺包、消毒手套、碘伏、95%乙醇、玻片、铅笔、注射器针筒、22～27 G 穿刺针(如果需要做穿刺洗脱液基因检测需要相应试剂瓶)。

(6)备好麻醉药品和急救药品。

(7)向患者及其家属告知活检目的及可能发生的并发症和防范措施,令其签署"介入超声穿刺知情同意书"。

(8)指导患者配合穿刺术。

(五)操作方法

(1)患者取仰卧位,肩部垫高,颈部呈过伸位,充分暴露颈前区。操作者坐于患者头侧,调整超声仪器显示屏,使操作者可以同时方便地看到手术区域和超声图像。

(2)常规消毒、铺巾,超声探查甲状腺结节和周围组织。

(3)在超声引导下,避开大血管、气管及神经等重要组织结构。操作者一只手固定超声探头,另一只手持穿刺针沿着扫描平面斜行插入,实时观察进针过程。

(4)穿刺针到达结节中心,拔出针芯,在结节内沿不同针道来回提插 10 下左右,如果细胞量不够可以适当负压抽吸,迅速退针,用纱布压迫进针点。

(5)回抽预备的注射器,使注射器内充满空气,尽快将取材后的穿刺针连接于注射器上,使针尖斜面向下对准载玻片,快速推动注射器活塞,将吸取物推射到载玻片的一端,并用另一块载玻片将标本均匀涂抹开,之后立即置于固定液中。

(6)如为含较多囊性成分的囊实性病变,则先用穿刺针吸尽囊液,然后再对实性部分进行活检,囊液和实性穿刺液均送病理检查。如需要做穿刺洗脱液基因检测,可将穿刺针在试剂瓶内用针筒反复冲洗数次,然后低温保存并送检。

(7)穿刺结束后,压迫穿刺点 30 分钟,医师示范压迫的力度和位置,并观察患者情况。

(六)注意事项

(1)行 FNAB 检查时应注意多方向穿刺,对结节进行多点取材,尤其对超声提示的可疑部位进行重点取材。

(2)对于位于被膜下的甲状腺结节,穿刺针应经过少许正常甲状腺组织再对结节进行穿刺。

(3)FNAB 穿刺前指导患者进行呼吸练习,若在穿刺中患者出现吞咽或咳嗽应立即将穿刺针拔出。

（4）首次 FNAB 无法确诊的结节，可对结节进行再次 FNAB 检查、组织活检或甲状腺癌分子标志物检测。

（5）对可疑淋巴结行 FNAB 检查时，联合 FNAB-Tg 冲洗检查有助于减少假阴性结果。

（6）对于缺乏安全穿刺路径的甲状腺结节，可改用小微凸探头或者取与声束垂直的平面进针。

（七）并发症

1.出血和血肿

由于穿刺针损伤血管或针道压迫不当造成，血肿发生率极低，一般不严重。压迫止血是关键，多由压迫不及时或压迫部位不准确引起，可给予冰敷 30～60 分钟，通常有效。对于少量渗血的患者，局部加压 10 分钟即可止血；穿刺后引起大出血的患者，应让患者平卧休息，严密观察生命体征、颈部肿胀程度及出血量，运用多普勒超声判断出血部位，并快速局部压迫，应用止血药，不宜包扎，以便于超声随时观察。对于穿刺后形成血肿的患者，应严密观察患者有无呼吸困难的表现，及时进行对症处理。

2.声音嘶哑

发生率较低，是由于穿刺针损伤喉返神经所致，在超声引导下避开重要组织进行准确定位穿刺，可避免上述并发症。

3.局部不适或疼痛

极少数患者在穿刺后可出现轻度疼痛或不适，疼痛可向耳后及颌下放射，一般不需要处理。如疼痛明显可用一般止痛药物处理。

（八）穿刺活检后记录内容及要求

1.基本信息

患者的姓名、性别、年龄、住院号/门诊号、超声检查号、申请科室、穿刺部位、申请目的、仪器和探头型号及操作前诊断。

2.图像采集

采集的图像应包括穿刺结节切面的灰阶声像图、CDFI 声像图、穿刺针及其针道声像图及穿刺后复查的图像。

3.文字描述

（1）操作名称：超声引导下甲状腺细针穿刺细胞学检查术。

（2）一般情况：穿刺结节部位、数目、大小、回声、血流、周围有无重要脏器及血管。

（3）穿刺过程：包括引导方法、穿刺针规格、进针次数、标本玻片的数量及大体病理表现，标本的保存和送检，压迫穿刺点方法和时间。

（4）穿刺后复查：穿刺活检后超声检查有无出血。

（5）结果评价：对操作过程和效果的总体评价，记录患者有无不适表现和反应，并描写患者离开操作室时的一般情况。

（6）注意事项：穿刺后压迫止血 15 分钟，必要时卧床休息，保持伤口干燥，禁止剧烈运动。告知患者可能发生的并发症，如有异常应及时随诊。

4.署名

署名包括医师签名、操作日期和时间、记录者姓名。

二、超声引导下 CNB

(一)目的

对甲状腺结节或颈部淋巴结进行定性诊断,指导临床治疗方案。

(二)适应证

(1)最大径≥1 cm 的结节具有可疑恶性的超声征象。

(2)最大径≥1.5 cm 的等回声/高回声实性结节,或实性部分呈偏心分布的囊实性结节。

(3)最大径≥2 cm 的海绵状囊实性结节。

(4)最大径<1 cm 的结节,具有可疑恶性超声征象,患者有甲状腺癌的高危因素或要求进一步诊断和治疗。

(5)甲状腺弥漫散在分布的钙化灶。

(6)高度怀疑甲状腺癌转移的颈部淋巴结。

(7)甲状腺癌外科手术后可疑复发病灶。

(三)禁忌证

1.绝对禁忌证

(1)患者不合作。

(2)原因不明的出血病史。

(3)出血倾向(活化部分凝血活酶时间高于正常上限 10 秒,凝血酶原时间高于正常上限 3～5 秒,纤维蛋白原小于 1 g/L,血小板计数<50 000/mm³(50×10⁹/L),且聚集功能差,经临床会诊不能进行穿刺活检。

(4)近期应用抗凝血药物。

(5)严重高血压[收缩压>24.0 kPa(180 mmHg)]者。

(6)超声引导下不能确定穿刺安全路径。

2.相对禁忌证

(1)局部皮肤感染。

(2)甲亢患者,甲状腺或肿瘤组织内血流异常丰富。

(3)结节周边紧邻颈部大血管。

(4)结节直径小于 1 cm,且紧邻前包膜的结节。

(四)操作前准备

(1)完善血常规、凝血功能及血清检查(血清至少包括乙肝、丙肝、梅毒、艾滋病)。

(2)了解超声检查结果,明确靶结节的位置、大小、数量、与周围组织的关系,确定安全穿刺路径。

(3)穿刺前可进行超声造影检查。完全无增强的结节为良性,无需穿刺活检;有增强的结节,可针对造影可疑区域进行穿刺活检。

(4)超声仪器:甲状腺超声检查或穿刺引导首选配有高频线阵探头的高质量超声诊断仪。CNB 通常选择 18～21G 活检针。

(5)穿刺用品应备齐,包括无菌穿刺包、消毒手套、碘伏、甲醛溶液、活检针(如果需要做穿刺洗脱液基因检测需要相应试剂瓶)。

(6)备好麻醉药品和急救药品。

(7)向患者及其家属告知活检目的及可能发生的并发症和防范措施,令其签署"介入超声穿刺知情同意书"。

(8)指导患者配合穿刺术。

（五）操作方法

(1)患者取仰卧位,肩部垫高,颈部呈过伸位,充分暴露颈前区。操作者坐于患者右侧,调整超声仪器显示屏使操作者可以同时方便地看到手术区域和超声图像。

(2)常规消毒、铺巾,超声探查甲状腺结节和周围组织。

(3)在超声引导下,避开大血管、气管及神经等重要组织结构。操作者一只手固定超声探头,另一只手持穿刺针沿着扫描平面斜行插入,实时观察。

(4)穿刺针到达结节前缘,激发活检枪,取材后迅速拔出,用纱布压迫穿刺针道。

(5)推动穿刺针芯,将组织条置于干净的滤纸片上,置于甲醛固定液中。

(6)当穿刺取样不满意时,可重复穿刺2～3次。

(7)穿刺结束后,以无菌纱布团压迫穿刺针道15～30分钟,医师示范压迫的力度和位置,并观察患者情况。

（六）注意事项

(1)对超声提示的可疑部位进行重点穿刺。

(2)穿刺前指导患者进行呼吸练习,若在穿刺中患者出现吞咽或咳嗽应立即将穿刺针拔出。

(3)首次CNB无法确诊的结节,可对结节进行再次CNB检查或甲状腺癌分子标志物检测。

（七）并发症

1.出血和血肿

穿刺针越粗,损伤越大,在满足诊断的前提下,尽量采用较细的穿刺针。穿刺后准确有效的压迫是减少出血的关键,如果穿刺后压迫不及时或压迫部位不准确,可出现针道出血或血肿形成,可用超声观察出血和血肿部位后,准确压迫出血点,以防止进一步加重。经上述处理效果不佳者,可静脉应用止血药,严重者血肿压迫气管,应及时行气管插管,甚至手术止血。血肿多在1～2天消退,不需要特殊处理。

2.声音嘶哑

发生率较低,是由于穿刺针损伤喉返神经所致,在超声引导下避开重要组织进行准确定位穿刺可避免上述并发症。

3.气管损伤

可出现呛咳和咯血,嘱患者安静休息,避免紧张。呛咳症状明显者可肌内注射地西泮。

4.局部不适或疼痛

极少数患者在穿刺后可出现轻度疼痛或不适,疼痛可向耳后及颌下放射,一般不需要处理。如疼痛明显可用一般止痛药物处理。

（八）穿刺活检后记录内容及要求

1.基本信息

患者的姓名、性别、年龄、住院号/门诊号、超声检查号、申请科室、穿刺部位、申请目的、仪器和探头型号及操作前诊断。

2.图像采集

采集的图像应包括穿刺结节切面的灰阶声像图、CDFI声像图、穿刺针及其针道声像图及穿刺后复查的图像。

3.文字描述

(1)操作名称:超声引导下甲状腺粗针穿刺组织学检查术。

(2)一般情况:穿刺结节部位、数目、大小、回声、血流、周围有无重要脏器及血管。

(3)穿刺过程:包括引导方法、穿刺针规格、进针次数、组织条的数量及大体病理表现,标本的保存和送检,压迫穿刺点方法和时间。

(4)穿刺后复查:穿刺活检后超声检查有无出血。

(5)结果评价:对操作过程和效果的总体评价,记录患者有无不适表现和反应,并描写患者离开操作室时的一般情况。

(6)注意事项:穿刺后压迫止血 15～30 分钟,必要时卧床休息,保持伤口干燥,禁止剧烈运动。告知患者可能发生的并发症,如有异常应及时随诊。

4.署名

署名包括医师签名、操作日期和时间、记录者姓名。

(牟　洋)

第二节　肝穿刺活检

近年来,由于高分辨率超声仪器的使用及穿刺针具的改进,尤其是自动活检枪的应用,使穿刺组织学活检的有效性和安全性显著提高。此外,众多研究表明,在对肝脏肿瘤的诊断方面,组织学活检明显优于细胞学活检。因此,超声引导下肝组织学活检的应用越来越普遍,而细针抽吸细胞学检查的应用逐渐减少。超声引导下经皮肝穿刺活检是在局部麻醉下利用活检装置自动切割或抽吸式穿刺肝脏,获取少量肝组织进行病理学和免疫组织化学等检查的一种操作技术,是各种肝局灶性病变或弥漫性病变最可靠的诊断方法之一。具有适应证广、损伤小、操作简单和检查结果迅速可靠等特点。肝组织病理学检查在肝疾病的诊断、分类及预后判定上占有重要的地位,是明确诊断、评估疾病程度及判定治疗效果的重要依据。

近年来,由于高分辨率超声仪器的使用及穿刺针具的改进,尤其是自动活检枪的应用,使穿刺组织学活检的有效性和安全性显著提高。此外,众多研究表明,在对肝脏肿瘤的诊断方面,组织学活检明显优于细胞学活检。因此,超声引导下肝组织学活检的应用越来越普遍,而细针抽吸细胞学检查的应用逐渐减少。超声引导下经皮肝穿刺活检是在局部麻醉下利用活检装置自动切割或抽吸式穿刺肝脏,获取少量肝组织进行病理学和免疫组织化学等检查的一种操作技术,是各种肝局灶性病变或弥漫性病变最可靠的诊断方法之一。具有适应证广、损伤小、操作简单和检查结果迅速可靠等特点。肝组织病理学检查在肝疾病的诊断、分类及预后判定上占有重要的地位,是明确诊断、评估疾病程度及判定治疗效果的重要依据。

一、肝弥漫性病变

(一)目的

(1)了解肝组织损害程度,明确肝损害的病因。

（2）评估慢性肝炎的炎症分级及纤维化程度分期。

（3）指导临床合理治疗及判定疗效。

（二）适应证

（1）肝弥漫性病变需组织病理学诊断者。

（2）慢性肝炎需判断肝纤维化程度者。

（3）原因不明的黄疸且已排除肝外胆道梗阻者。

（4）长期肝功能异常需病理诊断者。

（5）肝移植后排斥反应或不明原因的肝功能损害者。

（三）禁忌证

（1）一般情况差，不能耐受穿刺，呼吸无法配合者。

（2）有明显出血倾向及凝血功能障碍者（凝血酶原时间≥正常对照 3～5 秒、血小板计数 $<50×10^9/L$、出血时间≥10 分钟）。

（3）月经期女性，术前服用抗凝药物，停药时间未达到术前准备要求者，以及不能停用抗凝药物的患者。

（4）严重肝硬化及大量腹水者。

（5）胆系、膈肌周围或穿刺路径上腹壁感染等，穿刺后易发生继发感染者。

（6）严重肝外阻塞性黄疸者。

（四）术前准备

1.患者准备

（1）检查血常规、凝血功能及血型，必要时查心电图。

（2）对有明显出血倾向及凝血功能障碍的患者应予术前对症或预防性处理（肝功能较差，凝血酶原时间不符合穿刺条件者，术前应静脉给予冷沉淀或新鲜干冻血浆；血小板低者应输血小板纠正，补充至许可范围）。

（3）患者需禁饮食 6 小时以上。

（4）询问有无抗凝血药物使用史和药物过敏史，服用抗凝药物的患者，穿刺前停用抗凝药物（华法林停用 5 天以上，肝素停用 24 小时以上，抗血小板药物停用 1 周以上，其他药物停用时间按说明书或咨询药剂师）。

（5）症状较重的咳喘患者应在症状缓解后再行穿刺。

（6）向患者说明穿刺目的、过程和围术期注意事项，取得患者配合（嘱患者术前排空大小便；练习屏气，有咳嗽者术前 1 小时可服用可待因；明显紧张的患者术前 1 小时可服用地西泮 10 mg；告知可能出现的并发症）。

（7）术前常规签署知情同意书。

2.器械准备

（1）选用可供导向穿刺的探头或导向器，穿刺经验丰富者也可以不用导向器。

（2）无菌活检装置，包括活检枪及活检针等，肝活检通常采用 18G 自动活检针或 21G 手动抽吸活检针。

（3）承载标本的滤纸纸片和标本盒。

（4）无菌穿刺包和探头无菌隔离套。

3.药品准备

常规抢救药品、麻醉药物、抗过敏药物、止血药物等。

（五）操作方法

（1）患者一般取仰卧位，常规扫查整个肝区，重点了解穿刺部位有无大血管，有无扩张胆管等。

（2）选择穿刺路径，避开较大的血管、肠管、胆管、胆囊、膈肌等重要器官，选择进针点及穿刺路径。选择最短途径，如无特殊要求，一般选择穿刺右肝。选择经右侧肋间隙穿刺者取左侧卧位，一般取腋前线第 8 肋间和腋中线第 9 肋间为穿刺点。

（3）患者取最佳体位，充分暴露肝区。常规消毒、铺巾，用无菌塑料套包住探头后再次确定进针点及穿刺路径，2％利多卡因局麻至肝被膜。

（4）进针时嘱患者屏气配合，当观察到穿刺针到达肝内至少 1 cm（肝硬化背景至少 1.5 cm），触发扳机，实时观察穿刺针弹射过程，迅速退针，可选取不同区域进行 2～3 次穿刺取材，避免在同一点反复穿刺。观察针槽内组织的颜色、质地和长度，大致判断所取组织是否满意，根据临床检查需求，标本进行相应的处理，常规病理检查需要把标本和纸片放入 95％乙醇溶液或甲醛溶液固定；如果需做基因等特殊检查，标本不需固定，直接用新鲜标本送检。

（5）穿刺后根据获取的标本量、色泽、质地等肉眼外观特点，决定穿刺次数，通常取材次数一般不超过 3 次。每次取材，应对活检针进行清洁处理。

（6）穿刺后适当压迫穿刺部位，穿刺部位覆盖无菌纱布或止血贴，用腹带压迫。观察生命体征等 2 小时以上，超声确认穿刺部位肝脏无出血后可用轮椅或平车送回病房。嘱患者平卧 4 小时以上。

（7）超声引导肝穿刺比盲穿具有更高的安全性。穿刺标本的质量与穿刺针的内径和操作者的经验有关。弥漫性病变的穿刺取材长度应≥25 mm，包含的汇管区≥11 个。

（8）移植肝的穿刺活检：移植肝的穿刺活检方法与自体肝活检相似。局部麻醉应到达肝包膜下，建议采用右侧肋间隙或肋缘下途径。通常选用 18G 自动活检针进行单次活检。穿刺后需卧床休息，严密观察 4 小时以上。穿刺后的严重并发症发生率＜0.3％。

（六）注意事项

（1）严格掌握适应证与禁忌证。

（2）穿刺前检查活检装置和引导器的配套情况。

（3）注意穿刺进针方向与引导线有无误差。

（4）术前训练患者屏气，以便配合。

（5）进针前全面了解穿刺部位及周围血管、胆管的走行，选择合适的穿刺路径和通道，以防止出血等并发症的发生。

（6）嘱患者放松，使身体呈舒适状态。由于患者呼吸易造成病灶移动，甚至划伤肝包膜或其他脏器，故确定患者完全屏气后方可进针。

（7）调整穿刺针角度时不能在肝表面进行，以避免划破肝被膜而引起出血。

（8）术后嘱患者卧床休息 4 小时以上，并监测生命体征，避免因过早活动而造成穿刺点出血。

（9）选择合适的穿刺针，通常情况下，穿刺针内径较粗者，所取标本满意。

（10）同一穿刺点不宜超过 3 针，否则容易出现针道闭合不良而引起的并发症。

（11）穿刺标本的保存与固定要根据检查项目需求而分别处理。

(七)不良反应和并发症预防

超声引导肝脏穿刺活检并发症发生率较低,严重并发症发生率约1%。并发症的发生与操作者经验、使用针具及病灶位置有关。主要并发症包括疼痛、血管迷走神经反应、出血、气胸、血胸、胆汁性腹膜炎、腹腔脏器损伤、皮下气肿、菌血症、脓肿等。并发症约60%发生于术后最初2小时内,80%发生于4小时内。

1.局部疼痛

最常见,发生率约20%,通常较轻微,不需处理。少数患者有较严重的疼痛(约3%),可伴发低血压及血管张力失调性晕厥,需要对症处理。术前详细向患者解释穿刺步骤,可缓解其紧张情绪,减少疼痛的发生。在穿刺前对穿刺路径上各层次做充分的浸润麻醉直达肝包膜,以减轻疼痛。

2.出血

发生率1%~20%,包括肝血肿、腹腔出血、胸腔出血、胆道出血等。一般出血量很少,很快会停止。严重出血者少见,通常见于门脉高压或肿瘤位于肝表面合并明显坏死者,出血在术后2~3小时逐渐明显。胆道出血少见,一般在穿刺术后5天内,可表现为典型的三联征:胃肠道出血、腹痛和黄疸。小的肝内或皮下血肿可不经处理自行吸收,较大的血肿可引起心跳加快、血压下降和血细胞比容降低,出血量大时应输液、输血改善循环,同时准备血管造影和外科处理。超声造影可以帮助发现活动性出血,指导消融凝固止血。合理选择穿刺适应证、穿刺路径和取材靶区,是降低出血风险的有效措施。对于有出血倾向者尽可能避免使用18G或以上穿刺针,并减少穿刺次数。避免直接穿刺位于肝表面的病变,途经正常肝组织穿刺等措施可减少出血的发生。在进针和退针瞬间,患者应屏气以防止针尖划破肝表面。多次取材时,禁忌在同一穿刺点附近反复穿刺活检。穿刺时用彩色多普勒引导以避开肝内大血管、异常血管及较表浅的血管,可减少出血的发生。用Tru-cut粗针活检后可先将针芯取出,在退出针鞘前,向针鞘内灌注12.5%孟氏液或推注吸收性明胶海绵微粒及其他止血药,以封堵针道防止出血。

3.发热

少数病例一过性发热,一般低于38℃,可自行缓解。

4.感染

以局部感染多见,可发展为腹腔脓肿、膈下脓肿,有胆道梗阻和胆管炎的患者可发生败血症。探头及穿刺针等要严格消毒。穿刺过程应遵循无菌原则,通常可以避免。

5.邻近脏器损伤

超声引导下的穿刺活检术,可能会误伤胆管、胆囊或肝外器官,如肾脏、膈肌、肺、结肠等,而引起胆汁漏、气胸、腹膜炎等并发症。术前应选择最佳的体位、进针角度和深度,术中清晰显示穿刺针的行进路径,尽量减少不必要的穿刺进针次数,以防止邻近脏器的损伤。

6.动静脉瘘

罕见,多发生于肝内,较大的动静脉瘘需要进行介入治疗。

7.死亡

发生率极低,0.008 1%~0.03%。可继发于严重出血、胆汁性腹膜炎、严重胆管炎等。

(八)穿刺活检后的护理

穿刺术后要询问患者症状,注意患者主诉,监测患者血压、脉搏、呼吸等生命体征,及时发现并发症,需门诊留观4小时。肿瘤较大、位于肝表面或凝血功能较差者,穿刺后应卧床2~

4 小时。每隔 15～30 分钟测血压、脉搏 1 次,发现脉搏增快细弱、血压下降、烦躁不安、面色苍白、出冷汗等表现,应立即进行抗休克处理。

(九)术后记录内容和要求

1.基本信息

患者的姓名、性别、年龄、门诊号/住院号和床号、超声检查号、申请科室、检查部位、申请目的、仪器和探头型号、术前诊断。

2.图像部分

采集的图像最好 4 张以上,包括标有病灶大小测量值的二维声像图、彩色多普勒(CDFI)声像图、超声造影图像、穿刺针及其针道的声像图、术后复查的图像。

3.文字描述

(1)术前诊断与手术名称:超声引导肝穿刺活检术。

(2)一般情况:患者所取的穿刺体位,穿刺前的准备程序,如常规消毒、铺巾,局部麻醉。肝组织回声、血供情况。

(3)穿刺过程:包括引导方法、穿刺针规格、进针次数、取出组织长度、数量及大体病理表现、标本的保存和处理方式、压迫穿刺点方法和时间等。

(4)术后复查:15 分钟后超声检查有无术后出血。

(5)结果评估:手术过程和结果的总体评价,记录生命体征是否平稳,术后有无不适及并发症,描述患者离开诊室时的一般情况。

(6)术后注意事项:术后压迫止血 15 分钟,卧床休息 4～8 小时、少量进食、保持伤口干燥 3天,禁止剧烈运动 1 周。告知可能并发症,如有异常,及时随诊。

4.署名

署名包括医师签名、操作日期和时间、记录者姓名等。

二、肝局灶性病变

(一)目的

(1)明确肝局灶性病变的性质、病理类型及分化程度。

(2)了解肝肿瘤的分子标记。

(3)评价射频、微波等各种微创治疗的疗效。

(二)适应证

(1)各种影像学检查无法确诊的肝内局灶性病变。

(2)临床表现和检查结果不一致的肝内局灶性病变。

(3)肝硬化背景下不能排除恶性的结节性病变。

(4)恶性肿瘤病理需要了解组织学类型、分级、肿瘤分子标记,帮助确定诊疗方案者。

(5)需要病理组织结果指导消融后续治疗的肝内肿瘤病变。

(6)需要病理组织结果指导化疗的肝内肿瘤病变。

(7)原发灶不明的肝内转移性病变。

(8)长期追踪但影像学检查不能确诊的良性病灶,患者要求明确病理诊断者。

(9)手术未取活检或活检失败者。

（三）禁忌证

（1）病灶位于肝脏表面、穿刺路径上没有正常肝组织的病变。

（2）肿瘤内血管丰富，或肿瘤组织邻近大血管，穿刺难以避开者为相对禁忌证。

（3）其他禁忌证与肝弥漫性病变相同。

（四）操作方法

（1）根据病灶位置，患者一般取仰卧位或左侧卧位，常规扫查整个肝区，超声观察病灶的数量、大小、位置、形态、边界、内部回声、肿块内部及周边血流等情况。对于少数病例超声图像未显示或显示不清楚，可以利用术前 CT 或 MRI 影像资料，采用融合影像技术引导穿刺。

（2）选择穿刺病灶，避开较大的血管、肠管、胆管、胆囊、膈肌等重要器官，选择进针点及穿刺路径。选择最短途径，穿刺针尽可能经过正常肝组织穿刺病灶。

（3）患者取最佳体位，充分暴露肝区。常规消毒、铺巾，用无菌塑料套包住探头后再次确定进针点及穿刺路径，2% 利多卡因局麻至肝被膜。

（4）进针时嘱患者屏气配合，针尖刺入至少 1 cm（肝硬化背景至少 1.5 cm）肝组织后，当观察到穿刺针到达病灶边缘时，触发扳机，实时观察穿刺针所在位置后迅速退针，可选取肿块不同区域进行 2～3 次穿刺取材，避免在同一点反复穿刺。观察针槽内组织的颜色、质地和长度，大致判断所取组织是否满意，根据检验项目要求来确定标本是否需要固定。

（5）穿刺后根据获取的标本量、色泽、质地等肉眼外观特点，决定穿刺次数，通常取材次数一般不超过 3 次。每次取材，应对活检针进行清洁处理，降低针道种植风险。

（6）穿刺后适当压迫穿刺部位，穿刺部位覆盖无菌纱布或止血贴，用腹带压迫。观察生命体征等 2 小时以上，超声确认穿刺部位肝脏无出血后可用轮椅或平车送回病房。嘱患者平卧 4 小时以上。

（7）超声造影引导穿刺活检：对于较大的、容易发生出血、坏死的病灶或常规超声显示不清的病灶，有条件者可采用超声造影引导穿刺，以降低肝脏局灶性病变活检的假阴性率。

穿刺前超声造影：应详细记录病灶的大小、位置和形态，确认病灶内的增强区和无增强区及毗邻关系，灌注时相变化及消退时间，周边血管分布情况等，以供确定穿刺方案参考。

超声造影引导穿刺方法：推荐选择实时双幅模式，同时显示组织谐波成像和超声造影成像，注射造影剂后显示病灶异常增强的区域或造影剂消退区域，避开无增强的区域，在超声造影引导下行穿刺活检，对应的组织谐波成像可以更加清晰地显示病灶和穿刺针，实时观察穿刺过程。如果超声仪器未配备实时双幅造影软件，可在超声造影后即刻转换为常规超声模式，在病灶异常增强或造影剂消退对应的区域取材。

（五）不良反应和并发症预防

（1）肝脏肿瘤穿刺后针道种植的发生率很低，为 0.003%～0.009%，可能与穿刺操作过程和患者自身免疫功能有关。选择较短的射程、最短的穿刺距离、较少的穿刺次数。如果用同一根针重复穿刺，每次取材后，应对活检针进行清洁处理，一般采用 95% 乙醇擦拭三遍。在满足诊断需要的前提下，活检针外径的选择应遵循"宁细勿粗"的原则，降低针道种植的概率。对于可切除的肿瘤，应将穿刺针道置于手术可切除的肝段内。上述措施可以减少针道种植的发生。

（2）其他并发症见肝弥漫性病变。

（牟　洋）

第三节 肾穿刺活检

一、肾弥漫性病变

肾弥漫性病变主要是指累及双侧肾小球的各种疾病,多有相似临床表现,如血尿、蛋白尿、高血压等,但病因、发病机制、病理改变、病程和预后均不同的一组病变,可分原发性、继发性和遗传性肾小球病。肾活检病理学诊断现已成为肾疾病临床诊断和研究必不可缺少的手段,使肾小球疾病从临床诊断提高到组织病理学诊断的新水平,为治疗方案的选择及预后评估提供重要依据。目前,肾活检最常用的方法为超声引导下经皮穿刺活检。

(一)目的

超声引导下经皮肾穿刺活检是获取肾组织的主要手段,对获取的组织进行病理学诊断确定疾病病理学类型,对选择治疗方案及判断预后有重要意义。

(二)适应证

(1)肾小球肾炎或肾病的分型。

(2)全身性免疫性疾病引起的肾损害。

(3)不明原因的肾衰竭。

(4)不明原因的持续性高血压、蛋白尿、血尿。

(5)移植肾怀疑排斥反应等。

(三)禁忌证

(1)各种原因的凝血功能障碍均属禁忌,必须纠正后才可施行肾穿刺活检,以免术后出血不止。

(2)高血压是肾炎和肾病的常见症状,对严重高血压患者,肾活检前应控制血压。

(3)孤立肾或另一侧肾功能丧失者虽非绝对禁忌,但肾穿刺活检后,有时会出现氮质血症或尿毒症。

(4)肾实质萎缩,肾皮质甚薄时,所取活检标本很难获得有意义的诊断资料,因此不宜活检。

(5)多囊肾。

(6)大量腹水、肾周积液、全身多脏器衰竭、妊娠等。

(7)神志不清或激烈咳嗽等症状难以控制不能配合操作者。

(四)术前准备

1.实验室检查

检查血常规、凝血功能和肾功能,排除凝血功能障碍;尿常规,怀疑有尿路感染时应行中段尿细菌培养。

2.患者准备

告知患者穿刺目的、存在的风险、并发症的防范等,令其签署知情同意书。训练患者呼吸屏气动作,有严重高血压时先控制血压,接受透析的患者穿刺前后 3 天暂时停用抗凝血药物。

3.器械选择

自动穿刺活检枪和一次性穿刺活检针,一般成人选用16G活检针,儿童可用18G活检针。术后加压包扎用的腹带。

4.超声检查及定位

了解双侧肾大小及肾内结构,排除穿刺活检禁忌,测量肾皮质厚度、肾下极至皮肤的距离。

(五)操作方法

(1)患者取俯卧位,腹部垫一硬枕,压迫固定肾脏,避免穿刺时肾脏退让移位。肾穿刺活检一般先选右肾,穿刺点一般选在肾下极皮质较宽厚处并避开肾窦回声,确定穿刺点及穿刺路径后,做好体表标志。

(2)常规消毒、铺巾,2%利多卡因做穿刺点浸润局麻,之后用尖刀破皮,将皮肤戳一深2 mm小口。

(3)嘱患者屏气,超声引导活检枪配16G活检针沿穿刺引导线经皮肤及肾周脂肪囊后快速刺入浅层肾皮质内,激发活检枪后立即拔针即可,一般穿刺2～3针。观察穿刺标本的颜色及长度,判断穿刺标本中肾小球组织的量是否足够。

(4)穿刺完毕后,穿刺点75%乙醇消毒,加压包扎,可用腹带包扎腰腹部,平卧休息24小时。术后严密观察血压、脉搏和尿液性状等。有肉眼血尿时,应延长卧床时间,一般在24～72小时肉眼血尿可消失。

(5)将穿刺标本分为三等份,分别送光镜(甲醛固定)、免疫荧光(生理盐水处理)、电镜检查(戊二醛固定),送检标本需冷藏。

(六)注意事项

(1)穿刺部位的选择与穿刺成功率和并发症的发生有密切关系。穿刺点应选择在肾下极无肾窦回声部位,该处肾皮质宽厚且无大的血管,容易取到较多肾小球组织。穿刺点过高,达到肾窦区会造成标本长度不够,含髓质多而皮质少,且易损伤肾盏,发生大量血尿或持续血尿;穿刺点过低,接近肾边缘容易导致穿刺失败。此外,穿刺深度不要过深,针尖达肾脏前缘为宜。

(2)术后患者保持平卧24小时,密切观察生命体征、腹部情况及尿液性状等。适当多饮水,对24小时后仍有肉眼血尿者应当继续卧床休息3天,在1周内应少活动,3个月内不剧烈活动和进行体力劳动。

(七)不良反应和并发症预防

1.疼痛

少数患者在活检部位有轻微的钝痛,一般2～5天消失,如疼痛长期持续存在应予关注,需排除肾周血肿。

2.感染

感染并不常见,只要严格遵守无菌操作,一般可以预防,对出现感染症状者应进行抗生素治疗。

3.血尿

血尿是肾穿刺活检的主要并发症,由于穿刺针直接穿刺肾组织,穿刺后几乎所有患者都有镜下血尿,可持续数小时至2天,肉眼血尿早年发生率较高,近年来由于活检器具及技术改进已呈明显下降趋势。穿刺时,尽量避开集合系统,在下极肾实质穿刺,术后多饮水,均可减少血尿的发生。

4.出血

出血包括穿刺点出血、肾被膜下出血及血肿形成,穿刺针划伤肾被膜是造成肾被膜下血肿的重要因素,肾周围血肿发生率为1%左右,与操作者技术熟练程度及患者配合不充分有关,另外与穿刺部位的选择有关,如切割肾脏包膜可导致出血。

5.动静脉瘘

肾活检穿刺术后的动静脉瘘多发生在3级分支以下,大多数没有临床症状,无症状者多可自行愈合,少数未能自愈者伴有长期肉眼血尿。穿刺后在肾区出现杂音者应警惕此并发症。缺乏影像引导、穿刺技术不良及适应证选择不当是其主要原因,目前已很少见。穿刺后彩色多普勒超声检查能早期发现动静脉瘘形成。

6.肾撕裂伤

多由于穿刺时患者剧烈咳嗽导致,患者的配合、术前呼吸训练十分重要。

7.损伤其他脏器

常由盲目穿刺、引导不准确或穿刺过程中穿刺针偏离引导线导致。

(八)术后记录内容和要求

1.基本信息

患者的姓名、性别、年龄、门诊号/住院号和床号、超声检查号、申请科室、检查部位、申请目的、仪器和探头型号、术前诊断。

2.图像部分

采集的图像最好4张以上,包括显示穿刺切面的二维声像图、CDFI声像图、穿刺针及其针道声像图、术后复查的图像。

3.文字描述

(1)施行手术名称:超声引导下肾脏穿刺活检术。

(2)一般情况:穿刺体位,穿刺前的准备程序,如常规消毒、铺巾,局部麻醉。包术前双肾位置、大小、边界、回声、血供情况。

(3)穿刺过程:包括引导方法、穿刺部位、穿刺针规格、进针次数、取出组织长度、数量及大体病理表现、标本的保存和处理方式,压迫穿刺点方法和时间。

(4)术后复查:穿刺后15分钟超声检查术后有无出血。

(5)结果评估:穿刺过程和结果的总体评价,记录生命体征是否平稳,术后有无不适及并发症,描写患者离开诊室时的一般情况。

(6)术后注意事项:术后立即压迫止血15分钟,必要时腹带压迫止血2小时,术后卧床休息24小时、少量进食、保持伤口干燥3天,禁止剧烈运动和体力劳动1周。告知可能的并发症,如有异常,及时随诊。

4.署名

署名包括医师签名、操作日期和时间、记录者姓名等。

二、肾占位性病变

(一)目的

获取肾脏占位性病变组织进行病理学诊断可明确疾病性质,为制订治疗方案及判断预后提供依据。

（二）适应证

（1）肾实性占位性病变的诊断和鉴别诊断。

（2）原发灶不明的肾转移瘤。

（三）禁忌证

（1）各种原因引起的凝血功能障碍均属禁忌，必须纠正后才可施行肾穿刺活检，以免术后大出血。

（2）大量腹水、肾周积液、全身多脏器衰竭、妊娠等。

（3）神志不清或激烈咳嗽等症状难以控制不能配合操作者。

（四）术前准备

1.术前检查

术前查血、尿常规及凝血功能，超声检查确定穿刺点及穿刺路径，做好体表标志，签署手术知情同意书。

2.仪器及器械

彩色多普勒超声仪，3.5 MHz 探头，穿刺引导架；组织学活检多使用可调式活检枪，配套活检针 18G（弹射距离 15～22 mm），也可用一次性自动弹射活检枪。

（五）操作方法

（1）患者采取俯卧位，常规消毒、铺巾、局麻，然后尖刀破皮，将皮肤戳一深 2 mm 小口。超声引导活检枪配 18G 活检针沿穿刺引导线将穿刺针经过一段正常肾组织快速进入肾肿瘤表面，嘱患者屏气，激发活检枪后立即拔针，一般穿刺 2～3 针。

（2）标本送组织学和细胞学检查。

（3）术后加压包扎，平卧休息 24 小时。术后观察血压、脉搏和尿液性状变化等。

（六）注意事项

（1）严格选择适应证，对于能够确诊的肾恶性肿瘤应避免穿刺活检。

（2）穿刺针穿入肾包膜时，应嘱患者屏气，穿刺针应经过一段正常肾组织才进入靶肿块，避免损伤肾包膜及肾内大血管；穿刺途径避开大的血管及集合系统。

（3）穿刺部位选取肿块内实性部分有血供的区域并避开大血管分支。

（4）超声引导下 18G 粗针活检与细针针吸活检同样安全，但细针细胞学获得组织较少，常不能满足病理诊断需要，18G 以上粗针组织学活检阳性率高于细针抽吸活检。因此，目前多行 18G 粗针穿刺活检。

（5）术后可出现血尿，大多 12 小时内能消失，但若血尿超过 12 小时应怀疑集合系统损伤。穿刺时须用彩色多普勒超声引导，进针路径避开大血管，避免穿刺针进入集合系统。

（七）不良反应和并发症预防

超声引导下肾肿瘤穿刺活检术通常较安全，并发症发生率较低，常见并发症主要包括术后局部疼痛、出血等，但亦有穿刺活检后形成气胸及损伤腹腔内脏器的报道，针道种植虽然少见，但也应引起临床注意。

1.出血

出血是最常见的并发症，多为肾周少量出血，大量出血少见。粗针活检出血概率高于细针活检。少量出血时，多数患者无临床症状，多能自行吸收。

2.血尿

多有术后镜下血尿,肉眼血尿并不多见,发生率为 5%～7%,与集合系统穿刺损伤有关,大多能够自行缓解,如血尿持续存在,首先应排除由动静脉瘘所致。

3.针道种植

肾肿瘤经皮活检有可能发生针道种植,粗针、细针活检后都有针道种植的发生,但发生率很低。

4.气胸

双肺下叶后段可随着吸气而降低,患者俯卧位穿刺肾上极的肿瘤时,有刺伤肺造成气胸的可能,但在超声引导下很少发生。改变患者体位,侧卧位穿刺或者在呼气末进针,有助于减少或避开病灶前方的肺组织。

(八)术后记录内容和要求

1.基本信息

患者的姓名、性别、年龄、门诊号/住院号和床号、超声检查号、申请科室、检查部位、申请目的、仪器和探头型号、术前诊断。

2.图像部分

采集的图像最好 4 张以上,包括显示穿刺肿物切面的二维声像图、CDFI 声像图、穿刺针及其针道声像图、术后复查的图像。

3.文字描述

(1)施行手术名称:超声引导下肾脏肿物穿刺活检术。

(2)一般情况:穿刺体位,穿刺前的准备程序,如常规消毒、铺巾,局部麻醉。包括病变位置、大小、形态、边界、内部回声、血供情况。

(3)穿刺过程:包括引导方法、穿刺针规格、进针次数、取出组织长度、数量及大体病理表现、标本的保存和处理方式,压迫穿刺点方法和时间等。

(4)术后复查:15 分钟后超声检查术后有无出血。

(5)结果评估:手术过程和结果的总体评价,记录生命体征是否平稳,术后有无不适及并发症,描写患者离开诊室时的一般情况。

(6)术后注意事项:术后立即压迫止血 15 分钟,必要时腹带压迫止血 2 小时,术后卧床休息24 小时、少量进食、保持伤口干燥 3 天,禁止剧烈运动和体力劳动 1 周。告知可能的并发症,如有异常,及时随诊。

4.署名

署名包括医师签名、操作日期和时间、记录者姓名。

(牟　洋)

参 考 文 献

[1] 胡伟,刘瑞雪,崔传雨.现代医学影像与技术[M].汕头:汕头大学出版社,2021.

[2] 刘典美.临床医学超声诊断[M].长春:吉林科学技术出版社,2019.

[3] 刘红霞,梁丽萍.超声诊断学[M].北京:中国医药科技出版社,2020.

[4] 陈桂红.超声诊断与临床[M].北京:科学技术文献出版社,2020.

[5] 武淑红.实用超声诊断精要[M].北京:科学技术文献出版社,2019.

[6] 张鸽.临床超声诊断与鉴别[M].天津:天津科学技术出版社,2018.

[7] 徐志文.实用临床超声诊断学[M].长春:吉林科学技术出版社,2019.

[8] 韩岩冰,聂存伟,李成龙,等.实用医学影像技术与诊疗应用[M].合肥:中国科学技术大学出版社,2021.

[9] 郭升玲.临床医学超声诊断学[M].长春:吉林科学技术出版社,2020.

[10] 燕志恒,李学应,侯钢,等.超声诊断与技术应用[M].北京:科学技术文献出版社,2018.

[11] 毛明丽.现代超声诊断技术[M].武汉:湖北科学技术出版社,2018.

[12] 李聪.现代超声医学诊断精要[M].北京:科学技术文献出版社,2020.

[13] 郝丽娜.实用超声医学诊断学[M].南昌:江西科学技术出版社,2020.

[14] 巴红珍.现代视域下医学影像学的研究与应用[M].长春:吉林大学出版社,2021.

[15] 王允芹.现代临床超声诊断精要[M].北京:金盾出版社,2018.

[16] 李开龙.现代临床超声影像诊断学[M].长春:吉林科学技术出版社,2020.

[17] 颜芬.临床超声诊断[M].汕头:汕头大学出版社,2019.

[18] 喻红霞.新编临床超声诊断[M].长春:吉林科学技术出版社,2019.

[19] 刘坚.医学影像诊疗与技术[M].济南:山东大学出版社,2021.

[20] 彭丽丽.临床超声诊断[M].长春:吉林科学技术出版社,2019.

[21] 刘好田.实用临床超声诊断与治疗[M].北京:科学技术文献出版社,2020.

[22] 杨瑾.临床实用超声诊断学精要[M].长春:吉林科学技术出版社,2019.

[23] 王聪.超声影像诊断精要[M].北京:科学技术文献出版社,2019.

[24] 程嘉.现代超声医学诊断与治疗[M].长春:吉林科学技术出版社,2019.

[25] 吴芳.超声诊断与操作技术[M].天津:天津科学技术出版社,2018.

[26] 刘清华.实用常见病超声诊断[M].北京:科学技术文献出版社,2018.

[27] 高建平.现代常见疾病超声诊断技术[M].长春:吉林科学技术出版社,2020.

[28] 李荐德.临床超声诊断技术[M].天津:天津科学技术出版社,2018.

[29] 福林,沈崔琴,侯瑞.超声诊断学[M].南昌:江西科学技术出版社,2018.

［30］崔凤荣.临床超声影像诊断学［M］.长春:吉林科学技术出版社,2018.

［31］胡晗宇,张术波,周玉堂.现代常见疾病超声诊断技术［M］.汕头:汕头大学出版社,2020.

［32］刘岷.现代超声影像诊断进展［M］.北京:科学技术文献出版社,2019.

［33］赵燕,肖迎聪.超声诊断学［M］.武汉:华中科技大学出版社,2018.

［34］李斯琴.临床超声医学诊断精要［M］.北京:科学技术文献出版社,2020.

［35］潘宁.现代医院临床超声影像诊断学［M］.长春:吉林科学技术出版社,2020.

［36］张娇,邢彦,高静.子宫输卵管超声重复造影评价输卵管通畅性的临床价值［J］.中国现代医学杂志,2021,31(1):52-56.

［37］郑桂玲.关于甲状腺癌超声诊断及其价值的研究［J］.影像研究与医学应用,2021,5(14):77-78.

［38］熊克辉,严命熔,黄小荣.超声内镜引导下腹腔镜切除术治疗胃肠道黏膜下肿瘤的临床研究［J］.实用中西医结合临床,2021,21(19):46-47.

［39］周建勇.肺部超声对肺水肿严重程度及治疗价值的评估［J］.哈尔滨医药,2021,41(5):74-75.

［40］王彤,何萍,苏畅,等.计算机辅助多模态融合超声诊断乳腺良恶性肿瘤［J］.中国医学影像技术,2021,37(8):1210-1213.